袖珍实用全科医生手册

（第二版）

主　编　仝战旗　李　镤

副主编　王兰香　林明雄　武　冰

编　委　（以姓氏笔画为序）

于　晓　王若进　李　柏

张　丽　张　毅　赵　翀

侯福建　崔艺馨　韩　卉

中国医药科技出版社

内容提要

本书第一版自 2002 年出版以来，以其袖珍、全面、中西医并重、实用深受读者好评，多次重印。随着医学发展，应读者要求，我们编写了第二版。第二版基本保留上版编写体例，共分为五章。第一章介绍临床常见的各种症状的鉴别和处理原则。第二章对常见疾病进行分类介绍，包括临床特点、辅助检查、治疗和危重症处理等。第三章更新了大量临床常见检查结果的数值和检验结果的临床意义。第四章中医基本知识和技术介绍中医诊断思维和治疗基本规律、常用社区中医适宜技术、中医的养生常识。第五章介绍常用中西药物的药理作用、注意、参考剂量。书后附中医方剂索引、疾病名称索引、药名索引，便于读者查询。

本书适合临床医生、进修医生、实习医生参考使用。

图书在版编目（CIP）数据

袖珍实用全科医生手册/全战旗，李镁主编 . —2 版 .
—北京：中国医药科技出版社，2014.11
ISBN 978 - 7 - 5067 - 7029 - 3

Ⅰ．①袖…　Ⅱ．①全…　②李…　Ⅲ．①临床医学 - 手册
Ⅳ．①R4 - 62

中国版本图书馆 CIP 数据核字（2014）第 226179 号

美术编辑　陈君杞
版式设计　郭小平

出版　　中国医药科技出版社
地址　　北京市海淀区文慧园北路甲 22 号
邮编　　100082
电话　　发行：010 - 62227427　邮购：010 - 62236938
网址　　www．cmstp．com
规格　　787 × 1092mm $^1/_{32}$
印张　　18 $^3/_4$
字数　　407 千字
初版　　2012 年 11 月第 1 版
版次　　2014 年 11 月第 2 版
印次　　2020 年 1 月第 4 次印刷
印刷　　三河市万龙印装有限公司
经销　　全国各地新华书店
书号　　ISBN 978 - 7 - 5067 - 7029 - 3
定价　　39．00 元
本社图书如存在印装质量问题请与本社联系调换

一版前言

1960 年以来，全科医学（general practice/family medicine）服务作为一门新的医学专科在欧美蓬勃发展，它以医疗保健服务的连续性、完整性、经济方便等特点，成为初级保健的支柱。自 1988 年全科医学引入我国以来，逐渐受到政府、医学界和广大居民的重视。我们发现，全科医学的基本原则与我国传统中医学惊人的相似：中医学的整体论（"天人合一"，"心身相关"，"脏腑经络学说"，"阴阳五行学说"等），预防原则（"上工治未病"等）和措施（"先安未受邪之地"等），个体化的辨证论治，因时因地制宜的处理，简便经济有效的诊治方法，以及强调医德和医患关系等等，不仅与全科医学如出一辙，而且在许多方面往往比全科医学更具体，更适合中国人的文化传统、思维方式和健康理念。中医学有许多"绝招"可用做西医学的补充，特别是对病毒感染、老年病、慢性病和各种功能性疾患这类西医学感到棘手或无能为力的问题——这些正是全科医学领域内每天都面临的问题。当中国的医生遇到暂时不明诊断的问题时，他在小心地以时间作为诊断工具的同时，不必让病人失望而归（中国民众的就医需求中，往往把"开药"看作不可缺少的一环），而可以根据其整体状况和舌、脉等表象做出中医的诊断并开出适当的中药方剂，或施以针灸按摩，从而在符合医学科学要求的前提下尽量满足病人的各种期望，也更容易得到病人的信任而增加遵医嘱性。因而可以说，在中国不具备中、西医两套知识和技能的医生不能被称为全科医生。

有鉴于此，我们策划编写了这本小册子。在吸引已出版的全科医生手册长处的同时，更着重在以下几方面进行了改进：一是袖珍，不搞大部头，既照顾全面性，又避免太庞杂，便于全科医生查阅，提供原则性的指导；二是实用，特别突出诊断和治疗两方面，对与临床关系不大的保健、预防、健康教育等内容未予收入；三是中西医并重，既介绍了常见症状的诊断与鉴别诊断，也包括了常见疾病的治疗原则、方法及用药，还对临床实用的中医外治、针灸等方法进行了筛选，更切合初级卫生保健需要。这本小册子还用较大篇幅介绍了各种化验的正常参考值、中医常用方剂等，既便于临床医生查阅，也可供患者及家属参考。

本书在编写中参阅了大量国内外专家学者的文献并摘录了部分资料，在此深表谢意！尽管我们认真遴选、严格校对，由于学识有限、时间仓促，错误和不当之处尚难避免，请读者不吝赐教，以期再版时更正为盼。

编者
2001 年 12 月

二版前言

《袖珍实用全科医生手册》自2002年出版以来，以其内容全面实用、携带查询方便、叙述简明扼要等特点，深受广大读者欢迎，多次重印，产生了良好的社会效应。随着时间的推移，现代疾病谱发生了很大变化，肿瘤类疾病明显增加，临床医学领域有了更加迅猛的发展，许多疾病的诊断、治疗、用药都有了新的标准。

本着袖珍、实用、中西并重的基本原则，结合学习2012年卫生部办公厅发布的《全科医生规范化培养基地认定和管理办法（征求意见稿）》，本次修订主要包括以下两个方面的工作。一是针对全科医学需要，对疾病篇进行了重新分类编排，补充、增加了30多种疾病，其中包括肿瘤类疾病十余种。二是新增加了中医基本知识和技术的内容，如中医诊断思维和治疗基本规律、常用社区中医适宜技术、中医养生常识、常用中成药等。特别是在本版修订后期，陈孟莉副主任药师对临床常用药物进行了认真审核；邓新立副主任医师对临床常见检验结果及数值进行了仔细核对，严格把关。在此一并表示诚挚谢意。

经过这次修订，本书面貌焕然一新，反映了21世纪以来的医学发展水平。编者相信本书必将成为您朝夕相伴的良师益友，随时为您答疑解惑。

在本书付梓前夕，我敬重的研究生导师，天津市名中医，原天津中医药大学第二附属医院董国立主任医师不幸逝世，在此表示深切哀悼。诚挚感谢他老人家的谆谆教诲和言传身教！还要特别感谢解放军总医院赵冠英教授的知遇之恩，赵美玲教授的关心帮助，世界中医药联合会中药新型给药系统专业委员会梁秉文教授的热情指导。

本书适合全科医师、初中级临床医师、实习医师、进修医师及患者、患者家属使用。在修订过程中，我们参考了大量国内外医学著作并引用了部分资料，在此深表谢意。限于编者水平所限，难免挂一漏万，书中不妥之处敬请广大读者批评指正。

编者

2014 年 6 月

目　录

第一章　临床常见症状及鉴别　/ 1

第二章　常见疾病及治疗 / 59

第四章 常用中医知识及技术 / 338

第一章

临床常见症状及鉴别

头　痛

头痛可分为急性头痛、慢性头痛，其发生与血管、神经有密切关系。除常见的脑、神经的相关疾病外，还要注意外科、五官科、口腔科疾病引起的头痛。中医可分为外感头痛、内伤头痛。

【急性头痛】

1. 感染

全身、脑及脑膜的感染均可引起头痛，多有寒战、发热、血白细胞升高。如为全身感染可有全身衰竭表现。如为脑及脑膜的炎症，可出现剧烈恶心、呕吐、脑膜刺激征，也可出现肢体偏瘫，重者可出现昏迷。腰穿可以明确诊断。

2. 脑血管病

多起病急，有高血压、动脉硬化、脑血管畸型病史。有肢体偏瘫、病理征阳性，重者有昏迷，视乳头水肿、恶心、呕吐。头部 CT 检查或腰穿检查可以明确诊断。

3. 脑外伤及脑肿瘤

有头部外伤史或肿瘤病史。可有颅骨骨折，也可出现单个肢体的瘫痪和恶心、呕吐。头部 X 线片、头颅 CT 可明确诊断。

4. 其他

如中暑、一氧化碳中毒、急性青光眼等都可引起急性头痛。

【慢性反复性头痛】

1. 高血压病

头痛多发生于40岁以上者，曾有血压增高史。起病缓慢，病程长，全头痛或后头痛，头痛多呈搏动性钝痛，伴头胀、头晕，每于情绪波动、生气、着急而加重，休息后好转。测血压多不正常。

2. 神经官能症

可发生于各种年龄。起病慢，头痛部位不固定，常呈胀痛。与情绪、精神因素有密切关系，伴失眠、多梦、注意力不集中、记忆力减退等。临床上无明显阳性体征。

3. 偏头痛

头痛见于左侧或右侧头部，常呈跳痛，多因睡眠缺乏而诱发。女性偏头痛患者与月经周期有一定关系。临床检查基本上无阳性的所见。

此外如口腔疾病、五官疾病、三叉神经痛等均可引起不同程度的慢性或反复性头痛，它们都有相应的症状，应注意鉴别。

【处理原则】

病因治疗的同时，做对症治疗。一般使用去痛片（索米痛）、罗通定（颅痛定）、双氯芬酸钠，或可待因等。血管性者用麦角胺咖啡因、尼麦角林等。可配合使用镇静药如地西泮（安定）、苯巴比妥等。

眩 晕

眩晕由多部位病变引起，分周围性、中枢性眩晕两大类。也可由其他全身疾病引起。中医学属"眩晕"范畴。

【周围性眩晕】

1. 美尼尔综合征（膜迷路积水，内耳眩晕症）

突然发作，旋转性眩晕，转头、改变姿势加重，伴恶心、呕吐、眼球震颤、面白、出汗、血压下降、腹痛、腹泻，一侧或双侧非搏动性高调耳鸣，听力减退，反复发作，历时数小时至数天，听力丧失时眩晕停止，神经系统无异常。由炎症、动脉硬化、出血、耳硬化症等所引起者，称美尼尔综合征。

2. 迷路炎

有急、慢性中耳炎史，阵发性眩晕，似美尼尔病，伴恶心、呕吐，眼球震颤、患侧肢体共济失调，有急剧发展的听力减退，全身症状明显，可并发脑膜炎、脑脓肿。检查发现鼓膜穿孔，有助于诊断。

3. 药物中毒性

用药（如链霉素）数日或四周后，渐进性眩晕、耳聋、平衡失调，常先有口周与四肢发麻，少见眼球震颤，前庭功能异常。

4. 阵发性位置性

与头部位置有关，眩晕持续几秒至几十秒，伴眼球震颤，症状在几天至几个月中周期性复发。多数不伴耳鸣及听力障碍，有前庭麻痹。

5. 晕动病（运动病）

乘坐车船、飞机或荡秋千时发生，眩晕常伴恶心、呕吐、面色苍白、出冷汗。经休息后即可痊愈。

6. 前庭神经炎

多在发热、上呼吸道感染后突然发生中、重度眩晕，严重者可跌倒，持续时间长，痊愈后很少复发。伴恶心、呕吐，向健侧的自发性眼震，病侧前庭功能减退或消失。一般多无耳鸣和听力减退。

【中枢性眩晕】

1. 听神经瘤

先为高调耳鸣史，数月至数年后眩晕，听力减退，有 V、Ⅶ、Ⅸ、Ⅹ 对颅神经麻痹及头痛，共济失调。脑脊液蛋白质明显增高，X 线平片内耳孔扩大，骨质破坏。

2. 椎－基底动脉供血不足

见于中、老年人，呈短暂缺血性发作，可因转头而诱发。眩晕为旋转性、摆动性，伴复视、吞咽困难、平衡障碍、共济失调。

3. 脑肿瘤

如小脑肿瘤、脑干肿瘤、第四脑室肿瘤等，眩晕并伴有肿瘤的相应改变，CT、MRI 等有助于诊断本病。

4. 脑动脉硬化

多见于中、老年人，头晕、头痛、眩晕失眠、记忆力下降。常有高血压、高血脂、肥胖、糖尿病等病。

【其他】

1. 功能性

假性眩晕与神经官能症有关，查体无阳性所见。

2. 眼屈光不正

与近视、远视、散光、视疲劳有关。眼科检查可以确诊。

3. 高血压、低血压、贫血、铅中毒等都可以引起眩晕，常有相应疾病的临床表现，应注意鉴别。

【处理原则】

在病因治疗的同时，酌情给抗组织胺药、B 族维生素、镇静剂等。对症处理可给地芬尼多（眩晕停）、倍他司汀（培他定）、桂利嗪（脑益嗪）、曲克芦丁（维脑路通）等。

昏 迷

昏迷有深昏迷、浅昏迷之分，病因可分为颅内疾病、全身疾病两种。中医学属"厥证"范畴。

【颅内疾病】

1. 脑血管病

出血性脑血管病：多起病急，有头痛、恶心、呕吐、血压升高、呼吸急促、肢体瘫痪和尿、便失禁。脑膜刺激征、病理征阳性，眼底检查有视乳头境界线不清。腰穿脑脊液呈血性。头颅 CT 检查可确诊。

缺血性脑血管病：多静态发病，如是脑栓塞则发病急，并有心脏病、骨折、分娩等病史，有恶心、呕吐、肢体瘫痪、尿便失禁。病理征阳性，腰穿检查脑脊液透明无色。头部 CT 可确诊。

2. 脑外伤

有头部外伤史。有头痛、恶心、呕吐、血压升高或下降、呼吸急促，可有肢体瘫痪，尿便失禁，可有颅骨骨折。脑脊液无色透明。头颅 X 线片或头部 CT 检查可确诊。

3. 颅内肿瘤

多起病缓慢，有头痛、恶心、呕吐、视物不清，可有肢体瘫痪。如是转移来的肿瘤可有原发病灶。眼底检查可见视乳头境界不清。脑脊液无色透明，蛋白多增高。头颅 CT 可确诊。

4. 中枢神经系统炎症

急性或亚急性起病，发热、恶心、呕吐，可有精神症状。脑膜刺激征阳性，眼底检查有视乳头境界不清。血细胞多升高、脑脊液可出现米汤样改变，白细胞、蛋白增高。如为结核性，脑脊液中糖和氯化物降低，可在脑脊液中查到致病菌。

【全身疾病】

1. 严重感染

有严重的感染病灶，多有发热和血压下降。白细胞升高，核左移，血培养多呈阳性。

2. 心血管疾病

有明确的心血管病史。可有血压下降、心力衰竭表现。有严重的心律失常及心脏骤停。

3. 内分泌、代谢疾病

有糖尿病、肝硬化、尿毒症、低血糖、甲状腺功能亢进、水电解质失衡等病史。多呼吸急促，有特殊气味。血液生化检查有助于明确诊断。

4. 中毒

曾有有毒物质或药物接触史。有些中毒有特殊表现，如一氧化碳中毒，血液测定一氧化碳阳性。有机磷中毒，血清胆碱酯酶活性降低等。

此外，如中暑、触电、高山病等均可出现昏迷，应注意鉴别。

【处理原则】

昏迷的治疗，首要的是促进清醒，要从病因治疗和对症治疗两方面着手。脱水剂、能量合剂、苏醒剂、呼吸兴奋剂、血管活性剂都是重要的选择。

发　热

发热可分感染性、非感染性两大类；急性高热、慢性低热两大种。注意引起发热的致热源、特殊意义的热型；伴发症状。中医可分为外感发热、内伤发热。

【感染性发热】

1. 上呼吸道感染

多有受寒、淋雨、过劳等诱因。发热伴头痛、咽痛、喷嚏、鼻塞流涕等症状。周身酸痛、倦怠无力。

2. 急性扁桃体炎

发热较高，持续不退，伴咽痛、吞咽痛等明显症状。扁桃体充血肿大，表面有渗出物，颌下淋巴结肿大。白细胞增高。

3. 风湿热

好发于青少年，发病前数天或 3 周内往往有咽喉部链球菌感染史，多有心肌炎、肩、肘、腕大关节炎症表现。发热呈不规则热、弛张热、微热，尚可出现皮下结节、环形红斑。血沉加快，C 反应蛋白阳性、抗链 O 达 1：500 或以上有助于诊断。

4. 结核病

有或无结核病接触史。发热以长期低热为突出症状，个别可高热。伴乏力、盗汗、食欲不振等中毒症状及结核部位（肺、肠、腹膜、肠系膜淋巴结、盆腔等）的局部症状。血沉增快，痰结核菌阳性，结核菌素试验（OT）及 X 线检查、试验性抗结核治疗等有助于诊断。

5. 病毒性肝炎

有与肝炎患者密切接触史，或有输血、血液制品史。发热于休息时较低，活动或劳累后略有升高。伴有乏力、食欲不振、恶心、腹胀、肝区隐痛、肝肿大压痛等症状和体征。肝功能异常，个别也可正常，血清三大抗原抗体检测可明确诊断。

6. 伤寒与副伤寒

多见于夏秋季，具有特征性热型：早期阶梯形上升，极期呈持续稽留热，后期弛张热呈阶梯形下降。有神志呆滞、嗜睡、相对缓脉、肝脾肿大等症状体征。可出现蔷薇疹，白细胞减少，嗜酸性粒细胞减少或消失。肥达反应有助于诊断，血培养阳性可确诊。

7. 胆道感染

胆囊炎胆石症最为常见。发热无寒战，呕吐，疼痛向右肩胛放散。莫菲征阳性。

急性梗阻性化脓性胆管炎以寒战、发热、右上腹痛、黄痉为特征，发热呈弛张热，可并发感染中毒性休克。肝可轻、中度肿大；白细胞增多。胆汁引流镜检和血培养有助于诊断。

8. 肝脓肿

发热为主要或唯一的首发症状，继之出现右上腹痛、肝肿大与压痛等局部症状，B 超多可明确诊断，肝穿刺脓液培养可确定病原菌。

9. 败血症

多见于体弱者，大多有原发病灶及症状，或兼有多发性迁徙性脓肿形成，表现为畏寒、寒战、高热、出汗、恶心、全身肌肉及关节酸痛等中毒症状，查血中性粒细胞增高，核左移，血培养阳性可确诊。

10. 肾盂肾炎

女性多见。高热、寒战伴腰酸痛、尿频、尿急、尿痛等症状，肾区有明显压痛、叩击痛。有不同程度的脓尿、轻度蛋白尿，尿细菌培养可呈阳性。

11. 泌尿系感染

多见于女性。发热，可伴有或无明显尿路症状。尿常规发现白细胞或脓细胞，24 小时尿细胞计数、中段尿培养与细菌计数多次阳性，除外尿道细菌污染则有诊断价值。

12. 其他炎症

感染性心内膜炎、病毒性脑炎、牙周脓肿、盆腔炎、前列腺炎、肠道炎症等。

【非感染性发热】

1. 甲状腺功能亢进

女性多见。低热伴有心悸、出汗、手颤、易激动、食欲亢进、消瘦等症状。甲状腺肿大并有杂音，甲状腺吸碘试验有助于诊断。

2. 中暑

夏季多见于高温工作者及产妇、年老体弱者。发热，体温可高达 41℃ 或以上，皮肤干燥灼热、无汗、神志昏迷或谵妄。

3. 神经功能性低热

青年女性多见，往往每年夏季发病。一昼夜体温波动一般不超过 0.5℃，常伴面部潮红、皮肤划痕征等神经不稳定表现，甚至出现暂时性血压升高等自主神经功能紊乱或神经官能症表现。患者一般状况良好，可不治自退。

4. 白血病

持续性发热，出汗，有出血倾向，进行性贫血。胸骨压痛，肝脾淋巴结肿大。血白细胞高度增多，以原始粒细胞占优势，骨髓涂片可确诊。

5. 其他发热

各种肿瘤、系统性红斑狼疮、风湿性关节炎、脑出血、血清病、药物热、假热（伪发热）。

【处理原则】

查明发热原因，进行病因治疗。对症治疗可用物理降温（冷敷，酒精浴，多饮水）和药物降温〔安乃近、复方乙酰水杨酸（APC）、酚氨咖敏（克感敏）、吲哚美辛（消炎痛）、布洛芬等；也可用复方氨林巴比妥（安痛定）、柴胡注射液等〕。感染性发热需控制炎症，给抗菌药。

咽　痛

咽痛有急性、慢性之别，多与感染有关，反复发生后可形成慢性咽炎，长期反复，不易治愈。中医可分为风热、瘀血两大类。

【细菌性咽痛】

1. 急性细菌性咽炎

可有轻微至明显的咽痛，咽部见黏膜及扁桃体红肿充血、咽后壁淋巴滤泡肿大，重者见咽部黏膜、软腭、悬雍垂水肿，中性粒细胞轻至中高度增高。

2. 急性扁桃体炎

起病急，发热、咽痛、吞咽痛、头痛等症状明显，扁桃体红肿，表面有滤泡或渗出物，其渗出物可为黄白色假膜，易擦去但易出血及溃疡形成，或在扁桃体黏膜下出现黄白色化脓性滤泡，不超出扁桃体。颌下淋巴结肿大，白细胞升高。

3. 扁桃体周围脓肿

多并发于扁桃体炎及咽炎，剧烈刺激性咳嗽、咽痛，吞咽时疼痛加剧，并向耳根部放射，重者张口困难，病侧软腭红肿隆起，颈部及颌下淋巴结肿大与压痛，白细胞及中性粒细胞增高。

4. 咽白喉

以咽部假膜形成及心肌损害、周围神经麻痹等全身中毒症状为特点。假膜为白色、灰白色，位于扁桃体、咽后壁、腭弓、软腭等处，不易擦去，强行擦去则易出血。咽部假膜涂片或培养证明有白喉杆菌可确诊。

5. 感冒

潜伏期 12~72 小时，多不形成广泛性流行，鼻痒、鼻塞、喷嚏、流涕、咽喉部干痒或痛，吞咽痛、声音嘶哑、干咳等鼻咽部症状重，全身中毒症状较轻。病毒学及血清学检查可确诊。

【病毒性咽痛】

1. 流行性感冒

常呈流行性发生，以发热为主，伴咽痛、鼻塞、流涕等症状。血常规检查淋巴细胞常有增高。

2. C 病毒性疱疹性咽炎

多见于夏季，起病急骤，体温迅速增高，多达 39~40℃。有食欲不振、咳嗽、流涕、咽痛、头痛、吐泻等症状，于发热同时或 12 小时后咽部出现小疱疹，1~2 天破裂后形成小溃疡且伴吞咽困难。病毒分离及中和试验可诊断。

3. 传染性单核细胞增多症

多见于儿童及青年人，突发高热伴咽痛，咽部迅速出现斑状或膜状黄灰色假膜，多处淋巴结肿痛，肝脾肿大，血异型淋巴细胞占白细胞总数 10% 或血清嗜异性凝集效价达 1∶64 以上可确诊。

4. 其他

奋森咽峡炎、腺病毒感染、急性白血病并发坏死性咽炎、外科情况。

【处理原则】

选用抗菌药、抗病毒药，各种含片，中医清热解毒药如银翘解毒丸、黄连上清丸等。

咳嗽、咳痰

咳嗽咳痰可分急性、慢性两大类，感染、非感染性两大种。注意持续时间长短、咳嗽性质、伴随症状等。中医可分外感、内伤两大类。

【感染性】

1. 慢性咽炎

刺激性干咳，咽部发痒或有干燥不适感，在作廓清咽部动作及讲话多时症状更为显著。咽部检查见咽部充血、淋巴滤泡增生或黏膜苍白干燥，其上覆盖干燥黏液及痂皮等。

2. 慢性喉炎

刺激性干咳，以声音嘶哑为突出症状，间接喉镜可见喉部充血、声带肥厚或见黄色痂皮等附着。

3. 上呼吸道感染

鼻塞、流涕、喷嚏、咽干、咳嗽等鼻咽部症状明显，全身症状可轻可重，白细胞总数多轻度减少。

4. 慢性支气管炎

多见于中年以上，冬春季加剧，以慢性咳嗽、咳痰为主要症状，尤其是清晨醒后较剧，可伴有喘息，急性加重期肺部可闻及干、湿啰音，后期多合并肺气肿，X线可见肺门增宽与肺气肿征象。

5. 支气管内膜结核

常发生于有开放性肺结核病灶者，表现为阵发刺激性咳嗽，常有哮鸣音、痰中带血，痰菌阳性率高且肺部病变不易解释其大量排菌，支气管镜有助于诊断。

6. 支气管扩张

以长期咳嗽、反复大量脓痰或咯血为主要症状，因体位改变咳嗽、咳痰加剧，常易并发肺部同一部位的反复感染，在病变部位可听到固定、持久的湿啰音，支气管造影可确诊。

7. 支气管癌

多在中年以上，多有反复或持续的小量咯血，色鲜红或带褐红色，可有哮吼样刺激性咳嗽，痰找到癌细胞可确诊。X线征象可表现为局限性肺气肿、肺不张，一侧肺门阴影增宽，孤立性结节状阴影等，支气管镜检查有助于诊断。

8. 真菌性支气管炎

常继发于全身衰弱、营养不良、长期接受皮质激素与广谱抗生素治疗的患者，多有长期顽固性咳嗽，咯黏稠痰或痰中带血，痰检发现真菌及菌丝、多次培养阳性可确诊。

9. 肺脓肿

起病急骤，畏寒、发热、咳嗽、胸痛，初期咳少量黏液痰或黏液脓痰，发病 10~14 天咳大量脓臭痰，痰量每日可达300ml 左右，脓痰静置后可分为三层：上层黏液及泡沫、中层浆液、下层脓块及坏死组织，多具腥臭味。肺脓肿部位有实变体征，慢性肺脓肿可见杵状指趾，且症状常好转与恶化交替。X线可见大片模糊阴影或空洞及液平面。

10. 支气管扩张

长期咳嗽、咳痰，每日痰量可达 100~500ml，痰液静置后可分三层：上层泡沫、中层黏液、下层脓性分泌物及坏死组织。伴有厌氧菌感染时痰有恶臭。多有反复咯血及肺部同一部位感染，部分患者可有杵状指趾。支气管造影可确诊。

11. 肺囊肿合并感染

出现咳嗽、咳痰、发热及少量咯血等症状。常有幼年发病史，病变多位于中上肺，X线可见孤立的或多个含液及含气囊肿，周围组织炎症浸润较少，可有肺气肿及肺大泡征象，炎症吸收后出现薄壁囊腔。

12. 纤维素性支气管炎

在剧烈的咳嗽后，痰中出现有弹性的树枝状管型物，其色淡红而带乳白色，较坚实，置玻片上可见典型的支气管树状管型，越分越细，其末端呈棒状或圆锥状，全长可达数厘米，急性发作期常有畏寒、发热。

13. 肺炎

多起病急骤，有畏寒发热等毒血症症状及咳嗽、咳痰、胸痛、呼吸困难等呼吸道症状，肺炎双球菌肺炎咳铁锈色痰，金黄色葡萄球菌肺炎咳脓性或血痰，克雷白杆菌肺炎咳痰呈红棕色黏稠胶状且不易咳出，铜绿假单胞菌肺炎呈绿色脓痰，厌氧菌肺炎则呈臭味脓性痰，X线有助于诊断，痰、血培养可确诊。

【其他原因】

心脏性（肺充血、肺水肿），纵隔疾病，气管异物等均可发生咳嗽或咳痰。

【处理原则】

由细菌感染所致者使用抗生素，结核菌感染者则应抗结核治疗。痰多的患者在治疗同时应酌加止咳化痰药。诊断不清时，不能使用强力镇咳药。

咯 血

咯血可分肺部、全身两大类，有急性、慢性之分，需与呕血相区别。中医属血证范畴，主要分血热、血虚。

【肺部疾病】

1. 支气管扩张

幼年常有百日咳或麻疹、支气管肺炎和先天或获得性免疫缺陷病史。反复咳嗽、咯痰或间断咯血（血痰至大量咯血），以咳嗽和咯大量脓性痰液为主，肺部体检可闻及部位、性质、时间恒定的湿性啰音，支气气管造影可确诊。

2. 支气管肺癌

多在 40 岁以上，有长期吸烟史，早期为刺激性咳嗽，持续长久的血痰或小量咯血，大咯血者少见。X 线见肺门附近或肺野出现团块或圆形阴影，多呈分叶或毛刺状，纤维支气管镜检查有助于诊断，痰中癌细胞阳性可确诊。

3. 肺结核

发病多始于青年，常伴有结核病中毒症状，浸润型肺结核多为小量咯血或痰中带血，持续时间较长；空洞型肺结核极易引起大咯血，尤其是慢性纤维空洞型肺结核，X 线见病变多位于肺上野，呈浸润阴影或空洞形成，多伴有卫星病灶，痰结核菌阳性可诊断。

4. 支气管内膜结核

多发生在有结核病史的青壮年，咳嗽呈刺激性，伴有反复小量咯血或痰中带血，而胸部 X 线多无异常发现，与咯血不一致。痰结核菌阳性可确诊。

5. 肺炎

起病急骤，高热胸痛、咳嗽，可伴有短暂的小量咯血或血痰。铁锈色痰见于肺炎双球菌性肺炎，棕红色胶冻样痰见于克雷白杆菌性肺炎，X 线可见大叶性或节段性浸润阴影，金黄色葡萄球菌肺炎则常伴有多发性小脓肿形成。痰培养可发现致病菌。

6. 肺脓肿

起病急骤，高热、胸痛、气短，大量脓性痰伴臭味或脓血性痰液，每日量可达 300～500ml；急性肺脓肿早期可有大量咯血而无脓痰，X 线见病变呈大片状浓密阴影，中心有空洞形成及液平现象。

7. 其他

肺癌、肺梗死、慢性支气管炎、肺寄生虫病、肺真菌病变亦可见咯血。

【全身疾病】

1. 风湿性心脏病、二尖瓣狭窄

有风湿病史和心脏病史，可有活动耐力下降及劳力性呼吸困难，遇感染，体力活动增加等则可发生肺水肿而表现为呼吸困难伴咳大量粉红色泡沫，也可见小量至大量咯血，体检心尖部可闻及舒张期杂音，超声检查多可确诊。

2. 其他

流行性出血热、系统性红斑狼疮、血液病、子宫内膜异位症均可有咯血。

【处理原则】

大量咯血的患者首先应止血，可用垂体后叶素、纤维支气管镜止血，在止血的同时应按病因进行施治。小量咯血可用肾上腺色棕（安络血）、维生素 K_3、6 - 氨基己酸、止血散、云南白药等。

呼吸困难

呼吸困难主要与心、肺疾病有关，程度有轻有重，病情有急、有缓。中医可分气虚（与肺、脾、肾有关）、血瘀。

【心肺疾病】

1. 自发性气胸

呼吸困难和剧烈胸痛急性发作，伴干咳，重者伴青紫，甚至昏迷、休克。患侧胸廓饱满，呼吸运动减弱，叩诊鼓音，语颤、呼吸音减弱或消失。气管、心脏可向健侧移位，X线见患部透光度增加，肺纹理消失，肺向肺门处萎陷。人工气胸器可证实。

2. 慢性阻塞性肺气肿

有慢性呼吸系统疾病史，慢性咳嗽及进行性加重的呼吸困难，运动后及并发呼吸道感染时症状更为明显，有程度不同的肺气肿体征。肺功能检查第一秒用力呼气量，用力呼气中期流速减低，残气量增加，残气量占肺总量比值可超过35%。

3. 充血性心力衰竭

有重症心脏病存在，呈混合性呼吸困难，坐位或立位可减轻，肺底部出现中小水泡音，X线心影有异常改变，肺门阴影增大，可呈蝶形云雾状阴影，或兼有肺水肿征，静脉压下沉或升高，臂舌循环时间延长。

4. 弥漫性肺间质纤维化

好发于40岁以上，进行性呼吸困难伴紫绀，一般无端坐呼吸，呈刺激性干咳，少数有血痰，具有特殊的爆裂性啰音（Velcro啰音），在吸气末闻及表浅、粗糙、高调而密集的啰音，以中下野及肺底为主，可伴杵状指，X线呈弥漫分布以下肺为主的网状或网结节状影，肺功能检查呈限制性通气功能障碍及弥散功能障碍，通气/血流比例失调。

5. 支气管哮喘

多于儿童及青少年时期起病，可有家族史及过敏病史，有反复发作的哮喘史，发作常有明显的季节性，发作时双肺闻及弥漫性高音调干性啰音，在呼气期明显，肺功能示呼气流率峰值降低，气道阻力增高。用支气管解痉药可缓解症状，发作间歇常无症状。

6. 肺梗死

多有血栓性静脉炎，或静脉血栓形成，或持久性房颤。

突然发生胸痛及呼吸困难与发绀，继之出现发热、咳嗽、咯血，病侧出现胸膜摩擦音与中小湿啰音，X线片呈楔状阴影，多见于中下叶，梗死前后X线片及血清酶测定有助于诊断。

此外，呼吸系统炎症、脓肿、结核、肿瘤、矽肺、肺水肿、胸腔积液，心包积液，均可引起呼吸困难。

【其他疾病】

1. 癔症

多有癔症性格特征及既往发作史，发作性呼吸困难，呼吸非常频速和表浅，常因换气过度而发生胸痛与呼吸性碱中毒，可伴有各种症状，且可在暗示下出现，暗示治疗能减轻或消失。发病前多有精神因素。

2. 喉水肿

多有咽喉部感染、外伤、异物损伤及刺激史、药物过敏史等，急骤起病，表现为喉内异物感，吞咽梗阻感、干咳、声嘶及呼吸困难，甚至产生致命的喉梗阻。

3. 其他

严重贫血、药物中毒、重症脑部疾病均可有呼吸困难。

【处理原则】

在吸氧、改善呼吸困难的同时，积极治疗原发病。急性、严重的呼吸困难可行气管插管。对症治疗可给二羟丙茶碱（喘定）、祛痰灵、复方甘草合剂、开胸顺气丸等。

紫 绀

紫绀发生于血中还原血红蛋白增加，其绝对值超过50g/L以上时。可分为中心性、周围性、混合性三种，呼吸系统疾病、循环系统疾病、造血系统疾病三类。中医学属"瘀血"范畴。

【呼吸系统疾病】

1. 肺及胸膜疾病

多有肺及胸膜的疾病，可有呼吸困难、胸闷，可有肺部实变和胸腔积液的体征。如为感染性疾病可出现发热、白细胞增高，可听到湿性啰音或胸膜摩擦音。如为气胸可出现胸腔积气的体征，胸部拍片可确诊。

2. 支气管和气管疾病

多有气短，呼吸困难，可有发热，查体有喘鸣音。如为肿瘤，可出现咳嗽、咳血。胸部 X 线片有助于诊断。

【循环系统疾病】

1. 心脏疾病

多有心悸、呼吸困难、浮肿、肝脾肿大，两肺底可出现水泡音。检查多有心脏扩大，心律失常、心音减弱、心脏杂音。心电图、X 线胸透、超声心动图等项检查有助于确诊。

2. 周围血管疾病

常见如雷诺病、手足发绀症、冷球蛋白血症、血栓闭塞性脉管炎等。

【造血系统疾病】

1. 高铁血红蛋白血症

某些食物或化学药品中毒，如亚硝酸盐、磺胺、进食大量腐烂蔬菜均可引起本病，而致紫绀。

2. 其他

如硫化血红蛋白血症，真性红细胞增多症，血红蛋白 M 病，冷凝集现象等均可引起紫绀，应注意鉴别。

【处理原则】

针对不同病因，采取不同治疗措施，如祛除诱因，吸氧改善通气，改善心肺功能等。

啰 音

啰音主要与心、肺有关，有干性啰音、湿性啰音之分。干啰音主要在呼气时较多而清楚，湿啰音主要在吸气终末或呼气早期较多而清楚。

【感染性啰音】

1. 支气管哮喘

部分患者有过敏史或季节性发作史。突然发作，鼻痒、流涕，继之干咳、呼吸困难、端坐呼吸、紫绀、胸部膨满，两肺闻及广泛哮鸣音，呼气延长，血气分析氧分压降低，伴二氧化碳分压降低，pH 值正常或升高，缓解期啰音可全部消失。

2. 大叶性肺炎

起病急，寒战、高热、咳嗽气短、胸痛、咳铁锈色痰，严重者发生周围循环衰竭。早期肺部体征不明显，实变期叩诊呈浊音，语颤增强，可闻及管型呼吸音而无或少有湿啰音，消散期可闻及较多吸气期湿啰音。末梢血白细胞增加，X 线检查有助于诊断。

3. 支气管扩张

长期咳嗽、咳脓性痰，痰量多者静置后可分三层，反复咯血，可有大咯血者反复引发同一部位的感染而使症状加重。肺部可闻及部位固定而持久存在的湿啰音。支气管造影可确诊。

4. 慢性支气管炎

多见于中年以上，慢性咳嗽、咳痰，于冬、春季加剧。在急性加重期肺部可闻及低音调湿性啰音，喘息型慢性支气管炎尚可闻及哮鸣音，呈散在性分布。

【非感染性啰音】

1. 肺水肿

常有急性心肌梗死、急性心肌炎、二尖瓣狭窄、输液过快过量等病因，突然出现呼吸困难，被迫坐起，频咳，咯大量泡沫样痰或血性泡沫样痰，烦躁、面色苍白、口唇青紫、大汗淋漓、四肢湿冷、两肺布满高音调湿性啰音。可听到舒张期奔马律，血压下降，重者中出现心源性休克。

2. 弥漫性肺间质纤维化

好发于 40 岁以上男性，呈进行性呼吸困难伴紫绀，刺激性干咳，肺部在吸气未可闻及表浅、粗糙、高调而密集的啰音，以中下肺及肺底为主。X 线片呈弥漫分布的网状及网结状阴影，肺功能检查呈限制性通气功能障碍、弥散功能障碍、通气血流比例失调及血氧分压降低。

3. 气管内异物

多见于儿童及昏迷病人，有误吸及呛咳史，以刺激性咳嗽为主要症状，可继发阻塞性肺气肿，肺不张及局灶性感染，肺部可闻及喘鸣音，多局限于受累部位，X 线及支气管镜检有助于诊断。

【处理原则】

感染所致者应有针对性地选择有效的抗生素，静脉给药见效快。

胸　痛

胸痛以心、肺、胸壁疾病为主，临床有急、慢性之分，疼痛程度、疼痛持续时间常有临床价值。中医分气滞、血瘀两大类。

【心血管疾病】

1. 心绞痛

40 岁以上，多有体力活动、情绪激动等诱因，发作时胸骨后或心前区有压迫感或剧烈绞痛，并向左肩及左臂前内侧直至小指无名指放射，持续 1～3min，经休息或用硝酸甘油后缓解，发作时心电图有助于诊断。

2. 心肌梗死

突发严重而持久的剧烈胸痛，疼痛持续 30min 以上，经休息及含硝酸甘油数分钟不缓解。既往有或无典型的心绞痛史。心电图检查有肯定性改变。血清酶学异常。

3. 心包炎

由感染或非感染引起。疼痛位于胸骨后或心前区，可向左肩颈、背、上腹放散，心前区痛可因体位变化、咳嗽、深呼吸、吞咽等原因而加重。心包有摩擦音，心尖搏动减弱或消失，心音低弱，遥远。X线、心电图、超声心动图、心包穿刺有异常。

4. 心脏神经官能症

多见于青中年女性，呈短暂刺痛或较久隐痛，疼痛发作与体力劳动无关，休息时仍存在，或做体力活动反使胸痛减轻，常伴其他神经衰弱症状，循环系统检查阴性。

5. 肺栓塞

突然发生胸骨后疼痛，呼吸困难，呛咳、咯血，心慌气短。发绀，颈静脉怒张，双肺哮鸣音，心脏奔马率。X线、肺动脉造影、心电图等可以明确诊断。

【肺部疾病】

1. 原发性支气管肺癌

多在40岁以上，有长期吸烟史，早期为刺激性咳嗽，持续长久的血痰或小量咯血，大咯血者少见。晚期病变累及胸膜时可产生胸痛。X线见肺门附近或肺野出现团块或圆形阴影，多呈分叶或毛刺状，纤维支气管镜检查有助于诊断，痰中癌细胞阳性可确诊。

2. 自发性气胸

突然发病，患侧剧烈疼痛，伴干咳、呼吸困难，甚至紫绀及休克，有患侧胸廓饱满、呼吸动度减弱，叩诊鼓音，语颤及呼吸音减弱或消失等体征，X线检查可确诊。

3. 胸膜炎

疼痛可呈刺痛或撕裂痛，以腋前部最为明显，于呼吸及咳嗽时加重，胸壁局部无压痛，可发现胸膜摩擦音，或有胸腔积液体征。

【胸壁疾病】

1. 带状疱疹

剧烈胸痛，皮肤上出现多数丘疹及新旧并存的小水泡，沿皮肤神经分布，不越过中线，水泡干燥结痂愈合后不遗留疤痕。病程 2~4 周，多无明显的呼吸道症状，肺部体检及 X 线检查无异常。

2. 肋间神经炎

沿肋间神经分布的刺痛或灼痛，局部有压痛，以脊椎旁、腋中线及胸骨旁较显著。

3. 其他

胸壁疾病如肋骨骨折、肋软骨炎、骨髓炎亦可引起胸痛。

【其他疾病】

1. 食管疾病

疼痛位于胸骨后深部，多在吞咽时发作或使之加剧，常伴有进行性吞咽困难、反胃。X 线钡餐透视有助于诊断。

2. 膈下脓肿

多有腹部炎症、手术、外伤史，初期呈弛张热，继之则高热不退，伴乏力消瘦等症状，胸痛位于下胸前部、侧胸或背部，右侧多见，并可放射至肩部。局部有压痛，X 线见患侧膈肌上升，活动受限，B 超可有液性暗区，CT 可确诊。

此外贲门痉挛亦可出现胸痛。

【处理原则】

必须明确疼痛原因，有针对性的治疗原发疾病，慎重使用止痛药，以免掩盖病情。

胸腔积液

胸腔积液多见于心肺疾病，病因以结核、炎症、心力衰竭最常见。中医谓之"悬饮"。

【心肺疾病】

1. 结核性渗出性胸膜炎

多见于青壮年，发病急，患侧胸痛，呼吸咳嗽时加剧，伴干咳、发热，甚至气促、心悸。胸液呈草黄色渗出液，白细胞数增高，也可呈浆液血性，抗结核治疗效果良好，血性渐转为黄色。

2. 脓胸

多有肺炎、肺脓肿、败血症及外伤感染、邻近器官化脓感染史，有胸痛、咳嗽及全身性感染中毒症状，呈胸腔积液征，血白细胞增多，伴核左移，中性粒细胞有中毒颗粒出现。胸液呈脓性，涂片镜检及细菌培养可查到病原菌而确诊。

3. 肺梗死

有肢体血栓形成的条件，起病急剧、胸痛、气促、发热及咯血。胸腔积液量较少，呈血性或浆液纤维素性，数日内可自行吸收。X线为楔形或锥体状阴影，基底位于胸膜面，顶部引向肺门，血清乳酸脱氢酶及胆红素常增高，谷草转氨酶（GOT）多正常。

4. 肺癌合并胸膜转移

多见于40岁以上，有咳嗽及间断或持续性血痰，胸液呈血性，生长迅速，癌胚抗原多增高，细胞染色体有异常，抽液后X线检查可发现肺部肿块的直接或间接征象，痰癌细胞检查呈阳性及肺活检可确诊。

5. 充血性心力衰竭

有严重心脏病史，呈混合性呼吸困难，坐位或立位可减轻，肺底部出现中小水泡音，X线心影有异常改变，肺门阴影增大，可呈蝶形云雾状阴影，或兼有肺水肿征，静脉压下沉或升高，臂舌循环时间延长。

6. 缩窄性心包炎

多有急性心包炎史或心包、心脏等手术史，胸痛、咳嗽，肝大、腹水、颈静脉怒张。胸水为渗出液，X线、心电图、超声心动图心血管造影有异常改变。

【其他疾病】

1. 系统性红斑狼疮合并胸膜炎

多见于青壮年女性，长期无菌性发热，兼有两个或多个器官受损表现，胸腔积液多为双侧，可伴心包积液，胸液为浆液纤维素性或血性，可出现抗核抗体（ANA），抗N-DNA抗体阳性，狼疮带检测阳性或狼疮细胞阳性多可确诊。

2. 胸膜间皮瘤

40岁以上，多有石棉接触史，进行性胸痛、呼吸困难，增长迅速的血性胸液，胸膜肥厚，常无咳嗽、咳痰、咯血及发热，X线检查胸膜呈不规则、波浪状起伏或结节状增厚，而不伴胸廓凹陷，胸膜活检及胸腔积液找到间皮瘤细胞可确诊。

3. 其他

低蛋白血症、外伤等亦可出现胸腔积液。

【处理原则】

大量积液时可行胸腔穿刺抽取积液以缓急，同时还可针对病因同时采用胸腔直接给药治疗。针对原发病的治疗很重要。可配合使用中药利水渗湿、活血化瘀药。

心　悸

心悸有功能性、器质性之分，心动过速、心动过缓、心律不齐都可发生心悸。中医可分为心气虚、心阴虚。

【心脏疾病】

先天性心脏病、心肌炎、心律失常、心内膜炎、心脏瓣膜病都可发生心悸。

【心外疾病】

常见如甲状腺功能亢进、严重贫血、发热、低血糖等。

【神经－精神因素】

心脏神经官能症、β 受体过敏症等。

【处理原则】

积极治疗原发病。有心力衰竭者用强心、利尿药。一般用 β 受体阻断剂（如普萘洛尔）、地西泮（安定）、谷维素、维生素 B₁ 等。

心律失常

心律失常有生理性、病理性之分，有器质性、功能性之别，临床习惯于从心率上分为快速型、缓慢型两种。

【快速型心律失常】

1. 窦性心律不齐

窦性 P 波（在 AVF 导联中直立，在 AVR 导联中倒置）。P－P 间距不等，在 0.12 秒以上，可与呼吸周期有关，P 波形态可有轻度不同。

2. 室性早搏

提前出现的宽大畸形的 QRS 波群，其前没有 P 波，其后多有完全性代偿间歇。QRS 波群时限≥0.12 秒，T 波方向与 QRS 主波方向相反。早搏可以是偶发、多发、多源性，形态错综复杂，并可呈联律。位于两个窦性心动之间，没有代偿期的早搏，为间插性室性早搏。

3. 房性早搏

提前出现的、与正常窦性 P 波形态稍有差异的逆行 P′波，P1 倒置。P′－P 间期≥0.12 秒。P 波后的 QRS 波群通常正常，与室上性者同。早搏后多为一不完全性代偿间歇。P′波后可没有 QRS 波群（未下传的房性早搏）或 QRS 波群变形（房性早搏伴室内差异性传导）。

4. 交界性早搏

提前出现的 QRS 波群，形态与室上性者同。QRS 波群前或后可有或无逆行性 P'波，P - R 间期 <0.12 秒或 R - P 间期 <0.20 秒。常有完全性代偿间歇。

5. 室上性阵发性心动过速

心率 160 次/分以上，心律规则，QRS 波群时间在 0.10 秒以内。P'波形态与窦性不同，或根本看不出。如 P' - R 间期 >0.12 秒为房性；如 P' - R 间期 <0.12 秒，或在 QRS 波之后，或无 P 波为交界性。

6. 室性阵发性心动过速

连续出现三个或三个以上的室性早搏，频率在 160 ~ 200 次/分。QRS 时间≥0.12 秒，节律可有轻度不齐。如有 P 波则频率较慢且与 QRS 波群无固定关系。

7. 心房纤颤

P 波消失，代之以大小不一、形状各异、间隔不等的颤动波（F 波），频率 350 ~ 600 次/分。R - R 间隔不规则，但如房颤伴室率过快，不规则程度可相应减轻。

【缓慢型心律失常】

1. 传导阻滞

Ⅰ度：P - R 间期延长≥0.21 秒，但所有冲动都能传到心室。Ⅱ度Ⅰ型（文氏现象）：P - R 间期依次延长，直至心室漏搏，然后 P - R 间期又按原来的时间规律，周而复始地进行；随着 P - R 间期延长，R - R 间期逐渐缩短，直至心室漏搏，漏搏处的 R - R 间期最长，但不超过其前的 R - R 间期的 2 倍。Ⅱ度Ⅱ型（莫氏Ⅱ型）：P - R 间期时间固定（正常或延长），经过一次或不等次数的搏动后，QRS 波群有周期性脱漏。Ⅳ度：P - R 和 R - R 间期各有自己的固定规律性，P 波频率 >QRS 波，QRS 波群由房室束分支以上发出者形态为室上性，心率 40 次/分以上；反之为室性早搏图形，宽大而畸形，心率 40 次/分以下。

2. 病窦综合征

间歇性或持续性窦性心动过缓，可合并快速心律失常。心电图或持续性窦性心动过缓，或窦房传导阻滞和（或）窦房停搏，或快慢综合征。

【处理原则】

器质性者区别类型使用不同的抗心律失常药，如普罗帕酮（心律平）、维拉帕米（异搏定）、盐酸莫雷西嗪（乙吗噻嗪）、利多卡因等。功能性者使用地西泮（安定）、谷维素、维生素 B_1 等。

高血压

高血压有急性、慢性之分，原发性、继发性之别。中医学认为以"肝阳上亢"为多见。

【原发性高血压】

高血压病

常有家族史。多见于 40 岁以上，以血压增高为主要或唯一临床表现。目前有人认为 140/90mmHg 以上即属高血压范畴。早期无特殊体征，中、晚期可并发心、脑、肾等重要脏器改变及眼底、X 线、心电图的相应变化。急进型高血压多见于青年人，发展快，症状重，舒张压在 17.33 ~ 18.67kPa（130 ~ 140mmHg）以上。

【继发性高血压】

1. 慢性肾小球肾炎

多见于 40 岁以下，有或无急性肾炎病史。夜尿多，浮肿，尿蛋白明显，高血压不重。贫血，白蛋白下降，氮质血症。

2. 慢性肾盂肾炎

多见于中年女性，有或无尿路感染史，约 14% ~ 25% 有高血压病史。有膀胱刺激症状或仅低热、乏力、消瘦、腰酸痛。尿常规以脓细胞为主，尿培养及菌落计数大于 10000/ml。

X 线肾盂造影肾盏肾盂呈杆状扩张或畸形。

3. 肾动脉狭窄

起病年龄 小于 20～30 岁或大于 50 岁，无高血压家族史。病情呈急进型或原有高血压突然恶化，舒张压多超过 13.33kPa（100mmHg）。上腹部脐上正中或两侧，或肋脊角处可听到连续性收缩期血管杂音。同位素肾图、静脉肾盂造影、肾功能测定、肾静脉肾素测定有诊断意义，肾动脉造影有决定性意义。

4. 柯兴综合征（皮质醇增多症）

向心性肥胖，满月脸，水牛背，四肢较细，毛发增多，易生痤疮，下腹、臀部皮肤紫纹。血压中、重度增高，降压药无效。血糖增高或有糖尿病表现。24 小时尿 17－羟皮质类固醇及 17－酮皮质类固醇明显增高，地塞米松抑制试验和 ACTH 刺激试验、B 超、CT 对诊断与鉴别诊断有帮助。

5. 原发性醛固酮增多症

可见阵发性或持续性肌肉无力、瘫痪，螺内酯试验、同位素肾上腺扫描有助诊断。

6. 其他

嗜铬细胞瘤、多囊肾、肾发育不全亦可见高血压。

【处理原则】

急进型高血压应迅速降压，防止发生脑卒中。继发性高血压在治疗原发病的同时，适当服用降压药。常见降压药如寿比山、阿替洛尔、尼群地平、非洛地平、苯磺酸氨氯地平、硝苯地平缓释片、硝苯地平控释片、卡托普利、贝那普利、氯沙坦钾、硫酸镁等。

低血压

习惯上认为收缩压低于 90mmHg 为低血压，但如没有自觉症状则无疾病意义。中医可分为气虚、血虚。

【急性低血压】

由于某种原因突然发生低血压，血压由正常水平明显下降，主要表现为晕厥与休克两大综合征。

【慢性低血压】

1. 原发性低血压

原因不明，无明显病变可查，体质较差，女性多见，与体位改变无关，伴有头晕、乏力等。

2. 继发性低血压

发生于某种疾病之后。多见于心脏疾病，如二尖瓣疾病、主动脉瓣狭窄、慢性缩窄性心包炎、充血性心力衰竭之后，其次如肺气肿、肺结核、甲状腺功能低下、脑垂体－肾上腺功能低下、全身衰竭、营养失调等。一般有相应疾病的表现。

3. 直立性低血压

无原发疾病，低血压与体位改变有关，如突然从平卧变为直立或长时间站立时发生。多见于重症肌无力、多发性硬化症、脑垂体－肾上腺功能低下症、药物影响（降压药、安定药、利尿药）、老年人、长期卧床、平原居民进入高海拔地区等。

【处理原则】

慢性者，中医药治疗效果较好。可使用生脉饮、补中益气丸、人参归脾丸、十全大补丸等。

休 克

休克由多种原因引起微循环灌流不足，以血压下降为代表。中医学属"厥证"、"脱证"范畴。

【心源性休克】

主要见于急性心肌梗死及急性心肌炎、心包填塞、阵发性室性心动过速、肺梗死等。有各病的相应症状及体征。

【过敏性休克】

有用药史（如青霉素、链霉素、维生素 B_1、破伤风抗毒素、右旋糖酐、促肾上腺皮质激素、磺溴酞钠等）。全身皮肤潮红或苍白，伴休克征象，有时伴喉头水肿、痉挛。

【感染性休克】

有明确的细菌、真菌感染证据。多有高热、寒战，然后休克。白细胞显著增高，明显核左移，出现中毒颗粒。临床以休克型肺炎、中毒型菌痢多见。

【低血容量性休克】

有失血、失液史。有各种原发病症状、体征。

【创伤性休克】

有严重外伤史。伤后很快出现休克症状和体征。

【处理原则】

根据引起休克的不同病因，进行积极救治，同时要特别注意吸氧，补充血容量，维持血压，改善微循环，纠正酸碱平衡失调，防止出现电解质紊乱。常用药物如 5% 葡萄糖盐水、低分子或中分子右旋糖酐、血浆及白蛋白；间羟胺（阿拉明）、多巴胺、多巴酚丁胺、肾上腺素、山莨菪碱（654－2）等。

恶心与呕吐

恶心与呕吐两者可单独出现，也可相伴发生，中枢性者无恶心，外周反射性者常先有恶心。临床有急性、慢性之分，功能性、器质性之别。中医认为是"胃气上逆"。

【中枢性】

1. 颅内高压症

有脑血管病、感染、脑外伤、脑肿瘤病史。多有剧烈头痛、呕吐多呈喷射状。同时多伴有肢体偏瘫、病理征阳性，视乳头水肿，头颅 CT 可确诊。

2. 药物

有应用药物史，如应用阿扑吗啡、吗啡、哌替啶（杜冷丁）、洋地黄和使用全身麻醉药物及抗肿瘤的化疗药后。停药或对症处置后可好转或消失。

3. 内分泌代谢疾病

有尿毒症、糖尿病、肝硬化、妊娠等病史。可出现相应的体征。恶心、呕吐多较顽固，对症治疗效果不佳。

4. 其他

如椎动脉供血不足、晕车晕船、神经官能症等。

【反射性】

1. 肠胃疾病

有胃肠道疾病史。多有腹痛，其特点是先有恶心先兆，吐后有舒适感。

2. 反射性呕吐

多见于腹腔的炎症，如胰腺炎、胆囊炎、肠梗阻、胆道蛔虫等。呕吐后无舒适感，胃已排空但仍呕吐不止。

3. 其他

食物中毒、氯化铵、红霉素等药物均可引起恶心、呕吐，应注意鉴别。

【处理原则】

颅内高压引起的呕吐，随有效降低颅内压治疗而迅速缓解。其他原因引起的恶心、呕吐，在对症治疗的同时，应积极治疗原发病。常用药物如呋塞米（速尿）、20% 甘露醇；维生素 B_6、多潘立酮、莫沙必利、甲氧氯普胺（胃复安）、溴米那普鲁卡因（艾茂尔）。

呕血与黑便

呕血与黑便可由多种原因而来，一般可概括为消化道疾病、非消化道疾病两大类。中医学属"血症"范畴。

【消化道疾病】

1. 食管癌

多见晚期患者，多为小量持续性出血，进行性吞咽困难，胸骨或剑突下痛，X线钡透食管局限性狭窄及钡影残缺。

2. 食管贲门黏膜裂伤

饮酒后剧烈呕吐史，裂伤多在 48～72h 内愈合，内窥镜下胃、食管连接处黏膜有长 3～20mm，宽 2～8mm 的纵行裂伤，达黏膜下层或肌层。

3. 消化性溃疡

多见于青、壮年，大多有溃疡病史，仅 10% 可无症状。出血前几天疼痛加剧，出血后减轻。X线钡透有直接（龛影）、间接（局部痉挛、激惹、畸形、压痛）征象，纤维胃镜有决定性诊断价值。

4. 糜烂出血性胃炎（急性胃黏膜病变）

有用药、饮酒或应激性病变史，突然呕血或（和）黑便，伴上腹痛、闷胀、食欲不振等，急性胃镜检查可见胃窦、胃体黏膜广泛糜烂、出血、浅表溃疡。X线钡透胃黏膜粗大、纹理错乱。

5. 胃癌

中年以上，有顽固消化道症状，呕血量少，为咖啡色，出血量与明显贫血不成比例，大便潜血持续阳性，X线、纤维胃镜活检有助诊断。

6. 肝硬化

有肝炎、血吸虫病、饮酒、药物中毒等病史，呕血量多，色鲜红，伴门脉高压症状，脾功能亢进，白蛋白与球蛋白比例倒置。

7. 乏特壶腹癌

进行性加深的梗阻性黄疸，每在呕血时黄疸暂时性部分减退。X线检查十二指肠降部钡影残缺，呈反"3"字形。十二指肠镜及活检有助确诊。

【非消化道疾病】

1. 某些疾病

某些血液病（过敏性紫癜、再生障碍性贫血、血友病等）、传染病（流行性出血热、血吸虫病等）也可引起呕血。

2. 某些药物

如泼尼松（强的松）、阿司匹林、利血平等也可引起呕血。

【处理原则】

止血为贯穿本病过程中的基本治疗原则。呕血大量者应采取紧急止血，如三腔管压迫止血、肌内注射、静脉滴注止血药物等，小量出血者可口服药物治疗。常用药物如去甲肾上腺素、酚磺乙胺、6－氨基己酸、雷尼替丁、法莫替丁、奥美拉唑、复方氢氧化铝（胃舒平）、云南白药。

腹　泻

腹泻有急性、慢性之分，感染性、非感染性之别。一般来讲，除排便次数外，粪便量及含水量大于200g，即应考虑腹泻。本病在中医学属"泄泻"范畴。

【感染性腹泻】

1. 感染性食物中毒

有进食不洁食物史。食后不久发病，多有腹痛、恶心，多为稀水样便。重者可出现发热、休克等症状。

2. 肠道感染

多有腹痛、发热病史。粪便中含脓血多者应考虑痢疾、慢性非特异性结肠炎；暗红粪便多见于阿米巴痢疾；洗肉水样便多见于急性出血坏死性小肠炎；蛋花汤样便见于伪膜性肠炎。

【非感染性腹泻】

1. 非感染性炎症

胰腺炎、胆囊炎、肝硬化、慢性胃炎等均可引起腹泻，它们均有相应的症状和体征。

2. 其他

甲亢、结肠过敏、尿毒症、糖尿病、胃肠功能紊乱等也可引起腹泻，应注意鉴别。

【处理原则】

在止泻的同时要针对病因进行治疗。特别是食物中毒及中毒性痢疾的治疗，以解毒、抗休克为主，不可一味止泻。常用药物如黄连素、呋喃唑酮、诺氟沙星、甲硝唑；杆菌肽、地衣芽孢杆菌活菌制剂、双歧三联活菌制剂、蒙脱石散（思密达）、参苓白术丸、固本益肠片。

便 秘

便秘可分为功能性和器质性两大类。本病在中医学也属"便秘"范畴。

【功能性便秘】

1. 弛张性结肠便秘

肺气肿、重度营养不良、多次妊娠等，可使腹肌、膈肌、提肛肌收缩力下降引起便秘，或肠黏膜对刺激的敏感性降低，或长期卧床，服用减慢肠蠕动的药物如吗啡、阿托品等。可在腹部触及粪便硬块。

2. 直肠性便秘

如直肠癌、肛周脓肿、痔疮等引起肛门括红肌痉挛或直肠梗塞而引起便秘。

3. 滥用泻药或灌肠

滥用泻药或灌肠能引起直肠黏膜反应性降低，也可引起便秘。

【器质性便秘】

1. 梗阻性结肠便秘

多见肠结核、结肠癌、肠扭转、肠粘连等，可有相关疾病的症状和体征。

2. 其他

如慢性肠炎、尿毒症、糖尿病、铅中毒等，也可引起便秘，应注意鉴别。

【处理原则】

不可滥用泻药，应分情况给予处理。由腹肌、膈肌、提肛肌收缩力下降等引起的便秘，可通过按摩、锻炼上述肌力，使大便得以通畅。值得一提的是，这种按摩和锻炼需长期坚持方能奏效。临床可酌情选用开塞露、液体石蜡、多潘立酮、莫沙必利、复方芦荟胶囊、新清宁片、麻仁润肠丸、四磨汤等。

腹　痛

腹痛可分急性腹痛、慢性腹痛，全腹痛、局部痛，消化道疾病腹痛、非消化道疾病腹痛。中医学仍属"腹痛"范畴。

【急性腹痛】

1. 急性胃肠炎

多有饮食不当史。腹痛位上、中腹，呈阵发性加重，伴呕吐、腹泻。腹部压痛轻微。大便呈稀糊或水样，无脓血。

2. 急性细菌性痢疾

多有夏季不洁饮食史。左下腹阵发性疼痛，发热，恶心，里急后重，脓血便。理化检查血白细胞增多，大便中大量脓细胞、白细胞，少量红细胞。便培养有痢疾杆菌生长。

3. 急性心肌梗死

40岁以上有或无明确冠心病史。突发上腹剧痛，伴恶心呕吐，或腹肌紧张，上腹压痛。部分可见心衰、休克、心律失常，心电图、血清酶学改变符合心肌梗死特点。

4. 胰腺炎

有饱食饮酒史。突发上腹持续剧痛，伴左腰背带状放射痛，并可扩大至全腹痛，坐位，前倾位疼痛可减轻，少数伴休克。左上腹横位压痛、反跳痛、肌紧张。白细胞增高，血清淀粉酶 6～12 小时明显增高超过 350～500 索氏单位，尿淀粉酶 24～48 小时超过 500 索氏单位，血清脂肪酶超过 1.5 单位%。慢性者反复发作，伴脂肪泻（进正常膳食，即每日脂肪含量 >80g，每低倍显微镜视野 >10 个脂肪球）、高血糖、糖尿，腹部 X 线平片示钙化，B 超、CT 有助诊断。

5. 胆道蛔虫症

青少年有排蛔史。突发上腹部剧烈绞痛，呈阵发性钻顶痛，伴呕吐、冷汗，疼痛缓解则平静如常。查体仅剑突下或偏右有轻度压痛（症状重、体征轻）。

6. 胆囊炎、胆石症

发病前有进油腻食物史。突发右上腹持续性剧烈疼痛，可有阵发性加剧，向右肩放射，恶心，呕吐胆汁。墨菲征阳性，B 超胆囊增大或结石影像。慢性者反复发作，胆囊造影胆囊缩小变形。

7. 阑尾炎

转移性右下腹痛，伴恶心、呕吐、食欲减退、发热。血白细胞总数、中性粒细胞增多。麦氏点有压痛、反跳痛、肌紧张。结肠充气试验、腰大肌试验可阳性。慢性者右下腹隐痛，轻度压痛，钡餐透视阑尾不充盈或呈节状或粘连。

8. 肠系膜血管栓塞或血栓形成

中老年人多见，可发生于动脉或静脉。突发全腹持续性剧痛，伴频繁呕吐、血性腹泻、休克。全腹压痛，明显腹肌紧张、肠鸣音消失，移动性浊音，腹穿可抽出血性液体。

9. 急性肠梗阻

突发脐周阵发性绞痛，伴呕吐粪样液体，腹胀无排气排便。如有剧烈腹痛呈阵发性加剧并有全身中毒症状和休克，应考虑有绞窄性的可能；腹胀重，绞痛轻，肠鸣音消失，反胃呕吐应考虑麻痹性肠梗阻。腹部可见肠型或肠蠕动波，伴肠鸣音亢进，气过水声、金属音，梗阻 4~6 小时后，X 线可见阶梯样气液平面。

10. 输尿管结石

脐周或左右下腹剧烈绞痛，可向外阴部放射。腹部柔软，可有一侧下腹压痛或肾区叩击痛。尿中有红细胞，X 线、B 超可有阳性发现。

11. 异位妊娠

有停经或阴道少量不规则流血史。急性单侧腹痛，向全腹扩展，伴昏厥、休克、肛门坠胀、排便感。下腹明显压痛，可无腹肌紧张，但反跳痛明显。宫颈举痛，后穹窿饱满，穿刺可发现血液。

12. 盆腔炎

多见生殖道手术后及月经、分娩后。下腹痛伴发热、白带多、腹胀、腹泻。下腹压痛、肌紧张，附件可增厚、压痛，重者可有脓肿形成。慢性者下腹持续性隐痛，月经前加重，伴月经不调、白带多，下腹压痛，阴道检查子宫、附件可有增粗、触痛。

13. 其他

急性腹膜炎、腹腔脏器穿孔、破裂、肠套叠、嵌顿疝、卵巢囊肿蒂扭转、大叶性肺炎均可引起急性腹痛。

【慢性腹痛】

1. 胃、十二指肠溃疡

有反复上腹痛史，与饮食、气候、劳累等有关。疼痛呈持续性钝痛或灼痛，可伴反酸、嗳气。X 线钡透可见溃疡龛影或胃镜见溃疡改变。

2. 胃下垂

瘦长体型，上腹隐痛或胀痛，进食加重，平卧减轻，伴腹胀、嗳气、恶心、乏力、头晕、心悸等症。常同时伴有肾下垂、肝下垂等，可触及明显腹主动脉搏动。胃肠钡透胃张力减退，胃小弯弧线最低点在髂嵴线以下。

3. 上腹粘连综合征

①有慢性顽固性上腹痛史。②与某种体位变动、躯体扭转、仰身弯腰、伸腰造成膈肌剧动，或用力牵拉重物、用力伸臂取物、用力呼吸、打喷嚏、猛咳狂笑大喊造成腹壁被牵拉，或大步跳越、跳下、用力顿足、猛蹬脚、脚踏空（失足）造成内脏垂直震荡，或饮食过饱、胃蠕动亢进有关。上述原因均可造成内脏移动度猛增。③上腹局限性压痛。④腹腔镜、剖腹探查有诊断价值；B超、人工气腹、钡餐透视等发现粗大粘连有参考价值。

4. 肠寄生虫病

可因蛔虫、钩虫、鞭虫、绦虫、姜片虫、血吸虫等引起，伴相应临床症状。腹痛无固定部位，多为发作性隐痛或胀痛，蛔虫引起肠梗阻则为绞痛，疼痛可自行缓解。腹部柔软，偶可触及轻度压痛的包块。

5. 其他

肿瘤、结核、慢性胃炎、病毒性肝炎、腹型癫痫、铅中毒均可引起慢性腹痛。

【处理原则】

在未查明腹痛原因之前，绝不可盲目使用止痛药，以免延误病情。属急腹症者还应结合外科治疗，慢性反复腹痛者可酌情使用颠茄片、山莨菪碱（654-2）、舒肝和胃丸、四磨汤、气滞胃痛颗粒。

腹　胀

腹胀可分为功能性、器质性腹胀两类。中医学仍属"腹胀"范畴。

【功能性腹胀】

1. 消化不良

有或无饮食不当史。腹胀、嗳气、肛门大量排气后腹胀缓解。伴乏力、头晕、心悸、腹痛、腹泻或便秘。大便常为糊状，含不消化食物残渣，无红细胞、白细胞，X线检查只有结肠充气、扩张，部分病人有肠痉挛、胃肠下垂。

2. 胃肠神经官能症

年轻女性多见。除有腹胀、嗳气、呕吐、腹痛、腹泻或便秘外，常伴神经官能症症状，如失眠、健忘、注意力不集中、头痛、心悸、胸闷等，病情与情绪有关。各种检查除外器质性疾病。

【器质性腹胀】

1. 肠梗阻

急性腹痛史，腹胀、恶心、肛门无排气排便。机械性肠梗阻时肠鸣音亢进划有气过水声，X线检查见肠胀气及气液平面。麻痹性肠梗阻时肠鸣音减弱或消失，X线检查广泛性胀气，两侧膈肌升高，有多个气液平面。绞窄性肠梗阻肠鸣音减弱或消失，局部压痛，膨胀明显。

2. 胃下垂

瘦长体型及有慢性消耗性病史。腹胀伴上腹不适、嗳气、头晕、乏力。上腹部可触及明显的腹主动脉搏动，常合并肾下垂、肝下垂。X线钡餐透视见胃小弯弧线最低点在髂嵴连线以下。

3. 其他

肝硬化、胃癌、结肠癌、肠结核亦可见腹胀，应注意鉴别。

【处理原则】

治疗引起腹胀的原发疾病，适时使用胃、肠动力药。中药的理气药有较好的除胀效果，如多潘立酮（吗丁啉）、莫沙必利、木香槟榔丸、四磨汤等。

腹 水

腹水可分为炎性渗出性、非炎性漏出性两大类。中医学属"腹胀、鼓胀"范畴。

【渗出性腹水】

1. 结核性腹膜炎

多见于年轻人，多有其他部位结核病变。可有盗汗、乏力、消瘦、发热、腹部压痛、柔韧感、腹部包块。腹水为渗出液，淋巴细胞明显增多，腹水结核菌培养与动物接种有助于诊断。

2. 恶性肿瘤

除淋巴瘤外，以中年以后发病者占多数。有癌性恶病质与原发癌的症状。腹水多为渗出液，也可为漏出液，性质多样，如血性、乳糜性、胆汁性等，腹水中可找到癌细胞。

【漏出性腹水】

1. 右心衰竭

常有严重心脏病变史。腹水伴全身水肿，腹水为漏出液。

2. 慢性缩窄性心包炎

多有结核性心包炎病史。不同程度的呼吸困难，腹胀，腹水比下肢浮肿明显。肝肿大，颈静脉怒张，静脉压升高，脉压差小，奇脉。X 线透视见一侧或两侧心脏搏动减弱或消失。胸片见心包钙化。

3. 肾病综合征

全身高度水肿，伴腹水，腹水为漏出液。高蛋白尿、高胆固醇血症、低蛋白血症。

4. 肝硬化

肝病史。失代偿期有腹水、黄疸、门脉高压征象。肝脏肿大或缩小，质硬。腹水为清亮浅黄色漏出液。

5. 其他

心肌病、严重营养不良、甲状腺功能减退症等亦常见腹水。

【处理原则】

积极治疗原发病，适当进行穿刺抽液，大量漏出性腹水，必要时，在严格无菌操作下，可行自体回输。

腹部肿块

腹部肿块有生理性、病理性两大类，中医学属"积聚"范畴。

【生理性腹部肿块】

常见者如妊娠子宫，充盈的膀胱，肠内粪块，第四、五腰椎前突等，应注意鉴别。

【病理性腹部肿块】

1. 腹腔脏器肿瘤

可有消化系统的症状，如恶心、呕吐、腹痛、腹泻、厌食、消瘦。可在相应的部位触及肿物，活动度差、质硬，有触痛。

2. 炎症

可有发热、寒战、无力、腹泻、腹痛等症状。抗炎治疗后肿块缩小或消失。

3. 外伤

如骨盆骨折后腹腔血肿、肠系膜血肿等。多有外伤史。可有腹痛。

4. 囊性病变

如肝囊肿、胰腺囊肿、多囊肾、卵巢囊肿等。腹腔肿块多为囊性、质软。

【处理原则】

查清肿块性质，针对不同情况分别施治。

肝脾肿大

肝脾肿大可分为感染性、非感染性两大类。中医学属"积聚"范畴。

【感染性肝脾肿大】

1. 急、慢性肝炎

由病毒、化学品或药物中毒引起。乏力、纳差或轻重不等的黄疸。肝脾轻度肿大，质韧，可有压痛。肝功能检查异常，谷丙转氨酶多升高。

2. 胆道疾病

急性梗阻性化脓性胆管炎、慢性胆囊胆管炎都可发生肝脏肿大、触痛。

3. 布鲁杆菌病

是人畜共有的传染病。长期发热、多汗、关节疼痛、乏力及消化系统症状。肝脾和淋巴结肿大。血培养布鲁杆菌阳性，布鲁杆菌凝集试验阳性。

4. 血吸虫病

有流行地区疫水接触史。高热、嗜酸性粒细胞明显增高等症。肝脏肿大以左叶为主，表面有结节、质硬，后期伴脾肿大。粪便沉孵检验阳性，可在直肠活检找虫卵。

5. 黑热病

我国黄河流域及西北部多发，多由全身感染性疾病所致。发热（不规则），肝脾肿大，质软，有压痛，当全身感染控制后，肝脾可恢复正常。血白细胞计数降低，中性粒细胞明显减少。血白蛋白降低和球蛋白增高，醛凝试验及补体结合试验有助诊断，脾穿刺查 LD 小体（＋）。

6. 其他

传染性单核细胞增多症、疟疾、钩端螺旋体病等也可发生肝或（和）脾肿大。

【非感染性肝脾肿大】

1. 门脉性肝硬化

有病毒性肝炎史或长期大量饮酒史。消瘦、乏力、厌油及消化系统症状等。肝脏早期肿大后期缩小、质硬，脾肿大伴脾功能亢进，有肝掌、蜘蛛痣。谷丙转氨酶可轻度升高，蛋白电泳示白蛋白降低，丙种球蛋白升高。

2. 急、慢性白血病

多与病毒感染、化学物质、遗传因素、放射因素有关。发热、出血倾向、贫血。肝脾淋巴结肿大及神经系统病变及骨骼、关节、皮肤的改变。骨髓像检查，幼稚型细胞增多、增生活跃，血小板下降。

3. 其他

脾功能亢进、溶血性贫血、恶性淋巴瘤、婴幼儿网状内皮细胞增多症、恶性网状细胞增多症等均可见肝或（和）脾肿大。

【处理原则】

给保肝药保护肝功能，给活血化瘀药软化肝脾。常用药如肝泰乐、益肝灵、大黄䗪虫丸。积极查清肝脾肿大原因，针对不同情况分别施治。

黄　疸

黄疸可分为溶血性、肝细胞性、梗阻性、先天性四种；或肝前、肝性、肝后性三类。中医学属"黄疸"范畴。

【肝细胞性黄疸】

1. 肝炎

肝炎分甲、乙、丙、丁、戊 5 型。可有厌食、恶心、呕吐、腹胀、腹痛。肝肿大，有触痛。转氨酶（GPT）增高，凝血酶原时间延长。血液中游离胆红素与结合胆红素均增高。尿中可见尿胆原和尿胆素。血清免疫学（二对半）检查有助于诊断。

2. 肝硬化

可有腹痛、腹胀、恶心、呕吐、消瘦、厌食、肝脏触痛明显，质硬。血液中结合胆红素增高。尿中尿胆原可减少或消失。肝脏 B 超或 CT 可明确诊断。

3. 其他

可见于中毒性肝炎、流行性出血热、传染性单核细胞增多症、钩端螺旋体病等。

【溶血性黄疸】

肝外系统疾病

如自身免疫性溶血性贫血、地中海贫血、蚕豆病、异型输血、蛇咬伤、新生儿溶血、新生儿黄疸等，可有相应症状及体征。血液中游离胆红素浓度增高，尿中无胆红素，尿胆原增加。

【梗阻性黄疸】

1. 肝外系统肿瘤

如胰腺癌、胰腺转移癌，可有腹胀、腹痛，上腹部可触及肿块，腹部可有压痛等，血液中以结合胆红素增高为主，尿中胆红素增多，尿胆原阴性。

2. 胆道系统疾病

如胆囊及胆道结石、胆管癌、胆道蛔虫症等，可有腹胀、腹痛、疼痛向后背部放散，墨菲征阳性等症状。血中结合胆红素增加，尿中胆红素阳性，尿胆原减少或消失。

3. 其他

如急性梗阻性化脓性胆管炎、药物性黄疸、华支睾吸虫病等，均可引起黄疸，应注意鉴别。

【处理原则】

针对黄疸产生的原因，积极治疗原发病。中药可服茵陈蒿汤利胆退黄。

腰背痛

腰背痛是临床最常见的症状之一，可分急性、慢性两大类，涉及外科、内科、妇科疾病，与神经、肌肉、肌腱、关节、韧带有关。中医学属"腰痛"范畴。

【急性腰背痛】

1. 急性腰扭伤

有急性腰扭伤史。腰痛突然发生，可听到响声，疼痛剧烈，不敢咳嗽及深呼吸。腰痛多在腰部棱形区，20% ~60% 有下肢放射痛，脊柱侧弯，活动受限，生理前弯消失。直腿抬高试验阳性，背屈试验阴性。

2. 急性骶髂关节扭伤

急性腰扭伤史。一侧下腰及骶髂关节立即剧烈疼痛，站立、走路、咳嗽、喷嚏弯腰时加重疼痛及引起复发。患者站立、坐位、上床时均有特有姿势。髂后上棘压痛，骨盆分离试验及骶髂关节旋转试验均阳性。腰骶脊柱侧弯，躯干微向病侧前倾。

3. 急性腰椎间盘突出

急性腰扭伤或受凉史。腰痛难忍，有麻、胀、沉、不灵活感，常合并坐骨神经痛。疼痛向下肢放射，咳嗽时腰腿痛加重。脊柱侧弯，生理前凸消失且后凸，椎间隙前窄后宽或绝对变宽。

4. 其他

如腰椎外伤骨折、急性腰肌劳损等也可引起急性腰背痛。

【慢性腰背痛】

1. 慢性肌筋膜性腰痛

腰部慢性隐痛、胀痛、酸痛，位置固定。腰背结节部位皮肤常有感觉障碍及出汗异常（无汗）。压痛点常在第三腰椎横突尖，常有感应性疼痛，腰骶部常可触到硬结。

2. 变形性脊椎症

年龄不大，形式不定的腰背痛，易疲劳。背肌紧张，安静时疼痛减轻，多无神经根压迫症状。有时可见驼背，脊椎活动范围缩小。X 线椎间隙及椎间孔变窄，椎体边缘唇样增生。

3. 类风湿性关节炎

腰背痛与天气有关。病程长，慢性病容。脊椎活动受限，强直后疼痛消失。血沉、抗"O"阳性，X 线骶髂关节先模糊，髂骨关节面附近硬化与疏松交替，脊椎周围韧带钙化呈竹节状。

4. 腰椎结核

小儿及青年人多见。早期只酸痛，易与腰肌劳损相混淆，日久呈慢性病容。脊椎活动受限，可有角状后凸畸形。血沉快，拾物试验阳性，X 线椎间隙变窄，椎体破坏，腰大肌脓肿阴影。

5. 其他

如骨质疏松、腰部肿瘤、脊椎分离滑脱症、椎管狭窄、腰皮神经炎、腰椎骨折后遗症、梨状肌症候群等也可引起腰痛。

【处理原则】

病因治疗，并可进行止痛、理疗、局部封闭。可使用去痛片（索米痛）、布洛芬、双氯芬酸钠、风湿骨痛胶囊、活血止痛胶囊、关节止痛膏、奇正消痛贴。

贫 血

贫血从形态上可分为正常细胞性贫血、小细胞性贫血、大细胞性贫血；从病因上可分为失血性贫血、溶血性贫血、造血不良性贫血、继发性贫血几种。中医学属"虚证"范畴。

【失血性贫血】

失血性贫血

多因消化道疾病、妇科疾病、手术创伤及外伤等所致。急性失血以眩晕、口渴、乏力、昏厥为主；慢性失血以头晕眼花、失眠乏力、心悸气短、食欲减退及消化系统症状为主。皮肤黏膜苍白甚至出现周围循环衰竭，血压下降，休克。网织红细胞计数可观察骨髓代偿情况及疗效。大便潜血试验，出、凝血时间及血红蛋白检查可见相应变化。

【溶血性贫血】

1. 先天性溶血性贫血

如地中海贫血、遗传性球形红细胞增多症、先天性6－磷酸葡萄糖脱氢酶缺乏、先天性丙酮酸激酶缺乏、蚕豆病、镰状细胞贫血等，均有相应症状表现。

2. 后天性溶血性贫血

如自身免疫性溶血性贫血、同种免疫性溶血性贫血、输血反应、新生儿溶血、药物及化学品所致溶血性贫血、阵发性睡眠性血红蛋白尿、感染、动植物因素、物理因素的溶血等。

【造血不良性贫血】

1. 缺铁性贫血

多因各种急、慢性疾病致铁的摄入过少或抑制铁的储备所造成。有头痛、头晕、眼花、失眠、乏力、气短、心悸及胃肠道症状。皮肤黏膜苍白，严重者浮肿，心脏扩大，心尖区可闻及收缩期杂音。网织红细胞计数，血清铁测定和血清铁结合力测定，骨髓涂片铁染色检查有意义。

2. 再生障碍性贫血

多有用过或长期接触可损害骨髓造血组织的药物、化学品或其他有害物质所致。临床有贫血及出血倾向或伴有感染症状，如溃疡、疖痈、肺炎、败血症等。全血常规检查，骨髓象检查更有助于诊断。

3. 多发性骨髓瘤

多发于40岁以上者，男性多于女性。局限性或广泛性骨骼疼痛，尤以腰痛为主，中度贫血，出血以鼻衄及齿龈出血为主。不明原因蛋白尿，肝、脾肿大，心脏扩大。血沉加快，血黏度增多，血钙升高，骨骼 X 线检查及骨髓像检查有一定帮助。

4. 白血病

病因不清。发热、贫血、出血，肝脾及淋巴结肿大，胸骨及胫骨压痛。周围血象白细胞数不定，并有幼稚白细胞或血小板减少，红细胞数及血红蛋白量减少有诊断意义。骨髓穿刺有决定性意义。

5. 恶性组织细胞增多症

多见于青少年，男性多于女性。发热、畏寒、疲乏、消瘦，进行性贫血。肝脾肿大及淋巴结肿大（呈中等肿大）。白细胞总数降低，红细胞计数、血红蛋白定量、血小板计数呈进行性降低，骨髓活检有一定意义，淋巴结活体病理检查，对临床诊断有相当价值。

【继发性贫血】

1. 尿毒症

因肾功能衰竭，引起自身中毒和代谢紊乱。症状以全身各系统多发症状为主。面色蜡黄，不规则色素沉着，贫血构成尿毒症面容。尿素氮、非蛋白氮等明显增高，肾功能试验各项检查明显减退；X 线尿路平片和造影、核素肾图和肾扫描、肾 B 型超声波及 CT 检查、肾穿刺活组织检查等对诊断有意义。

2. 其他

如胃肠疾病性、肝源性、肾上腺皮质功能减退症及甲状腺功能减退症、感染性等多种因素，均可引起贫血。

【处理原则】

按不同病因进行针对性治疗，增加营养，减少丢失。严重贫血时可输血。临床可选用硫酸亚铁、富马酸亚铁、注射用重组人红细胞生成素等。

水　肿

水肿可分为全身性水肿、局限性水肿。中医仍属"水肿"范畴，可按"阳水"、"阴水"辨治。

【全身性水肿】

1. 心脏性水肿

有心脏病史，有右心衰竭症状，下肢肿甚。常见于充血性心力衰竭、缩窄性心包炎等。

2. 肝脏性水肿

有肝病史，肝脾肿大，腹水，肝掌，蜘蛛痣，肝功能受损，白蛋白与球蛋白比例倒置。常见于肝硬化、肝坏死等。

3. 肾脏性水肿

急性肾炎有上呼吸道感染史，颜面眼睑水肿，尿少，血尿、蛋白尿；慢性肾炎肾病型有肾病史，高度凹陷性浮肿，高胆固醇血症，大量蛋白尿，低蛋白血症，白蛋白与球蛋白比例倒置。

4. 营养不良性水肿

慢性消耗病史，消瘦乏力，颜面及下肢浮肿明显，贫血和血浆蛋白、胆固醇、血糖降低，尿比重降低。常见于癌症晚期、脚气病、严重贫血等。

5. 内分泌性水肿

黏液性（甲状腺功能减退症）：女性多，面容呆板，全身非凹陷性水肿，贫血，^{131}I吸碘率显著下降，基础代谢率低。

6. 皮质醇增多性（柯兴综合征）水肿

显著疲乏，体重增加，多粉刺，满月脸，向心性肥胖，血压高，血糖、血钠、24小时尿17-羟皮质类固醇高，血钾低。

7. 垂体前叶功能减退性水肿

有分娩大出血史，伴甲状腺、肾上腺皮质、性腺功能减退征，贫血，血糖偏低，24小时尿17-酮类固醇及17-羟类固醇明显下降。

8. 功能性水肿

特发性水肿多为妇女，劳累或体力活动后加剧，傍晚体重较清晨平均增加1.5kg，夜尿多，立位时尿量低于卧位时尿量50%以上；经前期紧张综合征者于月经前1~2周出现浮肿，眼睑、踝部明显，月经后消失，伴头痛、易怒、乳房及下腹胀等症状。

【局限性水肿】

1. 局部水肿

可由炎症、外伤、动静脉淋巴回流受阻及偏瘫、灼伤、冻伤引起病变局部水肿。常见于如象皮肿、丹毒、蜂窝织炎等。

2. 妊娠性水肿

妊娠第三期踝肿，分娩后肿消。有微量蛋白尿，如水肿加重，血压升高，蛋白尿量多可发展为妊娠毒血症，出现子痫。

3. 变态反应性水肿

有过敏史，局部红肿，伴瘙痒明显。常见如血管神经性水肿、过敏性皮炎等。

【处理原则】

适当使用利尿剂加速水肿消除。注意治疗原发病。

蛋白尿

蛋白尿可分为生理性、病理性两大类，有急性、慢性，原发性、继发性之分。中医学按"肾虚"治疗。

【生理性蛋白尿】

1. 功能性蛋白尿

多见于青、壮年人。与过度劳累、体力活动有关，亦可见于高温、高热、严寒、紧张过度，进食大量高蛋白饮食后。蛋白尿不太严重，24 小时尿蛋白定量 0.5g 以下，很少超过 1g。

2. 体位性蛋白尿

多为瘦长型青、壮年人。与长时间起立、行走有关。蛋白尿不严重，24 小时不超过 1g。平卧 1 小时后蛋白尿可减轻或消失。

【病理性蛋白尿】

1. 急性肾小球肾炎

发病前 1～2 周有咽炎、扁桃体炎、皮肤感染等链球菌感染史。常有水肿、尿少、高血压等症状。尿常规见蛋白、红细胞、管型。

2. 慢性肾小球肾炎

隐匿型者可有或无急性肾炎病史，无肾炎临床症状，尿常规检查有持续性蛋白尿，也可有少量红细胞、管型。肾病型者有典型三高一低症状（高度水肿、高蛋白尿、高胆固醇血症、低蛋白血症），血尿与肾功能减退则较轻。高血压型者以血压增高为主，伴头胀痛、头晕，水肿，蛋白尿较轻。混合型者以肾病型、高血压型症状为主，常伴肾功能减退。复发型者常因上呼吸道感染等诱因而反复发作，出现浮肿、高血压、血尿、蛋白尿等，间歇期常仅有轻度蛋白尿。

3. 肾盂肾炎

急性者起病急骤，常有畏寒、发热、尿频、尿急、尿痛、排尿困难，肾区叩击痛，上输尿管点、肋腰点、膀胱区压痛，尿常规见大量红细胞、白细胞，有时可见白细胞管型，伴轻度蛋白尿，中段尿培养可见致病菌。慢性者有或无急性肾盂肾炎史，可见低热、乏力、厌食、贫血、腰酸痛、轻度尿频及肾区叩击痛，腰肋点压痛或无症状菌尿，尿常规反复出现白细胞、脓细胞，严重时出现肾功能衰竭。肾盂造影可见肾盂肾盏形态异常。

4. 肾病综合征

多由慢性肾炎（肾病型）、真性类脂性肾病、系统性红斑狼疮、糖尿病性肾小球硬化等病引起。典型三高一低，尿常规除蛋白尿外，可见大量各种管型（红细胞管型除外），非蛋白氮浓度正常。

5. 系统性红斑狼疮

女性多见，多器官损害。大多数病人有肾脏损害，如蛋白尿、水肿、高血压、肾功能不全。

6. 其他

急性肾功能衰竭、高血压、妊娠中毒症、严重皮肤病亦可见蛋白尿。

【处理原则】

生理性蛋白尿注意休息，病理性蛋白尿积极治疗原发病。

血　尿

血尿主要由泌尿系统疾病引起，其次为全身疾病。中医学属"尿血"范畴。

【泌尿系统疾病】

1. 泌尿系统结石

如膀胱结石、输尿管结石、肾盂结石，多表现为下腹部剧烈疼痛，向会阴部放散。疼痛后排尿可有血尿。腹部平片或造影及腹部 B 超有诊断价值。

2. 泌尿系统感染

如尿道炎、膀胱炎、肾盂肾炎等，多表现为尿频、尿急、尿痛、发热、白细胞升高。尿中以脓、白细胞为主。

3. 泌尿系统肿瘤或结核

多表现为无痛性肉眼血尿。肾脏造影或肾脏 CT 可确诊。

4. 泌尿系统其他疾病

如肾小球肾炎，多囊肾，遗传性肾炎。

5. 泌尿道损伤

尿道裂伤、肾脏挫裂伤等，多有外伤史。肉眼血尿或尿中血块。

【全身系统疾病】

全身性疾病

肺肾综合征、血液病、流行性出血热、风湿热、系统性红斑狼疮、过敏紫癜性肾炎、糖尿病等，均可引起血尿，多有相应症状和体征，相关的辅助检查可以明确诊断。

此外，月经期、痔疮可发生假性血尿。磺胺药物、放射照射、急性阑尾炎、直肠癌等也可引起程度不同的血尿，应注意鉴别。

【处理原则】

适当使用止血药。并针对原发病进行处理。

糖　尿

糖尿分葡萄糖性、非葡萄糖性两大类，正常血糖性、非正常血糖性两大种。中医属"消渴"范围。

【葡萄糖性糖尿】

1. 糖尿病

中、老年人多见，典型者有多饮、多食、多尿、消瘦、乏力。尿糖阳性，空腹血糖增高，葡萄糖耐量试验阳性可以确诊。

2. 甲状腺功能亢进症

兴奋、急躁、易激动，甲状腺肿大。糖耐量曲线与糖尿病相似。

3. 其他

肢端肥大症、嗜铬细胞瘤、胰腺癌、胰腺炎、严重肝病、应激状态、药物与化学毒物中毒。妊娠，范可尼综合征、肾性糖尿、滋养性糖尿。

【非葡萄糖性糖尿】

常见如半乳糖血症、遗传性果糖不耐症、戊糖尿症等。

【处理原则】

使用降血糖药物，积极治疗原发病。

淋巴结肿大

淋巴结肿大分感染性、非感染性两大类，全身、局部两大种。中医学属"积聚"范畴。

【感染性淋巴结肿大】

1. 淋巴结核

多见于青少年，有肺结核及结核病接触史。可见低热、消瘦、潮热、盗汗等症状。淋巴结肿大以颈部多见，常为单侧，偶见双侧。淋巴结常成串，粘连成团，有时与皮肤粘连产生窦道或瘘管。淋巴结穿刺或活组织检查可以确诊，抗痨治疗有效。

2. 传染性单核细胞增多症

常有发热、咽峡炎、食欲不振、恶心呕吐、腹部不适、咳嗽、关节酸痛、肝脏肿大。以颈部淋巴结肿大最常见，大小如黄豆或蚕豆，质地中等，光滑，能活动，不粘连。血液白细胞可正常或轻度增多，淋巴细胞增多，并有异常淋巴细胞。血清嗜异性凝集试验，滴定效价高于 1:200，经豚鼠肾吸附后，效价仍在 1:100 或以上有诊断价值。

3. 其他

淋巴结炎、肝炎、麻疹、猩红热、艾滋病、衣原体、立克次体感染等都可引起淋巴结肿大。

【非感染性淋巴结肿大】

1. 淋巴瘤

有不规则发热，少数有特征性周期热，发热期间一般情况尚好。伴有肝脾肿大。淋巴结肿大常先见于颈部，以后逐渐扩展到其他部位。少数患者可仅有纵隔或腹膜后淋巴结肿大，而无浅表淋巴结肿大。淋巴结活组织检查可确诊。

2. 急性白血病

起病急，伴高热、出血、贫血、骨痛等。淋巴结肿大多为全身性，多伴肝脾肿大。白细胞计数增高，常有原始或幼稚细胞，血小板及红细胞均减少。骨髓穿刺有诊断意义。

3. 慢性淋巴细胞性白血病

多常见于老年人，起病缓慢。肝脾、淋巴结肿大常较明显。淋巴结肿大系全身性，以颈、腋下、腹股沟最常见，散在、对称、质中、不粘连、无压痛。血液涂片见白细胞增多，大多为小淋巴细胞，红细胞与血小板一般无影响。骨髓穿刺见有核细胞增生活跃，小淋巴细胞占 50% 以上，淋巴结穿刺或活检见小淋巴细胞浸润。

4. 结节病

淋巴结肿大常呈对称、散在、无压痛，尤其侵犯纵隔与肺门淋巴结。有发热、消瘦，乏力等全身症状。肝脾常肿大，亦可伴有肺、眼、皮肤、心、肾、肌肉、关节、骨、唾液腺或神经系统受累症状与体征。常有轻度贫血、白细胞减少、嗜酸粘细胞增多、血沉增快。血小板减少少见。常有血清白蛋白减少，丙种球蛋白增高，碱性磷酸酶增高。皮肤、淋巴结活检可发现有类上皮结节样改变。

5. 其他

皮肌炎、系统性红斑狼疮、药物过敏、毒蛇咬伤等均可发生淋巴结肿大。

【处理原则】

以病因治疗为主。感染性者应注重抗感染治疗，非感染性者应有目的的积极治疗原发疾病。

甲状腺肿大

甲状腺肿大分为弥漫性、结节性两大类，结节性又分为单结节和多结节两大种。中医学属"瘿瘤"范畴。

【弥漫性甲状腺肿大】

1. 单纯性甲状腺肿

地方性甲状腺肿者，甲状腺常重度肿大，质较坚硬，可有大小不等的结节，可引起压迫症状。散发性甲状腺肿者，甲状腺轻度肿大。甲状腺功能正常，基础代谢率正常，甲状腺[131]I吸碘率偏高或正常，三碘甲状腺原氨酸或干甲状腺抑制试验可使抑制 >50% 以上。

2. 甲状腺功能亢进症

畏热、多汗、性情急躁易激动，心动过速、食欲亢进而体重减轻，突眼伴两手震颤。甲状腺多呈对称性弥漫性肿大，表面光滑，质地柔软，可有震颤与血管杂音。基础代谢率增高，甲状腺[131]I吸碘率增高，高峰提前，三碘甲状腺原氨酸或干甲状腺抑制试验不被抑制或抑制 <50% ，血清蛋白结合碘 >8mg% 。

3. 甲状腺炎

急性感染性：有细菌感染史。高热、畏寒、甲状腺肿大，疼痛剧烈，波动感及局部皮肤发红。血白细胞计数增高。

亚急性感染性：可能与病毒感染有关。畏寒、发热，甲状腺肿大限于病变部位，质硬，压痛，颌下、耳后放射痛可因吞咽加剧。血清蛋白结合碘升高，甲状腺^{131}I吸碘率明显降低。肾上腺皮质激素治疗有显效。

4. 慢性纤维硬化性

病因不明，多见于20～40岁女性。甲状腺广泛纤维性变，多为单侧，质硬如石，有粘连、压迫症状。基础代谢率正常，血清蛋白结合碘低下，^{131}I吸收率正常或降低，甲状腺球蛋白抗体试验轻度增高。

【多结节性甲状腺肿大】

1. 慢性淋巴性（桥本）甲状腺炎

中年以上妇女，与自身免疫有关。起病缓慢，早期无特殊症状，晚期可畏寒、少汗、乏力。甲状腺对称性、弥漫性，呈多结节或分叶状肿大，质硬无压痛，常与周围组织粘连，基础代谢率大多降低，血清蛋白结合碘正常或下降，^{131}I吸收率正常或增高，甲状腺球蛋白抗体试验结果明显升高，甲状腺扫描常有吸碘减少区。

2. 结节性甲状腺肿

多发于地方性甲状腺肿地区，常为多个，大小不一，质软或韧，表面光滑，随吞咽上下移动。

【单结节性甲状腺肿大】

1. 甲状腺腺瘤

女性多见，偶有甲亢症状。甲状腺局部可触及单个或多个结节，质地较坚韧，无压痛，发展缓慢。甲状腺扫描示热结节、温结节或凉结节，甚至冷结节。甲状腺^{131}I吸碘率可正常或偏高。

2. 甲状腺癌

女性多见，如儿童或中年以上男性甲状腺有单个结节，应特别警惕。甲状腺不规则硬块呈结节状，不能活动，无压痛，或结节呈进行性增大。局部淋巴结肿大。甲状腺扫描大多为冷结节，也可见温、热结节。

3. 其他

单结节性甲状腺肿、自主性高功能甲状腺结节。

【处理原则】

针对不同病因，采取相应方案，进行治疗。单纯性甲状腺肿可补碘治疗。

第二章

常见疾病及治疗 ◀··

一、呼吸系统疾病及治疗

上呼吸道感染

【诊断要点】

1. 发病急，多有受凉，淋雨等诱因。

2. 鼻塞、流涕、鼻痒、喷嚏、咽部疼痛、干咳、声音嘶哑。

3. 发热、头痛、头昏、周身乏力并酸痛。

4. 咽部及鼻黏膜充血，咽后壁可有滤泡增生。

5. 白细胞多正常，如合并细菌感染可增高。

6. 流行性感冒起病急，畏寒，高热，头痛，全身肌肉酸痛，呼吸道症状轻，但传染性强。

7. 与心肌炎、下呼吸道感染相鉴别。

【理化检查】

1. 血、尿、便三大常规，咽拭子培养。

2. 胸透、心电图。

3. 有条件者作病毒分离。

4. 血清学检查，有助于回顾性诊断和流行病学调查。

【治疗】

一、一般治疗

1. 注意休息，多饮水；注意口腔卫生，用盐水漱口；含碘片 1 片，每 2 小时含 1 次。还可含服西瓜霜含片、华素片等。

2. 口服酚氨咖敏（克感敏）每次 1 片，每日 3 次；酚麻美敏（泰诺）每次 0.5g，每日 3 次；双扑伪麻片每次 1 片，每日 3 次。

二、重点用药

1. 抗病毒药

①盐酸吗啉胍（病毒灵）每次 0.2g，每日 3 次。②氯酚黄敏（感冒通）每次 2 片，每日 3 次。③金刚烷胺每次 0.1g，每日 3 次。④利巴韦林（病毒唑）300mg，加入 5% 葡萄糖注射液 250ml 内，每日 1～2 次静脉滴注，或利巴韦林（病毒唑）100mg，每日 1～2 次肌内注射。⑤奥司他韦 75mg，口服，每日 2 次，连用 5 天。⑥板蓝根颗粒每次 12g，每日 3 次；抗病毒口服液每次 10ml，每日 3 次。

2. 抗生素

必要时可用青霉素、增效联磺片等。也可使用头孢呋辛钠每次 0.25g，每日 2 次；用甲磺酸左氧氟沙星（利复星）每次 0.25g，每日 2 次；痰黄者可用克拉霉素每次 0.25g，每日 2 次。

3. 鼻塞者可用滴鼻净；咽干发痒者可用含片类含服。合并过敏性鼻炎、鼻塞、流涕、喷嚏重者，可用氯雷他定胶囊每次 10mg，每日 1 次。

三、中医药

1. 辨证分型

（1）风寒证（恶寒无汗，鼻塞流涕，脉浮紧）用荆防败毒散；发热轻者用九味羌活汤，重者用防风通圣丸。

（2）风热证（不恶寒，汗出咽痛，苔薄黄，脉浮数）用银翘散。

（3）暑湿证（恶风汗少，肢沉心烦，渴不多饮，苔薄黄而腻，脉濡数）用新加香薷饮，或藿香正气散。

2. 中成药

感冒清热颗粒每次 12g，每日 3 次；正柴胡饮每次 3g，每日 3 次；防风通圣丸每次 6g，每日 2～3 次；板蓝根颗粒每次 12g，每日 3 次；抗病毒口服液每次 10ml，每日 3 次；清开灵颗粒每次 3g，每日 3 次。

3. 其他

（1）生姜 10g，加红糖适量，开水冲服，治风寒感冒初起。

（2）流行性感冒用板蓝根颗粒 1 袋，每日 3 次，冲服。

（3）高热、头痛，针刺大椎、曲池、风池、合谷。

支气管哮喘

【诊断要点】

1. 突然发病，常有诱因，多与季节有关。

2. 发作前常有鼻痒、胸闷、流涕等症状。

3. 呼气性呼吸困难、两肺满布喘鸣音。

4. X 线胸透可见两肺透过度增强，或正常。

5. 可有氧分压降低，二氧化碳分压下降，血氧含量下降，血嗜酸性粒细胞计数增多。

【理化检查】

1. 胸透，心电图检查。

2. 三大常规，肾功能，做血电解质测定。

3. 免疫球蛋白，行血气分析。

【治疗】

一、一般治疗

脱离致敏源，卧床休息，吸氧，防止感染，进食易消化食物。

二、重点用药

1. 平喘药

①氨茶碱 0.25g 加 10% 葡萄糖注射液 20ml，缓慢静脉注射，再以 0.25～0.5g 加 5% 葡萄糖注射液 500ml，缓慢静脉滴

注。②1:200异丙肾上腺素 0.5～1.0ml 雾化吸入，每日 3 次，或肾上腺素 1mg，皮下注射，注意心悸、心律失常、心跳骤停等不良反应发生。③麻黄碱 15～30mg，口服，每日 3 次。④特布他林 2.5mg，口服，每日 3 次。⑤氢化可的松 100mg，加5% 葡萄糖 500ml，静脉滴注。⑥二羟丙茶碱 0.2g，口服，每日 3 次。⑦山莨菪碱（654－2）10mg 或阿托品 1mg，肌内注射。⑧倍氯米松气雾剂，每次 100～200μg，每日 2～3 次。⑨沙丁胺醇气雾剂，每次 100～200μg，每日 3～6 次。

2. 止咳祛痰药

①氯化铵 0.6g，口服，每日 3 次。②溴己新 16mg，口服，每日 3 次。③碘化钾 0.6g，口服，每日 3 次。④祛痰灵口服液 20ml，口服，每日 3 次。⑤川贝枇杷膏 10ml，口服，每日 3 次。⑥复方甘草合剂 10ml，口服，每日 3 次。⑦咳平 10～30mg，口服，每日 3 次。

3. 脱敏疗法

皮试选定抗原，用选好的抗原稀薄液皮下注射，逐渐增大药量及浓度，维持 3～6 个月。也可用马来酸氯苯那敏、异丙嗪、酮替芬、氯雷他定口服。

4. 缓解期治疗

色甘酸二钠 20mg，喷雾吸入，每日 3 次。

5. 预防感染

应酌情使用抗生素。如青霉素、阿奇霉素、头孢霉素、左氧氟沙星等。

三、中医药

辨证分型

①冷哮（哮喘、痰白而黏、苔白滑）用射干麻黄汤。②热哮（哮喘，痰黄，烦躁，苔黄腻，脉数）用定喘汤。③虚哮（哮喘日久、气短汗出，舌淡，脉细无力）用都气丸加味。

【急症处理】

哮喘持续状态

1. 给平喘药物，可选用以上平喘药 1～2 种。

2. 吸氧，输液，纠正脱水，稀释痰液，每日 2000～2500ml。

3. 氢化可的松 100～200mg，加 5% 葡萄糖注射液 500ml，静脉滴注。有酸中毒者可给碳酸氢钠 250mg，静脉滴注。

4. 控制感染，给青霉素 480 万单位，静脉滴注，或根据药敏试验选药。

慢性支气管炎

【诊断要点】

1. 慢性咳嗽、咳嗽伴有喘息 2 年以上者，每年发病 3 个月，并能排除其他心肺疾病。

2. 发作时两肺可有干、湿啰音，喘息型可有哮鸣音。

3. 咳嗽、咳痰明显，重者咳黄痰或痰中带血。

4. 根据临床表现分成二型三期，即单纯型、喘息型；急性发作期、慢性迁延期、临床缓解期。

5. X 线胸透，两肺纹理增多。

【理化检查】

1. 做胸透、心电图检查。

2. 查三大常规，做痰培养加药敏试验。

3. 测免疫球蛋白、行补体结合试验检查。

【治疗】

一、一般治疗

平时加强锻炼，预防感冒，戒烟。

二、重点用药

1. 抗感染

①轻者用复方磺胺甲噁唑 1.0g，口服，每日 2 次，或诺

氟沙星（氟哌酸）0.2g，口服，每日 3 次。也可用头孢氨苄
0.25~0.5g，口服，每日 4 次，或头孢拉定 0.2g，口服，每日
4 次。②重者用青霉素 480 万单位，加 5% 葡萄糖注射液
250ml，静脉滴注，每日 2 次，或白霉素 40 万单位加 5% 葡萄
糖注射液 250ml，静脉滴注，每日 2 次；或庆大霉素 12 万单
位，加 5% 葡萄糖注射液 250ml，静脉滴注，每日 2 次，肾功
能不全、老人、儿童慎用。

2. 平喘

①复方茶碱片，口服，每日 3 次。②氨茶碱 0.1g，口服，
每日 3 次。重者氨茶碱 0.25g，加 5% 葡萄糖注射液 250ml，缓
慢静脉滴注。③复方胆氨片（喘安），2 片，口服，每日 3 次。
④二羟丙茶碱（喘定），0.2g，口服，每日 3 次。

3. 止咳祛痰

①复方甘草合剂 10ml，口服，每日 3 次。②溴己新（必
嗽平）16mg，口服，每日 3 次。③氯化铵 0.3g，口服，每日 3
次。复方甘草合剂、远志胺合剂亦可用，慎用可待因。

4. 平喘药效果不佳时，可用氢化可的松 100mg，加 5% 葡
萄糖注射液 250ml，静脉滴注。

5. 雾化吸入

庆大霉素 12 万单位，氢化可的松 50mg 加生理盐水 20ml，
雾化吸入，每日 1~2 次。

6. 免疫增强剂

①左旋咪唑 100mg，口服，每日 3 次。②灭活卡介苗
0.5g，肌内注射，每周 2 次，3 月 1 疗程。

三、中医药

1. 辨证论治

①痰湿犯肺证（咳嗽痰多、色白而黏、脘闷、纳差、腹
胀、苔白、脉滑）用半夏厚朴汤。②外寒内饮证（咳喘气喘、
痰白多泡沫、身重浮肿、苔白滑）用小青龙汤。③外寒内热

证（咳嗽痰浓、口渴咽痛、身热气逆、苔白腻或微黄，脉浮滑数）用麻杏石甘汤加味。④肺脾两虚证（自汗气短、纳差便溏、遇风寒咳喘加重、苔薄白、脉细弦）用六君子汤加减。⑤肺肾两虚证（咳喘日久、呼多吸少、动则益甚、痰稀色白、畏寒肢冷、苔白而滑，脉沉细无力）用金匮肾气丸加减。

阻塞性肺气肿

【诊断要点】

1. 起病慢，多有慢性支气管炎、支气管哮喘或其他慢性肺部疾病史。

2. 咳喘、气短为主要症状，重者有心悸、紫绀、呼吸困难。

3. 有桶状胸廓，叩诊过清音，肺肝界下降，听诊有干性或湿性啰音等体征。

4. X线胸透见肺透光度增强、纹理增多、膈肌降低，运动减弱。

5. 肺功能检查，最大通气量降低，残气量增加，第一秒时间肺活量降低，弥散功能减退。

【理化检查】

1. X线胸透及心电图检查。

2. 三大常规及痰培养。

3. 有条件者作肺功能、血气检查。

【治疗】

一、一般治疗

保持呼吸道通畅，持续低流量吸氧，停止吸烟或避免被动吸烟，加强体育锻练，有明显低氧者可用低浓度家庭氧疗。

二、重点用药

1. 平喘、祛痰

①棕色合剂10ml或甘草片4片，口服，每日4次。②喘

安 2 片，口服，每日 3 次。③复方妥英麻黄茶碱片（肺宝三效片）3 片，口服，每日 3 次。④氨茶碱 0.1g，口服，每日 3 次。也可用复方茶碱片 2 片，口服，每日 3 次。⑤硝苯地平（伴高血压冠心病者佳）10mg，口服，每日 3 次。⑥沙丁胺醇气雾剂，每次 100～200μg，每日 3～6 次。

2. 防止感染

可用抗菌药，如阿莫西林 0.25g，口服，每日 3 次；或诺氟沙星（氟哌酸）0.2g，口服，每日 3 次；或左氧氟沙星 0.1～0.2，口服，每日 2 次；增效联磺片 2 片，口服，每日 2 次。

三、中医药

1. 辨证论治

①痰浊壅肺证（咳嗽痰多、色白黏腻或呈泡沫、短气喘息，稍劳即著、恶风易汗，脘痞纳少，舌质淡，苔薄腻，脉小滑）用小青龙汤。②痰热壅肺证（咳嗽喘息、气粗、胸满、痰黄或白、黏稠难咯）用清金化痰汤。③肺肾气虚证（呼吸浅短难续，声低气怯、动则尤甚，咳嗽痰白如沫、咯吐不利，乏力自汗、腰酸腿软、舌淡或黯紫，脉沉细）用金匮肾气丸合补肺汤加减。

2. 其他

炙麻黄 9g，桂枝 6g，白芍 18g，射干、炙款冬、木防己各 12g，细辛 4.5g，巴戟天、补骨脂各 9g，茯苓 15g，陈葫芦 30g，车前草 30g，水煎每日 1 剂，1 个月为 1 疗程。

【急症处理】

1. 自发性气胸

（1）表现　①气短、胸闷、呼吸困难。②胸腔内积气较多时，胸部叩诊呈鼓音，呼吸音减弱或消失。③X 线胸透可见肺部有压缩性萎缩。

（2）处置　①肺部萎缩小于 30% 者可以不处理，1～2 周后可自行吸收。②肺部萎缩大于 30% 者并持续漏气者可行胸腔闭式引流术。胸腔无气体后 1 ~ 2 天再行拔管。③肺部萎缩大于 30% 无继续漏气者，经 1 ~ 2 次胸腔穿刺排气后即可治愈。

2. 肺性脑病

（1）表现　①轻者可有烦躁不安、激动、反应迟钝，且有呼吸、心率增快。②重者可出现不同程度的意识障碍、大汗、昏迷。

（2）处置　①改善通气，持续吸氧，必要时可正压吸氧或行高压氧治疗。②给予促脑细胞代谢药物，胞二磷胆碱 0.5g，加 5% 葡萄糖注射液 250ml，静脉滴注，每日 1 次，辅酶 Q10 10mg，肌内注射，每日 1 次。西比灵 5mg，口服，每日 1 次。

肺 炎

【诊断要点】

1. 发病前多有受凉、上呼吸道感染病史。

2. 多数起病急，寒战、高热，咳嗽，咳痰，胸痛，痰中带血，但病毒性肺炎、支原体肺炎除外，重者有呼吸困难，出现全身中毒症状甚至休克。

3. 肺部有不同程度的湿啰音及叩诊变浊、语颤增强等实变体征，肺炎球菌肺炎多有管状呼吸音。

4. 白细胞多升高，重者有核左移现象。病毒性及肺炎支原体肺炎白细胞正常或稍低。

5. 肺部 X 线表现可有不同程度的炎性阴影。

6. 病毒性肺炎　①多见于小儿。起病呈亚急性，可有头痛、乏力，重者可出现休克。②有条件作病毒分离可呈阳性。X 线胸透，胸部有小片状阴影。

7. 支原体肺炎　①青年及儿童多见，起病慢，症状轻，咳嗽、咳痰带血为突出症状。②肺部体征不明显，X 线胸透可有下肺片状阴影，白细胞正常或稍高。有条件可作痰支原体培养，可明确诊断。

8. 肺炎球菌肺炎 ①青壮年多见，胸部刺痛，咳铁锈色痰为特征。②有明确的语颤增强、叩诊变浊等实变体征，并有管状呼吸音或湿啰音。③白细胞明显增高并有核左移，痰培养有肺炎球菌生长。X 线胸透呈大叶或肺段分布的密度均匀一致的阴影。

9. 葡萄球菌肺炎 ①多见于儿童，全身中毒症状重，两肺部体征轻，可很快出现呼吸衰竭或休克。②呼吸困难，咳脓痰，重者可有神志恍惚、谵妄。③白细胞明显增高，有核左移。X 线肺部有片状阴影，内有透光区，也可有空洞及肺大泡。④痰培养有致病菌生长。

10. 肺炎克雷白杆菌肺炎 ①多发于老年人及体弱多病者。②有气急、紫绀、咳黄绿色或红棕色胶冻样痰，多在 1～2 天内进入休克、呼吸衰竭。③有明显的叩诊浊音、语颤增强等实变体征。④X 线胸透：可见有大片状阴影，痰培养可查出致病菌，白细胞增多，常有贫血，未经治疗者血培养可阳性。

【理化检查】

1. 血、尿、便三大常规，痰培养及药敏试验，痰涂片检菌及脱落细胞检查。

2. 心电图检查及拍胸片。

3. 肾功能、肝功能、血沉、血电解质检查。

4. 有条件者可作病毒分离、血气分析。

【治疗】

一、一般治疗

应卧床休息，进食易消化、高营养饮食。必要时吸氧、吸痰。咳嗽、咳痰者给棕色合剂 10ml，口服，每日 3 次，或氯化铵 0.3g，口服，每日 3 次，或羧甲司坦（化痰片）2 片，口服，每日 3 次，或远志合剂 10ml，口服，每日 3 次。高热者给予物理降温，补充液体。注意水、电解质平衡，有休克及呼吸衰竭者可按有关章节处理。

二、重点用药

1. 肺炎球菌肺炎治疗

①青霉素480万单位，加5%葡萄糖注射液250ml，静脉滴注，每日2次。重者可联合应用庆大霉素12万单位，加5%葡萄糖注射液250ml，静脉滴注，每日2次。②如青霉素过敏可应用红霉素0.6g，加5%葡萄糖注射液250ml，静脉滴注，每日2次，也可同时以庆大霉素交替静脉滴注。③头孢呋辛酯0.25g，口服，每日2次，或加阿奇霉素、克拉霉素、罗红霉素。

2. 肺炎克雷白杆菌肺炎的治疗

①氯霉素1.0g，加5%葡萄糖注射液250ml，静脉滴注，每日2次，也可和庆大霉素联用。②头孢唑啉4.0g，加5%葡萄糖注射液250ml，静脉滴注，每日2次。

3. 葡萄球菌肺炎的治疗

①青霉素480万单位，加5%葡萄糖注射液250ml，静脉滴注，每日2次。②庆大霉素12万单位，加5%葡萄糖注射液250ml，静脉滴注，每日2次。③红霉素0.6g，加5%葡萄糖注射液250ml，静脉滴注，每日2次。④头孢唑啉4.0g，加5%葡萄糖注射液250ml，静脉滴注，每日2次，疗程可达4～6周。

4. 病毒性肺炎的治疗

①利巴韦林300mg，加5%葡萄糖注射液250ml，静脉滴注，每日2次；或100mg，肌内注射，每日2次。②吗啉胍0.2g，口服，每日3次。③金刚烷胺0.1g，口服，每日3次。④板蓝根颗粒12g，口服，每日3次。或抗病毒口服液10ml，口服，每日3次。

5. 支原体肺炎的治疗

①红霉素0.25g，口服，每日4次。②麦迪霉素0.2g，口服，

每日 4 次。③白霉素 40 万单位，加 5% 葡萄糖注射液 20ml，静脉滴注，每日 2 次。④克拉霉素 0.25g，口服，每日 2 次。

三、中医药

1. 辨证分型

①邪犯肺卫证（恶寒发热、咳嗽身痛，脉浮数）用银翘散加味。②痰热壅肺证（发热寒战、口渴气粗、咳痰胸痛，舌干苔黄，脉洪大或滑数）用麻杏石甘汤合千金苇茎汤。③气阴两虚证（低热咳嗽、自汗神疲，五心烦热，舌红苔薄，脉细数）用竹叶石膏汤。④阳气虚脱证（面色肢冷、冷汗气短，脉微细欲绝）用参附汤加味。

2. 其他

注射用水注射双侧肺俞穴（有感冒加大椎穴）治疗大叶性肺炎，方法：用 4.5~5 号皮试针头常规消毒后快速刺入穴位肌层，上下提插，待局部有酸麻胀感时，回抽无血即分层推注。初次注射肺俞穴 1ml，1 小时后再注 1 次，2~3ml，大椎穴 1ml，以后每日 2 次，至愈为止。平均 3 天体温降至正常，优于青霉素、链霉素组。

支气管扩张

【诊断要点】

1. 长期反复咳嗽、咳大量脓痰、痰涎放置后明显分三层，反复咯血、肺部感染。

2. 听诊肺部有固定位置水泡音，长期患病者可有杵状指。

3. X 线胸透或拍片可见不规则透光阴影及卷发影，碘油造影可确诊及定位。

【理化检查】

1. 血、尿、便三大常规及血型。

2. 痰培养加药敏试验。

3. 胸片及心电图检查。

4. 支气管碘油造影。

【治疗】

一、一般治疗

预防感染，咳血、感染重时卧床休息，多食高蛋白饮食。

二、重点用药

1. 控制感染

阿莫西林克拉维酸钾375mg，口服，每日3次；或环丙沙星、左氧氟沙星（利复星）；或头孢他定、妥布霉素（其他参考慢性支气管炎治疗）。也可用庆大霉素雾化吸入。

2. 咳血者应给止血剂

①首选垂体后叶素10～20单位，加5%葡萄糖注射液250ml，静脉滴注（慢）。②酚磺乙胺250mg，肌内注射，每日2次。③也可输少量新鲜血。

3. 祛痰

①口服祛痰止咳药，如氯化铵、甘草片等。②体位引流，促进痰液排出。

4. 咳血

给小量镇静剂，禁用吗啡。

5. 注意水、电解质平衡。

6. 如有反复感染、咳血时可外科手术治疗。

三、中医药

1. 辨证论治

①风燥证（咳血、喉痒、头痛发热、口干鼻燥、苔薄黄，脉浮数）用清燥救肺汤。②肝火证（咳痰带血、烦躁易怒、胁肋掣痛、便干尿赤、舌红苔薄黄，脉弦数）用咳血方加减。③阴虚证（反复咳血、量多色红、自汗盗汗、五心烦热、舌红干、脉细数）用百合固金汤加减。④气逆血阻证（咳痰呈粉红泡沫，两颧紫暗、心悸气短、唇青、舌暗瘀点）用参赭镇气汤。

2. 其他

云南白药 0.5g, 口服, 每日 3~4 次。

慢性肺源性心脏病

【诊断要点】

1. 有慢性支气管炎, 阻塞性肺气肿或其他慢性肺、胸疾患病史。

2. 有慢性支气管炎、阻塞性肺气肿的体征和心力衰竭及呼吸衰竭体征。心力衰竭表现为: 颈静脉怒张, 肝脾肿大、肝颈静脉回流征阳性, 下肢浮肿, 重者有全身浮肿及腹水、胸水。呼吸衰竭表现为: 呼吸困难、紫绀、球结膜水肿、重者嗜睡、昏迷, 有扑翼震颤, 伴精神症状者称肺性脑病。

3. X 线检查: 右肺下动脉扩张, 肺动脉段突出, 右心室增大, 圆锥部突出, 可有以上一种或几种 X 线征象。

4. 心电图: 肺性 P 波, V1R/S≥1, 顺钟象转位, RV1 + SV5≥1.05mV, 可有一种或几种心电图改变。

5. 动脉血气分析可有低氧、高碳酸血症、呼吸性酸中毒的血气改变。

【理化检查】

1. 三大常规检查、血沉、痰培养及药敏。

2. 肝、肾功能检查, 电解质、血气分析检查。

3. X 线检查, 心电图检查及静脉压测定。

4. 超声心动图、心向量图检查。

5. 肺功能检查。

【治疗】

一、一般治疗

呼吸道感染是导致本病心力衰竭和呼吸衰竭的主要原因, 此类病人感染的特点没有明显症状, 可以不发热, 白细胞计数可不高, 但只要痰多就有感染, 需要及时控制。

二、重点用药

1. 控制感染

①青霉素 480 万单位加 5% 葡萄糖注射液 250ml，静脉滴注，每日 2 次。或氨苄西林 3 ~ 4g 加 5% 葡萄糖注射液 250ml，静脉滴注，每日 2 次。②头孢呋辛酯 0.25g，口服，每日 2 次。③如无效改用红霉素 0.6g 加 5% 葡萄糖注射液 250ml，静脉滴注，每日 2 次。或阿奇霉素、克拉霉素等。④庆大霉素 16 万单位加 5% 葡萄糖注射液 250ml，静脉滴注，每日 2 次。⑤也可用其他抗生素：诺氟沙星（氟哌酸）0.2g，口服，每日 3 次；增效联磺片 2 片，口服，每日 2 次。或应用左氧氟沙星等。

2. 解痉平喘，改善通气

①持续低流量吸氧。②氨茶碱 0.25g 加 5% 葡萄糖注射液 250 ~ 500ml 中静脉滴注，每日 1 次。③特布他林（博利康尼）20mg，口服，每日 2 次。④复方胆氨片（喘安）2 片，口服，每日 3 次。⑤重者可用呼吸中枢兴奋剂尼可刹米（可拉明）1.875g（即 5 支含 0.375g 的可拉明）加 5% 葡萄糖注射液 250mg 缓慢静脉滴注。⑥或气管插管，正压通气。⑦痰多用氨溴索（沐舒坦）15mg，每日 2 次，雾化吸入。

3. 心衰治疗

①呋塞米（速尿）20 ~ 40mg，肌内注射，每日 1 次。②氢氯噻嗪（双氢克尿塞）50ml，口服，每日 3 次。③氨苯蝶啶 50 ~ 100ml，口服，每日 3 次，应用利尿剂应注意电解质的紊乱。④去乙酰毛花苷（西地兰）0.2 ~ 0.4mg 加 5% 葡萄糖注射液 20ml 缓慢静脉注射。⑤也可用毒毛旋花子苷 K 0.125 ~ 0.25ml 加 5% 葡萄糖 20ml 缓慢静脉注射。⑥扩张血管可用硝酸异山梨酯（消心痛）、硝苯地平（心痛定）、多巴胺和多巴酚丁胺、酚妥拉明等。

4. 肺性脑病治疗

20% 甘露醇 250ml 静脉滴注及应用呼吸中枢兴奋剂。

5. 有条件者可应用高压氧治疗及抗凝治疗。

三、中医药

1. 辨证论治

①肺肾气虚证（胸满气短、动则气喘、语声低怯、面色晦暗，或面目浮肿，舌淡苔白，脉沉而弱）用人参胡桃汤。②肺肾阴虚证（咳嗽少痰，胸满烦躁，手足心热，动则气促，口干喜饮，舌红苔净，脉沉细）用百合固金汤。③瘀血阻络证（胸闷气喘、面色晦暗、口唇青紫、手足青黑、舌紫暗或有瘀斑，脉涩）用血府逐瘀汤。

2. 急性发作期的治疗

可用真武汤、涤痰汤、至宝丹、苏合香丸、血府逐瘀汤等加用抗生素，疗效优于单用中药治疗或单用西药治疗。

肺脓肿

【诊断要点】

1. 发病急，多有寒战、高热、咳嗽、咳痰并有全身中毒症状。

2. 发病后 5～10 天病人痰量明显增多，每日可达数百毫升，为脓臭痰，咳出大量脓臭痰后，全身中毒症状有所好转。

3. 脓肿较大时，可有叩诊浊音，呼吸音减弱，或有湿啰音。

4. 白细胞增高，可达 20000 个/mm³ 或更高，有核左移现象，痰液涂片可查致病菌。胸透或拍片可见有大片模糊阴影或空洞及液平面。

【理化检查】

1. 肺部 X 线片、胸部 CT 扫描及心电图检查。

2. 三大常规，做痰培养和药物敏感试验。

3. 肝功能、电解质、血糖检查。

4. 有条件者作血气分析及纤维支气管镜检查。

【治疗】

一、一般治疗

卧床休息，给高蛋白、高维生素饮食，多饮水。

二、重点用药

1. 抗生素应用

①青霉素 320 万单位加 5% 葡萄糖注射液 250ml 静脉滴注，每日 3～4 次，至少 6～8 周，直到肺部 X 线片上脓腔消失，如对青霉素耐药，可根据痰液药敏换用敏感抗生素，但不应过早停药，以免发展为慢性肺脓肿。②如金黄色葡萄球菌感染可用苯唑西林 3～4g，加 5% 葡萄糖注射液 250ml 静脉滴注，每日 2 次。③对青霉素过敏可用红霉素 0.6g，加 5% 葡萄糖注射液 250ml，静脉滴注，或用庆大霉素、吉他霉素等。④亦可用甲硝唑 250ml，静脉滴注，每日 2 次。或克林霉素 0.6g（50ml），静脉滴注，每日 2 次。

2. 体位引流

每日 3～5 次，促进排痰，可提高治疗效果。

3. 支持疗法

10% 葡萄糖注射液 500ml，加维生素 C 1.0～3.0g、ATP40mg、辅酶 A100～200 单位，静脉滴注，每日 1 次。也可输少量新鲜血液，可给平喘、祛痰药。忌用镇咳药。

4. 久治不愈者，可外科手术治疗。

三、中医药

1. 辨证论治

①初期（恶寒、发热、咳嗽胸痛、咳则痛甚、呼吸不利、咯白色黏痰、痰量日渐增多，舌苔薄黄，脉浮数而滑）用银翘散加鱼腥草、郁金、桃仁。②成痈期（高热不退、咳嗽气急，咳吐黄稠脓痰、气味腥臭、胸胁疼痛、舌红、苔黄腻，脉滑数或洪数）用千金苇茎汤加减。③溃脓期（咳吐大量脓痰、腥臭异常、胸中烦满而痛、身热面赤、口渴喜饮、舌红、苔黄腻，脉滑数）用千金苇茎汤合加味桔梗汤加减。④恢复期（身热渐退、咳嗽减轻、脓痰日渐减少；或气短、自汗盗汗、口燥咽干、舌红苔黄，脉细数）用桔梗汤加减。

2. 其他

金荞麦块根 250g 加水 1250ml，煎煮 3 小时至药液 1000ml，每次口服 40ml，每日 3 次。

二、心血管系统疾病及治疗

风湿性心瓣膜病

【诊断要点】

1. 既往有风湿热的病史。

2. 活动时常有心慌、气短、发绀、咯血、浮肿、颈静脉怒张，尿少，重者可出现绞痛，眩晕或晕厥，查体有肝大，下肢浮肿等改变。

3. 心尖部可触到舒张期震颤，二尖瓣或主动脉瓣可听到器质性杂音，心浊音界扩大。

4. X 线胸透：可有心脏扩大，二尖瓣病变呈梨形心；主动脉病变呈靴形心；也可有肺动脉段突出或主动脉明显搏动。

5. 心电图可见二尖瓣 P 波，心室肥厚或劳损，超声心动图可见"城垛样"改变及主动脉瓣开放度减低等改变。

【理化检查】

1. 血、尿、便三大常规，血沉，抗 O。

2. 心电图、心音图、胸透及食道吞钡检查。

3. 超声心动图检查及心功能测定、心导管检查。

【治疗】

一、一般治疗

注意劳逸结合，避免病毒及细菌感染。

二、重点用药

1. 症状轻微，无心力衰竭及心律失常者，无需治疗，可追踪观察。

2. 合并心衰、心律失常可按心律失常和心力衰竭的治疗方法处置，合并风湿活动者按风湿热处理。

3. 有条件可行瓣膜置换或瓣膜成型术。

三、中医药

辨证论治

①心阳闭阻证（心悸，胸闷，活动后加重，畏寒，面白肢冷，舌淡胖齿痕）用桂枝甘草汤加味。②气阴两虚证（心悸气短，头晕乏力、自汗盗汗、手足心热，舌尖红，脉细数）用天王补心丹，生脉饮。③气滞血瘀证（心悸怔忡，胸闷心痛，唇甲青紫，心脏增大，肋下痞块。舌紫暗瘀斑，脉结代）用血府逐瘀汤。④痰浊瘀阻证（心悸气短、胸闷咳嗽、喘息痰多、头晕目眩、恶心纳呆，舌胖，苔白，脉滑）用二陈汤、三子养亲汤加味。⑤阳虚水泛证（心悸心慌，气短咳喘，肢冷，尿少浮肿，舌淡嫩、苔白滑，脉沉）用真武汤。

冠心病（缺血性心脏病）

心绞痛

【诊断要点】

胸骨后中、下段或心前区突然发生剧烈绞痛伴窒息感、压迫感，发作与饱餐、劳累、激动有关，疼痛向左肩、臂、小指放射，持续 3～5min，最多 15min，休息或舌下含硝酸甘油可使疼痛在几分钟内缓解，心电图有心肌缺血（S－T段下降，T波平坦、倒置）表现，可确诊为心绞痛。

【治疗】

1. 发作期的治疗

（1）硝酸甘油 0.3mg 或复方硝酸甘油 1 片，舌下含服，无效 5～10 分钟后可重复用药。

（2）伴高血压者用硝苯地平（心痛定）10mg，舌下含服。

（3）经以上处理 3～5 次不能终止发作，以 5% 葡萄糖注射液 500ml，加硝酸甘油 3～5mg，静脉滴注，12～15 滴（1ml）／分（可酌加肝素 100mg，连用 3 天，注意凝血时间）。

（4）紧张焦虑者用地西泮（安定）5mg，口服。或用地西泮 10mg，肌内注射。

2. 缓解期的治疗

（1）扩冠　①硝酸异山梨酯（消心痛）10mg，口服，每日 3 次。②硝苯地平（心痛定）10mg，口服，每日 3～4 次。低血压慎用，不与维拉帕米（异搏定）同用。③1%～2% 硝酸甘油软膏或硝酸甘油薄膜心前区外用，适于夜间发作者或作预防用药。④硝酸异山梨酯缓释片（长效消心痛）20mg，每日 3 次。⑤单硝酸异山梨酯缓释胶囊 40mg，每日 1 次。

（2）β 受体阻断剂　①阿替洛尔（氨酰心安）12.5～25mg，口服，每日 3 次。低血压，心力衰竭者不用。②美托洛尔（美多心安）25～50mg，口服，每日 2 次，长期服用。β 受体阻断剂骤停易致心肌梗死。

3. 其他药物

（1）降脂　①月见草油丸 3 粒，口服，每日 3 次。②血脂康胶囊 2 粒，口服，每日 2 次。③洛伐他汀 20mg 或辛伐他汀 20mg，口服，每日 1 次。④吉非罗齐 0.3g，口服，每日 2 次，或阿昔莫司 250mg。口服，每日 2 次。

（2）抗凝　①双嘧达莫（潘生丁）25～50mg，口服，每日 3 次，或阿司匹林 25～75mg，口服，每日 1 次。②肝素 50～100mg 皮下或深部肌内注射、静脉注射，每日 1～2 次（试管法凝血时间 20 分钟停用）。

心肌梗死

【诊断要点】

有或无典型心绞痛史，突发严重而持久的剧烈胸痛，疼痛持续 30 分钟以上，经休息及含硝酸甘油数次不缓解，心电图有肯定性改变（异常 Q 波或 QS 波），血清心肌酶学有肯定性异常（如 6 小时后 CPK 增高 1 倍以上，并呈时间相关性变化），可确诊为心肌梗死。

【理化检查】

1. 心电图检查，24 小时动态心电图检查。

2. 血肌钙蛋白测定，血、尿肌红蛋白测定。

2. 心肌酶学检查，发病后 6、24、48、72 小时各查 1 次。

3. 血常规、血糖、血沉、C－反应蛋白测定、血脂、肾功能检查。

4. 拍胸片，做超声心动图，冠脉造影检查。

【治疗】

一、一般治疗

常规服用硝酸异山梨酯（消心痛）、复方硝酸甘油、双嘧达莫（潘生丁）、维生素 C、地西泮（安定）；阿司匹林 100mg 口服，每日 1 次（连用 1 周，可保护梗死心肌）；罂粟碱片 30mg，口服，每日 3 次。

二、重点用药

1. 镇痛药

①吗啡 10mg 加生理盐水 10ml，每次入滴壶 3～4ml（首选）；或吗啡 5～10mg 或哌替啶（杜冷丁）50～100mg，肌内注射，1 小时后可反复或交替重复；或哌替啶 50mg，加异丙嗪 25mg，肌内注射，注意血压下降，呼吸抑制等副作用的发生。②罂粟碱 30mg 肌内注射或加入滴壶，必要时 30 分钟后重复。③严重持续剧痛，可行外科麻醉止痛。

2. 扩张冠状动脉药

①硝酸甘油 5mg 加 5% 葡萄糖注射液 500ml 静脉滴注，12～15 滴/分（约 1ml 或 10μg/min），连用 5～7 天，根据病情调整药量在 3～8mg，注意血压下降情况。

3. 抗凝溶栓药

①肝素 50mg，入滴壶，静脉滴注；50mg，深部肌内注射；此后以 100mg 深部肌内注射或加硝酸甘油液中静脉滴注，1 次/12 小时，连用 5~7 天，每天查凝血时间（试管法）< 20 分钟。②尿激酶 2 万~3 万单位加 5% 葡萄糖注射液 250ml，静脉滴注，每日 1 次，连用 5 天。

4. 抗心律失常药

①无室性早搏以利多卡因 200mg，肌内注射，每日 3 次，或利多卡因 400~600mg，加硝酸甘油液中静脉滴注，连用 3 天，做预防用药。②有室性早搏或室性心动过速，用利多卡因 50~100mg 静脉注射，必要时 5 分钟后重复给药至室性早搏消失或总量已达 300mg/h，继以 600~1000mg，静脉滴注。室性早搏稳定后每次减量 200mg 观察，直至用 400mg 维持。停用前 12 小时加美西律（慢心律）0.2g，口服，每日 3 次，维持量为 0.1g，每日 3 次。

5. 抗休克药

①复方三维亚油酸胶丸 I（脉通）或 706 代血浆（血容量不足首选）250ml，静脉滴注，可连用 2 周，有心力衰竭者不用。②多巴胺 40~60mg 加 5% 葡萄糖注射液 500ml，静脉滴注，情况紧急可滴壶入 20mg；如有室性早搏可用多巴酚丁胺 60~120mg，加 5% 葡萄糖注射液 500ml 静脉滴注，根据血压调整滴数。升压药可与血管扩张剂硝酸甘油、酚妥拉明合用，使血压维持在 10.7~12/8kPa（80~90/60mmHg）。③5% 碳酸氢钠 100~200ml，静脉滴注，以纠正酸中毒。

6. 抗心衰药

①呋塞米（速尿，首选）20~40ml，滴壶入或加生理盐水 20ml，静脉注射或片剂口服。②硝酸甘油 5mg 或（和）酚妥拉明 20mg（发病 8 小时内首选，超过 8 小时亦用）加 5% 葡萄糖注射液 500ml，静脉滴注 12~15 滴/分。③多巴酚丁胺

20～100mg，加5％葡萄糖注射液100～150ml，静脉滴注12～15滴/分，心衰严重者可与硝酸甘油、酚妥拉明同时静脉滴注。④去乙酰毛花苷（西地兰，发病6小时内禁用，24小时内原则上不用，24小时后慎用）0.2mg加25％～50％葡萄糖注射液20ml，缓慢静脉注射，每日1～2次（仅给维持量）。

7. 其他

①极化液10％葡萄糖注射液500ml加氯化钾1.5g、普通胰岛素8单位，静脉滴注，每日1次，7～14日1疗程。②能量合剂，透明质酸酶，皮质激素，根据需要酌情使用。③阿替洛尔（氨酰心安，伴高血压、心率快者用）6.25～12.5mg，口服，每日1次，有心力衰竭、休克者禁用。④青霉素80万单位，肌内注射，每日2次，以预防感染。

三、中医药

1. 辨证分型

①胸阳痹阻证（心痛遇寒而发，脉沉迟）用瓜蒌薤白桂枝汤。②心脉瘀阻证（心胸刺痛，舌暗瘀点瘀斑，脉涩）用丹参饮合桃红四物汤。③痰浊内阻证（胸闷痛、形体肥胖、全身乏力、口粘纳呆，苔腻脉弦）用苏合香丸合温胆汤。④心气阻滞证（心胸胀闷而痛，憋气，脉弦）用三香理气汤。⑤气阴两虚证（心痛气短，自汗口干，五心烦热，舌红少苔脉细无力）用生脉饮加味。⑥肾阳虚弱证（心痛日久、形寒肢冷、腰膝酸痛，舌淡脉沉无力）用金匮肾气丸加味。⑦阳虚欲脱证（心痛大汗，面白昏厥，脉沉细欲绝）用参附龙牡汤。

2. 其他

①速效救心丸10～15粒，痛时含服。②冠心苏合丸，1丸，胸闷痛时嚼服或每日3次。③麝香保心丸2粒，口服，每日3次；或复方丹参滴丸10粒，口服，每日3次，长期服。④四磨汤口服液20ml，口服，每日3次；或麻仁滋脾丸2丸，

口服，每日 2 次；或番泻叶 5g，泡水频服，用于便秘者。⑤痛时针刺涌泉、内关、人中、间使等穴。

不稳定型心绞痛应警惕心肌梗死可能，疼痛持续不解宜早用硝酸甘油静脉滴注。确诊为心肌梗死者，止痛、扩冠、抗凝为第一步，然后应预防和治疗心律失常、心力衰竭、休克等三大并发症。病后两周左右增加床上活动，3～4 周后下床活动，5～6 周后室外散步，7～8 周后恢复轻体力活动，有并发症、年高体弱者酌情延后。注意 2～3 月后仍有猝死可能。

【急症处理】

1. 心室纤颤

首选非同步直流电除颤，首次 200J，无效时用 300J，直至 360～400J。首次除颤无效立即静脉注射溴苄胺 250mg，加 5% 葡萄糖注射液 20～40ml，缓慢静脉注射，或利多卡因 100～150mg，静脉注射，然后第二次除颤。仍无效静脉注射肾上腺素 1mg，半分钟后再次除颤。转复成功后，静脉注射利多卡因 100～150mg，然后以 500～800mg，加 5% 葡萄糖注射液 500ml 静脉滴注，12～15 滴/分，维持 3～5 天，改慢心律口服。

2. 心跳骤停

见有关章节。

高血压病

【诊断要点】

1. 收缩压或舒张压或两者 ≥ 21.3/12.5kPa（160/95mmHg）。

2. 除外继发性高血压。

【理化检查】

1. 血、尿常规，尿蛋白定性连查 3 天。

2. 肾功能，血钾、钠、氯离子、胆固醇、甘油三酯。

3. 心电图、胸透（或拍胸片）、眼底检查。

4. 微循环、血流变、同位素肾图、超声心动图、肾脏 B 超等检查。

5. 动态血压监测。

【治疗】

一、一般治疗

1. 常规口服维生素 C、芦丁、地西泮等。

2. 高血脂可用洛伐他汀片每次 20mg，每日 1 次；辛伐他汀片每次 20mg，每日 1 次。或血脂康胶囊每次 2 粒，每日 1 ~ 2 次；月见草油胶丸口服，每次 1.5 ~ 2g，每日 2 次。或绞股蓝总甙片每次 2 片，每日 3 次；或降脂灵、烟酸肌醇酯片等。

3. 抗凝血用阿司匹林片，每次 75mg，每日 1 次，口服。

二、重点用药

1. 钙离子拮抗剂

轻、中度高血压或合并冠心病的中老年人首选。①硝苯地平（心痛定）10 ~ 20mg，口服，每日 3 ~ 4 次，血压稳定后改用每日 2 次。病情较急可舌下含服。②尼群地平 10mg，口服，每日 2 ~ 3 次，根据血压调整用量。③硫氮草酮 30 ~ 120mg，口服，每日 3 次。④非洛地平缓释片，每次 5mg，每日 1 ~ 2 次。⑤苯磺酸左旋氨氯地平（施慧达片），每次 2.5mg，每日 1 ~ 2 次，需与原有降压药同时服 3 ~ 5 天，才可正常发挥降压作用。

2. 受体阻断剂

①哌唑嗪（α 受体阻断剂，合并心力衰竭，肾功能不全者首选）1 ~ 2mg，口服，每日 2 次，1 周后改每日 3 次，注意首剂用 0.5 ~ 1mg，以防体位性低血压。②阿替洛尔（氨酰心安，β 受体阻断剂，合并冠心病、心动过速者首选）12.5 ~ 50mg，口服，每日 3 次；或普萘洛尔（心得安）10mg，口服，每日 3 次，哮喘、心力衰竭者禁用；或美托洛尔（倍他乐克）25mg，

每日 1~3 次。③拉贝洛尔（柳胺苄心安）（α与β受体阻断剂）100~200mg，口服，每日 3 次。

3. 血管紧张素转换酶抑制剂

卡托普利（巯甲丙脯酸，高肾素、肾功能不全、重度高血压首选），12.5~50mg，口服，每日 3 次，注意体位性低血压及钾潴留。顽固性高血压可合用硝苯地平（心痛定）。②贝那普利片每次 10mg，每日 1 次。③福辛普利片每次 10mg，每日 1 次。④依那普利片每次 5mg，每日 2 次。

4. 利尿剂

①氢氯噻嗪（双氢克尿噻）25~50mg，口服，每日 1~3 次，注意补钾。②吲哒帕胺（寿比山）2.5~5mg，口服，每日 1 次。用药期间注意补钾。

5. 中枢及交感神经抑制剂

利血平 0.25mg，口服，每日 3 次或 1mg，肌内注射。

6. 其他

可用硫酸镁、硝普钠。氯沙坦钾片 50mg，每日 1 次。

本病用药宜从小剂量单一开始，无效渐加至全量，直至 2~3 种合用。硝苯地平类为基础用药，可酌情与上述各种降压药合用；利尿剂亦同。使用哌唑嗪之初不与利尿剂、β受体阻断剂合用。β受体阻断剂不与利血平、可乐宁类合用。卡托普利（巯甲丙脯酸）不宜与可乐宁合用。

联合用药以下列组合较好：利尿剂＋β受体阻断剂；利尿剂＋ACEI/ARB；钙离子拮抗剂（二氢吡啶类）＋β受体阻断剂；钙离子拮抗剂＋ACEI/ARB；钙离子拮抗剂＋利尿剂；α受体阻断剂＋β受体阻断剂。

三、中医药

1. 辨证论治

①肝阳上亢证（高血压伴口苦，烦躁易怒，脉弦）用天麻钩藤饮。②阴虚阳亢证（高血压伴腰膝酸软，五心烦热，

脉细数）用杞菊地黄丸。③阴阳两虚证（高血压伴心悸、气急、耳鸣多梦，脉弦细）用二仙汤。④妇女冲任不调型（高血压伴更年期月经紊乱，脉弦）用丹栀逍遥散或二仙汤。

2. 其他

牛黄降压丸，1丸，口服，每日1～2丸；或牛黄清心丸，口服，每日1～2丸。

中药用于血压轻度增高或（和）有明显不适症状，或病情稳定后善后处理时，并应与西药间隔1小时再服。

【急症处理】

1. 高血压急症

（1）Ⅰ级或特级护理，卧床（头高足低位），吸氧，连续测血压，针刺人中、合谷穴。

（2）迅速降压 ①硝苯地平（心痛定）10～20mg，舌下含服，30分钟后可重复；或卡托普利（巯甲丙脯酸）25～50mg，舌下含服，必要时重复给药；或可乐宁0.1～0.2mg，口服，必要时1小时后重复给药；或利血平2mg，肌内注射。②硝普钠30～100mg，或硝酸甘油3～10mg加入5%葡萄糖注射液500ml内静脉滴注，根据血压调整滴数。

（3）镇静止惊 ①地西泮（安定）10～20mg，肌内注射或静脉注射。②10%水合氯醛10～30ml，保留灌肠。

（4）降低颅压 ①呋塞米（速尿）20～40mg，肌内注射或加入5%葡萄糖注射液20～40ml内静脉注射。②20%甘露醇或25%山梨醇250ml，快速静脉滴注。

2. 脑卒中

参见有关章节。

病毒性心肌炎

【诊断要点】

1. 发病前1～3周常有病毒感染史，如发热咽痛、肌肉酸痛、吐泻、咳嗽等。

2. 胸痛、心悸、气短、疲乏无力为主要症状。

3. 可有心脏扩大、心律不齐、心音低弱，重者可有奔马律及心包摩擦音或收缩期杂音。

4. 血沉增快，白细胞数、谷草转氨酶、乳酸脱氢酶同工酶等升高或正常。

5. 心电图有 ST－T 改变，Q－T 间期延长，Ⅰ～Ⅱ房室传导阻滞、异位心律、室性早搏。

6. X 线检查可有心脏扩大，心搏减弱。

7. 病毒分离或血清学检查阳性。

【理化检查】

1. 三大常规检查。

2. 心电图、胸部透视、超声心动图检查、核素检查。

3. 天门冬氨酸氨基转移酶、咽拭子培养检查，抗心肌抗体测定。

【治疗】

一、一般治疗

急性期应卧床休息，吸氧，高营养、高维生素饮食。

二、重点用药

1. 能量合剂

10% 葡萄糖注射液 500ml，加维生素 C 2.0g，辅酶 A 200 单位，ATP 40mg，静脉滴注，每日 1 次。

2. 提高免疫功能

①左旋咪唑 15mg，口服，每日 3 次。②生脉饮 10ml，每日 3 次，口服。③西洋参 1g，每日 2 次，口服。

3. 抗病毒

①吗啉胍（病毒灵）0.2g，口服，每日 3 次，或金刚烷胺 0.1g，口服，每日 3 次。②板蓝根颗粒 12g，每日 3 次，口服，或抗病毒口服液 10ml，每日 3 次，口服。

4. 有心律失常和心衰可对症治疗。如稳心颗粒 9g，每日 3 次，口服。

三、中医药

1. 辨证论治

①热毒侵心证（先有发热、头痛、咽痛、流涕、肌肉酸痛，又出现神疲乏力、心悸、气短、胸痛）用银翘散、清营汤。②心阳欲脱证（心肌炎伴休克、心力衰竭、心律失常）用四逆汤、参附龙牡救逆汤、回阳汤。③气阴两虚证（心烦心悸、胸闷气短、口干乏力、低热盗汗，舌红脉细）用生脉饮，炙甘草汤或知柏地黄丸加天王补心丹。④气阳两虚证（胸闷憋气，面白肢冷，纳呆便溏，自汗易感，舌淡）用保元汤、参芪益气汤。⑤后遗症期（无临床症状，仅心电图异常或心肌病变征象）用血府逐瘀汤、丹参饮。

2. 其他

宁心汤（人参、麦冬、生地、枣仁、桂枝、瓜蒌、夜交藤、丹参、炙甘草）总有效率91.1%，心电图恢复正常时间平均在1周左右。

心肌病

扩张型心肌病

【诊断要点】

1. 劳累后心悸，心前区钝痛，有10%病人有典型心绞痛，但应用硝酸甘油无效。头晕，重者出现晕厥及心力衰竭。

2. 血压升高，心脏扩大、心律失常以室性早搏多见，心音减弱，常有病理性第3或第4心音及收缩期杂音。

3. 心电图提示：心律失常，ST-T改变，左室肥厚。超声心动提示：心室腔扩张，心肌收缩力减弱。X线胸透：心脏呈球型扩大，心搏减弱。

4. 本病无特异性诊断，应和冠心病、风心病、高血压性心脏病、地方性心肌病、心包积液等鉴别，主要以排除诊断为主。

【治疗】

1. 注意休息，无心衰者可作轻微工作，有心衰者应长期卧床休息。

2. 有心衰者可小量给予强心药物，也可给极化液或能量合剂。有心律失常可按心律失常处理。

3. 必要时考虑行心脏手术治疗。

肥厚型心肌病

【诊断要点】

1. 青、壮年起病，呼吸困难、心悸、头晕、乏力、心前区疼痛，重者晕厥。

2. 心尖搏动呈抬举样，胸骨左下缘可听到收缩期杂音，此杂音常与体位、药物有关。

3. X 线胸透可有左室扩大。心电图提示心律失常，ST – T 改变，左室肥厚，也可有异常 Q 波。超声心动图可见室间隔增厚 >14mm。室间隔和左室后壁比值 >1.3 时有诊断意义。

4. 应和冠心病、风心病、先心病、高血压性心脏病相鉴别。

【理化检查】

1. 三大常规检查。

2. 肝功能、肾功能、电解质、血沉、心肌酶检查。

3. 心电图、心音图、超声心动图检查及心功能测定，拍胸片。

4. 有条件者同位素、心导管检查或行心肌活检等。

【治疗】

1. 注意休息及营养，控制心律失常，防止晕厥，必要时手术治疗室间隔肥厚。

2. 普萘洛尔（心得安）10mg，口服，每日 3 次；维拉帕米（异搏定）40mg，口服，每日 3 次；美托洛尔（倍他乐克）25~50mg，每日 2 次。

3. 如有心力衰竭可给小量强心药物，如有心律失常可对症处理。

4. 中医辨证论治

①气阴两虚证（心悸气短，乏力、自汗，口干舌燥，舌红少津，脉细数或结代）用生脉散、炙甘草汤。②阳虚水泛证（心悸自汗、形寒肢冷，神疲尿少、下肢浮肿或伴胸水、腹水，苔白或腻，脉沉细）用真武汤。③阳虚欲脱证（心悸气急，不能平卧、大汗淋漓、手足厥冷，苔薄，舌淡，脉微欲绝）用参附龙牡汤。

充血性心力衰竭

【诊断要点】

1. 有器质性心脏病，常因感染、劳累发病。

2. 左心衰竭　有肺循环瘀血征，如不同程度的呼吸困难、端坐呼吸、急性肺水肿、发绀、咯血性痰、肺部湿啰音、左心扩大、心率增快、舒张期奔马律，交替脉，X 线胸透肺瘀血，心电图左室肥厚。

3. 右心衰竭　有体循环瘀血征，如颈静脉怒张，胃肠道瘀血的纳差、恶心、呕吐、肝肿大疼痛、尿少、下肢水肿、静脉压增高，心电图有右心肥厚。

4. 全心衰竭　二者兼有。

【理化检查】

1. 血、尿、便常规。

2. 钾、钠、氯、二氧化碳分压、血清胆红素、丙氨酸氨基转移酶、肝功能、肾功能检查。老年人、糖尿病患者查血糖。

3. 心电图检查及拍胸片。

4. 根据需要和条件，可做痰培养，做超声心动图检查，行中心静脉压测定。

【治疗】

一、一般治疗

针对原发病予以治疗，参见有关章节。卧床休息，低盐饮食，吸氧，急性心功能不全取坐位或半卧位，双下肢下垂。

二、重点用药

1. 强心剂

（1）洋地黄类　①去乙酰毛花苷（西地兰，急性心衰）0.2～0.4mg 加 25% 葡萄糖注射液 20ml 缓慢静脉注射，2～4 小时后可重复给 0.2～0.4mg。②两周内用过强心苷类者可改用毒毛旋花子苷 K 0.125～0.25mg。③地高辛（慢性心衰）首剂 0.25～0.5mg，口服，以后 0.25mg，口服，每 6 小时 1 次，至出现疗效，改维持量每日 0.25～0.5mg。轻症者可每日给维持量 0.25mg。

（2）非洋地黄类　①多巴胺（兴奋 β 受体）40～80mg，加 5% 葡萄糖注射液 500ml，静脉滴注，或 2～5μg/（kg·min）。②多巴酚丁胺（兴奋 $β_1$ 受体）80～160mg，加 5% 葡萄糖注射液内静脉滴注，适用于心肌梗死后的心力衰竭。

2. 利尿剂

①呋塞米（速尿，急性心衰、肺水肿首选）20～40mg，肌内注射或静脉注射，每日 1～3 次，注意电解质紊乱。②氢氯噻嗪（双氢克尿噻，慢性心衰适用）25～50mg，口服，每日 3 次，久服注意低钾。

3. 血管扩张剂

①肼屈嗪（减轻心脏后负荷）50～100mg，口服，每日 3 次。②硝酸甘油（减轻心脏前负荷为主）0.3～0.6mg 或硝酸

异山梨酯（消心痛）10mg，舌下含服，另以硝酸异山梨酯 5 ~20mg，口服，每日 4 次，维持治疗。③硝苯地平（心痛定，减轻心脏前后负荷）10 ~20mg，舌下含服，另以 10mg 口服，每日 3 ~4 次。卡托普利（巯甲丙脯酸），硝普钠作用相同，低血压时慎用。

4. 其他药物

①氨茶碱（强心、利尿、平喘）0.25g 加 25% ~50% 葡萄糖注射液 20 ~40ml 缓慢静脉注射，适于轻度急性心力衰竭。心动过速，烦躁不安者不宜用。②氢化可的松 100 ~200mg 或地塞米松 5 ~10mg，加葡萄糖注射液中静脉滴注，用于控制肺水肿。③吗啡（适于急性肺水肿，镇静）5 ~10mg 或哌替啶（杜冷丁）50 ~100mg，肌内注射，肺心病或有休克、痰多、紫绀者忌用。④地西泮（安定）10mg，肌内注射。

三、中医药

1. 辨证论治

①气阴两虚证（心衰伴心悸、气喘、动则尤甚、盗汗、颧红，舌偏红、脉结代或细数）用生脉散加味。②血瘀水阻证（心力衰竭伴唇绀，颧暗，气急、肢肿、舌暗紫，苔腻脉涩或结代）用膈下逐瘀汤合五苓散加减。③阳虚水泛证（心衰伴畏寒肢冷、面白身肿，舌淡白，脉沉细或结代）用真武汤加减。④阳气虚脱证（严重心力衰竭伴大汗喘急，肢厥尿少，舌淡白，脉沉细欲绝）用参附龙牡汤、参蛤散加味。

2. 其他

针灸（适用于慢性心力衰竭）。取穴：内关，间使，少府，郄门，曲泽。气阴两虚加关元、归来、气海、血海、阳虚水泛加水分、中极透曲骨。深刺不留针，平补平泻，每日 1 次，10 次为 1 疗程，疗程间休息 3 ~5 天。

强心、利尿、扩血管是治疗本病的基本治法，同时应注意对肺心病者宜选小量毒毛旋花子苷 K；风心病二尖瓣狭窄者慎用毒毛旋花子苷 K；严重心肌炎、心肌受损者慎用强心剂，高输出量心力衰竭，如甲亢、贫血引起者，强心剂效果不佳，重点在病因治疗。

【急症处理】

1. 休克、心律失常、心跳骤停

参见有关章节。

2. 急性肺水肿

参照急性左心衰竭原则治疗，并可高压吸氧，轮流结扎3个肢体，每5分钟换1次。

心律失常

心脏的自律性异常或传导异常均可导致心动过速、过缓、异位心律、心律不齐，这些通称为心律失常。临床上心律失常很多，下面就较常见的几种心律失常分述如下。

早搏

【诊断要点】

1. 可无症状或有心悸、头晕、无力、心跳突然停顿感等。

2. 心脏听诊可有心搏提前，早搏的第一心音增强，第二心音减弱。

3. 心电图可以明确早搏的性质，可鉴别是房性早搏、室性早搏还是房室交界性早搏。

【治疗】

1. 偶发的早搏可以不用治疗。

2. 多发室早的治疗应首先除去诱因，如是心衰引起者可用强心药，如是洋地黄中毒引起者应停药，给予补钾或苯妥英钠0.25g加5%葡萄糖注射液250ml，静脉注射。室性早搏还可给予：①美西律（慢心律）0.1g，口服，每日3次。②胺碘酮0.2g，每日2次，口服。③普罗帕酮（心律平）0.1g，口服，每日3次；安搏律定，首次100mg，口服，其后每6小时50~100mg，口服，24小时不超过300mg。④对于心肌梗死、心肌炎引起的多发、多源室性早搏可给利多卡因100mg，加5%葡萄糖注射液250ml，缓慢静脉滴注，继之给维持量1~4mg/min，静脉滴注。

3. 多发房性早搏的治疗：①维拉帕米（异搏定）40mg，口服，每日3次。②胺碘酮0.2g，口服，每日3次。③普萘洛尔10mg，口服，每日3次。

4. 结性早搏可用少量洋地黄加普萘洛尔、苯妥英钠100mg，口服，每日3次。

阵发性室上性心动过速

【诊断要点】

1. 心悸、气短、胸闷、乏力、头晕。

2. 突然发生和终止，心律整齐，心律一般在160~220次/分。

3. 心电图有特殊改变。

【治疗】

1. 兴奋迷走神经

①深吸气后屏气。②压迫眼球。③刺激咽反射。④压迫颈静脉窦（慎用）。

2. 无器质性心脏病者可用

①普萘洛尔（心得安）1mg加5%葡萄糖注射液20ml内缓慢静脉注射。或美托洛尔（倍他乐克）25mg，每日3次，口服。②维拉帕米（异搏定）5mg，加5%葡萄糖注射液20ml内缓慢静脉注射。③去乙酰毛花苷（西地兰）0.2~0.4mg，加5%葡萄糖20ml内缓慢静脉注射。④普罗帕酮（心律平）75mg加5%葡萄糖注射液20ml缓慢静脉注射。⑤乙吗噻嗪50~100mg，每日3次，口服。

心房颤动

【诊断要点】

1. 心悸、胸闷、乏力，重者可出现心绞痛。

2. 心率较快 100～160 次/分，心音强弱不等，心律不齐，快慢不一，并有脉搏短绌。

3. 心电图有特征性改变。

【治疗】

1. 心室率不快，无明显症状者无需治疗。

2. 心率增快者可用：①地高辛 0.25mg，口服，每日 1 次。②普萘洛尔（心得安）10 毫克，口服，每日 3 次；或美托洛尔（倍他乐克）25mg，口服，每日 3 次。心衰、哮喘不用。③去乙酰毛花苷（西地兰）0.2～0.4mg，加 5% 葡萄糖注射液 20ml，静脉注射。此外还可用维拉帕米（异搏定）、硫氮草酮等。

3. 有条件可用药物转复。①首选普罗帕酮（心律平）75mg，加 5% 葡萄糖注射液 10ml，缓慢静脉注射。②乙胺碘呋酮 0.2～0.6g，口服，每日 2 次。复律后每次口服 0.2mg，维持治疗，每日用药 1 次。③奎尼丁 0.2g，每 2 小时 1 次，共 4 次，复律后用 0.2g，口服，每日 3 次。奎尼丁可引起晕厥，应慎用。

房室传导阻滞

【诊断要点】

1. Ⅰ度房室传导阻滞多无症状，Ⅱ～Ⅲ度房室传导阻滞可有心悸、胸闷、头晕、乏力、晕厥。

2. 心率减慢，心律整齐，有"大炮音"及心房音。

3. 心电图有特殊性改变。

【理化检查】

1. 三大常规、电解质、肝、肾功能。

2. 心电图、心电图运动负荷试验、动态心电图、胸透、超声心动图、心音图等检查。

3. 心功能测定、放射性核素显影、心血管造影检查。

4. 有创性的电生理检查。

【治疗】

1. 除去引起房室传导阻滞的病因，积极治疗原发病。

2. Ⅱ～Ⅲ度房室传导阻滞可应用

①溴丙胺太林（普鲁苯辛）30mg，口服，每日4次。②阿托品0.3mg，口服，每日3次。③烟酰胺400～600mg，加5%葡萄糖注射液500ml，缓慢静脉滴注，每日1次，半月为1疗程。

3. 有条件者可安装人工起搏器。

4. 中医辨证论治

①气血不足证（心悸不安、活动后易发，气短、自汗、神倦头晕，失眠健忘，面白无华，舌淡红，脉细弱）用人参归脾汤。②心悸、思虑劳心尤甚，心中烦热，少寐多梦，头晕耳鸣，面赤口干，舌红苔薄黄，脉细弦数）用天王补心丹、朱砂安神丸。③痰火扰心证（心悸时发时止，受惊易发，胸闷烦躁，痰多稠黏，失眠口苦，尿黄便干，苔黄腻，脉弦滑）用黄连温胆汤。④心血瘀阻证（心悸胸闷，阵发性刺痛，痛有定处，或面唇紫黯，舌紫，瘀斑，脉涩或结代）血府逐瘀汤。⑤心阳虚弱证（心悸动则更甚，气短胸闷，畏寒肢冷，头晕面白，舌淡苔白，脉沉细无力）用参附汤合桂枝甘草龙骨牡蛎汤。

5. 其他

针刺内关、心俞、三阴交、足三里等穴。

三、消化系统疾病及治疗

慢性胃炎

【诊断要点】

1. 有急性胃炎或长期烟、酒嗜好史及进食辛辣、酸性食物史。有长期消化不良、嗳气、厌食、恶心、上腹胀饱等，临床上纤维胃镜下可分为浅表性胃炎、萎缩性胃炎、肥厚性胃炎三类。

2. 萎缩性胃炎常有贫血、舌乳头萎缩、消瘦。

3. 肥厚性胃炎与溃疡病症状相似，口臭较重。

4. 胃液检查：萎缩性胃炎游离胃酸减少，注射组胺后也不升高；肥厚性胃炎胃酸增多，并有大量黏液；浅表性胃炎酸性不定。

5. 胃肠道钡餐透视肥厚性胃炎可见胃黏膜粗大，纤维胃镜可确诊。

【理化检查】

1. 三大常规，行便隐血试验。

2. 上消化道钡透检查。

3. 纤维胃镜及胃黏膜病理检查及幽门螺杆菌检查。

4. 胃液分析。

5. 胃泌素浓度测定，血清壁细胞抗体，免疫球蛋白检查。

【治疗】

一、一般治疗

消除病因，戒除烟酒，饮食宜清淡，避免进食辛辣、凉硬等刺激性饮食。

二、重点用药

1. 贫血者

给右旋糖酐铁 50mg，肌内注射，每日 1 次。维生素 B_{12} 500μg，肌内注射，每日 1 次，维生素 C 0.2g，口服，每日 3 次。

2. 胃酸增高者

①复方胃舒平 2 片口服，每日 3 次。②氢氧化铝凝胶 10ml，口服，每日 3 次。③胶体果胶铋胶囊 100mg，口服，每日 3 次。

3. 胃酸缺乏者

0.5% 稀酸合剂 10ml，口服，每日 3 次。

4. 幽门螺杆菌阳性者

①庆大霉素 4 万～8 万单位，口服，每日 3 次。②呋喃唑酮（痢特灵）0.1g，口服，每日 3 次，连服 2 周。③黄连素 0.2～0.4g，口服，每日 3 次。

抗幽门螺杆菌药应联合用药。

方法一：奥美拉唑 20mg，每日 2 次；克拉霉素 0.5g，每日 2 次；阿莫西林胶囊 1.0g，每日 2 次。

方法二：雷尼替丁胶囊 0.3g，每晚 1 次；胶体果胶铋胶囊 100mg，每日 3 次；阿莫西林胶囊 0.5g，每日 3 次；甲硝唑片 0.2g，每日 3 次。

5. 解痉治疗

①普鲁本辛 15mg，口服，每日 3 次。②颠茄合剂 10ml，口服，每日 3 次。③重者山莨菪碱（654-2）10mg，肌内注射。

6. 对症治疗

①甲氧氯普胺（胃复安）10mg，口服，每日 3 次；多潘立酮（吗丁啉）10mg，口服，每日 3 次。注意锥体外系副作用。②四磨汤口服液 10ml，口服，每日 3 次。③莫沙必利分散片 5mg，口服，每日 3 次。

三、中医药

1. 辨证论治

①肝胃气滞证（胃脘攻窜胀痛，情志不遂则重，嗳气泛酸）用四逆散合金铃子散。②肾热阴虚证（胃脘灼痛，下午或空腹痛重，心烦口干，苔黄干，舌红，脉细数）用化肝煎合玉女煎。③脾虚胃弱证（胃脘隐痛，喜暖喜按，神疲肢冷，舌淡，苔白，脉细无力）用香砂六君子汤或黄芪建中汤。

2. 其他

三九胃泰颗粒 1 袋，冲服，每日 3 次，或胃得乐颗粒 1

袋，冲服，每日3次。

消化性溃疡

【诊断要点】

1. 慢性周期性、发作性上腹痛，进食及服碱性药可缓解者，可拟诊为溃疡病。

2. X线钡透有溃疡的直接（龛影）或间接（激惹、变形）征象或胃镜检查直接看到溃疡者可确诊。

3. 除外慢性胃炎、胃黏膜脱垂症、胃癌、胃肠神经官能症、胆囊炎、胆石症、慢性胰腺炎、钩虫病、胃泌素瘤等。

【理化检查】

1. 血、便常规。

2. 大便潜血试验，连查3天。

3. 胃镜，X线钡餐透视检查。

4. Hp感染的检测。

5. 胃液分析、血清胃泌素、癌胚抗原检查。

【治疗】

一、一般治疗

饮食宜清淡，避免刺激性食物；紧张、焦虑、失眠可给予谷维素、地西泮等药。

二、重点用药

1. H_2 受体阻断剂

①西咪替丁（甲氰咪胍，适用于反酸、疼痛、出血者）0.2g，口服，每日3次，另以0.4g，1次/睡前，或0.4g，口服，每日2次，4~6周1疗程。病情好转后0.4g，1次/晚维持。②雷尼替丁150mg，口服，每日2次，维持量150mg，1次/晚，共用8周。③病情重者以西咪替丁0.4g加5%葡萄糖500mg，静脉滴注，每日1次，同时口服药，病情稳定后仅

以口服药维持。④还可用法莫替丁片 20mg，每日 2 次。

2. 制酸及胃黏膜保护剂

①复方胃舒平 2 ~ 3 片，口服，每日 3 次，适用于轻症。②胶体果胶铋胶囊 100mg，口服，每日 3 次。③胃得乐或乐得胃片 2 片，口服，每日 3 次。

3. 解痉止痛药

①常规服颠茄、普鲁本辛、阿托品等，有前列腺肥大、青光眼者忌用。②痛重者用山莨菪碱（654 - 2）注射液 10mg，肌内注射。

4. 胃蛋白酶活力抑制剂

硫糖铝 1.0g，口服，每日 4 次；维持量 1.0g，口服，每日 2 次，共用 8 周。

5. 抗幽门螺杆菌药

①呋喃唑酮（痢特灵）0.2g，口服，每日 3 次，1 周后改 0.1g，每日 3 次，再用 1 周。②庆大霉素片 8 万单位，口服，每日 2 ~ 3 次，连用 1 周。

抗幽门螺杆菌药应联合用药。

方法一：奥美拉唑 20mg，每日 2 次；克拉霉素 0.5g，每日 2 次；阿莫西林胶囊 1.0g，每日 2 次。

方法二：雷尼替丁胶囊 0.3g，每晚 1 次；胶体果胶铋胶囊 100mg，每日 3 次；阿莫西林胶囊 0.5g，每日 3 次；甲硝唑片 0.2g，每日 3 次。

6. 止血药

①便潜血阳性用西咪替丁、雷尼替丁。②呕血、黑粪用安络血 10mg，肌内注射，每日 2 次，或合用酚磺乙胺（止血敏）0.5g，肌内注射，每日 2 次。

7. 其他

①胃得乐 3 片，口服，每日 3 次。②乐得胃 3 片，口服，每日 3 次。③奥美拉唑胶囊 20mg，每日 2 次。

三、中医药

1. 辨证分型

①气滞证（胃脘胀痛、游走不定，脉弦）用柴胡疏肝散。②郁热证（胃脘灼热疼痛、口苦反酸、舌红，脉弦细）用化肝煎。③阴虚证（胃脘隐痛、口干少饮、五心烦热、舌红，脉细数）用一贯煎。④虚寒证（胃痛遇寒加重、形寒肢冷，舌淡苔薄白，脉沉紧）用黄芪建中汤。⑤瘀血证（胃痛日久、痛有定处，舌暗瘀点瘀斑，脉涩）用膈下逐瘀汤。

2. 其他

①三九胃泰颗粒1袋，口服，每日3次。②虚寒胃痛冲剂或气滞胃痛颗粒（辨证选用）1袋，口服，每日2~3次。③出血者用云南白药0.5g，口服，每日3次。

【急症处理】

1. 大出血

迅速止血，用去甲肾上腺素4~8mg，加用生理盐水150ml分次口服或胃管滴注。血止后用肾上腺色腙（安络血）5~10mg，口服，每日3次或肌内注射，并给镇静剂。必要时三腔管压迫止血。

2. 胃穿孔

禁食，补液，行胃肠减压，抗感染，抗休克，止血等。必要时转外科手术治疗。

3. 幽门梗阻

（1）卧床休息，进流食（严重者禁食，下胃管），定期复查血钾、钠、氯、二氧化碳结合力。

（2）维持电解质平衡：每日给予5%葡萄糖盐水1500~3000ml（根据进食量定），低钾、多尿时酌情每日补钾1.0~3.0g（严禁直接静脉注射）。

（3）每晚睡前洗胃，用生理盐水或 1% ~ 2% 碳酸氢钠，并测胃内容物量，以估计病情。

（4）经 1 ~ 2 周治疗无效者，转外科手术治疗。

急性胃肠炎

【诊断要点】

1. 发病急、恶心呕吐、腹痛腹泻，24 小时多于 3 次，伴有发热或无。

2. 排除细菌感染、食物中毒、肠功能紊乱。

【理化检查】

1. 血常规、尿常规、便常规及大便细菌培养。

2. 血钾、钠、氯、二氧化碳结合力。

【治疗】

一、一般治疗

先禁食，后进无渣流食。口服维生素 B_6、干酵母片。病情轻，呕吐不重者，可不经治疗，数日可自愈。一般腹泻可给黄连素口服。

二、重点用药

1. 胃肠功能调解药

康胃泰每日 2 ~ 12 片，分 3 次口服。

2. 胃动力药

多潘立酮（吗丁啉）10mg ~ 20mg/次，口服，每日 3 次。莫沙必利片 5mg/次，口服，每日 3 次。

3. 解除平滑肌痉挛

①阿托品 0.3 ~ 0.5mg/次，口服，每日 3 次。②颠茄酊剂 0.3 ~ 1.0ml/次（极量 1.5ml/次），口服，每日 3 次。③胃复康 1 ~ 2mg/次，口服，每日 3 次。山莨菪碱（654 – 2）片 10mg，口服。每日 3 次。

4. 止呕吐药

①甲氧氯普胺（灭吐灵，胃复安）5～10ml/次，口服，每日 3 次。②溴米那普罗卡因（爱茂尔）2ml/次，肌内注射。③维生素 B$_6$ 片 10mg/次，口服，每日 3 次。

5. 止泻药

①次碳酸铋（碱式碳酸铋）0.5～2.0g/次，口服，每日 3 次。②思密达（双八面体蒙脱石散剂）3g/次，口服，每日 3 次。

6. 抑菌药

①庆大霉素 8 万 U/次，肌内注射，每日 2 次。②磺胺脒（磺胺胍）2.0～4.0g（首次），以后 4～6 小时服 1.0～2.0g，每日 2 次。③左氧氟沙星（利复星片）0.1g，口服，每日 2 次。④诺氟沙星胶囊 0.1g，口服，每日 3 次。

7. 广谱抗菌药

呋喃唑酮（痢特灵）0.1U/次，口服，每日 3～4 次。

三、中医药

辨证论治

①寒霍乱：轻症（暴起呕吐下利，初起下利有稀粪，继则下利清稀，如米泔水，不甚臭秽，腹痛或不痛，肢冷，胸膈痞闷，舌苔白腻，脉濡弱）藿香正气散合纯正气丸。重证（吐泻不止，如米绀水，面色苍白，眼眶凹陷，手足厥冷，头面出汗，筋脉挛急，舌质淡，苔白脉沉微细）用附子理中汤。②热霍乱（吐泻骤作，呕吐如喷，泻下如米泔汁、臭秽难闻，头痛发热，口渴脘闷，心烦，小便黄赤，腹中绞痛，舌苔黄腻，脉濡数）用燃照汤合蚕矢汤。③干霍乱（卒然腹中绞痛，欲吐不得吐，欲泻不得泻，烦躁闷乱，甚则面色青紫，四肢厥冷，大汗出，脉沉伏）用玉枢丹加减。

【急症处理】

急性胃肠炎严重脱水合并酸中毒

（1）Ⅰ级护理，卧床休息，暂禁食，注意血压、脉搏，记液体出入量，必要时吸氧。

（2）补液及纠正水与电解质紊乱　原则先盐后糖，先快后慢、见尿补钾，根据正常身体需要量及体液丧失量计算。补液以生理盐水、5% 葡萄糖或 10% 葡萄糖、糖盐水、5% 碳酸氢钠为主。静脉补钾，1 日总量不超过 6g（尿少时暂不宜补钾）。

每天补液量＝正常需要量＋昨天额外损失量＋体液丧失量的一半

（3）抑制大肠杆菌　①庆大霉素 16～32 万单位/次，静脉滴注，每日 1 次。②诺氟沙星（氟哌酸）200mg/次，口服，每日 2 次，7～10 天 1 疗程。③左氧氟沙星（利复星）片 0.1～0.2g，口服，每日 2 次。

（4）对症治疗　①呕吐较重：溴米那普鲁卡因（爱茂尔）2ml/次，肌内注射，或甲氧氯普胺（灭吐灵）5～10mg/次，口服，每日 3 次。②腹泻较重：鞣酸蛋白 1～2g/次，口服，或次碳酸铋 0.5～2.0g/次，口服，每日 3 次。③缓解痉挛：胃欢 15mg/次，口服，每日 3 次，或胃安 0.5mg/次，口服，每日 3 次。

急性胰腺炎

【诊断要点】

1. 暴饮或饱餐后突发中上腹持续性剧痛，阵发性加剧，呈束带状如刀割样，放射到腰背部，伴恶心呕吐，发热、低血压，甚至休克（中毒性）。

2. 白细胞升高、血和尿淀粉酶增高，B 超检查胰脾肿大。

3. 排除其他可引起上腹及全腹痛的疾病，如十二指肠球部溃疡、胆囊炎、胆石症等。

【理化检查】

1. 血常规及测出凝血时间，血、尿淀粉酶、同功酶及胰蛋白酶原测定、血脂肪酶测定。

2. 血糖、尿糖、血清钙、红细胞压积，正铁血红蛋白，血钾、钠、氯、钙、血尿素氮检查、淀粉酶及肌酐清除率比值的测定。

3. C－反应蛋白、弹力酶、胰蛋白酶原激活肽、白细胞介素－6 和纤维连接素、人胰腺特异性蛋白的测定。

4. 其他　超声波检查、X 线胸腹片、心电图、胸部 CT、磁共振检查。

【治疗】

一、一般治疗

禁食、禁水 5~8 天，胃肠减压 2~3 天，症状好转后，给清淡流食，并逐步给低脂肪、低蛋白饮食。避免暴饮暴食、戒酒、控制高脂肪及高蛋白饮食，忌甜食、刺激性食物。

口服胰酶片、维生素 K、维生素 A、D 及维生素 B_{12}、叶酸等。缓解痉挛用阿托品、普鲁本辛。镇痛用哌替啶（杜冷丁，禁用吗啡）或阿托品与哌替啶或异丙嗪合用，制酸用西咪替丁（甲氰咪胍）、雷尼替丁。

二、重点用药

1. 抑制胰蛋白酶药

抑肽酶每日 10~20 万单位，肌内注射，应用要早，剂量要大。

2. 抑制腺体分泌药

①阿托品 0.5mg，肌内注射。②乙酰唑胺 0.25g，口服，每日 2 次。

3. 抑制胰腺外分泌

升血糖素，1mg/h，静脉滴注。

4. 补充各种电解质

静脉输液以补钾为主，血钙降低用 10% 葡萄糖酸钙 10ml，静脉注射（补钾时注意尿量）。

5. 预防感染

青霉素 480 万单位，静脉注射，每日 2 次；链霉素 0.5g，肌内注射，每日 2 次（注意副作用）。

6. 肾上腺皮质激素

地塞米松每日 10～20mg，静脉滴注，连用 2～3 天后减量及停用（应用时严格掌握指征，以慎用或不用为原则）。

三、中医药

1. 辨证论治

①肝郁气滞型（突发上腹疼痛、掣引腰背、恶心呕吐、舌苔薄白或薄黄、脉弦细数）用大柴胡汤合大陷胸汤加减。②脾胃实热型（上腹剧痛似刀割、拒按、发热、口干渴、频繁呕吐、便干尿赤、舌红苔黄或黄燥、脉滑数）用遵义清胰汤Ⅱ号。③肝胆湿热型（上腹及两胁胀痛、拒按、多有黄疸、呕吐胆汁、尿短赤、舌红苔黄腻、脉滑或弦数）及天津清胰汤Ⅰ号。④便结腑实型（腹痛如割、全腹满痛拒按、呕吐剧烈，大便秘结不通、舌红苔黄燥、脉洪数或细数）用调胃承气汤。

2. 其他

①清胰合剂 50ml，口服，每日 2～3 次（组成：柴胡 15g、黄连 9g、黄芩 9g、广木香 9g、白芍 12g、芒硝 9g）；大黄粉（片）1.5g 吞服（不合并煎煮）。②针灸：足三里、阳陵泉、中脘、鸠尾等穴用强刺激或电针疗法或在上述穴位注射小剂量普鲁卡因。

【急症处理】

急性出血性或坏死性胰腺炎

（1）Ⅰ级护理 半卧位，吸氧，禁食，胃肠减压，连续测血压、脉搏、记尿量。

（2）抗休克　参见有关章节。

（3）输血、输液纠正酸中毒　①血浆：加速大量输入。②右旋糖酐70（中分子右旋糖酐），视病情及体重调节用量，静脉滴注。③糖盐水或林格液，静脉滴注，视病情及体重调节用量。④5%碳酸氢钠，静脉滴注，视体重调节用量。

（4）抑制胰腺分泌　抑肽酶20万单位/次，静脉滴注，每日2~3次。

（5）解痉镇痛　①阿托品0.5mg，肌内注射。②哌替啶（杜冷丁）50mg，肌内注射。

（6）抗生素治疗　①卡那霉素0.5g/次，肌内注射，每日2次。②链霉素0.5g/次，肌内注射，每日2次。

（7）手术治疗　经临床非手术治疗无好转者以手术治疗为宜。

肝硬化

【诊断要点】

1. 慢性肝病伴有脾大、腹水、食管静脉曲张及肝功能损害，肝脏多萎缩。临床常有消化功能减退、门脉高压症。

2. 排除肝癌、慢性肝炎、结核性腹膜炎等。

【理化检查】

1. 血、尿常规检查。

2. 肝功能试验。

3. 腹水检查。

4. 其他　食管X线钡透、肝脾B超、胃镜检查、放射性核素检查、CT检查、MRI检查、肝活组织检查、腹腔镜检查、选择性肝动脉造影术、门静脉造影、门静脉测压。

【治疗】

一、一般治疗

注意休息，饮食高蛋白、高热量、高维生素的易消化免渣饮食。腹水者每日控盐1.2g内。

口服复合维生素 B、维生素 B_6、B_{12} 及维生素 C、维生素 E、维生素 K。止血用酚磺乙胺（止血敏）或肾上腺色腙（安络血）口服。消化不良口服酵母片。

二、重点用药

1. 增强肝脏解毒功能，促进肝细胞再生及抗脂肪肝类药

①葡醛内酯（肝泰乐）0.1～0.2g/次，口服，每日3次。②肝宁1～2片/次，口服，每日3次。③胆碱1g/次，口服，每日3～4次。④水飞蓟素（益肝灵）2片/次，口服，每日3次。⑤肝血宝2片/次，口服，每日3次。

2. 补充营养及促代谢药

①10%葡萄糖加三磷酸腺苷（ATP）20mg、辅酶A50单位、胰腺素8～12单位、氯化钾1g，每日1次，静脉滴注，2～4周为1疗程。②复方氨基酸注射液250ml，静脉输注，一般每日500～2000ml，滴速每分钟40～55滴。③静脉注射复方氨基酸（3H）250ml，静脉滴注：一日250～500ml，滴速每分钟不超过40滴。或用适量5%～10%葡萄糖注射液混合后缓慢滴注。

3. 腹水治疗

①白蛋白20g，加5%～10%葡萄糖注射液250ml中，静脉输入；或口服甘露醇粉。②呋塞米（速尿）20mg，口服，每日3次。③氢氯噻嗪（双氢克尿噻）25mg，氨苯蝶啶50～100mg，口服，每日3次。

三、中医药

1. 辨证论治

①肝郁气滞（两胁胀满或疼痛、脘闷纳呆、嗳气泛恶、急躁易怒、善太息、脉弦）用逍遥散、柴胡疏肝散加减。②脾肾阳虚（纳少便溏、脘闷腹胀、神倦怯寒、阳萎肢冷、面色苍黄，舌淡胖，有齿痕，脉沉细）用金匮肾气丸合五苓散

加减。③肝肾阴虚（五心烦热、头晕眼花、腰酸腿软、形体消瘦、尿少、舌红少津、脉弦细数）用一贯煎合杞菊地黄丸加减。④湿热蕴结（面色略黄、甚则黄疸、纳呆腹胀、脘胀满闷、口干而苦、小便黄赤、舌苔黄腻、脉濡数或滑数）用茵陈五苓散、三仁汤加减。⑤水湿内停（腹水或周身水肿、小便不利、胸腹胀满、身重肢困、舌胖脉沉）用胃苓汤加减。

2. 其他

①复肝宁6片/次，口服，每日3次。②半枝莲30~60g，煎服。③阴行草30g煎服。④玉米须30g，煎服。

【急症处理】

1. 急性消化道大出血

（1）Ⅰ级护理，取平卧位或头低足高位。吃流食或半流食、观察血压、脉搏、呼吸、记液体出入量。烦躁者用地西泮（安定）10mg，肌内注射（肝病者禁用巴比妥类）。

（2）应用止血剂 ①安络血10mg肌内注射，或维生素K_3 8mg，肌内注射，每日2次。②垂体后叶素10~15单位加入5%葡萄糖注射液500ml中静脉滴注，伴有腹胀、面色苍白、血压升高者舌下含服硝酸甘油1片，1~2h/次。③普萘洛尔（心得安）5mg加入5%葡萄糖注射液500ml中静脉滴注（用于出血不止者），6~8小时1次。④三腔管压迫止血。⑤在内窥镜直视下，曲张静脉注射5%鱼肝油酸钙或5%乙醇胺酯等硬化剂。⑥在胃镜直视下，用氩或NdYAG激光作止血治疗。

（3）输血，输液，纠正酸中毒。按出血量多少决定输血量，同时静脉输入糖盐水，维持肾脏功能。

（4）手术治疗 见有关章节。

2. 肝昏迷

见有关章节。

胆囊炎与胆石症

【诊断要点】

1. 饱餐后出现急性上腹或右上腹阵发性绞痛或持续性钝痛，常放射到右肩背部，伴消化道症状及发热。

2. 墨菲征阳性，可触及肿大的胆囊，或右上腹肌紧张、反跳痛。

3. 胆囊造影、B超及十二指肠引流有助诊断。

【理化检查】

1. 血常规。

2. 尿胆红素。

3. 胆管造影。

4. B超检查、超声内镜检查。

5. 十二指肠引流术。

6. X线平片。

7. 肝胆放射核素显像。

8. CT检查、磁共振胆管成像。

【治疗】

一、一般治疗

劳逸结合，避免油腻、高脂饮食及进食过饱。急性期禁食、禁水，并可下胃管胃肠减压。消化不良者口服酵母片，或胃蛋白酶合剂，或乳酶生。口服维生素C、金胆片、烟酸等。

二、重点用药

1. 解痉镇痛

①阿托品 0.5mg，皮下或肌内注射；或硝酸甘油酯 0.6mg，舌下含服；或氨茶碱 0.25g，加入 25% 葡萄糖注射液 20ml，静脉注射。②阿托品 0.5mg 及非那根 25mg 肌内注射或山莨菪碱（654-2）10mg，肌内注射，必要时加用哌替啶

（杜冷丁）50～100mg，肌内注射（用于胆绞痛疼痛剧烈者）。
③维生素 K₃ 10mg，肌内注射。

2. 控制感染

①四环素：0.25～0.5g，口服，每日 4 次。②庆大霉素 8
万单位，1 日 2 次，肌内注射，或庆大霉素 12 万～24 万单位
加入 5% 葡萄糖注射液 500～1000ml 中，静脉滴注，每日 1 次。
③左氧氟沙星注射液 100ml，静脉滴注，每日 2 次；或 0.2g，
口服，每日 2 次。④甲硝唑 0.2g，口服，每日 3 次；或替硝唑
0.5g，口服，每日 2 次。

3. 增进胆汁分泌

①羟苯水杨胺（利胆酚）0.25～0.5g/次，口服，每日 3
次。②利胆醇（苯丙醇）0.1～0.2g/次，口服，每日 3 次。
③去氢胆酸片 0.25g，口服，每日 3～4 次。④胆酸钠片 0.2g/
次，口服，每日 3～4 次。⑤消炎利胆片 6 片，口服，每日
3 次。

4. 弛缓胆管口括约肌

50% 硫酸镁 10ml，口服，每日 3 次。

5. 利胆抑菌

①利胆素（氧甲烟酰胺），开始 2～4 天每次 1g，口服，
每日 3 次；其后每日 2g，口服。②非布丙醇（舒胆灵）每次
0.1～0.2g，口服，每日 3 次。

6. 促进肝脏分泌大量稀薄胆汁以冲洗胆道

胆盐 0.5～1.0g，口服，每日 3 次。

三、中医药

1. 辨证论治

①肝郁气滞型（右肋胀痛、攻窜不定、胸闷、善太息、
易怒、脘闷纳呆、腹胀食少，苔薄白，脉弦）用柴胡疏肝汤
加减。②肝胆湿热型（胁肋胀满疼痛、口苦咽干、善太息、
胸脘满闷、恶心腹胀、黄白带下、发热、尿赤，舌苔腻，脉

弦数）用龙胆泻肝汤加减。③血瘀肝胆型（胁肋刺痛、痛有定处、按之更甚、性急易怒、心烦、躁扰、右胁下扪及痞块，舌紫暗，瘀斑，脉涩）用膈下逐瘀汤。

2. 其他

①胆道排石汤口服，每日 2 次。②黄疸茵陈汤 1 包，冲服，或茵陈 9 ～ 30g，泡服，每日 2 次。③玄明粉 9g，冲服。④胆宁片 2 ～ 3 片/次，口服，每日 3 次，1 月 1 疗程。⑤针灸：曲池、胆囊穴（阳陵泉下 1 寸）、胆俞穴。

【急症处理】

1. 急性胆囊炎合并胆绞痛

（1）Ⅰ级护理，暂禁食，注意血压，呼吸，脉搏。

（2）输液，纠正水、电解质平衡失调（参见有关章节）。

（3）解痉止痛　哌替啶（杜冷丁）50 ～100mg/次，肌内注射。

（4）控制感染　①青霉素 80 万单位/次，肌内注射，每日 2 次。②链霉素 0.5g/次，肌内注射，每日 2 次。

2. 胆石症合并急性梗阻性化脓性胆管炎

（1）Ⅰ级护理，禁食，注意血压、呼吸、脉搏等变化，必要时行胃肠减压术。

（2）必要时抗休克治疗（参见有关章节）。

（3）抗感染　青霉素 300 ～ 1000 万单位 + 生理盐水 500ml，静脉滴注（有黄疸时禁用四环素）。

（4）解痉止痛　哌替啶（杜冷丁）50 ～100mg，肌内注射。

（5）应用肾上皮质激素　氢化可的松 300 ～500mg/日，静脉滴注（中毒性休克时可短期使用）。

（6）手术疗法　行胆总管 T 型管引流术。

急性阑尾炎

【诊断要点】

1. 转移性右下腹痛，呈持续性钝痛伴恶心、腹胀、发热。

2. 腹膜刺激征阳性，麦氏点压痛阳性，腰大肌试验阳性。

3. 排除其他可引起右下腹痛的疾病。

【理化检查】

1. 血常规、出凝血时间。

2. 尿常规、尿淀粉酶。

3. 胸、腹透视。

【治疗】

一、一般治疗

平卧即可，疼痛较轻可进流食；较重或有腹膜炎症状者应禁食，并静脉输注5%葡萄糖或10%葡萄糖、生理盐水等纠正体液及酸碱平衡失调；局部热敷或太阳神灯照射。禁用吗啡、哌替啶等。

二、重点用药

1. 广谱抗生素

①庆大霉素8万单位，肌内注射，每日2~4次或12万~24万单位，静脉滴注（疗程一般不超过10日）。②左氧氟沙星0.2g/100ml，静脉滴注，每日2次。③甲硝唑0.5g/100ml，静脉滴注，每日2次。④替硝唑0.8g/200ml，静脉滴注，每日2次。或0.5g，口服，每日2次。

2. 青霉素类

①磺苄西林2.0~5.0g，静脉滴注，每日4次（青霉素过敏者禁用）。②头孢哌酮1.0g，加葡萄糖氯化钠注射液250ml，静脉滴注，每日2次。③头孢呋辛钠1.0g，静脉滴注，每日2~3次。

三、中医药

1. 辨证论治

①瘀滞型（热象不显、腹部痛局限于右下腹、压痛范围

小、无肌紧张，舌苔薄白，脉缓或弦）用阑尾化瘀汤。②成脓型（热象明显、腹痛拒按、范围广、身热口渴、大便秘结、小便黄赤，舌红苔黄，脉弦数或滑数）用薏苡附子败酱散合阑尾Ⅱ号方。③毒溃型（腹痛拒按、弥漫全腹、腹胀、高热口渴、面红目赤、大便干结、小便短赤，舌红或绛，舌苔黄燥，脉洪数）用大陷胸汤合阑尾Ⅱ号方。

2. 其他

①抗炎汤：厚朴15g，公英90g，大黄15g，水煎服，1日1剂，分2次口服。②针刺：足三里（或阑尾穴）及阿是穴，每日2次，每次留针20～30分钟，痛重加合谷；呕吐加内关；腹胀加天枢；高热加曲池。

【急症处理】

1. 坏疽性或化脓性阑尾炎

（1）Ⅱ级护理，卧床休息，流食或禁食，测血压、脉搏、呼吸及体温。

（2）液体疗法　补液纠酸用5%葡萄糖或10%葡萄糖、生理盐水、5%碳酸氢钠等酌情静脉补液。

（3）抗生素治疗　①青霉素80万单位，肌内注射，每日2次。②链霉素0.5g，肌内注射，每日2次。③庆大霉素8万单位，肌内注射，每日2次。

（4）中药局部外敷　①消炎散：芙蓉叶、大黄各300g，黄连、黄芩、黄柏、泽兰叶各240g，冰片9g，共研细末，加黄酒调成糊状，摊于油纸上约0.3cm厚，敷于患处，每日更换1次（用于腹部体征明显者）。②双柏散：侧柏叶、大黄各60g，黄柏、薄荷、泽兰各30g，共研细末，水、蜜调制外敷按痛区。

2. 阑尾炎穿孔合并弥漫性腹膜炎

（1）Ⅰ级护理，禁食，半坐卧位，有麻痹性肠梗阻时给胃肠减压。

（2）输液、纠正脱水及酸碱平衡失调 ①生理盐水（等渗氯化钠注射液）500ml，静脉滴注（视病情及体重调节用量）。②林格液（复方氯化钠注射液）500ml，静脉滴注（视病情及体重调节用量）。③5%葡萄糖，静脉滴注（视病情及体重调节用量）。④碳酸氢钠，静脉滴注（视体重调节用量）。

（3）抗生素治疗 ①青霉素240万～480万单位，静脉滴注。②庆大霉素12万～24万单位，分2次静脉滴注。

（4）手术治疗 ①阑尾切除术。②阑尾切除及腹腔引流术。

急性肠梗阻

【诊断要点】

1. 腹痛、呕吐，腹胀和停止排便、排气。

2. 肠鸣音亢进，腹部可见肠型及蠕动波。

3. 明确有无梗阻及梗阻的类型、部位、程度、性质及病因。

【理化检查】

1. 腹平片、腹透（禁吞钡检查）检查。

2. 血常规、出凝血时间、做血液浓缩试验，查血钾、钠、钙、氯。

3. 尿常规、尿比重。

【治疗】

一、一般治疗

口服维生素 B_1、阿托品，口服液体石蜡油60～100ml。

二、重点用药

1. 解痉止痛

①阿托品0.5～1.0mg，肌内注射，必要时每4～6小时肌注1次。②山莨菪碱（654-2）10mg，肌内注射或静脉注射。

2. 胃肠减压

经胃管注入生植物油或石蜡油。

3. 纠正水与电解质紊乱

输液（每天补液量 = 正常需要量 + 昨天额外损失量 + 体液丧失量的一半），液体以生理盐水，5% 葡萄糖或 10% 葡萄糖盐水，5% 碳酸氢钠为主，静脉补钾，一日不超过 6g（尿少时暂不补钾）。

4. 抗生素的应用

①青霉素 80 万单位，肌内注射。链霉素 0.5g，肌内注射，每日 2 次。②氯霉素 0.5 ~ 1.0g，静脉滴注，每日 1 次（注意血常规检查）。③氨苄西林 6g，静脉滴注。④卡那霉素 1.0 ~ 1.5g，分 2 ~ 3 次肌内注射。

5. 抗休克治疗

参见有关章节。

6. 输血、输血浆

单纯性肠梗阻经 6 ~ 12 小时观察治疗无好转或有绞窄性肠梗阻者应用，同时考虑手术治疗。

三、中医药

1. 辨证论治

①痞结期（腹痛阵发或持续胀痛，恶心呕吐、停止排便矢气、肠鸣可闻，腹软，苔薄白，脉平或弦）用大承气汤或五仁汤加减。②瘀结期（腹痛腹胀加重，痛有定处，可触及痛性包块，或吐、便咖啡样物，舌暗红或有瘀斑，脉涩）用大承气汤加减或大黄附子汤或大建中汤加减。③毒结期（病情恶化、腹胀痛持续不止，腹胀如鼓，拒按，烦躁继续神志萎靡或恍惚，呕吐声微、四肢厥冷、冷汗出，苔干黑或舌净无苔，舌质苍老干枯，脉沉细而数或沉伏）以尽早手术治疗为宜。

2. 其他

①三物备急丸，按说明服。②大承气汤 1 剂，灌肠。

③针灸：天枢、中脘、足三里，手法重刺激，留针 30～60 分钟。

【急症处理】

绞窄性肠梗阻

（1）Ⅰ级护理、平卧位，禁食水，行胃肠减压，测血压、脉搏、呼吸、体温，必要时吸氧。

（2）输液及输血　原则为先盐后糖，先快后慢，见尿补钾。根据正常身体需要量及体液丧失量计算。

（3）中毒性休克　参见有关章节。

（4）抗生素应用　氨苄西林 6g，静脉滴注。

（5）手术治疗。

四、泌尿系统疾病及治疗

泌尿系统感染

【诊断要点】

1. 高热、寒战、腰痛及尿路刺激症状，有血尿或脓尿及排尿困难。

2. 排除发热性疾病及外阴炎、肾结核及泌尿系统结石等。

【理化检查】

1. 血常规及行血细菌培养。

2. 尿常规，行尿细菌培养、尿沉渣涂片、尿道分泌物涂片染色镜下检查。

3. 尿路平片、肾盂造影及 B 超检查。

4. 尿酶测定、尿 β_2 - 微球蛋白、肾脏镓闪烁照相。

【治疗】

一、一般治疗

酸化尿液用维生素 C；碱化尿液服碳酸氢钠；降压用复方降压片或降压 0 号片；抗炎消肿口服溶菌酶，菠萝蛋白酶。

二、重点用药

1. 控制感染

（1）一般感染　①复方磺胺甲基异噁唑（SMZ）1g，首剂加倍，口服，每日2次，与磺胺增效剂（TMP）合用。②青霉素80万单位，链霉素0.5g（注意副作用），肌内注射，每日2次，或氨苄西林2~6g，合链霉素0.5g（注意副作用），肌内注射，每日2次。③呋喃妥因（呋喃坦啶）0.1g，口服，每日3~4次，5~7天1疗程。④左氧氟沙星0.1~0.2g，口服，每日2次。⑤头孢拉定0.5g，口服，每日3次。

（2）金葡菌感染　①卡那霉素（注意副作用）15mg/（kg·d）或500mg肌内注射（总量不超12~18g），每日2次。②庆大霉素8万单位，肌内注射，每日2次。

（3）变形杆菌感染　①诺氟沙星（氟哌酸）100mg，口服，每日3次。②吡哌酸0.25~0.5g，口服，每日2次。

（4）革兰阴性菌感染　硫酸小诺霉素60~120mg/次，肌内注射，每日2~3次，或60mg，静脉滴注。

2. 解除膀胱刺激症状

①泌尿灵（黄酮哌酯）0.2g，口服，每日3次，10天为1疗程。②颠茄酊或莨菪碱合剂，口服。

3. 镇痛

索米痛（去痛片）0.5~1.0g，口服，每日2次。

4. 冲洗疗法

输尿管导管冲洗肾盂用抗菌药物以新霉素为佳；膀胱冲洗用生理盐水、1:5000高锰酸钾，或1:20000青霉素等。

5. 尿路消毒剂治疗

①乌洛托品（六次甲基四胺）4g，分4次口服，10~12日1疗程。②孟德立胺1~1.5g，口服，每日4次。

三、中医药

1. 辨证论治

急性期：①肝胆郁热证（发热恶寒、口苦纳呆、烦躁不安、腰酸胁痛、小便频急短赤、溺时涩痛、苔黄腻、脉弦数）用龙胆泻肝汤加减。②膀胱湿热证（尿频急、小便赤痛、小腹胀，苔黄腻或白腻，脉濡数）用八正散加减。

慢性期：脾肾两虚、余邪未清（气短懒言、面色苍白、纳呆腹胀、倦怠乏力、舌淡苔白脉沉细无力）用四君子汤合济生肾气丸加减；肾阴不足、湿热留恋（头晕耳鸣、腰酸低热盗汗、咽干唇燥，舌红少苔，脉细数）用知柏地黄丸加减。

2. 其他

六味地黄丸 1 丸，口服，每日 2 次。

【急症处理】

1. 急性肾盂肾炎

（1）Ⅰ级护理，低盐饮食，注意血压，脉搏及体温变化。

（2）碱化尿液　碳酸氢钠 2 片，口服，每日 3 次。

（3）控制感染　①复方磺胺甲噁唑 2 片，口服，每日 2 次。②吡哌酸 0.5g，口服每日 3～4 次。③头孢立新每日 2～4 次，口服。④青霉素 240 万～480 万单位，静脉滴注，每日 1 次，或氨苄西林 6g，静脉滴注（以上疗程以 2 周为宜）。

2. 败血症

（1）Ⅰ级护理，卧床休息，测血压、脉搏、呼吸、体温、注意口腔卫生、预防褥疮。

（2）维持水与电解质平衡，增强抵抗力。补液原则为先盐后糖，先快后慢，必要时输血浆、白蛋白等。

（3）病原菌治疗　①革兰阳性球菌：青霉素 G1000～2000 万单位，静脉滴注，或红霉素 1.2～1.8g，静脉滴注。②致病菌为耐药菌株者，可用新一代青霉素或用头孢菌素。③革兰阴性杆菌：庆大霉素每日 16 万～24 万单位或卡那霉素每日 1.4～1.5g，与羧苄西林联合静脉滴注。④对病原菌种类难以估计时，以联合应用对球菌和杆菌都有效的抗生素为宜，如庆大霉素与氨苄西林联用等，一般用二联即可。

（4）对症治疗　①毒血症严重者用氢化可的松 100～

300mg，静脉滴注（短期内应用）。②感染性休克及 DIC 者参见有关章节。

肾盂肾炎

【诊断要点】

1. 多为女性，受寒、妊娠、全身抵抗力降低多为诱因。

2. 急性者起病急，多有寒战、发热、乏力、头痛、腰部胀痛，尿频、尿急、尿痛，查体上输尿管走行有压痛，肾区有叩痛。

3. 尿液混浊，尿中有大量白细胞或脓细胞，中段尿涂片 >5 个白细胞/高倍视野，即有诊断意义。少见蛋白尿及血尿。

4. 慢性多表现反复尿路刺激症状及乏力、腰酸痛，食欲不振，少有发热，晚期可见恶心、呕吐等尿毒症症状。尿常规蛋白少量，若尿蛋白 > 3.0g/24h 提示非本病可能。尿培养阳性率低。X 线造影可有肾盂变形。

【理化检查】

1. 中段尿培养。

2. 三大常规。

3. 尿三杯试验及查 24 小时尿沉渣计数。

4. 心电图、肾功能检查。尿 β_2 微球蛋白。

5. 肾脏 B 超及肾分泌造影检查、肾脏镓闪烁照相。

6. UTI 定位检查。

7. X 线检查，必要时行 CT 扫描或磁共振扫描。

8. 同位素肾图检查。

【治疗】

一、一般治疗

急性期卧床休息，多饮水，保持尿量在 1500～2000ml。慢性期注意休息，防止过劳及受寒。

二、重点用药

1. 抗生素

①急性期联合用药，氨苄西林 4.0g，加 5% 葡萄糖注射液

250mg，静脉滴注，每日2次。庆大霉素8万~12万单位，肌内注射，每日2次，肾功能不全者慎用。②如青霉素过敏者可用红霉素0.6g，加5%葡萄糖注射液250ml，静脉滴注，每日2次，或白霉素40万单位，5%葡萄糖注射液250ml，静脉滴注，每日2次。③呋喃妥因0.1g，口服，每日3次。吡哌酸0.5g，口服，每日3次，复方磺胺甲噁唑2片，口服，每日2次。或左氧氟沙星0.25g，口服，每日2次。也可用环丙沙星。④如用药2~3日症状无好转，应换用抗生素，头孢唑啉（先锋Ⅴ号）3.0g，加5%葡萄糖注射液250mg，静脉滴注，每日2次。也可用磺苄西林等。⑤头孢呋辛酯0.25~0.5g，口服，每日2次；或头孢呋辛钠2.0~3.0g，加生理盐水100ml，每日2次，静脉滴注，连用3天。或必要时用头孢曲松。或阿莫西林克拉维酸钾375mg，口服，每日3次。⑥慢性期用呋喃妥因0.1g，口服，每日3次。庆大霉素8万单位，肌内注射，每日2次。也可用复方新诺明1.0g，口服，每日2次；诺氟沙星（氟哌酸）0.2g，口服，每日3次，疗程2周，间隔1周再进行下1疗程，直至尿培养3次转阴为止，总疗程不超过4个月。⑦念珠菌感染用氟康唑50mg，口服，每日2次。

2. 用庆大霉素、红霉素、磺胺类时，可口服碳酸氢钠0.6g，每日3次，以增强抗菌效果。

3. 其他

有高血压者合用降压药，有结石、前列腺炎等疾病者，应积极治疗原发病。

三、中医药

辨证论治

①膀胱湿热证（尿频数、热灼刺痛、色赤、伴发热恶寒、苔黄腻，脉数）用八正散。②肝胆郁热证（尿涩痛、口苦、寒热往来）用蒿芩清胆汤。③气阴两虚证（小便淋涩不畅、时作时止、遇劳加重、腰酸体倦、低热口干，舌红脉细）用

七味都气丸合青蛾丸。

肾小球肾炎

【诊断要点】

1. 急性肾炎

（1）病前 1~3 周常有感染病史，以咽峡炎、扁桃体炎、猩红热等常见。

（2）起病急，乏力、尿少、浮肿、头痛、恶心，重者有血尿、中度发热、血压升高。

（3）尿常规检查尿中有蛋白、红细胞、管型，尿比重升高 > 1.025。血白细胞多正常，抗 O 升高，血沉增快，尿素氮、血清肌酐升高。血清补体下降。

2. 慢性肾炎

（1）乏力、头痛、浮肿、血压升高、贫血。

（2）尿比重低。多在 1.020 以下，尿蛋白阳性，轻度贫血。

（3）肾小球滤过率降低，内生肌酐清除率减退。

【理化检查】

1. 三大常规。

2. 咽拭子培养。

3. 肝功能，肾功能，抗 O，血沉，血钾、钠、氯、钙、镁及血清肌酐。

4. 有条件者作免疫球蛋白、补体 C3、抗核抗体检查、尿 β_2 微球蛋白。

5. 心电图、肾脏 B 超、肾脏镓闪烁照相等检查。

6. 必要时行 CT 扫描或磁共振扫描。

7. 同位素肾图检查。

【治疗】

一、一般治疗

卧床休息，注意保暖，防止感冒，低盐限水，控制钠水的摄入，饮水量每日 < 1000ml，摄盐 < 每日 2g，有氮质血症者应控制蛋白质的摄入，每日 30 ~ 40g。

二、重点用药

1. 利尿剂

①双氢克尿噻 25mg，口服，每日 3 次。②重者用呋塞米 20mg，口服，每日 3 次。注意水、电解质紊乱。③20% 甘露醇 250ml，加呋塞米 80 ~ 100mg，静脉滴注，每日 1 次。

2. 降压剂

①硝苯地平 10mg，口服，每日 3 次；或氨氯地平 5mg，口服，每日 1 次。注意钙离子拮抗剂可造成肾功能损害和蛋白尿增多。②利血平 0.25mg，口服，每日 3 次。重者可用利血平 1mg，肌内注射。③顽固性高血压用卡托普利（巯甲丙脯酸）25mg，口服，每日 3 次。或依那普利 5mg，口服，每日 2 次。④氯沙坦钾 50mg，口服，每日 1 次。

3. 抗生素

①青霉素 80 万单位，肌内注射，每日 2 次，以预防控制链球菌感染，连用 10 ~ 14 天。②青霉素过敏者用红霉素 0.25g，口服，每日 3 ~ 4 次。③林可霉素 0.5g，口服，每日 3 次。或氯林霉素 0.6g（50ml），静脉滴注，每日 2 次。

4. 其他

酌情使用免疫抑制剂（急性者尽量不用），有心力衰竭者按心力衰竭处置。

三、中医药

1. 水肿明显者用实脾饮合真武汤。

2. 蛋白尿明显者用水陆二仙丹合补中益气汤。

3. 高血压者可用杞菊地黄丸。

4. 对抗皮质激素副作用用大补元煎、生脉饮。

5. 恢复期者，长期服用金匮肾气丸、六味地黄丸。

肾病综合征

【诊断要点】

1. 全身高度浮肿，面部、双下肢、阴囊最明显，严重者可伴胸、腹水，易发生心悸及呼吸困难，整个病程时起时伏，感染后浮肿加重。

2. 有厌食，恶心，呕吐，腹泻等消化道症状。

3. 水钠潴留时有一过性高血压，Ⅱ型原发性肾病综合征多伴有高血压。

4. 大量蛋白尿，是诊断此病的重要条件，尿蛋白量 > 3.5g/24 小时。

5. 高脂血症，甘油三酯、胆固醇升高。

6. 低蛋白血症，血浆白蛋白 <3.0g/ml。

7. 尿常规可有管型；血沉加快，A/G 倒置。蛋白电泳 $\alpha2$ 或/和 β 明显增高，$\alpha1$、γ 球蛋白多数较低。

【理化检查】

1. 三大常规及尿蛋白定量检查。

2. 血脂、血浆蛋白、免疫球蛋白、血浆蛋白电泳、尿 β_2 微球蛋白、血沉。

3. 心电图、肾脏 B 超、同位素肾图等检查。

4. 必要时行 CT 扫描或磁共振扫描。

【治疗】

一、一般治疗

卧床休息，低盐（每日 2～3g）、高蛋白（每日 60～80g）饮食，控制摄水量，预防和控制感染，除去病因。

二、重点用药

1. 利尿剂

①氢氯噻嗪（双氢克尿噻）25～50mg，口服，每日 3 次，加螺内酯（安体舒通）20～40mg，口服，每日 3 次，或氨苯

蝶啶 50～100mg，口服，每日 3 次。②效果不明显时，可用呋塞米（速尿）20～40mg 口服，每日 3 次，或肌内注射，同时加保钾利尿剂。③顽固性水肿用 5% 葡萄糖注射液 250ml 或低分子右旋糖酐 500ml 加多巴胺 20mg，酚妥拉明 20mg，静脉滴注，同时配合呋塞米（速尿）40～60mg，静脉注射，每日 1 次，共 2～5 次可获良效。

2. 皮质激素

目前主张开始时剂量大，1 次服，如泼尼松 30～60mg，上午 1 次口服。一般用药 15～30 天，以后逐渐减量。

3. 免疫抑制剂

一般在激素无效时应用，环磷酰胺每日 150～200mg，分 2～3 次口服，也可 200mg 静脉注射，10 天为 1 疗程，注意毒副作用。也可用硫唑嘌呤、氮芥等。

4. 联合疗法

难治性原发性肾病综合征：①泼尼松 30～60mg，上午口服，每日 1 次。②环磷酰胺 150～200mg，静脉注射，10 日为 1 疗程。③肝素 60～100mg，静脉注射或皮下注射（用量以凝血时间较用药前延长 1 倍为度），每日 1 次，4 周为 1 疗程。④双嘧达莫每日 200～300mg，分 3 次口服，4 周为 1 疗程，间歇 7～10 天重复应用，总疗程 3 个月～1 年，治疗时应注意药物的毒副作用。

5. 抗凝

可用肝素、尿激酶、华法林、双嘧达莫。

6. 降脂

①非诺贝特 100mg，口服，每日 3 次。②吉非罗齐 600mg，口服，每日 2 次。

三、中医药

1. 辨证论治

①阳虚水泛证（高度浮肿，可伴胸水、腹水、面白形寒肢冷）用实脾饮。②阴虚水恋证（微肿不甚、面红潮热、心

烦失眠，舌红脉细）用地黄饮子。③气阴两虚证（浮肿较轻、时间较长，乏力头晕、腰酸腿软、心烦失眠，舌淡苔白，脉细数无力）用济生肾气丸加减。

2. 其他

①水肿明显者，茯苓 100g，桂枝 10g，白术 25g，泽泻 50g，柴胡 9g，白芥子 9g，水煎服。②蛋白尿明显者，土茯苓 100g，生茅根 100g，益母草 20g，竹茹 15g，蝉蜕 20g，黑豆 25g，水煎服，连用 1～2 日，蛋白尿为（＋）时，改金匮肾气丸服 1～2 月。

慢性肾功能不全

【诊断要点】

1. 有长期肾脏病史，如慢性肾小球肾炎、慢性肾盂肾炎、糖尿病肾病。

2. 慢性肾功能不全的初期（代偿期、氮质血症期）轻度贫血、乏力、食欲差、尿素氮轻度升高。慢性肾功能不全的晚期出现多系统、多脏器改变、严重贫血、消化道症状、出血倾向、心力衰竭、心律失常、皮肤瘙痒、精神症状等。

3. 化验检查：尿中有少量蛋白及红细胞，尿比重低，尿素氮明显增高≥50mg/dl（1785mmol/24h），内生肌酐清除率 <20%，血红蛋白 <80g/L。B超双肾缩小。

4. 与急性肾功能不全、再生障碍性贫血、消化道肿瘤相鉴别。

【理化检查】

1. 三大常规。

2. 血红蛋白、红细胞总数、血型。

3. 血尿素氮、肌酐、内生肌酐清除率、尿 β_2 微球蛋白。

4. 必要时行 CT 扫描或磁共振扫描。

5. 同位素肾图检查。

【治疗】

一、一般治疗

卧床休息，不使用对肾脏有损害作用的药物，控制蛋白摄入量，少尿者应控制钾和磷的入量。静脉补充营养，预防感染，控制高血压，加速毒素排泄。

二、重点用药

1. 血管活性药物的应用

多巴胺10mg，酚妥拉明（苄胺唑啉）10mg，加5%葡萄糖注射液500ml，10~15滴/分钟静脉滴注，7日为1疗程。

2. 降低尿素氮

口服氧化淀粉，每日20~30g；或用尿毒清。也可行腹膜透析、血液透析。

3. 纠正水、电解质紊乱、酸中毒及心衰。

4. 免疫抑制剂

泼尼松、环磷酰胺等酌情使用。

5. 高血脂

血脂康胶囊2粒，口服，每日2次。

三、中医药

1. 补虚祛邪方

党参15g，黄芪30g，熟地15g，杜仲15g，菟丝子15g，丹参20g，桃仁10g，红花10g，当归15g，熟大黄10g，玄参12g，土茯苓20g，大青叶15g，银花15g，马齿苋15g，水煎服，每日1剂。

2. 灌肠方

大黄15g，蒲公英20g，牡蛎30g，附子12g，水煎150ml，灌肠，每日1次，7天为1疗程。

前列腺增生

【诊断要点】

1. 夜尿增加，尿频，排尿犹豫，尿线无力，尿线间断及滴沥，进行性排尿困难，直至尿潴留或充盈性尿失禁。

2. 肛门指诊检查，前列腺两侧叶增大，中央沟消失。硬度中等，均匀。中叶增生者，肛门指诊前列腺增大不显著。

3. 通过超声检查或导尿法测定膀胱残余尿量，测定尿流率，膀胱镜检查等有助于明确诊断。

【理化检查】

1. 尿常规、尿流率。

2. 血生化、血 PSA。

3. 前列腺超声，残余尿量测定，尿道膀胱镜。

【治疗】

一、一般治疗

等待观察：如果前列腺增生对患者的生活质量影响较小且无明显苦恼，患者可以选择等待观察。适量饮水，避免过多饮用含咖啡因和酒精类饮料。

二、重点用药

1. α_1 受体阻断剂

①阿夫唑嗪，10mg，口服，每日 1 次，餐后即刻服用。②坦索罗辛，200μg，口服，每日 1 次。

2. 5α 还原酶抑制剂

①非那雄胺，5mg，口服，每日 1 次。②依立雄胺，5mg，口服，每日早晚各 1 次。③爱普列特，5mg，口服，每日早晚各 1 次。

3. α_1 受体阻断剂和 5α 还原酶抑制剂的联合治疗

以上两种药物联合应用。

三、中医药

1. 辨证论治

①湿热下注型（小便频数，排尿不畅，甚或点滴而下，尿黄而热，尿道灼热或涩痛；小腹拘急胀痛，口苦而黏，或渴不欲饮；舌红，苔黄腻，脉弦数或滑数）用八正散加减。②气滞血瘀型（小便不畅，尿线变细或尿液点滴而下，或尿道闭塞不通，小腹拘急胀痛；舌质紫暗或有瘀斑，脉弦或涩）用沉香散加减。③脾肾气虚型（尿频不爽，排尿无力，尿线变细，滴沥不畅，甚者夜间遗尿；倦怠乏力，气短懒言，食欲不振，面色无华，或气坠脱肛；舌淡，苔白，脉细弱无力）用补中益气汤加减。④肾阳衰微型（小便频数，夜间尤甚，排尿无力，滴沥不爽或闭塞不通；神疲倦怠，畏寒肢冷，面色白；舌淡，苔薄白，脉沉细）用济生肾气丸加减。⑤肾阴亏虚型（小便频数不爽，滴沥不尽，尿少热赤；神疲乏力，头晕耳鸣，五心烦热，腰膝酸软，咽干口燥；舌红，苔少或薄黄，脉细数）用知柏地黄丸加减。

2. 其他

①单方：虎杖 100g，煎水服。②外治方：艾叶 60g，石菖蒲 30g，炒热以布包之，热熨脐部（神阙穴），冷则易之。③针刺：穴取双合谷、双三阴交，强刺激 2 分钟，留针 5 分钟出针。

【急症处理】

前列腺增生并急性尿潴留

（1）Ⅱ级护理，卧床休息，测血压、脉搏、呼吸及体温。

（2）局部热敷　热敷耻骨上膀胱区及会阴，对尿潴留时间较短，膀胱充盈不严重的患者常有很好的疗效。

（3）导尿　是解除急性尿潴留最简便常用的方法，以免膀胱过度膨胀导致无功能性膀胱。如估计排尿功能一时难以恢复时，应保留导尿管，一周左右拔除。

（4）穿刺抽尿　在无法插入导尿管情况下为暂时缓解患者痛苦，可在无菌条件下，在耻骨联合上缘二指正中线处，行膀胱穿刺，抽出尿液。

（5）手术治疗　经尿道前列腺电切术。

五、内分泌与代谢性疾病及治疗

糖尿病

【诊断要点】

1. 发病与遗传和环境因素有关。

2. 有三多一少症状，即多饮、多食、多尿、消瘦及乏力，皮肤瘙痒。

3. 有多系统的并发症或合并症。①反复发作的感染，尿路、皮肤毛囊、肺部的感染、肺结核等。②末梢神经炎。③高血压、动脉硬化、冠心病。④蛋白尿、慢性肾功能不全。⑤视网膜动脉硬化、白内障、眼底出血。⑥自主神经功能紊乱。⑦阳痿、月经不调、闭经。⑧肢端疼痛、坏疽。⑨腹泻或便秘。⑩酮症酸中毒或糖尿病性高渗昏迷，这是糖尿病的急症。

4. 空腹血糖 2 次以上 ≥140mg/dl，空腹尿糖阳性（除外假阳性）。

5. 口服葡萄糖耐量试验，服糖后 0～2 小时内有 1 次以上血糖≥200ml/dl。

6. 血浆胰岛素测定值降低。

附：WHO 诊断标准（1999）

①糖尿病症状加随意静脉血浆葡萄糖 ≥ 200mg/dl（11.1mmol/L）。

糖尿病症状：多尿、多饮和无原因体重减轻。

随意血糖：不考虑上次进食时间的任一时相血糖。

或

②空腹静脉血浆葡萄糖（FPG）≥126mg/dl（7.0mmol/L）。

空腹：禁热卡摄入至少 8 小时。

或

③OGTT 时，2h 静脉血浆葡萄糖（2hPG）≥ 200mg/dl（11.1mmol/l）。

OGTT 时采用 WHO 建议，口服相当于 75g 无水葡萄糖的水溶液。

【理化检查】

1. 三大常规、尿糖、尿酮体。

2. 肾功能、肝功能、血糖，葡萄糖耐量试验，血脂、心电图、胸透检查。

3. 有条件者作血浆胰岛素测定，血酮、电解质、酸碱度、CO_2 结合力与尿素氮、血浆渗透压测定。

4. 抗体检查、血清和尿 C 肽测定。

5. HbA1c 测定。

6. 果糖胺和糖化血清白蛋白测定。

【治疗】

一、一般治疗

1. 帮助病人树立终生治疗的信心，教病人掌握糖测定及胰岛素注射的方法。

2. 糖尿病饮食。

①轻体力劳动每日每公斤体重为 105～126kJ（25～30kcal）。②中体力劳动 126～167kJ（30～40kcal）。③重体力劳动 40kcal 以上，其中蛋白质 1～1.5g/（kg·d），脂肪 0.5～1.0g/kg·d，余为碳水化合物和纤维素。

3. 积极预防并发症的发生或延长并发症出现时间。

二、重点用药

1. 口服降糖药

（1）磺脲类　适用于胰岛细胞尚有分泌功能的患者。①格列本脲（优降糖）2.5～5mg，口服，每日 2～3 次。②格列齐特 80～160mg，口服，每日 3 次。③甲苯磺丁脲（D－860）0.5～1.0g，口服，每日 3 次。以上药物均有引起低血糖可能，与磺胺制剂，水杨酸类药物合用更明显。有肝、肾功能障碍者慎用。④格列喹酮 30mg，口服，每日 1～2 次。

（2）双胍类　适用于轻型、体胖的病人。①苯乙双胍（降糖灵）25～50mg，饭前口服，每日 2～3 次。②二甲双胍 0.25，饭前口服，每日 3 次。肝功能障碍，心肺功能不全者忌用。

（3）α－糖苷酶抑制剂　阿卡波糖 50mg，饭前口服，每日 3 次。

（4）噻唑烷二酮类　罗格列酮 4mg，口服，每日 1～2 次。

2. 胰岛素的治疗

（1）适应证　①胰岛素依赖型糖尿病。②口服降糖药无效者。③有严重合并症者。④手术或妊娠分娩者。

（2）胰岛素的使用原则和剂量　普通胰岛素用量要随时调整，剂量必须个体化，从较小剂量开始，根据血糖及尿糖情况调整用量，剂量是否适当以下一次餐前尿糖为准，如尿糖阴性，剂量不变或减少 2～4 单位；每增加一个加号，用量增加 4 个单位胰岛素。血糖、尿糖稳定后可以按此剂量餐前30 分钟皮下注射，以后根据尿糖、血糖适当调整剂量。病情稳定后可按每日剂量的 2/3 改为中长效胰岛素。每晨餐前 1 次皮下注射，3～4 天调整 1 次剂量。

3. 并发症治疗

如出现并发症可按有关章节处理。

三、中医药

辨证论治

①肺热津伤证（烦渴多饮、口干舌燥，脉细数）用消渴方。②胃热炽盛证（多食易饥，便干苔黄，脉滑数）用玉女煎。③肾阴亏虚证（尿频量多、头昏耳鸣、腰膝酸软，舌红少苔，脉细数）用六味地黄丸。④阴阳两亏证（尿频混浊、

五心烦热、畏寒怕冷，舌淡苔白干，脉沉细无力）用金匮肾气丸。

本病治疗首先控制饮食，无效者酌加药物，轻度或恢复期病人可以中药为主，病程长者加丹参、川芎、赤芍等活血化瘀之品。

【急症处理】

1. 糖尿病酮症酸中毒

（1）表现　①已确诊为糖尿病的病人，有创伤、分娩、感染、手术、胰岛素中断治疗，大量进糖等诱因。②明显口渴脱水、疲倦、恶心、呕吐、烦躁、嗜睡、心动过速、呼吸深大，有烂苹果味，重者可出现昏迷。③血糖 >300mg/dl，血浆 pH 降低，尿糖及酮体也可阴性。

（2）治疗　①补液：如无心、肾功能不全，应在 1～2 小时内补液 2000～3000ml 生理盐水，以后可根据血压、尿量等情况调解补液量及速度，补液过程中应注意电解质的变化，24 小时内应补液 6000～8000ml。②补充胰岛素：应用速效胰岛素，首次 20～30 单位静脉注注，使血糖平稳下降，如 2 小时血糖下降不明显可加大剂量。如血糖下降、酸中毒情况好转，可根据血糖、尿糖情况调整胰岛素用量，改为皮下注射。③如补液、补充胰岛素后血 pH 值低于 7.35，可应用 5% 碳酸氢钠 250ml，静脉滴注，并根据血清中钾、钠、氯情况给予补充（开始 2～4 小时，每小时应补钾 1.0～1.5g，但尿量低于 30ml/h 时应停止补钾），并随时注意血糖、血清 pH 值、二氧化碳结合力、血浆电解质、尿量的变化。

2. 高渗性非酮症糖尿病昏迷

（1）表现　①有感染、创伤、脱水、应用大量利尿药或输注高渗糖等诱因。②多饮、极度口渴、发热、恶心、呕吐，重者嗜睡、幻觉、抽搐、昏迷。③血糖明显升高 >600mg/dl，血浆渗透压明显升高，血清钠 >145mmol/L，尿糖强阳性，尿中酮体阴性或弱阳性，血酮正常，二氧化碳结合力正常或轻度下降。

（2）治疗　①如无休克，可快速补充低渗性盐水，1～2小时内输2000～3000ml；如有休克可先给生理盐水，血压平稳后再给病人输低渗盐水，适当补充钾离子。②胰岛素的应用：首次应用30～50单位胰岛素静脉滴注，使血糖缓慢下降。以后根据血糖及尿糖情况调整胰岛素用量。

血脂异常

【诊断要点】

1. 成年人空腹血清总胆固醇（TC）＞5.72 mmol/L，血清甘油三酯（TG）＞1.70 mmol/L为血脂升高。

2. 血清TC 5.23～5.71mmol/L，或血清LDL－C 3.15～3.61 mmol/L为血脂边缘性升高。

【理化检查】

血生化检查基本项目为TC、LDL－C、HDL－C和TG。

【治疗】

一、一般治疗

以个体化膳食治疗（减少摄入饱和脂肪和胆固醇，并鼓励轻、中度体力活动）和改善生活方式（运动、减肥、戒烟、限酒）为主。

二、重点用药

1. 他汀类

①辛伐他汀，5～40mg，口服，每晚1次。②普伐他汀，10～40mg，口服，每晚1次。③氟伐他汀，10～40mg，口服，每晚1次。

2. 贝特类

①非诺贝特，片剂0.1g，口服，每日3次；微粒化胶囊0.2g，口服，每日1次。②苯扎贝特0.2g，口服，每日3次。

③吉非贝齐 0.6g，口服，每日 2 次。

3. 烟酸类

烟酸缓释片 1~2g，口服，每日 1 次。

4. 树脂类

①考来烯胺，从小剂量开始到每次 4~5g，口服，每日 3 次。②考来替泊，从小剂量开始到每次 4~5g，口服，每日 3 次。

5. 胆固醇吸收抑制剂

依折麦布 10mg，口服，每日 1 次。

6. 其他

普罗布考，0.5g，口服，每日 2 次。

三、中医药

1. 辨证论治

①脾虚湿盛型（血脂升高兼见脘腹胀闷，泛恶欲呕，纳差食少，腹痛腹泻，肢体困重，舌淡胖有齿纹，苔白腻，脉濡滑）用调脂健脾汤。②痰浊中阻型（血脂升高兼见眩晕，头重痛闷，心悸胸闷，呕恶痰涎，不思饮食，体肥肢困，舌苔白腻，脉滑）用调脂和中汤。③湿热蕴结型（血脂升高兼见胁肋胀痛，口苦纳呆，口气臭秽，呕恶腹胀，大便不调，小便短赤，或阴囊湿疹，或睾丸肿胀疼痛，或带下黄臭，外阴瘙痒，舌苔黄腻，脉弦数）用调脂清利汤。④气滞血瘀型（血脂升高兼见情志抑郁，胸闷易怒，善太息，胸胁或乳房走窜胀痛，或月经不调，少腹疼痛，或咽如物梗，吐之不出，吞之不下。舌质暗，或有瘀斑点，脉涩或弦）用调脂理气逐瘀汤。⑤气虚血瘀型（血脂升高兼见体倦乏力，自汗，胸痛心悸，肢体瘫痪，舌暗苔白，脉细涩）用调脂益气逐瘀汤。⑥肝肾阴虚型（血脂升高兼见眩晕，健忘寐少，耳鸣如蝉，口燥咽干，烦躁易怒，腰膝酸软，五心烦热，舌红少苔，脉细数）用调脂益阴汤。⑦脾肾阳虚型（血脂升高兼见畏寒肢

冷，腰膝酸软，腹胀便溏，四肢浮肿，小便不利，舌质淡，苔薄白滑，脉沉细弱）用调脂温补汤。

2. 饮食治疗

饮食提倡清淡，多吃蔬菜和水果、深海的冷水鱼类，宜限制高脂肪、高胆固醇类饮食，如动物脑髓、蛋黄、鸡肝、黄油等；脂肪摄入量每天限制在 30～50g；限制糖类食品，不吃甜食和零食；宜低盐饮食，食油宜用豆油、花生油、菜油、麻油等；饥饱适度。

痛　风

【诊断要点】

1. 多见于中老年男性，饮酒和进食高蛋白食物是发病的主要诱因。

2. 多于午夜突然出现单侧第一跖趾关节的剧烈疼痛，表现为关节红肿热痛、活动受限制，大关节受累时可有关节腔积液。

3. 血尿酸增高，可作为早期诊断的重要指标，但在急性期血尿酸增高的程度可能与临床症状的轻重不平行，少数急性痛风的患者血尿酸水平正常。

4. 关节滑液检查。急性期抽取关节腔积液检查，于旋光显微镜下可见白细胞内有双折光现象的针形尿酸盐结晶。

5. 痛风石内容物检查。取痛风石自行破溃物或结节内容物，在旋光显微镜下观察，可见到双折光的黄色的针状尿酸盐结晶。

6. 受累关节 X 线片检查。典型的改变为在骨软骨邻近关节的骨质有圆形的穿凿样或不整齐的虫蚀样缺损。多在晚期出现。

【理化检查】

1. 尿常规、血清尿酸、尿尿酸测定。

2. X 线检查。

【治疗】

一、一般治疗

低嘌呤饮食，戒酒，多饮清水，饮水量以保证每日尿量>2L为宜。

二、重点用药

1. 止痛、减少组织炎症反应

①秋水仙碱，0.5mg/h 或 1mg/2h，口服，每天总量 4~8mg，持续 1~2 天。或 1~2mg 溶于生理盐水 20ml，5~10 分钟缓慢静脉注射，4~5 小时重复，总剂量不超过 4mg。②非甾体抗炎药，吲哚美辛，50mg，口服，每日 3 次。③肾上腺糖皮质激素，泼尼松，30mg，口服，每日 1 次。

2. 降低血尿酸药

①丙磺舒，0.25g，口服，每日 2 次，可增加至 0.5g，口服，每日 3 次。②磺吡酮 50mg，口服，每日 2 次，渐增加至 100mg，口服，每日 3 次。③苯溴马隆，开始每次 25mg，可增至 100mg，每日 1 次，血肌酐 >250μmol/L 者禁用。④别嘌呤醇，每次 0.1g，渐增至 0.2g，口服，每日 1~3 次。⑤碳酸氢钠，1~2g，口服，每日 3 次。

三、中医药

1. 辨证论治

①湿热痹阻型（肢体关节疼痛，痛处红灼热，肿胀疼痛剧烈，筋脉拘急，手不可近，更难于下床活动，日轻夜重。多兼有发热、口渴、心烦、喜冷恶热等症状，舌质红，苔黄燥，脉滑数）用宣痹汤加味。②血瘀痰阻型（痹证历时较长，反复发作，骨节僵硬变形，关节附近呈暗黑色，疼痛剧烈，停着不移，不可屈伸，或疼痛麻木。关节或红肿疼痛，兼见发热而渴，尿短赤；或关节冰凉，寒冷季节而痛剧，得热而安。舌多见紫色瘀斑，脉细涩）用身痛逐瘀汤加减。③肝肾亏虚型（痹证日久不愈，骨节疼痛，关节僵硬变形，冷感明

> 136

显，筋肉萎缩，面色淡白无华，形寒肢冷，弯腰驼背，腰膝酸软，尿多便溏，或五更泻，舌淡白，脉沉弱。或骨节疼痛，筋脉拘急牵引，运动时加剧，形疲无力，烦躁，盗汗，头晕耳鸣，面赤，或持续低烧，日晡潮热，腰酸膝软无力，关节或见红肿灼热，或变形，不可屈伸，日轻夜重，口干心烦，纳少，舌质红少苔，脉细）用独活寄生汤加味。

2. 其他

①单方：钩藤根 250g，加烧酒适量，浸 1 天后分 3 天服完，有理气活血止痛之功。②外搽药酒方：伸筋草 12g，透骨草 12g，川桂枝 9g，羌活 12g，独活 12g，川乌 9g，草乌 9g，全当归 12g，紫草 9g，红花 9g，桑枝 9g，虎杖 9g，络石藤 9g，土鳖虫 6g。以上诸药，用高粱酒 1.5kg 浸泡，约 1 周后外用。③针刺：主穴取肾俞、气海俞、膀胱俞、关元、三阴交。配穴取离患部 1～2 寸阿是穴。手法：用平补平泻，中等量刺激。

3. 饮食控制

合理控制总热量，忌高脂、高糖饮食，防止过胖。可食用奶制品、蛋类、卷心菜、芹菜、刀豆、黄瓜、西红柿、西葫芦、花生、核桃等低嘌呤食物，忌高嘌呤食物如虾蟹、贝类、沙丁鱼等海产品，动物内脏、肉类、啤酒等。急性发作期后有限度地选用中等嘌呤食物，如鱼类、干豆、蘑菇、笋、菠菜等。

甲状腺功能减退

【诊断要点】

1. 成人型甲减

成年起病，有神经、循环、消化等系统兴奋性减退和低代谢的临床表现，血中甲状腺激素低于正常。

2. 呆小病

起病于胎儿或新生儿，除成人型表现外，尚有智力低下和特殊面容，血中甲状腺激素低于正常。

【理化检查】

1. 血清 TT_4、TT_3、TSH、FT_4、FT_3 测定。

2. X 线检查。

3. 心电图检查。

【治疗】

一、一般治疗

以对症治疗为主，有贫血者可补充铁剂、维生素 B_{12}、叶酸等。

二、重点用药

1. 甲状腺素片

一般从小剂量开始给药，每日 15～30mg，最大量每日 120～240mg。维持量大约每日 60～180mg，如果停药，症状常在 1～3 个月内复发。

2. 三碘甲状腺原氨酸（T3）或 L－甲状腺素钠（T4）

T3 20～25μg 或 T4 100μg 相当于甲状腺素片 60mg 从小剂量开始，T3 每日量 60～100μg。T4 每次 25μg 口服，每日 2 次，以后每 1～2 周增加 5μg，终剂量为 200～300μg，维持量一般每日约为 100～150μg。

三、中医药

1. 辨证论治

①阳虚水泛型（畏寒怕冷，嗜睡懒言，体重增加，肢体浮肿，关节强直，心悸胸闷，反应迟钝，腹胀少食，舌淡胖或有齿痕，苔白滑，脉沉细无力）用济生肾气丸加减。②脾肾阳虚型（疲乏无力，畏寒肢冷，嗜睡少言，眼面虚肿，阴毛稀疏，耳鸣眩晕，关节酸痛，阳萎滑精，妇女闭经，舌淡苔白，脉细缓无力）用金匮肾气丸合理中丸加减。③气血两虚型（疲乏无力，少气懒言，面色苍白，失眠健忘，食少腹胀，心慌心悸，皮肤干燥，舌淡苔少，脉细无力）用八珍汤加减。

2. 针灸治疗

体针取关元、气海、丹田、足三里、肾俞等穴，用补法。

【急症处理】

黏液性水肿性昏迷

（1）Ⅰ级护理，监测血压、脉搏、呼吸及体温。

（2）即刻补充甲状腺激素。严重者静脉注射 L – T$_3$，首次 40～120μg，以后每 6 小时 5～15μg，至患者清醒改为口服；或首次静脉注射 L – T$_4$ 100～200μg，以后每日注射 5μg，待患者苏醒后改为口服；有心脏病患者起始量为一般用量的 1/5～1/4。

（3）保温，供氧，保持呼吸道通畅，必要时行气管切开、机械通气等。

（4）氢化可的松 200～300mg 静脉静脉滴注，待患者清醒及血压稳定后减量。

（5）补液　5%～10% 葡萄糖生理盐水 500～1000ml，缓慢静脉滴注，必要时输血。

（6）必要时控制感染。

甲状腺功能亢进

【诊断要点】

1. 多有感染、创伤、精神刺激或家族史。

2. 有全身中毒症状：乏力，怕热，多汗，多食，善饥，消瘦；易怒，失眠，多疑，重者哭笑无常；心悸，心动过速，心律失常，重者有心力衰竭，血压增高，脉压差增大；性欲减退，阳萎，月经紊乱，不孕。

3. 有突眼症：非浸润性突眼可见眼裂增宽，下视露白。浸润性突眼可有流泪，畏光，眼肌麻痹，角膜溃疡。

4. 有不同程度的甲状腺肿大、甲状腺质软，多有血管杂音。

5. 基础代谢率增高，T3、T4 增高，^{131}I 吸收率高峰提前。

【理化检查】

1. 三大常规、肝功能、肾功能、血钙、血磷。

2. 基础代谢率测定及心电图、胸透检查。

3. 甲状腺素（T4）、三碘甲状腺原氨酸（T3）、血清促甲状腺素激素（TSH）测定，甲状腺^{131}I 吸收率测定。

【治疗】

一、一般治疗

避免刺激，可给地西泮（安定）2.5mg，口服，每日3次。给予高蛋白、高维生素饮食。

二、重点用药

1. 应用抗甲状腺素药物

①甲疏咪唑（他巴唑）或卡比马唑（甲亢平），每日30～40mg，分1～2次口服，至症状缓解，T3、T4 恢复到正常后改用维持量，每日5～10mg，维持1年以上。②也可应用丙硫氧嘧啶100mg，口服，每日3次，维持量每日50～100mg，连用1年以上。抗甲状腺素药递减不宜过快，每2～3周减1次。③碘番酸1.0g，口服，每日1次，疗程2～3月。可抑制T4 转化为T3。

2. 有心律增快者

①普萘洛尔（心得安）10mg，口服，每日3次，可减少T4 转化为T3。或美托洛尔（倍他乐克）25mg，口服，每日3次。②或利血平0.25mg，口服，每日3次。注意直立性低血压。

3. 有浸润性突眼者

①泼尼松10mg，口服，每日3次，或泼尼松30mg，口服，每日1次。②环磷酰胺50mg，口服，每日3次，有条件可作眼眶减压，球后放射，球后注射等治疗。

4. 药物治疗无效者，可进行外科手术治疗。

三、中医药

1. 辨证论治

①阴虚阳亢证（瘿肿或大或小，质软、起病缓、心烦少寐，目胀头昏、手足震颤、眼干目眩、心悸不宁。易出汗、怕热、倦怠乏力或腰膝酸软、耳鸣、妇女月经量少或经闭，苔少舌红，舌体颤动，脉弦细数）用二冬汤合消瘰丸加味。②气阴两虚证（自汗气短，心悸、头晕、手颤、腰痛酸楚、消瘦乏力、口干咽燥，或兼善忘、夜寐不安、或急躁、震颤、面红、口干苦或消谷善饥、口干喜凉饮或纳谷不化，大便溏薄，日行数次，舌红少苔，脉虚数）用甲亢重方。③气郁化火证（烦躁易怒、面红目赤、口苦而渴、身如火焚、烦躁不安、头眩而痛，目珠突出、或多食易饥、口渴多饮，或汗多失眠，舌红苔黄，脉弦数）用栀子清肝汤合藻药散。

2. 其他

可酌情配合知柏地黄丸、生脉饮等药。甲亢初期慎用含碘高的中药如海藻、昆布等。

【急症处理】

甲状腺危象

（1）甲状腺危象的表现

①大汗，高热，明显脱水，应用解热药物效果不佳。②恶心、呕吐、腹泻。③心悸，心动过速，心率 >120 次/分钟，血压增高，心衰。④烦躁、谵妄，嗜睡，重者可出现昏迷。

（2）甲状腺危象的处理

①立刻口服或鼻饲丙硫氧嘧啶 200～300mg，或甲疏咪唑或卡比马唑 30mg，用药后 1 小时开始见效，以后每 6 小时 1 次，危象控制后减量。②口服复方碘溶液 30～40 滴（2～3ml），以后每 6 小时口服 30 滴（2ml），症状缓解后，在 2 周内渐停碘剂。也可在 10% 葡萄糖注射液中加碘化钠液 0.25g，静脉滴注，每 8～12 小时 1 次。③普萘洛尔（心得安）1mg，

加 5% 葡萄糖注射液 20ml，缓慢静脉注射，或普萘洛尔 10mg，每 4~6 小时 1 次。或利血平 1mg，肌内注射。④高热、烦躁者可给地西泮（安定）10~20mg，静脉注射，或给其他镇静药，物理降温，必要时行人工冬眠。⑤可给激素：氢化可的松 100~200mg，加 5% 葡萄糖注射液 500ml，静脉滴注，每日不超过 500mg。或地塞米松 2mg，静脉注射，每 6 小时 1 次。为预防感染，可用青霉素 320 万~480 万单位，加 5% 葡萄糖注射液 250ml，静脉滴注，每日 2 次。⑥支持疗法，给维生素 C、辅酶 A、ATP。⑦有条件可行换血、腹膜透析治疗。

骨质疏松

【诊断要点】

1. 发生脆性骨折。

2. 基于骨密度的诊断：骨密度（BMD）T - Score ≤ - 2.5SD 者为骨质疏松。

【理化检查】

1. 尿常规、血生化检查血清钙、磷、碱性磷酸酶等。

2. X 线检查。

3. 骨密度测量。

【治疗】

一、一般治疗

合理膳食，自幼年起摄入足够钙、维生素 D、维生素 B_{12}、维生素 K 等。尽早预防：女性的围绝经期（45 岁）就应该开始预防治疗，男性往往可以迟 10 年。预防措施如适量运动、饮牛奶、晒太阳，注意防止跌倒。

二、重点用药

1. 钙剂

①碳酸钙维生素 D_3 片，600mg，口服，每日 1 次。②阿法骨化醇，0.5~1μg，口服，每日 1 次。

2. 维生素 D

维生素 AD 胶丸，1 粒，口服，每日 3 次。

3. 骨吸收抑制剂

①阿仑膦酸盐，每天 10mg，晨起空腹服，同时饮清水 200~300ml，至少半小时内不能进食或喝饮料，也不能平卧，应采取立位或坐位。②鲑鱼降钙素，50U，每日或隔日皮下或肌内注射。③鳗鱼降钙素，10U，每周 2 次或 20U，每周 1 次，肌内注射。

三、中医药

1. 辨证论治

①肝肾阴虚型（腰背酸痛，下肢乏力，眩晕耳鸣，失眠多梦，舌红少苔，脉细数）用六味地黄丸合一贯煎加减。②脾气虚衰型（腰背酸痛，双膝行走无力，轻微运动可引起胸背剧痛气促，驼背纳少，肢体倦怠，少气懒言，大便溏薄，舌淡苔白，脉缓弱无力）用补中益气汤加减。③气滞血瘀型（腰背胀痛，痛处固定，夜甚日轻，筋肉挛紧，舌质紫暗，脉细涩）用身痛逐瘀汤加减。

2. 饮食调理

①宜供应充足的钙质。要常吃含钙量丰富的食物，如排骨、脆骨、虾皮、海带、发菜、木耳、核桃仁等；②宜供给足够的蛋白质，可选用牛奶、鸡蛋、鱼、鸡、瘦肉、豆类及豆制品等；③宜供给充足的维生素 D 及维生素 C，因其在骨骼代谢上起着重要的调节作用。④应多吃新鲜蔬菜，苋菜、香菜、小白菜，还要多吃水果。

六、风湿免疫性疾病及治疗

风湿热

风湿热是一种与甲族溶血性链球菌感染密切有关的全身

性变态反应性结缔组织疾病，以心脏、关节受累最显著，有反复发作倾向，如心脏反复受到损害，可形成慢性风湿性心脏病，同时也可累及关节、皮肤、脑组织。

【诊断要点】

1. 病前常有溶血性链球菌感染史，或既往有风湿热病史。

2. 有心脏炎的表现：心动过速，心脏扩大，心尖搏动弥散，心音弱，心尖部及二尖瓣区杂音，舒张期奔马律，心包摩擦音。

3. 皮下结节：为坚硬的、米粒大小，与皮肤无粘连的硬节，多发于关节伸侧。

4. 环形红斑：为一轮廓清楚的圆形或椭圆形红斑，中间正常肤色，无痛，压之褪色。

5. 舞蹈病：仅见于儿童，表现为不自主的无目的、不协调的快速动作、睡眠时消失。

6. 发热、关节痛、心电图检查有 P–R 间期延长、血沉增快、抗链 "O" 增高。

以上要点中 2、3、4、5 条为主要临床表现，1、6 为次要表现，有 2 个主要表现，或 1 个主要表现、2 个次要表现，风湿热的诊断即可确立。

【理化检查】

1. 三大常规。做咽拭子培养。

2. 抗 "O"，血沉。

3. 心电图、胸透或胸片等检查。

4. 血清 C–反应蛋白，粘蛋白，蛋白电泳。

5. 免疫指标的检测：循环免疫复合物、血清总补体和补体 C3、免疫球蛋白、B 淋巴细胞、T 淋巴细胞、抗心肌抗体。

6. 超声心动图检查。

【治疗】

一、一般治疗

急性期卧床休息，直到血沉恢复正常后 3～4 周；恢复期适当控制活动量3~6个月。保暖、避寒、防湿、增加营养。

二、重点用药

1. 消除链球菌感染

①普鲁卡因青霉素40~80万单位，肌内注射，每日1次，共10~14天。②过敏者可用红霉素0.5g，口服，每日4次，共10天。

2. 抗风湿治疗

①用于治疗无或轻度心肌炎的患者，肠溶阿司匹林0.3g，口服，每日1次，症状好转后可持续应用25mg，口服，每日3次，服用1年左右。急性风湿热者，阿司匹林成人4~6g，分4~6次口服。或水杨酸钠每日6~8g，分4次口服。服用水杨酸制剂应从小量开始，直到取得临床疗效；有效后剂量减半，维持6~12周。②也可应用吲哚美辛25mg，口服，每日3次；保泰松0.2g，口服，每日3次。应注意血小板功能和可能引起的胃出血。③不耐受水杨酸制剂者，氯芬那酸（抗风湿灵）0.2~0.4g，口服，每日3次。

3. 激素

①泼尼松40~60mg，晨起顿服，每日1次。或泼尼松每日60~80mg，分2~3次口服。②地塞米松1.5mg，口服，每日3次，总疗程8~12周，如心脏炎并多关节炎可用泼尼松和阿司匹林联合治疗。

三、中医药

1. 辨证论治

①风湿热证（关节疼痛、局部红肿灼热、痛不可耐，关节活动不便、热邪偏盛可伴有发热、汗多、咽痛、口渴欲冷饮、尿黄赤、便干，舌苔黄燥，脉数）用白虎加桂枝汤。湿热蕴盛（可见身热不扬、头胀痛如裹、口渴不欲饮、多汗，小便混浊、大便不爽，舌苔黄腻，脉濡滑数）用宣痹汤。②

风寒湿证（关节疼痛不红肿或肿胀，遇寒则加剧，冬重夏轻）用乌头桂枝汤。③气阴两虚证（关节红肿消退、心悸气短、神疲乏力、少气懒言、自汗或盗汗、五心烦热、咽干口燥、舌淡红少苔，脉细数或结代）用炙甘草汤。④阳气不足证（关节疼痛、时轻时重、易感冒、畏寒肢冷，舌体胖有齿痕，脉沉迟或结代）用玉屏风散。

2. 其他

甘草附子汤治疗活动性风湿病见急性关节炎早期渗出性炎症剧痛者或有急性心肌损害者见效速。

系统性红斑狼疮

【诊断要点】

1. 病变累及多系统。

2. 血清中出现多种自身抗体。

3. 作为诊断标准 SLE 分类标准的 11 项中，符合 4 项或 4 项以上者，在除外感染、肿瘤和其他结缔组织病后，可诊断系统性红斑狼疮（SLE）。

（1）颊部红斑。

（2）盘状红斑。

（3）光过敏。

（4）口腔溃疡。

（5）关节炎。

（6）浆膜炎。

（7）肾脏病变。

（8）神经病变。

（9）血液学疾病。

（10）免疫学异常：抗 ds–DNA 抗体阳性，或抗 Sm 抗体阳性，或抗磷脂抗体阳性。

（11）抗核抗体滴度异常。

【理化检查】

1. 血、尿、便常规、血生化。

2. 免疫球蛋白测定、蛋白电泳、自身抗体检测。

3. 心电图、胸部 X 线、腹部 B 超。

【治疗】

一、一般治疗

①急性活动期卧床休息，缓解期病情稳定可适当工作，但要避免过度劳累；②避免日晒或其他紫外线照射；③预防感染，及时发现和治疗感染；④注意避免可能诱发狼疮的药物或食物；⑤调节不良情绪。

二、重点用药

1. 轻型 SLE 的治疗

①非甾类抗炎药，双氯芬酸，25mg，口服，每日 3 次。②抗疟药，氯喹 0.25g，口服，每日 1～2 次，或羟氯喹 0.2g，口服，每日 2 次。③小剂量激素：泼尼松，口服，每日 0.5mg/kg。④权衡利弊必要时可用硫唑嘌呤、甲氨蝶呤或环磷酰胺等免疫抑制剂。

2. 重型 SLE 的治疗

①糖皮质激素，泼尼松 1 mg/kg，晨起顿服，病情稳定后 2 周或疗程 8 周内，开始以每 1～2 周减 10% 的速度缓慢减量，减至每日泼尼松 0.5 mg/kg 后，减药速度可按病情适当调慢；如果病情允许，维持治疗的激素剂量尽量小于泼尼松 10mg/d。②环磷酰胺，0.75～1.0g/m² 体表面积，加入生理盐水 200ml 中静脉滴注，每 3～4 周 1 次。③硫唑嘌呤：每日 1～2.5mg/kg，常用剂量 50～100mg/d，即 50mg 每日口服 1～2 次。④甲氨蝶呤：10～15mg，每周 1 次。⑤环孢素：每日剂量 3～5mg/kg，分两次口服。⑥霉酚酸酯：每日剂量 10～30mg/kg 体重，分 2 次口服。

三、中医药

1. 辨证论治

①气营热盛型（高热，不恶寒，满面红赤，皮肤红斑鲜红，咽干，口渴喜冷饮，尿赤而少，关节疼痛，舌红绛苔黄，脉滑数或洪数）用清瘟败毒饮加减。②阴虚内热型（长期低热，手足心热，面色潮红而有暗紫斑片，口干咽痛，渴喜冷饮，目赤齿衄，关节肿痛，烦躁不寐，舌质红少苔，或苔薄黄，脉细数）用玉女煎合增液汤加减。③热郁积饮型（胸闷胸痛，心悸怔忡，时有微热，咽干口渴，烦热不安，红斑皮疹，舌红苔厚腻，脉滑数、濡数，偶有结代）用葶苈大枣泻肺汤合泻白散加减。④瘀热痹阻型（手足瘀点累累，斑疹斑块暗红，两手白紫相继，两腿青斑如网，脱发，口糜，口疮，鼻衄，肌衄，关节肿痛疼痛，小便短赤，低热或自觉烘热，烦躁多怒，苔薄舌红，舌光红刺或边有瘀斑，脉细弦或涩数）用犀角地黄汤加减。⑤脾肾两虚型（面色不华，但时有潮红，两手指甲亦无华色，神疲乏力，畏寒肢冷，时而午后烘热，口干，小便短少，两腿浮肿如泥，进而腰股俱肿，腹大如鼓，舌胖，舌偏淡红，苔薄白或薄腻，脉弦细或细弱）用济生肾气丸加减。⑥气血两亏型（心悸怔忡，健忘失眠，多梦，面色不华，肢体麻木，舌质淡，苔薄白，脉细缓）用八珍汤加减。⑦脑虚瘀热型（病情危笃，身灼热，肢厥，神昏谵语，或痰壅气粗，舌謇，舌色鲜绛，脉细数）用清宫汤送服或鼻饲安宫牛黄丸或至宝丹。⑧瘀热伤肝型（低热绵绵，纳呆，两胁胀痛，月经提前，经血暗紫带块，烦躁易怒，或黄疸，肝脾肿大，皮肤红斑、瘀斑，舌质紫暗或有瘀斑，脉弦）用茵陈蒿汤合柴胡疏肝散加减。

2. 其他

（1）中成药 三藤糖浆（主要成分为雷公藤、红藤、鸡血藤），20ml，口服，每日3次。

（2）穴位按摩 双下肢足三里及涌泉穴，点穴按摩，每次30分钟，每天4次。

【急症处理】

狼疮危象

（1）Ⅰ级护理，卧床休息，监测血压、脉搏、呼吸及体温。

（2）大剂量甲基泼尼松龙冲击治疗 甲基泼尼松龙1000mg，溶于5%葡萄糖250ml中，缓慢静脉滴注，每日1次，连用3天，接着使用大剂量泼尼松1 mg/kg，晨起顿服。

（3）环磷酰胺冲击治疗 每次剂量10～16mg/kg，加入0.9%氯化钠溶液200ml内，静脉缓慢滴注，时间要超过1小时。

（4）对重症血小板减少性紫癜患者，静脉输注大剂量人体免疫球蛋白 每日剂量0.4g/kg，静脉滴注，连续5天为1个疗程。

（5）针对受累脏器加强对症治疗和支持治疗。

类风湿性关节炎

【诊断要点】

1. 晨僵≥30分钟。

2. 多关节炎（14个关节区中至少3个以上部位关节炎）。

3. 手关节炎（腕或掌指或近端指间关节至少1处关节炎）。

4. 抗环瓜氨酸肽抗体阳性。

5. 类风湿因子阳性。

符合以上5项中3项或3项以上者可分类为类风湿关节炎。

【理化检查】

1. 血常规、血沉、C－反应蛋白。

2. 自身抗体检测：类风湿因子、抗角蛋白抗体、抗核周抗体、抗环瓜氨酸肽抗体。

3. X 线、关节超声检查。

【治疗】

一、一般治疗

营养支持，适度休息，急性期关节制动，恢复期关节功能锻炼，调节不良情绪，配合适当物理治疗。

二、重点用药

1. 非甾体抗炎药（NSAIDs）

①布洛芬，0.3～0.6g，口服，每日 3～4 次。②萘普生，0.25～0.5g，口服，每日 2 次。③双氯芬酸二乙胺（扶他林），25mg，口服，每日 3 次。④双氯芬酸，75mg，口服，每日 1～2 次。

2. 抗风湿药（DMARDs）

①甲氨蝶呤，7.5～20 mg，口服，每周 1 次（1 日内服完）。②来氟米特，10～20 mg，口服，每日 1 次。③柳氮磺吡啶，可从每次口服 250～500 mg 开始，每日 3 次，之后渐增至 750 mg，每日 3 次。如疗效不明显可增至每日 3 g，分 2 次口服。④羟氯喹，200mg，口服，每日 2 次。

3. 糖皮质激素

泼尼松，10～30mg，口服，每日 1 次。

4. 植物药制剂

①雷公藤多苷，每日 30～60 mg，分 3 次饭后服用。②白芍总苷，600mg，口服，每日 2～3 次。

三、中医药

1. 辨证论治

活动期　①寒湿痹（发热，恶风，畏寒，汗出，晨僵明显，周身关节疼痛剧烈，甚则骨骱屈曲不利，遇冷则痛甚，得热则可安，舌淡，苔薄，脉浮紧或沉紧）用防己黄芪汤合防风汤加减。②湿热痹（恶风，发热，关节红肿热痛，得凉则痛减，关节活动受限，手不能握摄，足难以展步，骨骱灼热、肿胀、疼痛、重着感、晨僵，口渴或渴不欲饮，溲黄赤，大便不爽或不实，苔腻或黄腻，舌质偏红，脉数）用宣痹汤合三妙散加减。

缓解期　①痰瘀互结，经脉痹阻型（关节肿痛且变形，活动时痛，屈伸受限，肌肉刺痛，痛处不移，皮肤失去弹性，按之稍硬，肌肤紫暗，面色黧黑，或有皮下结节，或肢体顽痹，眼睑浮肿，舌质暗红或有瘀斑、瘀点，苔薄白，脉弦涩）用身痛逐瘀汤加减。②肝肾同病，气血两亏型（形体消瘦，关节变形，肌肉萎缩，骨节烦疼，僵硬活动受限，筋脉拘急，常伴见腰膝酸软无力、眩晕、心悸、气短、指甲淡白，苔薄，舌淡无华，或舌淡红，脉细弱）用十全大补汤合独活寄生汤加减。

2. 中药外洗

①偏寒者：麻黄 15g、桂枝 15g、细辛 5g、川芎 15g、当归 15g、羌活 15g、汉防己 15g、苍术 15g、蜀椒 10g、制附子 15g、伸筋草 15g、威灵仙 15g。②偏热者：苍术 15g、黄柏 15g、大黄 15g、双花 15g、芒硝 10g、土茯苓 15g、川芎 15g、当归 15g、红花 15g、刘寄奴 15g、木瓜 15g、威灵仙 15g。

七、血液系统疾病及治疗

缺铁性贫血

【诊断要点】

1. 具有缺铁因素：儿童生长期、妇女妊娠期、哺乳期对铁需求增加，成人慢性失血性疾病：痔疮出血、月经过多、消化道出血等。

2. 慢性贫血体征：头晕、乏力、心悸、气短、黏膜苍白等。

3. 各组织有特殊表现：舌淡、口腔炎、皮肤干燥、反甲等。

4. 红细胞和血红蛋白减少，血小板一般正常，红细胞体积变小，形态不一，中心淡染，呈小细胞、低色素改变。

5. 血清铁减少 <50μg，总铁结合力增高 >360μg，运铁蛋白 >400mg，血清铁蛋白 <14ng/ml。

6. 骨髓象示红系统增生活跃，晚幼红细胞相对减少，红细胞形态不一，染色过浅。

【理化检查】

1. 三大常规，做便隐血试验，查网织红细胞。查肝功能、肾功能。

2. 骨髓象。

3. 血清铁和总铁结合力测定。

4. 血清和红细胞内碱性铁蛋白测定。

5. 红细胞游离原卟啉和血液锌原卟啉测定。

6. 血清运铁蛋白受体测定。

7. 胃液分析、胸透、心电图检查。

【治疗】

一、一般治疗

积极治疗原发病，如痔疮、月经不调、钩虫病等。多食含铁的绿叶蔬菜。

二、重点用药

1. 补充铁剂

①硫酸亚铁 0.3g，餐后服（禁与茶同服），每日 3 次，并用稀盐酸合剂 10ml，口服，每日 3 次。儿童用 10% 枸橼酸铁铵 1~2ml/（kg·d）。②右旋糖酐铁 50mg，深部肌内注射，每日 1 次。注射时将皮肤拉住一侧，以防拔针时药液溢出沾染皮肤。③富马酸亚铁 0.2g，口服，每日 3 次。④葡萄糖酸亚铁 0.3g，口服，每日 3 次。⑤琥珀酸亚铁 0.2~0.4g，口服，每日 1 次。

铁剂治疗有效者，网织红细胞在治疗 3～4 天后开始上升，第 10 天达高峰。随后血红蛋白上升，2 月左右达到正常水平。血红蛋白升至正常后仍要维持用药 2～3 个月，或血清铁蛋白恢复到 50μg/L，以防止复发。

2. 维生素 C 0.2g，口服，每日 3 次。

3. 严重贫血者可输同型新鲜血，有条件可直接输入红细胞。

三、中医药

辨证论治

①脾气虚弱证（面色萎黄或㿠白，神疲乏力）用香砂六君子汤。②气血两亏证（面色苍白、倦怠无力、头晕心悸，舌淡胖，脉濡细）用八珍汤。

再生障碍性贫血

【诊断要点】

1. 有（或无）一定的诱因，如服用氯霉素、抗肿瘤药物、化学药品中毒、放射物质照射、免疫反应等。

2. 全血细胞有轻度、不同程度的减少，网织红细胞减少明显。

3. 有进行性贫血的症状和体征，严重贫血、出血。

4. 骨髓像有增生低减，如增生或可有巨核细胞减少。

5. 能除外引起全血细胞减少的其他疾病，如白血病、粒细胞减少症、恶性组织细胞病等。

6. 诊断时要注意区分急性、慢性和不典型的再生障碍性贫血。与阵发性睡眠性血红蛋白尿、骨髓增生异常、低增生型白血病、恶性组织细胞病鉴别。

【理化检查】

1. 肝、肾功能。

2. 三大常规、骨髓象。

3. 血小板计数，网织红细胞、凝血时间、血型。

4. 骨髓活组织检查和放射性核素骨髓扫描。

5. 胸透、心电图检查。

6. 其他　造血祖细胞培养。

【治疗】

一、一般治疗

除去病因，如因服用氯霉素等药物所致，应及早停药；如放射物质照射引起者，应脱离放射环境。

二、重点用药

1. 雄性激素

①丙酸睾酮 50～100mg，肌内注射，每日 1 次。②17－去氢甲基睾丸酮 10mg，口服，每日 3 次。③司坦唑醇 2～4mg，口服，每日 3 次。④苯丙酸诺龙 25mg，每 2 日 1 次，肌内注射。雄性激素一般用药 3～6 个月，半年以上无网织红细胞或血红蛋白升高为无效。用药时注意肝功能变化，此类药可使病人男性化，停药后可恢复。

2. 有出血者可用肾上腺色棕 10mg 肌内注射，每日 2 次，酚磺乙胺 0.25～0.75g，肌内注射，每日 2 次。或用 6－氨基己酸 4～5g 加 5% 葡萄糖注射液 500ml 静脉滴注。

3. 兴奋脊髓

①硝酸士的宁每周肌内注射 5 日，停 2 日，剂量为 1、2、3、3、4mg 至缓解。②一叶秋碱 8mg，肌内注射，每日 1 次。

4. 肾上腺皮质激素的应用

泼尼松 10mg 口服，每日 3 次，疗程长短视疗效而定。

5. 免疫疗法

①可用抗胸腺细胞球蛋白每日 1～1.2g，加氢化可的松 100～200mg，静脉滴注，每日 1 次。②左旋咪唑 0.1g，口服，每日 3 次。③环磷酰胺 100mg，口服，每日 1 次。

6. 输血

可输入同型新鲜全血，必要时也可进行成分输血。

7. 预防感染

①青霉素 80 万单位肌内注射，8 小时 1 次。重症病人可用青霉素 320 万 ~480 万单位，加 5% 葡萄糖注射液 250ml，每日 2 次，静脉滴注。②也可用其他对骨髓无抑制作用的抗生素。

8. 有条件者可进行骨髓移植、脾切除。

三、中医药

1. 辨证论治

①阴虚证（面赤、五心烦热、盗汗，舌红、脉细数）当归补血汤合左归饮。②阳虚证（形寒、怕冷、腰酸、舌淡、脉沉弱）用当归补血汤合右归饮。

2. 其他

可用生血丸、阿胶口服液等。

过敏性紫癜

【诊断要点】

1. 过敏体质的儿童及青少年多发，多数有前驱症状，如头痛、乏力、发热、上呼吸道感染。

2. 四肢及躯干出现对称性、大小不等的高出皮肤、压之不褪色的丘疹，反复发作，部分病人伴有恶心、腹痛、关节疼痛等症状。

3. 临床上分为腹型、关节型、皮肤型、肾型及混合型，如肾脏受累可出现浮肿、蛋白尿、尿素氮增高。

4. 实验室检查可见：血小板计数正常，免疫球蛋白增高，血沉加快，束臂试验可阳性。

【理化检查】

1. 三大常规，做便潜血试验。

2. 血小板计数，嗜酸粒细胞计数，出、凝血时间。

3. 肝功能、肾功能，行免疫球蛋白测定。

4. 束臂试验，胸部透视，心电图检查。

【治疗】

一、一般治疗

去除病因，脱离致敏源，治疗原发病。

二、重点用药

1. 脱敏药物

①马来酸氯苯那敏 4mg，口服，每日 3 次。②异丙嗪 25mg，口服，每日 3 次。③苯海拉明 25mg，口服，每日 3 次。④赛庚啶 2mg，口服，每日 3 次。⑤氯雷他定 10mg，口服，每日 1 次。以上药物酌选 1~2 种。

2. 糖皮质激素（控制腹痛、关节痛有效）

①泼尼松 5~10mg，口服，每日 3 次。②严重者可用氢化可的松 100~200mg，加 5% 葡萄糖 500ml，静脉滴注，每日 1 次。

3. 止血药物

①酚磺乙胺 0.25~0.5g，肌内注射，每日 2~3 次。②维生素 K_3 4mg，肌内注射，每日 1 次。③重者可用氨甲苯酸（止血芳酸）400~600mg，加 5% 葡萄糖注射液 500ml，静脉滴注，每日 1 次。④肾上腺色棕 10mg，肌内注射，每日 2~3 次。或用 40~60mg，加葡萄糖注射液中静脉滴注。

4. 免疫抑制剂（适用于泼尼松治疗 4 周无效者，合并肾炎时应及早应用）

①硫唑嘌呤 50mg，口服，每日 3 次。②环磷酰胺 200mg，加 5% 葡萄糖注射液 250ml，静脉滴注，每日 1 次。一般用药 4~10 周，注意血常规变化。

5. 其他药物

腹痛明显者，用 10% 葡萄糖酸钙 10ml，静脉注射，对腹型有一定效果，或用 5% 普鲁卡因 20ml，静脉滴注，每日1 次。

6. 增加毛细血管致密性

维生素 C 0.2g，口服，每日 3 次，或芦丁 40mg，口服，每日 3 次，或地巴唑 40mg，口服，每日 3 次。

三、中医药

辨证论治

①血热妄行证（紫癜色红成片、面赤心烦、舌绛苔黄燥）用犀角地黄汤。②阴虚火旺证（紫癜色紫红、低热心烦、舌红少津、脉细数）用大补阴丸。③脾虚气弱证（斑色淡红、时发时愈、面黄乏力、舌淡）用归脾汤。

原发性血小板减少性紫癜

【诊断要点】

1. 病史中常无明显原因，偶有感染史。

2. 有明显出血倾向，皮肤瘀血，鼻衄，齿龈出血，月经过多，严重者有消化道及颅内出血。

3. 血小板明显减少，急性期多在 2 万左右。出血时间延长，血块收缩不良，凝血时间正常。

4. 骨髓象。巨核细胞数目正常或增多，但形成血小板的巨核细胞减少或缺如。

5. 束臂试验常为阳性。

【理化检查】

1. 三大常规、血小板计数、出凝血时间、血块收缩时间、凝血酶原时间、血型。

2. 肝功能、肾功能。

3. 束臂试验。

4. 骨髓穿刺。

5. 血小板相关抗体测定。

【治疗】

一、一般治疗

平时防止创伤，避免应用可能引起血小板减少的药物，严重出血者应卧床。

二、重点用药

1. 止血药

①氨甲苯酸 400~600mg，加入 5% 葡萄糖注射液 500ml 中静脉滴注，每日 1 次。②或酚磺乙胺 250mg，肌内注射，每日 1 次。③也可用肾上腺色棕、6-氨基己酸等。

2. 糖皮质激素（为治疗的首选药，60%~70% 的患者可完全或部分缓解）

轻者可用泼尼松 10mg，口服，每日 3 次。重者应用氢化可的松 100~200mg，加 5% 葡萄糖注射液 500ml，静脉滴注，每日 1 次。症状缓解后应用泼尼松维持，每日 10~20mg，持续 3~5 个月，视血小板上升情况逐渐减量。

3. 免疫抑制剂（用于激素治疗效果不明显者）

①硫唑嘌呤 50~100mg［1.5~3mg/（kg·d）］分次口服。②环磷酰胺 100~200mg，加 5% 葡萄糖注射液 500ml，静脉滴注，每日 1 次，一般用 2~4 周。③长春新碱 1mg，加 5% 葡萄糖注射液 500ml，每周 1 次，连用 3~4 次。

4. 升血小板药物

可应用维生素 B_4、ATP、辅酶 A、利血生等。

5. 严重出血者，可输入同型新鲜血，有条件者可输入血小板。

6. 经过内科系统治疗 4~6 个月无效者，激素治疗需大剂量才能控制出血，停药后复发者，可进行脾切除治疗。

三、中医药

辨证论治

①阴虚血热型（紫癜、口燥咽干、手足心热）用三甲复

脉汤合茜根散。②脾气虚寒型（紫癜、气短乏力、形寒肢冷）用归脾汤加灶心土。③血分实热型（紫癜、发热口渴、尿黄、便秘）用犀角地黄汤。④瘀血型（紫癜色暗青紫，或吐、衄、便血）用桃红四物汤加三七粉。

急性白血病

【诊断要点】

1. 发热，出血，进行性加重的贫血，淋巴结、肝脾肿大，胸骨下段压痛。

2. 白细胞计数可高可低，血小板计数多小于正常，血涂片可见白血病细胞。

3. 排除骨髓增生异常综合征、某些感染引起的白细胞异常、巨幼贫血、急性粒细胞缺乏症恢复期。

【理化检查】

1. 血常规、出凝血时间、血涂片、骨髓象。

2. 细胞化学、免疫学检查。

3. 血生化检查：末端脱氧核苷转移酶、碱性磷酸酶、乳酸脱氢酶、血清尿酸。

4. 染色体和基因检测。

【治疗】

一、一般治疗

防治感染，成分输血支持以纠正贫血及控制出血，防治高尿酸血症肾病，维持营养。

二、重点用药

1. 化疗药物

（1）急性淋巴细胞白血病（ALL）　①诱导缓解治疗：长春新碱和泼尼松组成的 VP 方案是基本方案。以 VP 方案为基础再与 DRN（柔红霉素），ADM（阿霉素），Ara－c，L－ASP（左旋门冬酰胺酶）和 6－MP 等药物组成许多有效的多药联用方案。②维持治疗：凡用上述方案达到 CR 后，应继续用原方案巩固疗效。用 VP 和 VDP 方案者，应再继续 2 ~ 3 周；用 POMP 方案者可再用两个疗程。缓解期间用 6 – MP 每日 100mg，连续口服 7 天，继之予 CTX 400mg 静注；间歇 7 天再给 MTX l5mg，静脉注射或口服，第 1、5、9 天；间歇 3 天后依次重复上述治疗。③复发的治疗：可继续使用 VP 方案或 Ara – C 5 ~ 10mg，每日 1 次，静脉注射，共 4 次，或 DRN lmg/（kg·d），静脉注射，共 4 天。

（2）急性非淋巴细胞性白血病（ANLL） ①缓解诱导：DA 方案、VPP 方案、COAP 方案、HOP 方案。②维持治疗：一般以 MTX 15mg 肌内注射或口服，6 – MP 100mg/d，CTX 200mg/m^2，口服，每周 1 次，长期维持，并在维持治疗开始后的 1/2、1、2、4、7、16 个月加用原诱导方案巩固、强化，16 个月后每半年 1 次，至少 2 ~ 4 年。

2. 靶向治疗药物

①全反式维甲酸（ATRA），10mg，口服，每日 2 ~ 3 次。②亚砷酸注射液，10mg 加入 0.9% 生理盐水或 5% 葡萄糖注射液 500ml 内静脉滴注，每日 1 次。③甲磺酸伊马替尼，600mg，每日 1 次，进餐时服用，并饮一大杯水。

三、中医药

1. 辨证论治

①气血两虚型（面色苍白，头晕心悸，疲乏无力，手足心热，自汗盗汗，舌质淡，脉细数）用益气补血扶正汤。②热毒炽盛型（以发热为主，往往感染灶不明显，面赤，口渴思冷饮，周身不适，伴有贫血、轻度出血、胸骨压痛或肝、脾稍肿大，大便结，小便黄，舌苔黄少津，脉数或弦数）用三藤抗白汤。③热毒入血型（以出血症状为主，发热轻或重，有齿衄、鼻衄、皮肤瘀斑，甚者唇舌有血泡，咯血、吐血、便血、崩漏、中风，或有肝、脾、淋巴结肿大，舌质红绛，苔薄黄，脉细数）用解

毒白虎汤。④瘀血内阻型（面色晦暗，皮肤甲错，痛有定处，肝、脾、淋巴结肿大，伴有低热，贫血或轻度出血，舌质暗有瘀斑，脉涩或弦数）用血府逐瘀汤加减。

2. 其他

中药复方：①青黄散；②抗白丹。

【急症处理】

当循环血液中白细胞数超过 $100 \times 10^9/L$ 时，应紧急使用血细胞分离机，清除过高的白细胞，同时给予化疗和水化。可按白血病分类诊断实施相应化疗方案，也可先用化疗前短期预处理：ALL 用地塞米松 $10mg/m^2$，静脉注射；急性粒细胞白血病用羟基脲 $1.5 \sim 2.5g/6h$（总量 $6 \sim 10g/d$）约 36 小时，然后进行联合化疗。需预防白血病细胞溶解诱发的高尿酸血症、酸中毒、电解质紊乱、凝血异常等并发症。

慢性白血病

【诊断要点】

1. 乏力，消瘦，低热，皮肤紫癜，皮肤瘙痒，骨骼痛，易感染。

2. 淋巴结肿大，肝脾肿大，皮肤损害。

【理化检查】

1. 血常规、出凝血时间、血涂片、骨髓象。

2. 细胞化学、免疫学及遗传学检查。

3. 生化检查，末端脱氧核苷转移酶、碱性磷酸酶、乳酸脱氢酶、血清尿酸。

4. 染色体检测。

【治疗】

一、一般治疗

以对症支持治疗为主。

二、重点用药

1. 化疗药物

（1）HU（羟基脲）　开始剂量为每日 3g，口服。当白细胞降至 $20 \times 10^9/L$ 时，将剂量减至一半；降至 $10 \times 10^9/L$ 时，将剂量再减少。维持剂量约每日 $0.5 \sim 1.0g$。

（2）BU（马利兰）　2mg，口服，每日 3 次，当白细胞减至 $10 \times 10^9/L$ 时，减量至 $1 \sim 2mg/d$，一直维持 $2 \sim 3$ 个月。停药后，如白细胞波动在 $10 \sim 50 \times 10^9/L$ 间，可考虑小剂量维持 1 年以上。

（3）其他　CTX、CLB、6-MP（6-巯基嘌呤）、MMC（丝裂霉素）等，多在上述药物无效时才考虑使用。

2. 干扰素 α

300 万 U～500 万 U/（$m^2 \cdot d$）皮下或肌内注射，每周3～7 次，持续数月至数年不等。

3. 甲磺酸伊马替尼

慢性期（CP）、急性期（AP）和急性变期（BP/BC）分别为 400mg/d、600mg/d 和 $600 \sim 800mg/d$。

三、中医药

1. 辨证论治

①痰瘀互阻型（颈项腋下瘰疬痰核，或腹内积块，或时有自汗盗汗，精神尚可，饮食如常，舌淡红有瘀斑瘀点，苔薄白腻或黄，脉弦细或细数）消瘰丸合温胆汤合桃红四物汤加减。②气阴两虚型（面色苍白，倦怠乏力，心烦气短，头晕耳鸣，潮热，自汗盗汗，腹胀纳呆，腹中痞块大而坚硬，舌淡嫩或有瘀斑，苔花剥，脉细弱或细数）生脉散合膈下逐瘀汤加减。③脾肾阳虚型（瘰疬痰核，面色苍白或晦暗，疲乏气短，腹中积块，纳呆便溏，小便清长，腰膝冷痛，肢体不温，阳萎早泄，舌质淡胖而暗苔白，脉沉细）附子理中丸

合菟丝子丸加减。④肝肾阴虚型（头晕眼花，两眼干涩，心悸失眠，耳鸣耳聋，五心烦热，潮热盗汗，胁下痞块，腰酸肢痛，肢体刺痛，遗精或月经量少，舌暗红少苔，脉弦细涩）知柏地黄丸合身痛逐瘀汤加减。⑤热毒炽盛型（壮热口渴，咽喉肿痛，口糜口疮，衄血、便血、尿血，胁下积块甚大，或胁下刺痛，或肢体剧痛，腹胀便秘，形体消瘦，兼见神疲乏力，气短懒言，舌质紫红而暗，苔黄燥，脉洪大或细数）清营汤合青蒿鳖甲汤加减。

2. 其他

（1）中成药 ①当归龙荟丸；②六神丸；③梅花点舌丹；④牛黄解毒片；⑤大黄䗪虫丸；⑥犀黄丸；⑦小金丹。

（2）穴位敷贴 脾肿大伴有脾周围炎的，可用青黛、紫金锭或如意金黄散等局部敷贴。

【急症处理】

当循环血液中白细胞数超过 $100 \times 10^9/L$ 时，应紧急使用血细胞分离机，清除过高的白细胞，同时给予化疗前短期预处理：羟基脲 1.5～2.5g/6h（总量6～10g/d）约36小时；别嘌醇100mg，每6小时1次，预防白血病细胞溶解诱发的高尿酸血症。

白细胞减少及粒细胞缺乏症

【诊断要点】

1. 有药物、放射性物质、感染、中毒、化学因素等接触史。

2. 白细胞减少呈慢性经过，有乏力，多汗，食欲不振，常感冒及并发各种感染。

3. 粒细胞缺乏常急性发病，高热、寒战、极度无力，咽部疼痛，口腔黏膜溃疡，严重可坏死。

4. 白细胞减少症：周围血白细胞数在 $(2.0～4.0) \times$

10^9/L，中性粒细胞正常或稍低，淋巴细胞相对增多，骨髓象多正常。粒细胞缺乏症：周围血白细胞常在 2.0×10^9/L 以下，中性粒细胞降低至 $0.01 \sim 0.02$，绝对值 < 1000，甚至缺如，淋巴细胞、单核细胞相对增多。骨髓象示粒系增生不良或成熟障碍。

【理化检查】

1. 白细胞计数加分类，必要时骨髓象检查。

2. 查肝功能、肾功能。

3. 做肾上腺素试验，泼尼松龙试验。

4. 做胸透、心电图检查。

【治疗】

一、一般治疗

除去病因，停止服用有害的药品，脱离可能致病的环境。粒细胞缺乏明显者应予隔离，作好皮肤、黏膜、口腔的消毒护理。

二、重点用药

1. 升白细胞药物

①利血生 $10 \sim 20$mg，口服，每日 3 次，用于各种粒细胞减少。②鲨肝醇 $20 \sim 25$mg，口服，每日 3 次，用于放疗、化疗、苯中毒所致的白细胞减少。③维生素 B_4 $10 \sim 20$mg，口服，每日 3 次，或每日 2 次，肌内注射，用于抗癌药物及氯霉素所致的粒细胞减少。④维生素 B_6 $10 \sim 20$mg，口服，每日 3 次，用于各种白细胞减少。⑤肌苷 $0.2 \sim 0.4$g，口服，每日 3 次，或肌内注射，用于放疗、化疗所致的白细胞减少。以上药物疗效不肯定，可选用 $1 \sim 2$ 种，$1 \sim 2$ 个月可更换 1 组，半年无效可停用。⑥重组人粒细胞集落刺激因子 $100 \sim 300$μg，皮下注射或静脉滴注，每日 1 次。

2. 糖皮质激素

泼尼松 10mg，口服，每日 3 次。重者可用氢化可的松

100~200mg，加 5% 葡萄糖注射液 500ml 静脉滴注，每日 1
次。也可用环磷素。

3. 如有感染，或应用皮质激素时，可用青霉素 320 万~
480 万单位，加 5% 葡萄糖注射液 250ml，静脉滴注，每日 2
次，也可应用其他抗生素。

4. 全身支持疗法，可用能量合剂，丙种球蛋白，输新
鲜血。

5. 如有条件可输白细胞悬液。

6. 免疫性粒细胞减少及脾功能亢进者可考虑脾切除。

三、中医药

党参 12g，黄芪 10g，白术 10g，当归 12，陈皮 12g，升麻
6g，柴胡 6g，银花 15g，防风 6g，甘草 5g，丹参 12g，水煎
服，每日 1 剂，分 2 次服。

八、神经系统疾病及治疗

脑血栓

【诊断要点】

1. 有动脉硬化、高血压、高血脂、短暂性脑缺血发作
病史。

2. 常于安静状态（休息、睡眠）时发病，症状经 1~2 天
呈进行性加重过程而达高峰。

3. 无明显头痛、恶心、呕吐症状，意识多正常或轻度意
识障碍。

4. 可因不同部位脑血管闭塞而产生相应的神经定位症状，
如偏瘫、失语、视力障碍、共济失调、感觉障碍等。

5. 脑脊液压力多正常，不含红细胞（如为出血性脑血栓，
可有少量红细胞）。

6. 头部 CT 检查，病灶呈低密度改变。

【理化检查】

1. 血、尿、便三大常规。

2. 出、凝血时间，血小板计数。

3. 肝功能、肾功能、血糖、血脂、电解质。

4. 脑脊液及作脑血管造影。

5. 头颅超声、头颅 CT、头颅 MRI、心电图、胸透检查。

【治疗】

一、一般治疗

卧床休息，抬高头位 15°～30° 左右，保持安静，进食低盐、低脂肪、低胆固醇饮食，积极治疗原发病。

二、重点用药

1. 扩张血管

①脉通液或 706 代血浆 250～500ml，静脉滴注，每日 1 次，8～10 天 1 疗程，亦可加曲克芦丁（维脑路通）0.4g 或川芎嗪 80mg，静脉滴注，每日 1 次。②盐酸罂粟碱 100mg，加 5% 葡萄糖注射液 500ml，静脉滴注，每日 1 次，或 30mg，肌内注射，每日 2～3 次。③5% 碳酸氢钠 200～400mg，静脉滴注，每日 1 次，10～12 天 1 疗程。

2. 溶栓抗凝

①蝮蛇抗栓酶 0.25～0.5 单位加生理盐水 500ml 静脉滴注，每日 1 次，10～15 天 1 疗程。②尿激酶 2 万～8 万单位加 5% 葡萄糖注射液 500ml，静脉滴注，每日 1 次。③链激酶 50 万单位加 5% 葡萄糖注射液 500ml 静脉滴注，每日 1 次，注意先作皮试。④常规用阿司匹林、双嘧达莫（潘生丁）。

3. 脑细胞活化剂

①胞二磷胆碱 0.5g 加 5% 葡萄糖注射液 250ml，静脉滴注，每日 1 次。②细胞色素 C 30mg，加 5% 葡萄糖注射液 20ml，静脉滴注，每日 1 次，用前皮试。③吡拉西坦（脑复

康）0.8g，口服，每日 3 次。④尼莫地平 40mg，口服，每日 3 次。⑤维生素 B_1 100mg，维生素 B_{12} 500μg，肌内注射，每日 1 次。⑥氟桂利嗪（西比灵）5mg，口服，每日 1 次。

4. 脱水、降压

①脑血栓早期或栓塞面积大、病情重者可用 20% 甘露醇 250ml，静脉滴注，每日 2 次；或呋塞米（速尿）20mg，肌内注射或静脉注射。②血压高可用硝苯地平（心痛定）10mg，口服，每日 3 次。或非洛地平 5mg，口服，每日 1～2 次、左旋苯磺酸氨氯地平 2.5mg，口服，每日 1～2 次。

5. 高压氧治疗

每日 1 次，10 日为 1 疗程。

三、中医药

1. 辨证论治

（1）中经络 ①经络空虚，风邪入中（偏瘫口角流涎，肌肤麻木不仁，或兼见恶寒发热，舌苔薄白）用大秦艽汤。②肝肾阴虚，风阳上扰（偏瘫舌强语謇，头晕耳鸣，舌红苔黄，脉弦）用镇肝熄风汤。

（2）中脏腑 ①阳闭（偏瘫，牙关紧闭，两手握固，大小便闭，面红气粗，身热躁动，苔黄腻、脉弦滑数）用至宝丹合羚羊角汤。②阴闭（偏瘫、牙关紧闭，两手握固、大小便闭、面白唇暗、痰壅肢凉、静而不烦，苔白腻，脉沉滑缓）用苏合香丸合涤痰汤。③脱证（偏瘫目合口开、气息微弱、撒手遗尿、汗多不止、肢体软瘫、脉微欲绝）用参附汤。

（3）后遗症 ①半身不遂用补阳还五汤。②语言不利用地黄饮子。③口眼歪斜用牵正散。

2. 其他

（1）可配合使用人参再造丸，大活络丸。

（2）针灸、理疗。

脑出血

【诊断要点】

1. 中年以上，多有高血压、动脉硬化病史。

2. 多于活动、用力、屏气、情绪激动时发病。

3. 起病急骤，站立时发病者，常突然跌倒，血压升高，脉缓有力，可有剧烈头痛、恶心、呕吐，尿便失禁，重症很快进入昏迷。

4. 出血部位不同，而有不同神经损害，定位体征，如内囊出血有三偏症；脑干出血有交叉瘫，高热；小脑出血有频繁呕吐等。

5. 脑脊液压力增高，红细胞数、蛋白定量增高，严重者呈血性脑脊液。

6. 有条件可作头颅 CT，核磁共振，脑血管造影检查。

【理化检查】

1. 血、尿、便三大常规，出凝血时间，血小板计数。

2. 肝、肾功能检查，查血电解质、血脂、血糖。

3. 脑电图、脑血流图、心电图、眼底检查。

4. 脑脊液检查（应慎重）。

5. 脑血管造影、脑超声、头部 CT、核磁共振检查。

【治疗】

一、一般治疗

绝对卧床，避免用力，解除焦虑，镇静止痛。

二、重点用药

1. 控制脑水肿、降低颅内压

①20% 甘露醇 250ml，快速静脉滴注，每日 4～6 次。②地塞米松 10～15mg，静脉注射，每日 2～4 次。③呋塞米（速尿）40～60mg 加入 5% 葡萄糖注射液 20ml 中，静脉注射，每

日 2～4 次。脱水剂、利尿剂可交替使用 5～7 天。

2. 止血药物（本法临床有争议，为防止再出血，可短期应用 3～5 天）

①氨甲苯酸 200～400mg 加入 5% 葡萄糖注射液 500ml 中，静脉滴注，每日 1 次。②酚磺乙胺 500mg，加入 5% 葡萄糖注射液 500ml 中，静脉滴注，每日 1 次。③肾上腺色棕、维生素 K、仙鹤草素、云南白药酌选。

3. 神经营养剂及细胞活化剂

①维生素 B_1 100mg，维生素 B_{12} 500μg，肌内注射，每日 1 次。②细胞色素 C 15～30mg，加 5% 葡萄糖注射液 20ml，静脉注射（应做皮试），每日 1 次。

4. 对症治疗及防治并发症

①烦躁、抽搐者可应用地西泮（安定）10mg，肌内注射，或苯巴比妥（鲁米那）0.1g，肌内注射。②血压过高者可用利血平 1mg，肌内注射或静脉注射，必要时 2 小时后可重复用药，能口服者给硝苯地平（心痛定）、复方降压片、尼群地平等。血压应维持高于正常 1.30～3.99kPa。③防止呼吸道、泌尿道感染用青霉素 160 万单位，肌内注射，每日 2 次。必要时 480 万单位加入 5% 葡萄糖注射液 250ml 中，静脉滴注，每日 2 次，或庆大霉素 12 万单位加 5% 葡萄糖 250ml，静脉滴注，每日 2 次。或酌情使用头孢呋辛酯、左氧氟沙星（利复星）、克拉霉素、克林霉素等。④改善脑供血可用尼莫地平片 20mg，口服，每日 3 次。

5. 维持水、电解质平衡及供给热量

起病后 1～3 天内，每日静脉滴注 2000～3000ml，并补足能量，以后根据病人进食情况酌情补液。

6. 其他

急性期闭证用安宫牛黄丸、至宝丹、苏合香丸，脱证用参附汤加味。恢复期服补阳还五汤、人参再造丸。

【急症处理】

1. 重症昏迷

①Ⅰ级或特级护理，按时翻身防止褥疮、导尿，24 小时仍未清醒者可予鼻饲。②迅速降低颅内压，20% 甘露醇 250 ～ 500ml 快速静脉注射。③保持呼吸道通畅，及时应用止血药、降压药、镇静药。

2. 脑疝

①迅速降低颅内压。②有条件可外科开颅减压。③必要时行气管切开。

阿尔茨海默病

【诊断要点】

1. 早期和显著的情景记忆障碍。

2. 颞中回萎缩。

3. 异常的脑脊液生物标记。

4. PET 功能神经影像的特异性成像。

5. 直系亲属中有明确的 AD 相关的常染色体显性突变。

（1 加上一个或多个支持性特征 2、3、4 或 5）。

【理化检查】

1. 神经心理学测验：简易精神量表（MMSE），日常生活能力评估（ADL）量表，行为和精神症状（BPSD）的评估。

2. 血常规、血生化、维生素 B_{12}、叶酸水平、甲状腺素。

3. CT 和 MRI 检查，$18F$ – 脱氧核糖葡萄糖正电子扫描（18FDG – PET）。

4. 脑电图（EEG）。

5. 脑脊液检测。

6. 载脂蛋白 APOE4 基因检测。

【治疗】

一、一般治疗

对长期卧床者，要注意大小便，定时翻身擦背，防止压疮发生。对兴奋不安患者，应有家属陪护，以免发生意外。同时加强对患者的生活能力及记忆力的训练。

二、重点用药

1. 胆碱酯酶抑制剂

①盐酸多奈哌齐片 5mg，口服，每日 1 次，一月后可增加药量至 10mg。②重酒石酸卡巴拉汀胶囊 1.5mg，口服，每日 2 次；如耐受，2 周后可增至 3mg，每日 2 次；同样，可逐渐加量至 4.5mg 和 6mg，每日 2 次。③石杉碱甲胶囊 0.1～0.2mg，口服，每日 2 次。

2. N – 甲基 – D – 天冬氨酸（NMDA）受体阻断剂

美金刚，起始剂量 5mg，每日 1 次；如可耐受，则逐渐增加剂量至 10mg、15mg、20mg，最终剂量为 20mg。两次加量的最小时间间隔为一周。

三、中医药

1. 辨证论治

①禀赋不足型（多伴发育畸形，成年后神情呆滞、反应迟钝，日常生活需人照料，舌体淡胖，质暗，舌苔薄白或腻，脉细缓或滑，尺部细弱）用七福饮加减。②精气亏虚型（年老表情呆滞，行动迟缓，记忆力明显减退，言语迟钝，话语颠倒，行为幼稚，情绪变化大，伴头晕目花，发稀齿少，腰酸膝软。舌质暗淡，舌苔薄白，脉弦细无力，两尺脉细弱）用还少丹加减。③痰浊蒙窍型（精神抑郁，表情呆钝，静而少言，哭笑无常，不欲见人，不思纳谷，脘腹胀满，口多痰涎，气短乏力。舌体胖，舌质淡，舌苔白腻，脉沉滑）用洗心汤加减。④气血瘀滞型（神情淡漠，反应迟钝，寡言少语，健忘善怒，睡中易惊，肌肤甲错，两目凝视，舌质紫暗，或见瘀斑瘀点，舌苔薄白，脉细涩或迟）用通窍活血汤加减。

2. 其他

①针刺：关元、百会、风池、神门为主穴，三阴交、足

三里为辅穴。留针30分钟，每天1次，每周治疗6天、间隔1天，3周为1疗程。②穴位注射：主穴取背俞，配穴取足三里、三阴交，均取双侧，主穴用补法，配穴用泻法。用乙酰谷酰胺2ml，复方丹参注射液4ml，将两液混合，分别注于上述穴位，每穴1.5ml。

帕金森病

【诊断要点】

1. 单侧起病。

2. 存在静止性震颤。

3. 疾病逐渐进展。

4. 症状持续的不对称，首发侧较重。

5. 对左旋多巴的治疗反应非常好（70%～100%）。

6. 应用左旋多巴导致的严重异动症。

7. 左旋多巴的治疗效果持续5年以上（含5年）。

8. 临床病程10年以上（含10年）。

具有三个或以上者可确诊帕金森病。

【理化检查】

1. 嗅觉检查。

2. 多巴摄取功能PET显像。

【治疗】

一、一般治疗

鼓励病人进行体疗，继续工作或培养业余爱好，并进行心理治疗，克服悲观失望、情绪低落和忧郁症状。

二、重点用药

1. 抗胆碱能药物

盐酸苯海索，初始剂量1～2mg，口服，每日1次，逐日递增至5～10mg，每日1次。

2. 金刚烷胺

0.1g，口服，每日2次。

3. 单胺氧化酶B抑制剂

司来吉兰，5mg，口服，早晚分2次服用，或10mg早晨一次顿服。

4. DR激动剂

吡贝地尔，每日150~250mg，分2~3次饭后口服。

5. 复方左旋多巴（包括左旋多巴/苄丝肼和左旋多巴/卡比多巴）

开始每次137.5mg，口服，每日3次，逐日增加137.5mg，直至每日2.2g。维持量每日550mg，疗程20~40周。控释片：轻中度患者，开始剂量每次250mg，每日2~3次，逐渐增加剂量，多数患者每日只需2~8片，分数次服用。开始给药前8小时需停用左旋多巴。

6. 儿茶酚-氧位-甲基转移酶（COMT）抑制剂

①恩他卡朋，200mg，口服，每日3~4次。②托卡朋，100~200mg，口服，每日3次。

三、中医药

1. 辨证论治

①肝血亏虚，风阳内动型（肢体颤振，项背僵直，活动减少，面色少华，行走不稳，头昏眼花，四肢乏力，舌质淡，苔薄白或白腻，脉弦细）归芍舒筋汤或补肝汤合天麻钩藤饮加减。②痰热交织，风木内动型（头摇肢颤，神呆懒动，形体稍胖，头胸前倾，活动缓慢，胸脘痞闷，烦热口干，咯吐黄痰，头晕目眩，小便短赤，大便秘结，舌质红，舌苔黄或黄腻，脉弦滑数）催肝丸加减。③血脉瘀滞，筋急风动型（头摇或肢体震颤日久，面色晦暗，肢体拘痉，活动受限，项背前倾，言语不利，步态慌张，皮脂外溢，发质焦枯，舌质紫暗或夹瘀斑，舌苔薄白或白腻，脉弦涩）血府逐瘀汤加减。

2. 其他

①早期推拿、康复锻炼以及护理调摄。②针刺：四神聪、百会、风池、本神、曲池、太冲、合谷。肝肾不足，选用肝俞、肾俞、阳陵泉；气血亏虚，选用气海、足三里；血瘀阻痹，加用曲池、合谷、太冲；痰浊交阻，选用中脘、丰隆。精气亏乏，阴血不足，选用背俞穴或夹脊穴。

面神经炎

【诊断要点】

1. 急性发病，病前多有吹风，受凉病史。

2. 多见单侧受累，病侧鼻唇沟变浅，口角下垂，眼睑闭合不能，额纹消失，鼓气漏风。

3. 部分患者有耳鸣、眩晕症状，病侧面部及乳突区可有酸胀及轻微疼痛。

4. 排除其他疾病所致的周围性面瘫，如格林－巴利综合征，脑干病变所引起的交叉瘫等。

【辅助检查】

1. 血、尿、便常规。

2. 血糖，血脂，肝、肾功能。

3. 胸透、内听道拍片。

4. 有条件者可作头部 CT 及头部超声波检查。

【治疗】

一、重点用药

1. 神经营养及细胞活化剂

①维生素 B_1 100mg 加维生素 B_{12} 500μg，肌内注射，每日 1 次。②细胞色素 C 30mg 加入 10% 葡萄糖注射液 20ml，静脉注射，每日 1 次。

2. 血管扩张剂

①地巴唑 40mg，口服，每日 3 次。②培他司汀（培他啶）8mg，口服，每日 3 次。③复方丹参注射液 12ml 加入 5% 葡萄

糖注射液 500ml，静脉滴注，每日 1 次。

3. 激素的应用

发病早期可用氢化可的松 100～200mg，静脉滴注，每日 1
次，1 周后逐渐减量。轻症者可用泼尼松 10mg，口服，每日
3 次。

4. 注意对暴露角膜的保护。

5. 急性期不宜进行物理疗法及针灸治疗。

二、中医药

1. 鲜鳝鱼血适量，涂患侧面部，每日 1 次，连用 5～
15 次。

2. 皂角 30g，研面，陈醋调合，敷患侧酒窝部，每日 1
次，7 次为 1 疗程。

三叉神经痛

【诊断要点】

1. 三叉神经一支或几支分布范围内发作性剧痛，如刀割、
钻刺、烧灼样痛，可反射性引起同侧面肌抽动、流泪等症状。
发作、恢复均较突然。

2. 面、鼻、口腔前部可有"板机点"，轻微刺激可以诱发
疼痛。

3. 多发于单侧，多见于中、老年人及女性，易误诊为
牙痛。

4. 眶下孔、颏孔等三叉神经皮下分支出孔处常有压痛。

5. 疼痛仅局限于三叉神经分布区，发作时神经系统无局
限性体征。

【理化检查】

1. 血常规。

2. 胸透、头颅正侧位拍片。

3. 血脂、血糖，必要时做葡萄糖耐量试验。

4. 有条件者可作头部 CT 检查。

【治疗】

一、一般治疗

继发性者进行病因治疗，原发性者对症治疗。

二、重点用药

1. 苯妥英钠0.1g，氯丙嗪25mg，艾司唑仑（舒乐安定）1mg，口服，每日3次。卡马西平100～200mg，口服，每日2～3次。

以上无效者可选用巴氯芬5～10mg，口服，每日3次；或阿米替林25～50mg，口服，每日3次。

2. 维生素B_{12} 500～1000μg，肌内注射，每日1次。

3. 可以适当应用激素治疗。泼尼松（强的松）10mg，口服，每日3次。

4. 可以应用布桂嗪（强痛定）、哌替啶（杜冷丁）等止痛剂，应短期应用。如止痛效果不佳，可以给予复方冬眠Ⅰ号或Ⅱ号（应慎用）。

5. 服药无效或疼痛严重者，可用利多卡因、醋酸地塞米松，封闭患支神经或三叉神经半月节。

6. 如系统治疗无效可考虑外科手术治疗。

三、中医药

1. 当归注射液1～2ml，轮流注射太阳、四白、下关、颊车、翳风、风池、合谷穴，每次2～3穴，同侧取穴。

2. 注射用水0.1ml，板机点注射，每日1次，3～5次1疗程，适于各型三叉神经痛。

坐骨神经痛

【诊断要点】

1. 疼痛常自臀部开始向下沿大腿后侧、腘窝、小腿外侧向外踝及跖部放散。

2. 多在持续性钝痛的基础上，有阵发性刺痛、灼痛，疼痛可因弯腰、咳嗽而加重，过劳、受凉也可成为诱因。

3. 沿坐骨神经走行有压痛点：腰旁点、臀点、腓点、外踝点等。

4. 坐骨神经支配范围内有不同程度的运动感觉、反射和自主神经障碍。

5. 坐骨神经牵扯征常呈阳性，跟腱反射减弱。

6. 久病者大腿肌肉可有轻度萎缩。

7. 可能检出原发病的存在。

【理化检查】

1. 血常规、血沉、抗 O，类风湿因子。

2. 脑脊液，压颈试验及椎管造影。

3. 腰椎 X 线片、肌电图、腰椎 CT 及 MRI 检查。

【治疗】

一、一般治疗

治疗原则主要是针对原发病治疗，除去致病因素，其次是对症治疗。可配合理疗，如红外线、超声波、蜡疗、磁疗等。并可服风湿骨痛胶囊、活血止痛胶囊等。

二、重点用药

1. 神经营养剂

维生素 B_1 100mg，维生素 B_{12} 500μg，肌内注射，每日 1 次。胰激肽原酶 240U，口服，每日 3 次。

2. 皮质激素

①泼尼松 10mg，口服，每日 3 次。②重者可用氢化可的松 100mg 加 5% 葡萄糖注射液 500ml，静脉滴注，每日 1 次。

3. 血管扩张剂

①培他司汀（培他啶）20~30mg 加 5% 葡萄糖注射液 500ml，静脉滴注，每日 1 次。②复方丹参 14ml 加 5% 葡萄糖注射液 500ml，静脉滴注，每日 1 次。③复方丹参 2ml，作穴位注射。

4. 镇痛剂

①奈福泮（平痛新）20mg，肌内注射（剧痛不止者用）。

双氯芬酸钠 75mg，每日 1 次。水杨酸类止痛剂单独应用效果不佳。

5. 外科封闭疗法治疗。

三、中医药

1. 辨证论治

①热痹证（发热口渴，关节不利，红肿结节，苔黄腻）用白虎加桂枝汤。②寒湿痹证（恶风寒喜暖，关节屈伸不利，肌肤麻木不仁，苔白腻）用独活寄生汤。

2. 其他

生理盐水 10～20ml，取大肠俞、承扶、殷门、委中、承山穴，每次 1～2 穴，每日 1 次，穴位注射。

癫　痫

【诊断要点】

1. 有反复发作史，发病突然，突发突止，分全身性发作、部分性发作两大类，有原因可查为继发性发作。

2. 癫痫大发作（全身性发作）常在一声尖叫后意识丧失，倒地抽搐，全身肌肉强直收缩，口吐白沫，眼球凝视，颜面青紫，可有尿、便失禁。典型大发作分为前驱期、先兆期、痉挛期、恢复期。

3. 癫痫小发作（失神发作），为短暂（2～15 秒）意识障碍，病人在某种姿势下固定不动，茫然凝视，事后不能回忆，无全身肌肉痉挛现象。

4. 精神运动性发作表现为意识混乱，有幻觉，严重者有不法行为。

5. 局限性发作多无意识障碍，仅表现为个别肢体抽搐或感觉异常。

6. 癫痫持续状态，表现为持续性大发作，意识一直不清，应及时抢救治疗。

7. 脑电图检查，发作时有半数以上病人有癫痫样放电。

【理化检查】

1. 血、尿常规。

2. 肝功能、肾功能、血糖、脑脊液。

3. 脑电图、心电图检查。

4. 胸部透视、脑超声波检查。

5. 头颅 CT、核磁共振、脑血管造影检查。

6. 正电子发射断层扫描检查、单光子发射断层扫描检查。

【治疗】

一、一般治疗

注意安全，避免刺激，注意营养，补充维生素。

大发作时卧床，防止摔伤，防止咬伤，松开衣、裤，抽搐时勿用力按压肢体，以免骨折。

二、重点用药

1. 抗癫痫药

①苯妥英钠（大发作及精神运动性发作、全身性强直痉挛者首选）0.1g，口服，每日 3 次。儿童每日 5 ~ 7mg/kg 体重，分 3 次服。也可用卡马西平 0.2g，口服，每日 3 次。②苯巴比妥（各型癫痫）0.03g，口服，每日 3 次，或 0.1 ~ 0.2g 肌内注射，儿童每日 5 ~ 7mg/kg。③丙戊酸钠（强直阵挛发作、小发作、颞叶发作、婴儿痉挛发作）0.2 ~ 0.4g，口服，每日 3 次。④扑米酮（扑痫酮，大发作、局限性发作、精神运动性发作）0.125 ~ 0.5g，口服，每日 3 次，剂量由小到大，2 周增至足量。⑤丙戊酸钠（抗癫灵）0.5 ~ 1.0g，口服，每日 2 ~ 3 次，毒低可长期服。⑥丙戊酰胺（癫健安）200 ~ 400mg，口服，每日 3 次。

2. 辅助药物

①地西泮（癫痫大发作、持续状态时首选）2.5 ~ 5mg，口服，每日 3 次；癫痫持续状态 10mg，肌内注射。②艾司唑仑（舒乐安定）2mg，口服，每日 3 次。

3. 改善循环

①低分子右旋糖酐 250～500ml，静脉滴注，每日 1 次，10～15 天 1 疗程。②复方丹参 12～16ml 加 5% 葡萄糖注射液 250ml，静脉滴注每日 1 次。也可用川芎嗪 80mg。③蛇毒 0.5 单位加低分子右旋糖酐或生理盐水 250～500ml，静脉滴注，每日 1 次，10～15 次 1 疗程。用前皮试，有出血者禁用。

三、中医药

1. 辨证论治

①肝风痰浊证（癫痫、抽搐、吐涎、苔白腻、脉弦滑）用定痫丸。②肝火痰热证（平时性急、癫痫、口苦咽干、便秘、舌红苔黄腻，脉弦滑数）用龙胆泻肝汤合涤痰汤。③肝肾阴虚证（癫痫发作日久、神疲乏力、记忆力差、腰酸头晕、舌红苔少、脉细数）用左归丸（饮）。④脾胃虚弱证（发作日久、神疲乏力，舌淡脉弱）用六君子汤加味。

2. 其他

①单方：天麻、菖蒲、远志各 10g、胆南星 5g、生牡蛎 30g，水煎服。②针灸：发作时取人中、涌泉，间歇期取百会、内关、神门、大椎、后溪、合谷、太冲、三阴交等。

【急症处理】

1. 癫痫大发作的处置

（1）尽量防止病人跌伤以免发生骨折。

（2）使病人侧卧，防止呕吐及分泌物吸入呼吸道内。

（3）防止舌咬伤。

（4）止抽，地西泮 10～20mg 静脉注射。

（5）针刺合谷、人中等穴。

2. 癫痫持续状态的处置

（1）迅速止抽　①地西泮 10～20mg 静脉注射后，再用 5% 葡萄糖注射液 250ml 加入地西泮 20～40mg 缓慢静脉滴注。②如仍不能控制抽搐，可用氯丙嗪 25～50mg，静脉注射，或用异戊巴比妥（阿米妥钠）0.2～0.4g，肌内注射。③10%水合氯醛 30ml，灌肠。

（2）吸氧，保持呼吸道通畅。

（3）控制脑水肿，可用 20% 甘露醇 250ml，静脉滴注，每日 2～4 次。

（4）预防感染，可给青霉素 80～160 万单位，肌内注射，每日 2 次。

九、肿瘤性疾病及治疗

脑肿瘤

【诊断要点】

1. 头痛、癫痫、精神障碍、幻嗅、视力骤降、呕吐。

2. 一侧腱反射亢进、锥体束征阳性、肌张力增高、运动性失语。

3. 排除脑脓肿、颅内血肿、脑寄生虫、脑膜炎等其他脑部病变。

【理化检查】

1. CT、MRI 检查。

2. 脑血管造影。

3. 腰椎穿刺、血清泌乳素、AFP、HCG 等。

【治疗】

一、一般治疗

以对症治疗为主，凡颅内压增高者应降颅压治疗。癫痫发作患者采用抗癫痫药物治疗。

二、药物治疗

重点药物：①替尼泊苷：可治疗各种恶性脑瘤，每日40～60mg/m² 静脉滴注，连用 5 日。②洛莫司汀：适用于脑胶质瘤，口服，130mg/m²，每 6～8 周 1 次，以 3 次为 1 疗程。③

司莫司汀：用于各种恶性脑瘤，口服，125~200mg/m²，每6~8周给药一次，也可每次36mg/m²，每周给药1次，6周为一疗程。④尼莫司汀：有注射剂和胶囊剂两种制剂，口服给药，每次100~200mg/m²，每6~8周服用1次，静脉给药，每次2~3mg/kg或90~100mg/m²，缓慢静脉注射或滴注，6周后可重复给药，总剂量300~600mg。

五、中医药

1. 辨证论治

①痰湿内阻型（头痛昏晕，呕吐痰涎，视物模糊，肢体麻木，痰多胸闷，舌强语謇，或兼半身不遂，甚则神昏癫狂，舌苔黄腻，脉弦细或弦滑）用昆藻二陈汤。②痰瘀交阻型（头痛昏胀，眩晕目胀，视觉障碍，步态不稳，呕吐痰涎，肢体麻木，或见瘫痪，言语謇塞，或见失语，神识欠清，舌苔薄腻，舌质紫暗，舌下青筋暴露，脉弦细或弦滑）用通络散结方。③肝胆实热型（头胀头痛，痛不可忍，烦躁易怒，面红目赤，或睛突视昏，伴口苦咽干，恶心呕吐，舌红苔黄，脉弦滑或弦数）用龙胆泻肝汤。④肝风内动型（抽搐震颤，神志朦胧，反应迟钝，或昏迷不省人事，语謇流涎，或牙关紧闭，视物不清，或视物模糊，或伴舌体歪斜，半身不遂，舌苔薄净，舌质边红，脉弦细数）用羚羊钩藤汤。⑤气滞血瘀型（头痛脑胀，面色晦暗，视力减退，嗳气呕恶，口干唇青，胸闷气短，舌质暗紫，边有瘀斑，脉来细涩）用麻黄附子细辛汤。⑥肝肾阴虚型（头晕头痛，恶心呕吐，两目干涩，烦躁易怒，神志蒙昧，甚则抽搐，舌红苔少，脉细而弦）用三甲复脉汤。⑦脾虚痰蕴型（头眩头痛，嗜睡神疲，或神昏迷蒙，视物模糊，纳少脘闷，口淡口腻，呕恶时作，面色萎黄无华，或晦暗虚浮，便溏或粘，舌苔腻垢，脉沉濡滑）用芪术双苓汤。

2. 其他

①毫针疗法（取穴：百会、内关、风池、中脘、足三

里）；②灸法（取穴：百会、哑门、太阳、涌泉）。

【急症处理】

脑疝治疗

（1）Ⅰ级护理，卧床休息，监测血压、脉搏、呼吸及体温。

（2）药物治疗 ①地塞米松，日剂量 30～60mg，或甲泼尼龙（甲基强的松龙），每日 120～200mg，每 4～6 小时 1 次；②20% 甘露醇 250ml 静脉滴注，每日 2～4 次。

（3）急诊减压手术。

甲状腺肿物

【诊断要点】

1. 症状

（1）多数甲状腺结节患者无症状。

（2）少数合并甲状腺功能异常。

（3）伴或不伴压迫症状：声音嘶哑、呼吸/吞咽困难。

2. 体格检查

（1）结节触诊 结节数目、大小、质地。

（2）颈部淋巴结触诊 淋巴结大小，质地，活动度。

【理化检查】

1. 甲状腺功能 T3/T4，TSH。

2. 甲状腺球蛋白。

3. 降钙素。

4. 甲状腺超声及超声引导下穿刺活检病理。

5. 核素显像。

6. CT、PET/CT 等检查。

【治疗】

一、一般治疗

根据良、恶性肿物分别选择不同的治疗方法，辅以对症支持治疗。

二、重点用药

TSH 抑制剂 左甲状腺素钠片（优甲乐），口服，每天75～150μg。

三、中医药

1. 辨证论治

①气郁痰阻型（颈前正中肿大，质软不痛；颈部觉胀，胸闷，喜太息，或兼胸胁窜痛，病情的波动常与情志因素有关，苔薄白，脉弦）用四海舒郁丸加减。②痰结血瘀型（颈前出现肿块，按之较硬或有结节，肿块经久未消，胸闷，纳差，苔薄白或白腻，脉弦或涩）用海藻玉壶汤加减。③肝火炽盛型（颈前轻度或中度肿大，一般柔软、光滑，烦热，容易出汗，性情急躁易怒，眼球突出，手指颤抖，面部烘热，口苦，舌质红，苔薄黄，脉弦数）用栀子清肝汤加减。④肝阴虚型（瘿肿或大或小，质软，病起缓慢，心悸不宁，心烦少寐，易出汗，手指颤动，眼干，目眩，倦怠乏力，舌质红，舌体颤动，脉弦细数）用天王补心丹加减。

2. 其他

可经常食用海带，使用加碘食盐。保持精神愉快。

【急症处理】

甲状腺危象

详见甲状腺功能亢进相关章节。

乳腺癌

【诊断要点】

1. 乳房无痛性肿块，常与皮肤粘连，皮肤橘皮样变。
2. 患侧乳房抬高，乳头脱屑或糜烂、回缩、溢液等。
3. 结合钼靶 X 线及病理活检进行诊断。

【理化检查】

1. 血常规、出凝血时间。

2. 肿瘤标志物　癌胚抗原（CEA）、降钙素、含铁蛋白、单克隆抗体（CA15－3）等。

3. 乳腺超声、钼靶 X 线检查。

4. 细针穿刺细胞学及活检组织病理检查。

【治疗】

一、一般治疗

根据疾病分期选择不同的治疗方案，辅以对症支持治疗。心理疏导，缓解焦虑情绪。

二、重点用药

1. 化疗药物

①CMF 方案（CTX $500mg/m^2$，静注，$d_{1,8}$；MTX $20 \sim 30mg/m^2$，静脉滴注，$d_{1,8}$；氟尿嘧啶 $500mg/m^2$，静脉滴注，$d_{2,9}$），21 或 28 天为一周期。②CAF 方案（CTX $500mg/m^2$，静脉滴注，$d_{1,8}$；ADM $40 \sim 50$ mg/m^2，静注，d_1；5－Fu $500mg/m^2$，静脉滴注，$d_{2,9}$），21 天为一周期。③TP 方案（紫杉醇 $135 \sim 150$ mg/m^2，静冲，第 1 天，或泰素帝 60 mg/m^2，静脉滴注，第 1 天，顺铂 $80 \sim 100$ mg/m^2，静脉滴注，第 3 天或分 $2 \sim 3$ 天静脉滴注），21 天为一周期。

2. 内分泌治疗药物

①三苯氧胺（TAM）10mg，口服，每日 2 次，连用 $3 \sim 5$ 年。②甲孕酮（MPA）500mg，口服，每日 $1 \sim 2$ 次。③甲地孕酮（MA）160mg，口服，每日 1 次。④瑞宁得 1mg，口服，每日 1 次，⑤来曲唑 2.5mg，口服，每日 1 次。

3. 靶向治疗药物

曲妥珠单抗，8mg/kg 初始负荷量后每 3 周 6mg/kg 维持量，静脉滴注约 90 分钟，共使用 17 剂（疗程 52 周）。

三、中医药

1. 辨证论治

①肝郁气滞型（乳房肿块，质地较硬，肤色不变，忧郁不舒，心烦纳差，胸闷肋痛，舌苔黄，脉弦）用逍遥散加减。②瘀毒内阻型（乳中有块，质地坚硬，灼热疼痛，肤色紫暗，界限不清，烦闷易怒，头痛寐差，面红目赤，便干尿黄，舌质紫暗或有瘀斑，苔黄厚燥，脉沉而涩）用桃红四物汤合青皮甘草汤加减。③气血双亏型（乳中结块，与胸壁相连，推之不动，头晕目眩，面色㿠白，神疲气短，舌苔少，舌质淡，脉虚弱）用八珍汤加减。

2. 外治法

①生肌玉红膏：用于放射性皮肤溃疡日久不愈，术后切口感染或皮瓣坏死，晚期乳腺癌瘤块破溃；②二黄煎：用于乳腺癌术后伤口感染，皮瓣坏死，放射性皮炎或化疗药物静脉外漏引起的局部红肿或溃烂。蘸水外洗或冷湿敷。

肺 癌

【诊断要点】

1. 早期临床诊断

①40 岁以上，吸烟 >400 支/年的患者，出现咳嗽、咯血。②原有慢性呼吸道疾病，咳嗽频繁，咯血而无其他原因可解释，且经治疗 3~4 周无效者。③反复同一部位发生肺炎，特别是节段性肺炎。④有咳嗽症状伴局限性哮鸣音而治疗后不消失者。⑤原因不明的肺脓肿，中毒症状不明显而抗炎治疗效果不佳者。⑥无中毒症状的胸腔积液呈进行性增加者。⑦出现肺癌的肺外表现者。⑧原有肺结核病灶已稳定而形态或性质发生改变者（结核并发疤痕癌）。以上为肺癌的可疑者，应作进一步检查，以便早期诊断及治疗。

2. 临床诊断

符合下列各项之一者，可以确立临床诊断。①X 线检查、CT 见肺部圆形或类圆形阴影，有特征性表现如脑回状、分叶、细毛刺状、胸膜牵拉、小空泡征，并在短期内逐渐增大，尤以短期内经过积极药物治疗，临床上无结核特征者。②节段性肺炎在短期内发展为肺叶不张或肺叶不张在短期内发展为全肺不张者，或在其相应部位的肺根部出现肿块，特别是生长性肿块者。③上述肺部病灶伴有远处转移、邻近器官受侵或压迫症状表现。

3. 病理学诊断

①组织学诊断：经手术病理切片、活检组织切片、肺外淋巴结转移灶活检，组织学表现符合肺癌者。②细胞学诊断：痰液、支气管镜毛刷、抽吸、冲洗获得细胞学标本，镜下所见符合肺癌细胞学标准者，可以确立诊断。

【理化检查】

1. 血常规、出凝血时间、血型。

2. 血生化。

3. 肿瘤标记物 CEA、NSE、CYFRA21 - 1 检测。

4. X 线或 CT 检查。

5. 支气管镜检查。

【治疗】

一、一般治疗

以预防为主，戒烟，加强营养，辅以对症支持治疗。

二、重点用药

1. 化疗药物

化疗是肺癌的主要治疗方法，特别是对小细胞肺癌的疗效无论早期或晚期均较肯定，甚至有约 1% 的早期小细胞肺癌通过化疗治愈。

（1）小细胞肺癌　①EP 方案，顺铂，$75mg/m^2$，静脉滴注，d_1（或总量分 3 天给予），依托泊苷，$100mg/m^2$，静脉滴注，$d_{1~3}$，3～4 周重复。②CE 方案，卡铂，AUC5～6，静脉滴注，d_1，依托泊苷，$100mg/m^2$，静脉滴注，$d_{1~3}$，3～4 周重复。

（2）非小细胞肺癌　顺铂或卡铂（具体用量同上）与以下任何一种药物联合都是有效的：①紫杉醇，135～175mg/m^2，静脉滴注，d_1。②多西他赛，$75mg/m^2$，静脉滴注，d_1。③吉西他滨，$1000mg/m^2$，静脉滴注，$d_{1,8}$。④长春瑞滨，$25mg/m^2$，静脉滴注，$d_{1,8}$。3～4 周重复，共 4 周期。

2. 靶向治疗药物

（1）表面生长因子受体（EGFR）抑制剂　①吉非替尼片，250mg，口服，每日 1 次，空腹或与食物同服。②厄洛替尼片，150mg，口服，每日 1 次。

（2）血管生成抑制剂　①贝伐单抗（阿瓦斯汀），推荐剂量 5mg/kg，加入 0.9% 生理盐水 100ml，第一次用药应在化疗后或术后伤口已愈合，静脉滴注超过 90 分钟。②恩度（重组人血管内皮抑制素注射液），与化疗药物联合应用，7.5mg/m^2，加入 0.9% 生理盐水 250～500ml 中，匀速静脉滴注，滴注时间 3～4 小时。每日 1 次，连续给药 14 天，休息 1 周，再继续下一周期治疗。

三、中医药

1. 辨证论治

①气血瘀滞型（刺激性干咳，胸闷气憋，胸痛有定处，如锥如刺，或痰血暗红，口唇紫暗，舌质暗或有瘀斑，苔薄，脉弦细）用桃红四物汤加味。②痰湿蕴肺型（刺激性咳嗽，咯痰稠黏，痰中带血丝，胸闷痛，纳呆便溏，神疲乏力，舌质暗，苔白厚腻或黄厚腻）用二陈汤合瓜蒌薤白半夏汤加减。③阴虚毒热型（刺激性干咳，痰少，痰中带血，甚则咯血不止，胸痛，心烦失眠，低热盗汗，发热，口渴，大便干结，舌红，苔黄，脉细数）用沙参麦冬汤合五味消毒饮加减。④

气血两虚型（刺激性干咳，咳声低弱，痰少而黏，气短喘促，神疲乏力，面色苍白，形瘦，恶风，自汗或盗汗，口干少饮，舌质嫩红，脉细弱）用生脉饮加味。

2. 常用抗癌中草药

①清热解毒类：鱼腥草、龙葵、白花蛇舌草、大青叶、山豆根、蒲公英、石上柏、金荞麦。②化痰散结类：夏枯草、猫爪草、山慈菇、浙贝母、土茯苓、天花粉、胆南星、半夏、百部。③活血止血类：乳香、没药、桃仁、地榆、穿山甲、三棱、莪术、紫草、泽兰、郁金、蜂房、三七。

【急症处理】

肺癌合并急性大咯血

（1）I级护理，测血压、脉搏、呼吸、体温，必要时吸氧。

（2）保持呼吸道通畅。

（3）迅速建立输液通道，补充血容量，纠正休克

（4）镇静。

（5）应用止血药，肾上腺色棕，肌内注射，每次 5～10mg，每日 2～3 次，重者每次 10～20mg，2～4 小时 1 次。酚磺乙胺，每次 0.25～0.75g，肌内注射或静脉注射，每日 2～3 次。垂体后叶素，每次 5～10 单位，加等渗盐水或 5% 葡萄糖 500ml 稀释后慢滴。

（6）输新鲜血。

（7）支气管镜下止血。

（8）支气管动脉栓塞术。

（9）内科处理无效则及早紧急手术。

食管癌

【诊断要点】

1. 吞咽食物时有梗阻感、异物感、胸骨后疼痛或出现明显的吞咽困难。

2. 食管造影发现食管黏膜局限性增粗、局部管壁僵硬、充盈缺损或龛影等表现或胸部 CT 检查发现食管管壁的环形增厚或不规则增厚。

3. 需经细胞学或组织病理学检查确诊。

【理化检查】

1. 血常规、出凝血时间、血型。

2. 血生化。

3. 肿瘤标记物 CA19 – 9 和 CEA 检测。

4. X 线钡餐或胸部 CT 检查。

5. 胃镜及活检组织病理检查、超声波内镜检查。

【治疗】

一、一般治疗

以预防为主，少进咸菜和腌腊食品，加强营养，辅以对症支持治疗。

二、重点用药

化疗药物

（1）单药　卡培他滨，2500mg/m^2，口服，第 1～14 天，21 天为一周期。

（2）联合化疗　①顺铂，20mg/m^2，静脉滴注，第 1～5 天，氟尿嘧啶，500mg/m^2，静脉滴注，第 1～5 天，3～4 周重复。②多西他赛，75mg/m^2，静脉滴注，第 1 天，顺铂，75mg/m^2，静脉滴注，第 1 天，氟尿嘧啶，750mg/m^2，静脉滴注，第 1～5 天，3～4 周重复。

三、中医药

辨证论治

①痰气交阻型（进食梗阻，脘膈痞满，甚则疼痛，情志舒畅则减轻，精神抑郁则加重，嗳气呃逆，呕吐痰涎，口干咽燥，大便艰涩，舌质红，苔薄腻，脉弦滑）用启膈散加减。②津亏热结型（进食时梗涩而痛，水饮可下，食物难进，食

后复出，胸背灼痛，形体消瘦，肌肤枯燥，五心烦热，口燥咽干，渴欲饮冷，大便干结，舌红而干，或有裂纹，脉弦细数）用沙参麦冬汤加减。③瘀血内结型（进食梗阻，胸膈疼痛，食不得下，甚则滴水难进，食入即吐，面色暗黑，肌肤枯燥，形体消瘦，大便坚如羊屎，或吐下物如赤豆汁，或便血，舌质紫暗，或舌红少津，脉细涩）用通幽汤加减。④气虚阳微型（进食梗阻不断加重，饮食不下，面色苍白，精神衰惫，形寒气短，面浮足肿，泛吐清涎，腹胀便溏，舌淡苔白，脉细弱）用六君子汤合右归丸加减。

胰腺癌

【诊断要点】

1. 上腹部不适及隐痛是胰腺癌最常见的首发症状。

2. 食欲减退、消瘦，梗阻性黄疸呈持续且进行性加深。

3. 胰头癌除致梗阻性黄疸外，常致胆囊肿大，可在右上腹清楚扪及。梗阻性黄疸伴胆囊肿大常提示壶腹周围肿瘤的可能。

4. 晚期可出现上腹固定的肿块，腹水征阳性。进一步可有恶病质及肝、肺或骨骼转移等表现。

【理化检查】

1. 血常规、出凝血时间。

2. 血生化、肿瘤标志物 CEA、CA19 – 9 检测。

3. 胰腺 B 超检查。

4. CT 或磁共振成像（MRI 检查。

5. 内镜逆行胰胆管造影（ERCP）。

6. 细胞学检查。

【治疗】

一、一般治疗

根据疾病分期选择不同的治疗方案，辅以对症支持治疗。

加强营养，心理疏导，缓解焦虑情绪。

二、重点用药

1. 化疗药物

吉西他滨的单药和以吉西他滨为主联合其他药物是唯一的世界范围内认同的治疗方案。常用方案：①吉西他滨，$1000mg/m^2$，静脉滴注 30 分钟，每周 1 次，持续 3 周，28 天重复。②卡培他滨，$2500mg/m^2$，口服，d_{1-14}，21 天为一周期。

2. 靶向治疗药物

厄洛替尼联合吉西他滨化疗治疗进展性胰腺癌对部分患者总生存期受益。方案：吉西他滨 $1000mg/m^2$，静脉滴注和厄洛替尼，$100 \sim 150mg$，口服，每日 1 次。

三、中医药

1. 辨证论治

①热毒蕴结型（心下痞硬，上腹部胀满或积块，质硬痛剧，胸胁苦满，烦闷，身热不退，恶心呕吐，小便黄赤，大便秘结，舌质红，苔黄腻或干，脉弦数且有力）用大柴胡汤加减。②肝胆湿热型（面目身黄，小便黄赤，恶心呕吐，上腹部胀满不适或胀痛，食欲不振，疲乏无力，胁肋疼痛，口苦口臭，便溏味重，心中懊恼，发热缠绵，口渴而不喜饮）用茵陈蒿汤。③脾虚湿阻型（上腹部不适或按之痛减，面浮色白，胸闷气短，纳食减少，或大便溏薄，甚至面浮足肿，或头眩心悸，舌淡苔薄或白腻，脉濡细或沉滑）用六君子汤。④肝肾亏损型（上腹痞满或触及肿物疼痛，烦热口干，低热盗汗，胸胁不舒或疼痛，消瘦纳呆，便结溺黄，舌红少苔或光剥有裂纹，脉细弦数或细涩）用一贯煎加减。

2. 常用中成药

①华蟾素注射液，每日 $10 \sim 20ml$，5% 葡萄糖注射液 500ml 稀释后静脉滴注。②慈丹胶囊：每次 5 粒，口服，每日

4 次。孕妇禁用。③金龙胶囊：每次 4 粒，口服，每日 3 次。孕妇禁用。④茵陈黄注射液：每次 10 ~ 20ml，用 10% 葡萄糖注射液 250ml 或 500ml 稀释后静脉滴注。

【急症处理】

胰腺癌合并急性消化道出血

参见消化道出血及出血性休克等章节。

胃　癌

【诊断要点】

1. 有胃痛或上腹部胀满史一年以上，近期疼痛加重，疼痛节律改变。

2. 虽无胃病史，但出现原因不明的消瘦、黑便，伴有食欲不振、乏力、血红蛋白降低。

3. 有胃病史，且体检发现有肺、肝转移灶，锁骨上淋巴结肿大时，多可确诊。

【理化检查】

1. 血常规、出凝血时间。

2. 粪便潜血试验。

3. 肿瘤标记物 CA19 – 9 和 CEA 检测。

4. X 线钡餐或腹部 CT 检查。

5. 胃镜及活检组织病理检查、超声波内镜检查。

【治疗】

一、一般治疗

以预防为主，少进咸菜和腌腊食品，减少食盐摄入，积极根除幽门螺杆菌。加强对症支持治疗。

二、重点用药

化疗药物：胃癌是相对化疗敏感性的恶性肿瘤，但晚期和转移性胃癌仍难以治愈。联合化疗能够达到姑息性治疗的目的。

1. 单药化疗

①替吉奥胶囊，40～60mg/m²，口服，第1～14天。②卡培他滨，2500mg/m²，口服，d_{1-14}，21天为一周期。

2. 联合化疗

①FOLFLOX方案（奥沙利铂，135mg/m²，静脉滴注，d_1；氟尿嘧啶，2000mg/m²，泵入48h；亚叶酸钙，200mg/m²，静脉滴注，d_1）。②SOX方案（奥沙利铂，130mg/m²，静脉滴注3h，d_1；替吉奥胶囊，40～60mg，口服，每日2次，d_{1-14}，每21天为一周期）。③XELOX方案（奥沙利铂，130mg/m²，静脉滴注3h，d_1；卡培他滨，1000mg/m²，口服，每日2次，d_{1-14}，每21天为一周期）④FOLFIRI方案（伊立替康180mg/m²，静脉滴注90min，d_1；亚叶酸钙，200mg/m²，静脉滴注2h，d_1；氟尿嘧啶，400mg/m²，静脉注射，d_1；氟尿嘧啶，2400mg/m²，持续静脉泵入46h）。

三、中医药

1. 辨证论治

①肝胃不和型（胃脘胀满，时时作痛，串及两肋，口苦心烦；嗳气陈腐，饮食少进或呕吐反胃；舌苔薄黄或薄白，脉细）用柴胡疏肝散合旋覆代赭汤加减。②脾胃虚寒型（胃脘隐约胀痛，喜按喜温，或暮食朝吐，朝食暮吐，或食入经久仍复吐，时呕清水；面色㿠白，肢凉神疲，或便溏浮肿；舌淡胖，有齿痕，苔白滑润，脉沉缓或沉细）用黄芪建中汤加减。③胃热伤阴型（胃内灼热，口干欲食，胃脘嘈杂，食后隐痛；五心烦热，大便干燥；舌红少苔，或苔黄少津，脉滑细数）用益胃汤加减。④痰湿凝结型（胸闷膈满，面黄虚肿，呕吐痰涎；腹胀便溏；舌淡滑，苔滑腻，脉细滑）用开郁二陈汤加减。⑤瘀毒内阻型（胃脘刺痛，灼热灼痛，食后痛剧，口干思饮，脘胀拒按，心下触及痞块；或有呕血、便血，肌肤枯燥甲错；舌唇紫

暗或见瘀点，脉沉弦、细涩或弦数）用膈下逐瘀汤加减。
⑥气血两亏型（全身乏力，心悸气短，头晕目眩，面色无
华，虚烦不寐；自汗盗汗，甚则阴阳两虚；舌淡少苔，脉
沉细无力）用八珍汤合左归饮。

2. 针灸

①针刺止痛，主穴：中脘、下脘、章门、脾俞、足三里、
三阴交；配穴：丰隆、公孙、肾俞。②艾灸止痛，穴位：中
脘、下脘、胃俞、脾俞、关元、神阙、足三里、三阴交。③
点穴止呃：对术后顽固性呃逆或重症患者呃逆，可按压百会
穴，患者坐卧位均可；或拇指按压膻中穴；或按压止呃穴、
巨阙穴。④穴位封闭止呃法：用维生素 B_1、维生素 B_6 各 2ml，
取双侧内关穴做穴位封闭。

【急症处理】

1. 胃癌合并急性消化道出血

参见消化道出血及出血性休克等章节。

2. 胃癌合并幽门梗阻

（1）I级护理、平卧位，禁食水，行胃肠减压，测血压、
脉搏、呼吸、体温，必要时吸氧。

（2）积极补液 原则为先盐后糖，先快后慢，见尿补钾。
根据正常身体需要量及体液丧失量计算。

（3）抗生素应用 氨苄西林 6g，静脉滴注。

（4）手术治疗。

3. 癌肿穿孔致弥漫性腹膜炎

（1）Ⅰ级护理，禁食，半坐卧位，监测血压、脉搏、呼
吸、体温，必要时吸氧。

（2）输液、纠正脱水及酸碱平衡失调 ①生理盐水（等
渗氯化钠注射液）500ml，静脉滴注（视病情及体重调节用
量）。②林格液（复方氯化钠注射液）500ml，静脉滴注（视
病情及体重调节用量）。③5% 葡萄糖注射液，静脉滴注（视

病情及体重调节用量）。④碳酸氢钠注射液，静脉滴注（视体重调节用量）。

（3）抗生素治疗　①青霉素240万~480万单位，静脉滴注。②庆大霉素12万~24万单位，分2次静脉滴注。

（4）手术治疗　①根治性胃癌切除术。②姑息性手术。

结直肠癌

【诊断要点】

1. 排便习惯改变，大便性状改变（变细、血便、黏液便等）。

2. 腹部肿块，腹痛或腹部不适；或肠梗阻。

3. 贫血及全身症状：如消瘦、乏力、低热。

4. 直肠指检：凡疑似结直肠癌者必须常规作肛门直肠指诊。了解肿瘤大小、质地、占肠壁周径的范围、基底部活动度、距肛缘的距离、肿瘤向肠外浸润状况、与周围脏器的关系等。指检时必须仔细触摸，避免漏诊；触摸轻柔，切忌挤压，观察是否指套血染。

【理化检查】

1. 血常规、出凝血时间。

2. 粪便潜血试验。

3. 肿瘤标记物 CA19 – 9、CA724 和 CEA 检测。

4. CT 检查。

5. 内窥镜及活检组织病理检查、经直肠腔内超声检查。

【治疗】

一、一般治疗

根据疾病分期选择不同的治疗方案，辅以对症支持治疗。心理疏导，缓解焦虑情绪。

二、重点用药

化疗药物

（1）单药化疗 ①替吉奥胶囊，40～60mg/m^2，口服，第1～14天。②卡培他滨，2500mg/m^2，口服，第1～14天，21天为一周期。

（2）联合化疗 ①FOLFOX方案（奥沙利铂，135mg/m^2，静脉滴注，d_1；氟尿嘧啶，2000mg/m^2，泵入48h；亚叶酸钙，200mg/m^2，静脉滴注，d_1）。②SOX方案（奥沙利铂，130mg/m^2，静脉滴注3h，d_1；替吉奥胶囊，40～60mg，口服，2次/日，d_{1-14}）。③XELOX方案（奥沙利铂，130mg/m^2，静脉滴注3h，d_1；卡培他滨，1000mg/m^2，口服，2次/日，d_{1-14}）④FOLFIRI方案（伊立替康180mg/m^2，静脉滴注90min，d_1；亚叶酸钙，200mg/m^2，静脉滴注2h，d_1；氟尿嘧啶，400mg/m^2，静脉注射，d_1；氟尿嘧啶，2400mg/m^2，持续静脉泵入46h）。

三、中医药

1. 辨证论治

①湿热内蕴型（腹痛腹胀，大便滞下，里急后重，大便黏液或便下脓血，或大便难，胸闷，口渴，口干口苦，恶心，纳差，小便短赤，舌质红，舌苔黄腻，脉滑数）用白头翁汤加减。②瘀毒内结型（腹部刺痛，痛有定处，腹部可及包块，便下粘液脓血，血色紫暗，伴有里急后重，舌质暗红或有瘀斑，舌苔黄腻，脉弦数）用膈下逐瘀汤加减。③脾肾亏虚型（久泻久痢，面色苍白，形体消瘦，倦怠乏力，或腰酸膝软，畏寒肢冷，腹部冷痛，五更泄泻，舌质淡胖或有齿印，舌苔薄白，脉沉迟或沉细）用四君子汤和四神丸加减。④气血两虚型（形体消瘦，大肉尽脱，面色苍白，唇甲无华，甚则肢体浮肿，气短乏力，大便溏薄，或脱肛下坠，或腹胀便秘，舌质淡，苔薄白，脉细数）用八珍汤加减。

2. 中成药

①华蟾素注射液，每日 10～20ml，5% 葡萄糖注射液 500ml 稀释后静脉滴注。②西黄丸，3g，口服，每日 3 次，温开水送服。③安替可胶囊，2 粒，口服，每日 3 次，饭后服用。④平消胶囊，4～8 粒，口服，每日 3 次。

【急症处理】

1. 癌肿合并急性肠梗阻

详见急性肠梗阻章节。

2. 癌肿穿孔致弥漫性腹膜炎

详见相关章节。

肝　癌

【诊断要点】

1. 高危因素：有乙型/丙型肝炎或酒精性肝硬化、黄曲霉毒素接触史、饮水污染史者，是肝癌的高危人群。

2. 肝痛、腹胀、纳差、乏力、消瘦、黄疸、腹水。

3. 肝掌、蜘蛛痣、血管痣和腹壁静脉曲张等肝硬化体征。

【理化检查】

1. 血常规、出凝血时间。

2. 血生化。

3. 肿瘤标记物 AFP、CA19－9、CA724 和 CEA 检测。

4. 超声检查。

5. CT 及 MRI 检查。

【治疗】

一、一般治疗

根据疾病分期选择不同的治疗方案，辅以对症支持治疗。无渣或少渣饮食。心理疏导，缓解焦虑情绪。

二、重点用药

1. 肝动脉栓塞化疗药物

氟尿嘧啶、阿霉素、顺铂和丝裂霉素，多柔比星或表柔比星，单用或联合应用。

2. 靶向治疗药物

①埃罗替尼（特罗凯），150mg，口服，每日1次。②索拉菲尼（多吉美），0.4g，口服，每日2次。

三、中医药

1. 辨证论治

①肝郁脾虚型（上腹部肿块胀满不适，消瘦乏力，倦怠短气，腹胀纳少，进食后胀甚，口干不喜饮，大便溏，小便黄短，甚则出现腹水、黄疸、下肢浮肿，舌质胖，脉弦细）用逍遥散加减。②肝胆湿热型（身目黄染，心烦易怒，发热口渴，口干而苦，胁肋胀痛灼热，胁下痞块，腹部胀满，小便短少黄赤，大便秘结，舌质红，舌苔黄腻，脉弦数）用茵陈蒿汤。③肝热血瘀型（上腹肿块石硬，胀满疼痛拒按，或胸胁疼痛拒按，烦热，口干，大便干结，小便黄或短赤，舌质红或暗红，边有齿痕，舌苔白厚，脉弦数或弦滑）用莲花清肝汤。④肝肾阴虚型（臌胀肢肿，四肢柴瘦，短气喘促，唇红口干，纳呆畏食，烦躁不眠，舌质红绛，脉细数无力）用滋肾养肝饮加减。

2. 中成药

①华蟾素注射液，每日10～20ml，5%葡萄糖注射液500ml稀释后静脉滴注。②西黄丸，3g，口服，每日3次，温开水送服。③槐耳颗粒，20g，口服，每日3次。④大黄䗪虫丸，6g，口服，每日2次。

【急症处理】

肝癌破裂出血

（1）Ⅰ级护理，测血压、脉搏、呼吸、体温，必要时吸氧。

（2）积极补液 原则为先盐后糖，先快后慢，见尿补钾。根据正常身体需要量及出血量计算。

（3）迅速止血、输血，6-氨基己酸6g，静脉滴注。输新鲜全血200~400ml。

（4）经动脉行肝动脉栓塞以止血。

（5）手术修补或肝癌切除治疗。

前列腺癌

【诊断要点】

1. 发生类似下尿路梗阻或刺激症状，严重者可能出现急性尿潴留、血尿、尿失禁。

2. 骨转移时会引起骨骼疼痛、病理性骨折、贫血、脊髓压迫导致下肢瘫痪等。

3. 可疑前列腺癌通常由前列腺直肠指检或血清前列腺特异性抗原（PSA）检查或经直肠前列腺超声波（TRUS）检查后再确定是否需进行前列腺活检。直肠指检、PSA 检查和 TRUS 是目前公认的早期发现前列腺癌的最佳方法。

【理化检查】

1. 血常规、出凝血时间。

2. 血生化。

3. 前列腺特异性抗原（PSA）检测。

4. 经直肠超声检查（TRUS）。

5. CT 及 MRI 检查。

6. 前列腺穿刺活检。

【治疗】

一、一般治疗

根据疾病分期选择不同的治疗方案，辅以对症支持治疗。心理疏导，缓解焦虑情绪。

二、重点药物

1. 药物治疗

①亮丙瑞林（Leuprorelin），3.75mg，皮下注射，每4周1次。②戈舍瑞林（goserelin），3.6mg，皮下注射，每4周1次。③曲普瑞林（triptorelin），0.1mg，皮下注射，每日1次。

2. 激素治疗

己烯雌酚，1~5mg，口服，每日1次。

3. 抗雄激素药物

①醋酸甲地孕酮，160mg，口服，每日1次。②比卡鲁胺（Bicalutamide），50mg，口服，每日1次。③氟他胺（Flutamide），250mg，口服，每日3次。

三、中医药

1. 辨证论治

①湿热蕴结型（小便不畅，尿线变细，小便滴沥不通或成癃闭，偶有血尿，口苦口干，时有发热起伏，会阴部胀痛，拒按，舌质红，苔黄腻，脉滑数）用八正散加减。②气滞血瘀型（小便点滴而下，或时而通畅，时而阻塞不通，少腹胀满疼痛，伴腰背、会阴疼痛，行动艰难，烦躁不安。肛诊前列腺可扪及硬结。舌质紫暗或有瘀点，脉涩或细数）用桃仁红花煎加减。③肾脾亏虚型（小便不通或点滴不爽，排尿乏力，神疲怯弱，腰膝冷痛，下肢酸软，畏寒肢冷，喜温喜按，大便溏泄，尿流渐细，舌淡，苔润，脉沉细）用真武汤加减。④气阴两虚型（尿流变细，排出无力或点滴不通，小便灼热，面色无华，贫血消瘦，倦怠乏力，心悸怔忡，动则气促，饮食减退，身疼腰痛，潮热盗汗，舌红，苔少或无苔，脉细数）用生脉散加减。

2. 中成药

①前列通片，4~6片，每日3次，温开水送服。②尿塞通片，4~6片，口服，每日3次。③康赛迪胶囊，3粒，口

服，每日 2 次。④苦参注射液，20～25ml 加入生理盐水 250ml 中，静脉滴注，每日 1 次，20～30 天为 1 疗程。

3. 针灸

针灸疗法主要针对前列腺癌的小便不利、尿潴留及腰部疼痛。小便不利者，针刺足三里、中极、三阴交、阴陵泉等穴，反复捻转提插，强刺激。体虚者可灸关元、气海，并可采用少腹膀胱区按摩。腰痛者针刺环跳、肾俞、夹脊、昆仑等穴，随证配穴，寒湿取风府、腰阳关，肾虚取命门、太溪。

【急症处理】

前列腺癌合并泌尿系统梗阻

详见前列腺增生相关章节。

宫颈癌

【诊断要点】

1. 早期可无症状，也可出现阴道接触性出血或分泌物增多、异味等。

2. 晚期可出现阴道大量出血，导致贫血；肿瘤合并感染可出现发热症状。

3. 肿瘤侵犯膀胱可出现血尿，侵犯直肠可出现血便，肿瘤侵透膀胱、直肠可出现瘘。

【理化检查】

1. 血常规、凝血时间。

2. 肿瘤标志物：癌胚抗原（CEA）、癌抗原 125、鳞状细胞癌抗原、单克隆抗体（CA15－3）等。

3. 妇科超声、盆腔核磁检查。

4. 阴道镜或直视下取宫颈组织学活检组织病理检查。

【治疗】

一、一般治疗

根据疾病分期选择不同的治疗方案，辅以对症支持治疗。

心理疏导，缓解焦虑情绪。

二、重点用药

化疗药物

①增敏化疗：顺铂：50～70mg/m² + 氟尿嘧啶：4g/m²（96 小时持续静脉滴入），放疗第 1 和 29 天；DDP 周疗：30～40mg/m²，放疗第 1、8、15、22、29 和 36 天。②卡铂/紫杉醇（紫杉醇 135～175 mg/m²，静脉滴注，第 1 天，卡铂 AUC 4～5，静脉滴注，第 2 天），21 天为一周期。③TP 方案（紫杉醇 135～150 mg/m²，静脉滴注，第 1 天，顺铂 50 mg/m²，静脉滴注，第 2 天或分 2～3 天静脉滴注），21 天为一周期。

三、中医药

1. 辨证论治

①肝郁气滞型（白带增多、微带夹血、阴道流血夹瘀块，忧郁不舒，心烦纳差，胸闷肋痛，舌苔黄，脉弦）用逍遥散加减。②湿热瘀毒型（带下增多，赤白相间，色黄如脓，腐污腥臭，阴道流血、暗紫，烦闷易怒，口苦咽干，头痛寐差，面红目赤，便干尿黄，舌质紫暗或有瘀斑，苔黄厚燥，脉沉而涩）用八正散加减。③脾肾阳虚型（白带清稀而多，崩中漏下，面目浮肿，神疲乏力，腰酸背痛，四肢畏寒，舌淡胖，舌质白润，脉虚弱）用附子理中丸加减。④肝肾阴虚型（阴道不规则出血，量多色红，头晕耳鸣，腰背酸痛，手足心热，低热盗汗，舌红少苔，脉细数）用知柏地黄汤加减。

2. 外治法

宫颈癌栓：用于宫颈癌前期癌变及子宫颈癌明显疗效。本品为栓剂，外用。

卵巢癌

【诊断要点】

1. 在绝经期前后，出现不明原因的胃肠道症状、消瘦、下腹疼痛或不适。

2. 可触及腹部包块。

3. 不规则阴道出血。

【理化检查】

1. 血常规、出凝血时间。

2. 肿瘤标志物：癌胚抗原（CEA）、CA125 等。

3. 腹腔镜检查、妇科超声、盆腔 CT 检查。

4. 细针穿刺细胞学及脱落细胞学检查。

【治疗】

一、一般治疗

根据疾病分期选择不同的治疗方案，辅以对症支持治疗。心理疏导，缓解焦虑情绪。

二、重点用药

化疗药物

①腹腔化疗：顺铂 50 mg/m^2；依托泊苷 100 mg/m^2；②静脉化疗：卡铂＋紫杉醇，推荐剂量：卡铂 50mg/m^2，紫杉醇 175mg/m^2；顺铂＋紫杉醇，推荐剂量：顺铂 70 mg/m^2，紫杉醇 135mg/m^2，均静脉滴注，第 1 天，21 天为一周期。

三、中医药

1. 辨证论治

①气滞血瘀型（少腹包块，坚硬固定，胀痛或刺痛，痛而拒按，夜间痛甚，或伴胸胁不舒，月经不调，面色晦暗，舌苔黄，脉弦）用蓬莪术散加减。②痰湿蕴结型（少腹部胀满疼痛，痛而不解，或可触及质硬包块，胸脘痞闷，面浮懒言，带下质黏，舌淡胖，苔白腻，脉滑数）用导痰汤加减。③气血双亏型（腹痛绵绵，或有少腹包块，伴消瘦乏力，神倦，面色无华，心悸头晕目眩，面色㿠白，神疲气短，舌苔少，舌质淡，脉虚弱）用人参荣养汤加减。④肝肾阴虚型（下腹部疼痛，绵绵不绝，可触及包块，头晕目眩，腰背酸软，手足心热，低热

盗汗，舌红少苔，脉细数）用鹿角胶丸加减。

2. 外治法

①薏苡附子败酱散：用于卵巢良恶性肿瘤，加酒炒热，趁热布包，外敷患处；②活血逐水汤：适用于晚期卵巢癌疼痛伴腹水者，外敷于腹部。

十、传染性疾病及治疗

流行性腮腺炎

【诊断要点】

1. 发病前 1 ~ 4 周有腮腺炎接触史。

2. 发热伴一侧或双侧腮腺肿大，压痛不明显，腮腺管口可见红肿，触诊有弹性感，咀嚼时局部胀痛加重。

3. 注意与化脓性腮腺炎及急性颈淋巴结炎相区别。

【理化检查】

1. 血常规。

2. 血清及尿淀粉酶测定。

3. 病原学及血清学检查：双份血清补体结合试验及血凝抑制试验。

4. 病毒分离。

5. 尿常规。

【治疗】

一、一般治疗

注意隔离，卧床休息，注意口腔卫生，避免酸性食物，复方硼砂液漱口；口服盐酸吗啉胍（病毒灵）；板蓝根注射液 2ml，每日 1 次，肌内注射。外敷如意金黄散、青黛散、玉露散等。

二、重点用药

1. 抗病毒疗法

（1）干扰素 1 万 ~ 20 万 U/（kg·d），肌内注射或静脉注射。

（2）转移因子 2 ~ 4ml，每日 1 次，上臂内侧皮下注射。

2. 肾上腺皮质激素

泼尼松（强的松）每日 30 ~ 40mg 口服（原则上不用。如高热不退、重症或并发脑膜炎、睾丸炎、心肌炎等病人可短期应用）。

3. 抗过敏药

马来酸氯苯那敏（扑尔敏）4mg，口服，每日 1 ~ 2 次（用于重型患者）。

4. 退热药

（1）阿司匹林每次 0.3 ~ 0.6g，口服，每日 3 次。

（2）安乃近 0.5 ~ 1g，口服，每日 3 次。

（3）复方氨基比林 2ml 皮下或肌内注射（用于高热病人）。

（4）吲哚美辛（消炎痛）栓肛塞。

三、中医药

1. 辨证论治

（1）温毒在表证（畏寒发热，头痛轻咳、耳下腮部酸痛、咀嚼不便，继之肿胀疼痛、边缘不清，舌苔薄白微黄、脉浮数）者用银翘散加减。

（2）热毒蕴结证（高热头痛，烦躁口渴，食欲不振伴呕吐、腮部肿胀、灼热疼痛、咽喉红肿、吞咽咀嚼不便、大便干结、小便短赤、苔腻而黄、脉滑数）者用普济消毒饮。

2. 其他

（1）板蓝根颗粒，每次 1 袋，每日 3 次，冲服。

（2）紫金锭或金黄散以水调匀后外敷患部。每日 1 次。

（3）青黛散以醋调敷腮部，每日 3 ~ 4 次。

【急症处理】

1. 流行性腮腺炎（腮肿期）

（1）Ⅱ级护理，流食或半流食，注意口腔卫生，防止继发感染，隔离 21 天。

（2）抗病毒治疗　①干扰素 1 万 ~20 万 U/（kg·d），肌内注射；盐酸吗啉胍（病毒灵）1 片口服，每日 3 次。②转移因子 2 ~4ml，上臂内侧皮下注射，疗程 4 ~5 日。

（3）控制发热　复方氨林巴比妥（安痛定）2ml，肌内注射。扑热息痛每次 0.5g，口服。

（4）局部治疗　青黛散，用醋调敷局部，每日 3 ~4 次。金不换根块，外敷，每日 3 次。

2. 睾丸炎

（1）Ⅰ级护理　严格卧床。

（2）控制炎症　泼尼松，每日 30 ~40mg，口服。

（3）解热镇痛　安乃近，每次 0.5g，口服；或去痛片，每次 2 片，口服。盐酸哌替啶，每次 0.025 ~0.1g，肌内注射。

（4）局部治疗　用布兜将睾丸托起，局部冷敷。

3. 脑膜脑炎

详见有关章节。

原则：对症治疗，降低颅内压，20% 甘露醇快速静脉滴注。

流行性脑脊髓膜炎

【诊断要点】

1. 多发于冬春二季，儿童多见。

2. 高热、头痛、呕吐，皮肤瘀斑及脑膜刺激症状。

3. 血白细胞增高，脑脊液呈化脓性改变，涂片有革兰阴性双球菌，血及脑脊液培养有脑膜炎双球菌。

4. 注意与结核性脑膜炎、化脓性脑膜炎、流行性乙型脑炎及其他感染性休克（如中毒性菌痢）相鉴别。

【理化检查】

1. 血常规。白细胞总数增多，中性粒细胞在 80% ~ 90% 以上。

2. 皮肤瘀点的组织液涂片检查。

3. 脑脊液常规检查及生化检查。

【治疗】

一、一般治疗

隔离，卧床休息，流食或半流食，吸氧。

①镇痛退热，肌内注射复方氨林巴比妥（安痛定），口服扑热息痛，或物理降温。②呕吐者用甲氧氯普胺（灭吐灵）或溴米那普鲁卡因（爱茂尔）肌内注射。③适当补液，用10% 葡萄糖注射液，总量 500 ~ 1000ml/d（根据尿量而定）。④抗惊厥用 10% 水合氯醛，成人 10 ~ 20ml/次，保留灌肠。

二、重点用药

1. 普通型

抑制脑膜炎双球菌

（1）磺胺嘧啶（SD）　口服，每次 1.0g，每日 2 次，首剂加倍。静脉注射或肌内注射，每次 1.0 ~ 2.0g，每日 3 ~ 4g（为首选药），5 ~ 7 天为 1 疗程。

（2）青霉素 20 万 U/（kg·d），静脉滴注（症状控制后改常规量）。

（3）头孢曲松 2 ~ 3g，分 1 ~ 2 次静脉滴注。儿童 100mg/（kg·d），分 1 ~ 2 次静脉滴注。

（4）氯霉素每日 1 ~ 2g，分次口服或静脉注射，7 天 1 疗程（注意副作用）。

2. 暴发型

抑制脑膜炎双球菌

（1）青霉素每日 1000 万～2000 万单位，分次静脉滴注（为首选药），5～7 天为 1 疗程。

（2）氨苄西林每日 6.0g 静脉滴注。

（3）脱水疗法　20% 甘露醇 250ml 或山梨醇 250ml 快速静脉滴注。

（4）呼吸衰竭者可用尼可刹米、洛贝林等呼吸兴奋剂。

3. 纠正酸中毒

5% 碳酸氢钠 5ml/kg(可提高二氧化碳结合力 4.5mmol/L)，或 11.2% 乳酸 3ml/kg（可提高二氧化碳结合力 5mmol/L）。

4. 改善微循环

山莨菪碱（654－2）成人每次 10mg，或阿托品成人每次 1～2mg，每 5～15 分钟 1 次，静脉注射。

5. 抗休克

间羟胺（阿拉明）、多巴胺等，必要时可用去乙酰毛花苷（西地兰）。

三、中医药

1. 辨证论治

（1）卫气同病（神志清楚，精神不振，烦躁不安，舌质正常，舌边尖稍红，舌苔薄白或薄黄，脉浮数或滑数）用银翘散合白虎汤加减。

（2）气营（血）两燔证（壮热神昏，头痛剧烈，呕吐频繁，神昏谵语，舌红绛少苔或苔黄，脉细数或洪数）用清瘟败毒饮。

（3）闭证（狂躁不安，神昏谵妄，手足逆冷，面红气粗，牙关紧闭，呼吸不匀，舌红绛，苔黄而干，脉弦有力）用清瘟败毒饮合羚角钩藤汤加减。

（4）脱证（高热下降、体温不升，大汗淋漓，面色苍白，四肢厥冷，神志模糊，口鼻凉，口唇或指甲青紫，舌质绛而少苔或暗红而润，脉微细欲绝）用参附龙牡汤。

2. 其他

（1）安宫牛黄丸每次 1 丸，每日 2 次，口服。

（2）10% 人参注射液 1 ～ 2ml，肌内注射或静脉注射。

（3）双解素注射液 3g，每日 2 次，肌内注射。

【急症处理】

流脑脑膜脑炎型

（1）Ⅰ级护理，流食，平卧位，低流量吸氧，测血压、脉搏、呼吸、体温，保持呼吸道通畅。

（2）抗感染　同暴发型。

（3）脱水治疗　20% 甘露醇或 25% 山梨醇 250ml，静脉滴注。50% 葡萄糖注射液每次 40 ～ 60ml 及 30% 尿素每次 0.5 ～ 1mg/kg，每 4、6 或 8 小时静脉注射或快速静脉滴注 1 次。

（4）肾上腺皮质激素疗法　地塞米松 10 ～ 12mg（首剂量），以后 4 ～ 6 小时投药 2 ～ 6mg，肌内注射或静脉注射，每日剂量维持在 10mg 左右，用药 3 天以上者应逐步停药。

（5）呼吸衰竭的治疗

①中枢呼吸兴奋剂　山梗菜碱，3 ～ 9mg，肌内注射或静脉注射，1.5 ～ 2 小时 1 次，或 30 ～ 60mg，静脉缓注。二甲弗林（回苏灵），每次 8ml，静脉注射，或每次 8 ～ 16mg，静脉滴注；重症每次 16 ～ 32mg，静脉滴注。

②血管扩张剂　山莨菪碱，每次 0.3 ～ 0.5mg/kg，重症者可增至每次 1 ～ 2mg/kg，静脉注射，每 10 ～ 20 分钟重复 1 次。阿托品每次 0.5 ～ 1mg/kg，10 ～ 20 分钟静脉注射 1 次。如以上处理无效，可改用异丙肾上腺素、间羟胺与多巴胺联合或酚妥拉明与去甲肾上腺素联合。

③气管插管，气管切开及人工呼吸器（参见有关章节）。

伤寒与副伤寒

【诊断要点】

1. 夏秋多发，有一定的流行区域，卫生条件差或与伤寒病人有接触史。

2. 起病缓慢，发热，体温呈阶梯上升，4~6 日后出现稽留热，伴有表情淡漠，相对缓脉，精神不振，反应迟钝，谵妄。

3. 肝脾肿大，偶有黄疸及淡红色玫瑰疹。

4. 白细胞减少，嗜酸性粒细胞减少或消失。血清肥达反应"O"1:80、"H"1:160 以上有诊断意义，但少数患者肥达反应呈阴性。

5. 病人出现心悸、气短、心律失常应考虑合并心肌炎。如出现腹痛、黑便、腹部压痛、腹肌紧张，应考虑肠穿孔和出血。

6. 副伤寒的表现和伤寒类似但较轻。

7. 血及骨髓培养，伤寒杆菌阳性。

8. 注意与病毒感染、粟粒性结核、布氏杆菌病、斑疹伤寒、钩端螺旋体病、恶性疟疾、恶性组织细胞病相鉴别。

【理化检查】

1. 三大常规检查。

2. 血、尿、便培养，骨髓涂片与培养，活检标本培养。

3. 免疫学检查：肥达反应，免疫荧光试验等。

4. 肝功能、肾功能、电解质检查。

5. 心电图、胸部及腹部定位透视，B 超。

【治疗】

一、一般治疗

卧床休息，床旁隔离，饮食忌过多及食用难消化食物。

二、重点用药

1. 对症治疗

（1）高热可用物理降温，注意水电解质平衡。

（2）便秘可用开塞露或生理盐水低位灌肠，忌用泻剂及新斯的明类药物。

（3）腹泻者可给予止泻剂或复方颠茄片。

（4）高温不退可给小量退热药，但应慎重。

2. 抗生素

（1）氯霉素（首选）1g，加5%葡萄糖注射液250ml，静脉滴注，每日2次（注意白细胞变化）。

（2）氨苄西林4g加5%葡萄糖注射液250ml，静脉滴注，每日2次。

（3）复方新诺明1g，口服，每日2次。抗生素一般应用2周或3周。

（4）左氧氟沙星0.2g，口服或静脉滴注，每日2次。

（5）头孢曲松成人1~2g，静脉滴注，每日2次，疗程14天。

（6）阿莫西林成人2~4g，分3~4次口服，疗程14天。

3. 如合并肠出血可止血［如肾上腺色腙（安络血）、酚磺乙胺（止血敏）］，补液，输新鲜血（出血量多时）；如合并肠穿孔可手术治疗，如合并心肌炎可按心肌炎治疗。

三、中医药

1. 辨证论治

（1）湿遏卫气证（身热不扬，汗少，头痛而重，肢体困重，胸闷腹胀，面色淡黄，舌苔白腻，脉濡缓，或伴有恶寒）用三仁汤。

（2）气分湿热证（身热持续不退，汗出不解，面色晦暗，神情淡漠，嗜睡，胸闷腹胀，纳少泛恶，胸腹透发白㾦或红疹，舌苔黄腻，脉濡数），用甘露消毒丹。

（3）邪入营血证（身热缠绵不退，入夜尤甚，烦躁或谵语，循衣摸床，鼻齿衄血，甚则便血，舌干绛少苔，脉细数）用清营汤、犀角地黄汤。

（4）余邪未净（身热已退，脘部微闷，知饥而不欲食，苔薄微腻）用薛氏五叶芦根汤。

2. 其他

黄芩、生地榆各 15g，红藤、马齿苋、败酱草各 30g，每日 1 剂，水煎服。

传染性单核细胞增多症

【诊断要点】

1. 有流行情况及接触病人史。

2. 不规则发热、乏力、周身酸痛，病程可达数周。

3. 咽痛、咽部充血，或有咽部出血点。

4. 肝、脾、淋巴结肿大，肝功能改变，也可有肺炎的症状。有些病人可出现皮疹。

5. 白细胞总数正常或稍多，淋巴细胞增多，异型淋巴细胞增多明显，占 10% 以上。血清嗜异性凝集反应和抗 EB 病毒的 IgM 抗体阳性。

【理化检查】

1. 三大常规，骨髓检查。

2. 嗜异性凝集试验。

3. EB 病毒抗体测定。

4. 免疫球蛋白、肝功能检查。

5. 心电图，胸透，肝、脾 B 超。

【治疗】

一、一般治疗

卧床休息，进食高蛋白饮食。注意口腔卫生，可用 2% 硼酸溶液漱口。

二、重点用药

1. 并发咽、扁桃体炎时，一般可给青霉素类，但氨苄西林因 95% 的患者可出现皮诊不宜用。咽峡炎者还可用甲硝唑

（灭滴灵），0.2g，口服，每日3次；也可使用克林霉素。阿昔洛韦可用于伴口腔白斑病的艾滋病者及有充分 EB 病毒感染证据者。

2. 喉头水肿重者可给氢化可的松 100～200mg，静脉滴注，每天1次，连用3～5天。

3. 肝功能异常者

（1）10% 葡萄糖 500ml，加维生素 C 3g；葡醛内酯（肝泰乐）0.2g；辅酶 A 200 单位，静脉滴注，每日1次。

（2）水飞蓟素（益肝灵）、联苯双酯等口服。

三、中医药

辨证论治

（1）热毒蕴结证（发热、汗多、口渴、咽喉红肿疼痛、颈淋巴结肿痛、肌肤红疹、脉数、舌红苔黄）用普济消毒饮加减。

（2）湿热蕴毒证（身热、汗出不解，倦怠咽肿、胸闷呕恶或身目发黄、苔黄腻、脉濡数）用甘露消毒饮加减。

（3）余毒伤阴证（午后低热、口干乏力、咽喉微红肿痛、或淋巴结肿大，舌红干，脉细数）用养阴清肺汤。

病毒性肝炎

【诊断要点】

一、临床分类

1. 急性黄疸型肝炎　起病急，有不同程度的肝炎症状、体征及化验异常，伴有黄疸。

2. 急性无黄疸型肝炎　有肝炎患者密切接触史及输血或血液制品应用史；近期出现胃肠消化系统症状，持续几天以上，无其他原因可解释者，肝脾肿大，化验 SGPT 活力增高。

3. 慢性迁延性肝炎　有肝炎病史，病程超过半年未愈，肝痛，乏力，可有 SGPT 升高或轻度肝损害。

4. 慢性活动性肝炎 既往有肝炎史，肝肿大，质地硬，可有黄疸、蜘蛛痣、脾肿大，SGPT 反复增高或持续升高，肝功能检查异常，合并关节炎、肾炎、脉管炎等。

5. 急性重型肝炎 起病急、发展快，高热，消化道症状严重，极度乏力，发病 3 周内可见精神、神经系统症状，并有出血倾向。肝浊音界缩小，黄疸迅速加深，肝功能损害，亦可出现酶胆分离现象。

6. 亚急性重型肝炎 黄疸迅速上升，肝功能严重损害，高度无力及明显食欲减退或恶心呕吐。重度腹胀及腹水，可出现程度不等的意识障碍，后期可出现肾功能衰竭及脑水肿。

7. 慢性重型肝炎 表现同亚急性重型肝炎，但有慢性肝炎或肝炎后肝硬化的病史、体征及肝功能损害。

8. 瘀胆型肝炎 类似急性黄疸型肝炎，但自觉症状较轻，黄疸明显，常有皮肤瘙痒，肝肿大。肝功能检查 TB 明显升高，以直接胆红素为主。碱性磷酸酶、γ-谷氨酰转酞酶及胆固醇均明显增高。

二、病原学分类

1. 甲型肝炎 由甲型肝炎病毒（HAV）引起，有粪-口传染史，儿童及青少年多见。潜伏期 15～30 天，平均 30 天。临床特征为食欲减退、恶心、呕吐、疲乏、肝肿大及肝功能异常，部分急性病例有发热、黄疸。

2. 乙型肝炎 由乙型肝炎病毒（HBV）引起，主要由血液、母婴、性接触和密切生活接触传染，潜伏期 30～160 日，平均为 60～90 天。临床表现多样化，可表现为急性肝炎、慢性肝炎、重型肝炎、淤胆型肝炎或乙型肝炎病毒（HBV）慢性携带等。

3. 丙型肝炎 由丙型肝炎病毒（HCV）引起，主要经血源性传播，潜伏期为 2～26 周，平均为 50 天；输血后丙肝潜伏期为 7～33 天，平均为 19 日。临床症状较轻或无明显症状，病程进展缓慢，易慢性化，可导致肝硬化和肝癌。

4. 丁型肝炎 由丁型肝炎病毒（HDV）引起，只有在辅助病毒 HBV 存在时才能形成病毒颗粒。传播方式与乙型肝炎相同，主要为输血和血制品传播，潜伏期为 6 ~ 12 周；生活密切接触也可传播，母婴传播极少见。临床表现因同时或继发于乙型肝炎感染，故取决于乙型肝炎感染状态。如丁型肝炎与乙型肝炎同时感染（急性肝炎）；如两者重叠感染（急性丁型肝炎和慢性丁型肝炎）。

5. 戊型肝炎 过去称为非甲非乙型肝炎，由戊型肝炎病毒（HEV）引起，潜伏期为 2 ~ 10 周，平均为 40 天。临床表现类似于甲型肝炎，常见如急性黄疸型、重症肝炎和急性无黄疸型，老年人病死率较高。

【理化检查】

1. 全血常规、出凝血时间、血沉检查。

2. 尿常规、尿胆红素、尿胆原检查。

3. 肝功能检查，血清胆红素、凝血酶原时间、血清酶试验、血浆白蛋白、总胆醇检查。

4. B 超检查，腹腔镜检查，肝活体组织检查。

甲肝

1. 血、尿常规检查。

2. 肝功能检查。

3. 血清学检查。

4. HAV 及 HAV 抗原的检测。

5. HAV RNA 检测。

乙肝

1. 血、尿常规检查。

2. 肝功能检查，血清胆红素、凝血酶原时间、血清白蛋白、血脂及甲胎蛋白测定。

3. 血清 HBV 标志物的检测。

4. 血清 HBV DNA 的检测。

5. 肝组织学检查。

6. 影像学检查。

丙肝

1. 肝功能检查。

2. 血清学检查。

3. 病毒学检测。

4. 抗 GOR 抗体检测。

丁肝

1. 血清学检查。

2. 病毒学检测。

3. 组织学检查。

戊肝

1. 抗 HEV 抗体检测。

2. HEV 的分子生物学检测。

【治疗】

一、一般治疗

注意休息，卧床休息。适量补充维生素，如口服复合维生素 B 及维生素 B_1、B_{12}、B_6、维生素 C、E 等。预防出血用维生素 K、肾上腺色腙（安络血）、酚磺乙胺（止血敏）。口服保肝药复肝宁、水飞蓟素（益肝灵）等。增强机体抵抗力用胎盘球蛋白、胸腺肽、丙种球蛋白等。

二、重点用药

1. 参与人体能量代谢及蛋白质合成药

肌苷（次黄嘌呤核苷肌酐）0.2～0.4g，静脉滴注，每日 2 次，或每次 0.2～0.4g，口服，每日 3 次。

2. 促进肝细胞再生药

（1）二氯醋酸二异丙胺（肝乐）每次 40mg，口服，每日 3 次。

（2）维丙胺（维丙肝）每次 80mg，肌内注射，每日 2次。15~30 天为一疗程。

（3）还可用肝细胞再生因子、胸腺肽等。

3. 降低肝淀粉酶活性药

葡醛内酯（肝泰乐）每次 0.1~0.2g，口服，每日 3 次。

4. 改善肝病症状药

云芝肝太颗粒每次 5g，开水冲服，每日 2~3 次。

5. 增加食欲

10% 葡萄糖注射液、维生素 C、ATP 静脉滴注，15 天为一疗程。

6. 预防血氨升高用药

（1）谷氨酸每次 2.5~5.0g，口服，每日 3~4 次。

（2）谷氨酸钠 60~100ml 加入 10% 葡萄糖注射液 500ml中静脉滴注，每日 1 次。

7. 退黄药

（1）强力宁 80~100ml，加 10% 葡萄糖注射液 500ml，静脉滴注，每日 1 次。

（2）茵栀黄注射液 40~60ml，加 10% 葡萄糖注射液 500ml，静脉滴注，每日 1 次。

（3）甘草酸二铵（甘利欣）150mg，口服，每日 3 次。

8. 疫苗

甲型肝炎有减毒活疫苗、灭活疫苗。乙型肝炎有乙型肝炎疫苗。丙型肝炎疫苗正在研制中，目前无理想者。丁型肝炎可接种乙型肝炎疫苗，有保护作用。戊型肝炎疫苗正在研制中。

三、中医药

1. 辨证论治

（1）湿热熏蒸（面目周身俱黄，如橘子色，烦热脘闷，纳呆呕吐，口苦而干，胁痛腹胀，倦怠无力，或皮肤瘙痒，小便黄赤，大便秘结或溏，苔黄腻，脉弦滑数或濡数）用茵陈蒿汤合龙胆泻肝汤加减。

（2）肝气郁滞（胁肋胀痛，脘痞腹胀，恶心嗳气，纳食不香、苔薄，舌质淡红，脉弦）用柴胡疏肝散合二陈汤加减或合痛泻要方加减；或合平胃散加减；或合丹栀消遥散加减。

（3）湿邪困脾（胁痛，脘闷腹胀，恶心呕吐，胃纳不佳，口淡不欲饮，身重便溏，苔白腻）用胃苓汤合香砂六君子汤加减；或合茵陈术附汤加减；或合一贯煎加减。

（4）肝阴亏损（胁痛隐隐，低热，腰酸，口干舌燥，手足心热，苔少或无苔，舌质红，边尖有红刺，脉弦细数）用一贯煎合左归饮加减。

（5）热毒炽盛（高热、口渴、烦躁，黄疸迅速加深，腹胀满，大便秘结，小便黄赤，甚则神昏谵语，抽搐，或见便血、尿血等，舌红绛，苔黄腻或黄燥，脉滑数）用犀角散合安宫牛黄丸或至宝丹。

2. 其他

（1）齐墩果酸片60～80mg，口服，每日3次，3个月1疗程。

（2）葫芦素片每次0.1～0.2mg，口服，每日3次，2个月1疗程。

（3）鸡骨草胶丸按说明书服用。

（4）黄疸茵陈颗粒，每次1袋，冲服，每日3次。

【急症处理】

急性重症肝炎

（1）Ⅰ级护理，绝对卧床休息，隔离，饮食以低盐、低脂肪、多糖、多维生素为主。

（2）支持疗法　①10%葡萄糖注射液或25%葡萄糖加维生素C、肌苷各0.4g，静脉滴注。②补充氯化钾每日2～4g（适用于尿量正常，血钾不高者）。③输鲜血或鲜血浆（禁用库存血及血浆）。④保持水、电解质和酸碱平衡。

（3）对症治疗　①肝昏迷患者要禁食蛋白质及禁用含氨

药物；用酸性液体灌肠，20% 食醋或乳果糖每日 15～20g，口服；或谷氨酸每次 2.5～5.0g，每日 3～4 次，口服；抗假神经介质药物左旋多巴 100mg，静脉注射，以后每 12 小时 3～4 次，口服；抗假神经介质药物左旋多巴 100mg，静脉注射，以后每 12 小时递增 50～100mg，直至清醒（应用该药物时，禁用维生素 B_6）；控制肠道感染；新霉素每次 1g 口服，每日 4 次，或庆大霉素每次 8 万单位，肌内注射，每日 2 次。②预防出血：维生素 K 或肾上腺色腙（安络血）或酚磺乙胺（止血敏）等常规应用；肝素每公斤体重 1mg（125 单位），静脉滴注（用于确诊 DIC 者）4～6 小时 1 次。③脑水肿：20% 甘露醇每次每公斤体重 1g，30 分钟内快速静脉滴注完毕（必要时 4～6 小时重复 1 次），应用时注意心功能。④肝肾综合征治疗：治疗应按肾功能衰竭处理（参见有关章节）。⑤激素：琥珀酸氢化可的松 200～300mg 加入 10% 葡萄糖注射液 500ml 内静脉滴注（最长不多于 2 周）。

细菌性痢疾

【诊断要点】

1. 多见于夏秋季，有不洁饮食史。

2. 高热寒战，腹痛腹泻，呈水样便或脓血便，里急后重。严重者可有感染性休克或（和）中毒性脑病。

3. 排除急性阿米巴痢疾、细菌性食物中毒、出血性肠炎、霍乱等。

【理化检查】

1. 血常规：白细胞计数加分类。

2. 大便常规、大便细菌培养、动力试验。

3. 荧光抗体染色。

4. X 线钡剂检查。

【治疗】

一、一般治疗

保持水电解质平衡用 5% 葡萄糖或 10% 葡萄糖、生理盐水、5% 碳酸氢钠及补充氯化钾（见尿补钾）。止泻用黄连素、洛哌丁胺（易蒙停）等。

二、重点用药

1. 抗菌治疗

（1）轻症用药　呋喃唑酮（痢特灵）0.1g，口服，每日 4 次；磺胺脒或琥珀酰磺胺噻唑 1g，口服，每日 4 次（首剂加倍）；甲氧苄啶（磺胺增效剂）200mg，口服，每日 2 次；诺氟沙星（氟哌酸）0.2g，每日 3~4 次口服；头孢呋辛酯 0.25g，每日 2 次。以上药物疗程为 5~7 日。

（2）重症用药　卡那霉素每次 0.5g，口服，每日 3~4 次；复方新诺明每次 2 片，口服，每日 2 次（首剂加倍）；氨苄西林每日 3~6g 静脉滴注，或庆大霉素，16 万~24 万单位，静脉滴注。头孢曲松成人每日 2~4g，分 2 次静脉注射。

2. 有高热、惊厥、休克、脑水肿等症状，对症治疗。

三、中医药

1. 辨证论治

（1）湿热痢（痢疾主证伴肛门灼热，小便短赤，苔腻微黄，脉滑数）用芍药汤。

（2）寒湿痢（痢疾主证伴腹痛拘急，头身困重，舌质淡，苔白腻，脉濡缓）用胃苓汤加减。

（3）休息痢（下痢时发时止，日久难愈，倦怠怕冷，腹胀纳差，腹中冷痛，舌质淡，苔腻，脉濡软或虚数）用资生丸合归脾汤或配痛泻要方。

（4）阴虚痢（痢下赤白，日久不愈，脓血黏稠，发热烦渴，舌红绛少苔，脉细数）用黄连阿胶汤合驻车丸。

（5）虚寒痢（痢疾主证伴腹部隐痛、食少神疲、四肢不温，舌淡苔薄白，脉沉细而弱）用桃花汤合真人养脏汤。

2. 其他

针灸天枢穴、足三里穴。里急后重加阴陵泉；寒热加曲池；白冻加合谷；赤冻加腕骨穴。

【急症处理】

中毒性菌痢

（1）Ⅰ级护理，平卧休息，全流食或半流食，测血压、脉搏、呼吸、体温，观察面色及瞳孔，保持呼吸道通畅并予吸氧。

（2）抗休克治疗（参见有关章节）。

（3）降温止惊　人工亚冬眠疗法，氯丙嗪及异丙嗪每公斤体重各 1～2mg，肌内注射。

（4）控制感染　①氯霉素 2g 静脉滴注，同时合用庆大霉素 8 万单位或卡那霉素 0.2～0.4g，肌内注射，每日 2 次。②氨苄西林每日 4～6g，静脉滴注。

（5）冰水洗肠　用 0.1% 黄连素或 1/5000 呋喃西林溶液 500ml，最好 24 小时内洗肠 2～3 次。

肺结核

【诊断要点】

1. 多数有结核病密切接触史，临床上分为原发型、血行播散型、浸润型、慢性纤维空洞型、结核性胸膜炎五型。

2. 有低热、盗汗、乏力、厌食、消瘦等结核中毒症状；妇女病人可有月经不调；血行播散型肺结核可有高热，肝、脾肿大，呼吸困难等；浸润性肺结核可有咳嗽、咳痰、咳血等；结核性胸膜炎有胸痛、胸膜摩擦音或胸水。

3. 白细胞计数升高，血沉加快，X 线胸透或胸片可以明确肺结核的类型。

4. 结核菌素试验阳性，痰中检查结核菌可呈阳性。

【理化检查】

1. 血、尿、便、痰常规及血沉。

2. 痰涂片、痰浓缩、胸水查结核菌、结核菌素试验。

3. 胸片、B 型超声检查。

4. 血清学检查。

【治疗】

一、一般治疗

注意休息，进行高营养饮食。

二、重点用药

1. 抗结核治疗

原则为早期、联合、适量、规律、全程用药。①初治者首选一线药物，如异烟肼 0.3g，肌内注射；链霉素 0.75g，每日 1 次肌内注射；对氨基水杨酸钠 8.0g，加 5% 葡萄糖注射液 500ml，静脉滴注，每日 1 次。上述三药合用，强化治疗 3 个月，再用异烟肼 0.6g 肌内注射，每周 2 次；链霉素 0.75g，肌内注射，每周 2 次，巩固治疗 9 ~ 12 个月。轻度活动性肺结核无空洞，痰菌阴性者也可单服异烟肼 1 年。②一线药物治疗无效或复治时选用二线药物如利福平 0.6g，乙胺丁醇 0.75g 口服，每日 2 次；卡那霉素 0.75g 肌内注射，每日 1 次，用药时间不短于初治疗程，并应根据药敏试验选用抗结核药。

2. 糖皮质激素

急性血行播散型肺结核及结核性胸膜炎可短期应用，泼尼松（强的松）5 ~ 10mg，口服，每日 3 ~ 4 次，2 ~ 3 周后减量，共用 6 ~ 8 周。

3. 咳血

①用垂体后叶素 10 单位加 25% ~ 50% 葡萄糖注射液 40 ~ 60ml，缓慢静脉滴注。②1% ~ 2% 普鲁卡因 5 ~ 10ml，静脉注

射，用于咳血多又禁用垂体后叶素者。③也可用维生素 K_1、肾上腺色腙（安络血）等。

4. 咳嗽咳痰给止咳祛痰药；发热、胸痛给解热镇痛药；胸水者可放水并胸腔内注射抗结核药。

三、中医药

1. 辨证论治

①肺阴亏损证（干咳少痰或痰中带血，潮热咽干，舌红苔薄黄而干，及脉细数）用百合固金汤。②阴虚火旺证（潮热盗汗，五心烦热，急躁易怒，痰少黏，咯血，舌绛，脉数）用百合固金汤合秦艽鳖甲散。③气阴两虚证（咳嗽咳血、潮热心烦、自汗、盗汗，面白气短乏力。舌尖红，苔薄或剥，脉细无力）用保真汤。④阴阳两虚证（在气阴两虚基础上又出现声哑体瘦、形寒恶风，气短喘息，面浮肢肿，便溏，男子遗精、阳萎，女子经少经闭，脉微细）用补天大造丸。

2. 其他

①咯血者用白及枇杷汤、云南白药。②潮热骨蒸者用柴胡清骨散。③自、盗汗者用当归六黄汤。④胸水者用十枣汤、葶苈大枣泻肺汤加味。⑤胸水粘连者用血府逐瘀汤。

十一、妇产科疾病及治疗

痛　经

【诊断要点】

1. 经前下腹阵发性绞痛或坠痛，经血外流畅后逐渐消失。

2. 妇科检查，排除盆腔炎、子宫内膜异位症及黏膜下肌瘤等。

【理化检查】

1. 血、尿常规。

2. 子宫 B 超检查。

【治疗】

一、一般治疗

经前 14 天服维生素 A，每天总量 20 万单位；镇痛用去痛片或肌内注射安痛定；恶心呕吐用甲氧氯普胺、溴米那普鲁卡因。解痉用双戊胺（胃欢）。

二、重点用药

1. 缓解痉挛疼痛药

①阿托品 0.3mg，口服，每日 2 次。②颠茄酊剂 0.3ml，口服，每日 3 次，症状缓解后停用。③山莨菪碱（654－2）5mg，口服，必要时 15～30 分钟后重复 1 次。④双氯芬酸钠 50mg，口服，每日 2 次。

2. 对抗前列腺素药物

①阿司匹林 0.3g，口服，每日 3 次。②吲哚美辛（消炎痛）25mg，口服，每日 2 次。

3. 中枢性镇痛药

哌替啶（杜冷丁）0.1～0.15g，口服，或 25～100mg，肌内注射（痛经较严重出现虚脱者应用，症状缓解不宜长期使用，避免成瘾）。

4. 内分泌治疗

采用抑制排卵方法治疗，但不可久用。①雌激素治疗：己烯雌酚 1mg，自月经第 6 天开始口服 20 天，每晚 1 次，可重复 3 个星期（用于子宫发育欠佳者）。②孕激素治疗：黄体酮 10mg，月经前 1 周开始，每日或隔日 1 次，肌内注射，共 3～5 次；或丙酸睾丸酮 25mg，方法同上。

三、中医药

1. 辨证论治

①气滞血瘀证（经前腹胀痛、经量少、色紫黯有血块、块下痛减，舌紫暗，脉沉弦）用膈下逐瘀汤。②寒湿凝滞证

（经前或行经少腹冷痛，痛甚连腰脊、得热痛减、经量少、畏寒便溏，舌苔白腻，脉沉紧）用少腹逐瘀汤。③气血虚弱证（经前或经后小腹绵绵作痛、按之痛减、经淡质稀、面色苍白、神倦懒言，舌淡苔薄，脉虚细）用圣愈汤。④肝肾亏损证（经后腹隐痛、经色淡量少、头晕耳鸣，舌质淡红、苔薄，脉沉细）用调肝汤。

2. 其他

①当归丸每次 20 粒，口服，每日 2 次；②乌鸡白凤丸 1 丸，口服，每日 2 次。③运动疗法：嘱患者距墙 45cm 处侧立，使一臂抬高与肩平，以前臂及手掌贴于墙上，另一手插于腰间，将近墙侧之髋部向墙靠拢，每次进行数十回左右，相互交换，每日行 3 次，数日后休息 1~2 日。

【急症处理】

痛经伴昏厥（虚脱）

（1）Ⅰ级护理，平卧，测血压、脉搏。针刺人中、合谷穴。

（2）镇静止痛 ①哌替啶 50~100mg，肌内注射。②地西泮 10mg，肌内注射。

（3）子宫颈管狭窄病人用宫颈扩张器缓慢按顺序扩张至 8 号，使经血流畅。

功能性子宫出血

【诊断要点】

1. 月经周期紊乱，阴道不规则流血，淋漓不断。

2. 阴道检查排除其他引起子宫出血的疾病，如子宫肌瘤、不全流产等及血液系统疾病。

【理化检查】

1. 血常规、出凝血时间、血型、血沉。

2. 尿常规、尿妊娠试验。

3. 其他 血葡萄糖耐量试验、基础代谢率测定、子宫内膜病理活检、子宫B超。

【治疗】

一、一般治疗

大量口服维生素C、维生素 B_6 及维生素K；贫血用硫酸亚铁及叶酸，必要时输血；流血时间长用青霉素或庆大霉素防止感染；增强子宫收缩则口服麦角制剂或肌内注射宫缩剂。

二、重点用剂

1. 止血调经治疗

①肾上腺色棕10mg，肌内注射，每日2次。②酚磺乙胺0.5g，肌内注射，每日2次；③6-氨基己酸4~6g，静脉滴注，每日1次。

2. 性激素治疗

①己烯雌酚5~10mg，肌内注射，用5~8次可暂时止血。②黄体酮10~30mg，肌内注射，每日1次，共5~7次。③丙酸睾酮25mg，肌内注射，每日1次，血止后隔日1次，总剂量不超过300mg。

3. 控制周期治疗

①己烯雌酚1mg，口服，每日1次，连续服22天，服药期第16天开始应用黄体酮10mg，肌内注射，每日1次。②避孕Ⅰ号1片口服，每日1次，连服22天（更年期患者应用）。

4. 促进排卵用药

①氯米芬（克罗米酚）50mg，自撤药性出血的第五天开始，每晚服1次，连服5天。②绒毛膜促性腺激素1000单位，肌内注射，次日增至2000单位，第三日再增到5000单位。

三、中医药

1. 辨证论治

①血热证（功血伴口干喜饮，舌红苔黄，脉滑数）用清热固经汤。②血瘀证（功血伴小腹痛拒按、舌质黯红，舌尖

有瘀点，脉沉涩或弦紧）用四物汤合失笑散加减。③脾虚证（功血伴体倦乏力、面色㿠白，纳呆便溏、舌腻有齿印，脉细弱）用固本止崩汤。④肾阴虚用左归丸；阳虚用右归丸。

2. 其他

①雏子筵浸膏片，0.4～0.6g，口服，每日3次。②白药精，1片，口服，每日2次。③断红穴、神阙穴、隐白穴，先针后灸，留针20分钟（一般10分钟后血量减少）。

【急症处理】

功血合并贫血

（1）Ⅰ级护理，卧床，高蛋白饮食，测血压、脉搏、体温，必要时吸氧。

（2）迅速止血、输血 ①6-氨基己酸6g，静脉滴注。②黄体酮20mg肌内注射，或催产素10单位肌内注射，或口服己烯雌酚2mg，每日3次。③输新鲜全血200～400ml。

（3）合并失血性休克 参见有关章节。

（4）刮宫术止血。

阴道炎

【诊断要点】

1. 滴虫性阴道炎

阴道分泌物增多呈灰黄色，带泡沫，检查时见阴道黏膜有散在红色斑点。

2. 霉菌性阴道炎

阴道分泌物呈白色豆渣样，检查时见阴道黏膜附有白色膜状物。

3. 老年性阴道炎

阴道分泌物增多呈黄水状，检查时见阴道皱壁消失，黏膜充血。

【理化检查】

1. 阴道分泌物涂片检查。

2. 尿常规、尿糖、血糖。

3. 基础代谢率测定。

【治疗】

一、一般治疗

口服维生素 A、维生素 B 及维生素 D；痒甚用抗组胺药，如苯海拉明 25mg，口服，每日 3 次；滴虫性用甲硝唑（灭滴灵片）口服；霉菌性阴道炎要查出诱因，如有糖尿病要用苯乙双胍（降糖灵），格列苯脲（优降糖）片等，及时停用广谱抗生素或激素，改变阴道酸碱环境用2%~4%碳酸氢钠冲洗外阴及阴道；老年性阴道炎以增加阴道抵抗力及抑制细菌生长为主，用 0.5% 醋酸或 1% 乳酸冲洗阴道。

二、重点用药

1. 滴虫性阴道炎

①滴维净 1 片，每晚塞入阴道 1 片，10 天为 1 疗程。②卡巴胂 200mg，每晚塞入阴道 1 次，10 天为 1 疗程。③甲硝唑 200mg，每晚塞入阴道 1 次，10 天为 1 疗程。

2. 霉菌性阴道炎

①用制霉菌素片或栓剂，10 万~20 万单位，每晚塞入阴道 1 次，10~14 次为 1 疗程；②酮康唑每日 0.2~0.4g，顿服或分 2 次服；氟康唑 50~100mg，顿服，每日 1 次。③曲古霉素片，10 万单位，每晚塞入阴道 1 次，10 天为 1 疗程；④妇炎平胶囊 1 粒，每晚塞入阴道 1 粒。⑤克霉唑阴道片 1 片，每晚 1 次，放入阴道深处。

3. 老年性阴道炎

①己烯雌酚 0.25~0.5mg，每晚塞入阴道 1 次，7~10 天为 1 疗程。②金霉素或氯霉素等制成软膏或粉剂，局部涂擦或撒布。

三、中医药

1. 辨证论治

①湿热下注证（阴痒、带下量多、色黄如脓或呈泡沫样、心烦少寐，口苦而腻，舌苔黄腻，脉弦数）用萆解渗湿汤加减。②肝肾阴虚证（阴部干涩、灼热瘙痒或带下量少、色黄甚至血样、五心烦热、口干不欲饮、舌红少苔，脉细数无力）用知柏地黄汤。

2. 其他

①蛇床子散，煎汤趁热先熏后坐浴，每日 1 次，10 次为 1 疗程；②知柏八味丸，每次 1 丸，每日 2 次，10～14 天为 1 疗程（用于老年性阴道炎）。

【急症处理】

阴道炎合并外阴炎、外阴溃疡

（1）Ⅱ级护理、普食、卧床休息，保持外阴清洁、干燥，减少摩擦。

（2）局部治疗 ①呋喃西林溶液或高锰酸钾冲洗。②抗生素软膏、外涂。③中药：苦参、白鲜皮、蛇床子、黄柏各 15g，煎水、熏洗坐浴，每日 1 次。

（3）对症治疗 ①滴虫性阴道炎：甲硝唑每次 1 片，每日 1 次，晚睡前塞入阴道内。②霉菌性阴道炎：制霉菌素片或栓剂 10 万～20 万单位，每晚塞入阴道 1 次。或妇炎平胶囊 1 粒，每晚塞入阴道 1 粒。③老年性阴道炎：己烯雌酚 0.25～0.5mg，每晚塞入阴道 1 粒。

盆腔炎

【诊断要点】

1. 急性盆腔炎

①有流产、分娩及宫内不洁操作史。②高热寒战、白带增多，呈脓性有臭味。③妇科检查，阴道内有脓性分泌物，阴道充血，穹窿有明显触痛，宫颈充血、举痛明显，子宫活

动受限，宫旁压痛明显，可触及肿物。

2. 慢性盆腔炎

①有急性盆腔炎病史。②下腹隐痛及坠痛，腰骶疼痛，月经前或经期加重，白带增多。③妇科检查，子宫常呈后位，活动受限，子宫一侧或两侧触到增粗的输卵管呈条索状有压痛。

3. 结核性盆腔炎

①有不孕、盆腔以外结核病史。②病程较久，月经量渐少，子宫正常或稍小，子宫角处触及突起，输卵管粗大质硬，表面结节状，盆腔有不规则硬块，腹平片可见盆腔钙化点。

【理化检查】

1. 血、尿、宫颈分泌物常规及培养加药敏。

2. 出凝血时间、血沉。

3. B超行子宫、附件检查。

【治疗】

一、一般治疗

高热口服对乙酰氨基酚，或行物理降温，并给予充足水分及补充营养，纠正电解质紊乱，必要时少量输血。

二、重点用药

1. 急性及慢性盆腔炎治疗

①应用广谱抗生素：氨苄西林 4 ~ 6g，静脉滴注；或用卡那霉素 0.5g，肌内注射，每日 2 次；或红霉素 1.2 ~ 1.8g，静脉滴注，每日 1 次（抗生素用量要达到足量）。②抑制厌氧菌感染：甲硝唑 250mg，静脉滴注，每日 2 次。③左氧氟沙星 0.25 ~ 0.5g，加甲硝唑 0.2 ~ 0.4g，口服，每日 2 次。

2. 结核性盆腔炎治疗

①异烟肼 100mg，口服，每日 3 次；或加链霉素 0.5g，肌内注射，每日 2 次，配合使用。②利福平 300mg，口服，每日 2 次。③乙胺丁醇从 15mg/（kg·d）起用药，渐增至 25mg/

（kg·d），2个月后减至15mg/（kg·d）。

三、中医药

1. 辨证论治

①邪毒内扰（高热恶寒、无汗、下腹痛、拒按、带下量多、脓性有臭味，伴口干、小便赤、大便秘，舌红苔黄腻，脉弦数或滑数）用银翘红酱解毒汤。②温热内蕴（低热、汗出不畅，下腹坠痛或刺痛、拒按、带下量多、色黄伴小便赤，舌红苔黄腻，脉滑数）用止带方或三仁汤加减。③气滞血瘀（少腹刺痛或胀痛、痛引骶部、带下量多、色黄、月经不调，舌黯或有瘀点，苔薄白，脉弦或弦细）用少腹逐瘀汤或膈下逐瘀汤加减。④肝肾不足（下腹绵绵作痛、带下量多、色黄质稀、腥臭、伴腰膝酸软、头晕，舌红少苔、脉沉细数）用左归丸。⑤脾肾阳虚（下腹隐痛、坠胀、带下量多、清稀，伴面肿、腰酸肢软、畏寒，舌淡体胖，苔薄白脉沉细）用温经汤加减。⑥阴虚内热（月经稀少、后期甚至闭经、少腹隐痛、伴五心烦热、午后潮热、颧赤盗汗、口渴、少饮，舌红少苔、脉细数）用黄芪鳖甲散。⑦气血两虚（经行后期，量少色淡、少腹隐痛、面色萎黄、倦怠乏力、纳呆，舌淡苔薄白，脉细无力）用人参养荣汤。

2. 其他

①中药灌肠：红藤、败酱草、蒲公英、鸭跖草、地丁各20～30g，煎汤100ml，用导尿管插入直肠内14cm以上，20分钟内灌完，卧床休息30分钟。②理疗：常用超短波、激光音频、离子透入、蜡疗等。③妇炎康，口服。④外敷：炒大青盐0.5kg，或醋拌坎离砂0.5kg布包敷于下腹部。

【急症处理】

急性盆腔炎合并盆腔脓肿

（1）Ⅰ级护理，半卧位，进普食。

（2）降温治疗 ①复方氨基比林（安痛定）2ml，肌内注射。②对乙酰氨基酚，1片/次，口服。③物理降温。

（3）抗生素治疗　①氨苄西林 6~8g/次，静脉滴注，或红霉素 1.2~1.8g。每日 1 次，静脉滴注。或庆大霉素 8 万单位，宫颈注射（原则应用要足量，以短期内控制病情为宜）。②抑制厌氧菌感染：甲硝唑 250mg，静脉滴注，每日 2 次。

（4）妇炎康每次 1 丸，口服，每日 2 次。

（5）后穹窿穿刺引流。

更年期综合征

【诊断要点】

1. 多发于 45 岁以上的妇女。

2. 月经周期紊乱，不规则，继而闭经、生殖器官萎缩。

3. 情绪不稳定、抑郁，心悸，多汗潮热，恶心呕吐，血压升高。

4. 除外心血管、神经、精神和泌尿生殖系统的器质病变。

【理化检查】

1. 血常规、血沉。

2. 尿常规、尿孕二醇、尿促卵泡成熟激素。

3. 血 FSH 及 LH（放射免疫法）。

4. 心电图、胸透、T3 及 T4 检查、眼底检查、阴道脱落细胞检查，子宫 B 超检查。

【治疗】

一、一般治疗

加强精神治疗，口服维生素 C、维生素 B_1；调节自主神经紊乱用谷维素片、地西泮片；血压高者加服复方降压片、降压灵。

二、重点用药

1. 镇静解痉安眠药

①氯氮草（利眠宁）每日 10~30mg，口服。②眠尔通

0.2～0.4g，每晚睡前服。③多塞平25mg，每日3次（精神抑郁者首选），总量不可超过每日125mg。奋乃静每日4～8mg或盐酸羟嗪（安泰乐），25～50mg，口服（焦虑急躁者首选）。④苯巴比妥15mg，口服，每日3次。

2. 激素治疗

（1）雌激素　①苯甲酸雌二醇长效油剂4～6周肌内注射5～10mg。②尼尔雌醇（E3醚）5mg，每月1次。③乙蔗酚0.5～1mg，每晚口服，连服10～20天（不宜过长，如病情需要，可周期应用，对人工绝经者适宜）。④乙炔雌二醇（炔雌醇）每次25～50mg，每晚1次，给药3周停1周。⑤炔诺酮（妇康片）2mg，每日2～3次，5天1疗程。

（2）雄激素　①甲基睾丸素10mg，舌下含化。②丙酸睾酮25mg，隔日注射，总量不超过300mg。雌雄激素联合应用：己烯雌酚每日0.5mg；甲睾酮5mg，舌下含化，每日1次，连用3周，停药1周。

三、中医药

1. 辨证论治

①肾阴虚（头晕耳鸣、失眠多梦、心烦易怒、五心烦热、口干便结，舌红少苔，脉细数）用左归丸。②肾阳虚（面色晦黯、形寒肢冷、纳少便溏、尿频数，舌淡苔薄，脉沉细无力）用右归丸。

2. 其他

①柏子养心丸，每次1丸，每日2次，口服。②朱砂安神丸，每次1丸，每日2次，口服。③更年康、更年安，按说明书服用。

【急症处理】

更年期综合征伴功能性子宫出血继发贫血

参见有关章节。

十二、皮肤科疾病及治疗

荨麻疹

【诊断要点】

1. 常由于食物、药物、感染、花粉、昆虫叮咬等引起发病。

2. 皮损呈红色或白色风团，大小不等，形态不一，骤起骤消，消退后无痕迹。

3. 重者呼吸道、消化道均受累，可出现胸闷、气短、呼吸困难、喉头水肿、恶心、呕吐、腹痛等症状。

4. 有剧烈的瘙痒，可伴有发热等全身症状。

5. 皮肤划痕试验，多数病人呈阳性。

6. 末梢血化验可有嗜酸性粒细胞增多。

【理化检查】

1. 三大常规，血嗜酸性粒细胞计数。

2. 皮肤划痕试验，免疫球蛋白测定。

3. 心电图检查。

【治疗】

1. 除去可能诱因。

2. 抗组胺药物

①首选赛庚啶 2~4mg，口服，每日 3 次。②扑尔敏 4mg，口服，每日 3 次。③苯海拉明，25mg，口服，每日 3 次。或非那根，25mg，口服，每日 3 次。④酮替酚 1mg，口服，每日 2 次。

3. 对伴有呼吸道和（或）消化道症状才可用

①肾上腺素 0.5~1.0mg，肌内注射。②盐酸麻黄碱 25mg，口服，每日 3 次。③泼尼松 30mg，口服，每日 1 次。重者用氢化可的松 100mg，加 5% 葡萄糖注射液 500ml，静脉

滴注，1 日 1 次。④如喉头水肿严重者可行气管切开。

4. 用 10% 葡萄糖酸钙 10ml，静脉注射，或维生素 C 1～3g，加 5% 葡萄糖液注射液 250ml，静脉滴注。

5. 慢性荨麻疹要应用抗组胺药时可试用维生素 B_{12} 500μg，肌内注射，1 日 1 次，亦可试用转移因子、维生素 K、西咪替丁等。

6. 局部应用炉甘石洗剂、尿素软膏等。

三、中医药

1. 辨证论治

①风热型（风团色红、苔黄脉数）用消风散或桑菊饮。②风寒型（风团色白，苔白脉浮）用荆防败毒散或桂枝汤。③肠胃湿热型（风团发作时伴脘腹疼痛、便秘或腹泻）用防风通圣散加减。④气血两虚型（风团反复发作、病程长、神疲乏力、遇劳加剧、舌淡苔薄、脉濡细或沉细）用八珍汤加减。⑤冲任不调型（风团与每次月经来潮有关，可伴痛经或月经不调）用四物汤合二仙汤或丹栀逍遥散加减。

2. 其他

①百部、苦参、芥穗、防风、黄柏各 12g，煎汤擦洗，每日 1 次。②急性荨麻疹可用防风通圣丸。

湿　疹

【诊断要点】

1. 发病急，发展快，好发于头、面部、肘窝、腘窝、小腿、前臂、阴囊及女阴等部位。

2. 皮损呈多形性，可见红斑、丘疹、水疱（不形成大疱）、糜烂、结痂等，境界不清楚，有轻度肿胀，多对称分布。

3. 多数有剧烈瘙痒。

4. 病程 2～6 周，易复发，可转为慢性。

5. 慢性湿疹多由急性转变而来，皮损呈局限性苔藓化，肥厚浸润较明显，常有色素沉着，境界明显，易复发，局部有剧痒。

【理化检查】

1. 三大常规。

2. 免疫球蛋白。

3. 肾功能、肝功能。

【治疗】

一、一般治疗

除去病因，患处避免不良刺激。维生素 B_1、维生素 B_{12}、维生素 C、烟酸常规口服。

二、重点用药

1. 抗组胺药

①马来酸氯苯那敏 4mg，口服，每日 3 次。②苯海拉明 25mg，口服，每日 3 次。③赛庚啶 2mg，口服，每日 3 次。④非那根 25mg，口服，每日 3 次。⑤酮替酚 1mg，口服，每日 2 次。

2. 急性湿疹

还可用 10% 葡萄糖酸钙 10ml 静脉注射，每日 1 次，或普鲁卡因静脉注射。

3. 慢性湿疹

可用胎盘组织液 2ml，肌内注射，每日 1 次，或硫代硫酸钠 0.64g，静脉注射，每日 1 次，10 日 1 疗程。

4. 急性湿疹皮损广泛者，可给糖皮质激素，除此之外，原则上不用糖皮质激素。

5. 外用疗法

①可选用醋酸去炎松尿素软膏，或其他洗剂、霜剂等外用药。②慢性湿疹久治无效可用泼尼松龙注射液，以 0.25% 普鲁卡因或生理盐水稀释为 2.5mg/ml，皮损下浸润注射，每

周 1~2 次，4~8 次可获满意效果。

三、中医药

1. 辨证论治

①湿热型（急性炎症、糜烂渗出、瘙痒）用二妙散加减或龙胆泻肝汤。②风湿热型（皮损潮红、浸润成片、渗液少，舌红苔薄白、脉浮数）用消风散。③血虚风燥型（皮损反复发作、浸润肥厚、苔癣样变、脱屑）用四物消风汤，或当归饮子加减。④脾虚型（皮损微红，反复发作、身倦乏力、食少）用除湿胃苓汤或参苓白术散。

2. 其他

①急性湿疹渗液多者用黄柏水湿敷，有感染用公英煎汤湿敷。②无明显渗液用炉甘石洗剂外搽。③慢性湿疹皮损粗糙肥厚用黑豆馏油软膏外搽。

带状疱疹

【诊断要点】

1. 可发生于任何皮区，但最常见的是胸部和头部神经支配的皮区。

2. 损害多群，由丘疹、丘疱疹及水疱等组成，皮疹按神经支配区域分布，呈单侧性、不过躯体中线。

3. 发疹前有全身不适、乏力等前驱症状，患处有神经痛，皮肤感觉过敏等。

4. 病程有自限性，约 2~3 周。

5. 偶见免疫缺陷者呈慢性病程，皮肤改变可持续数月，可反复出现小水疱。

【理化检查】

一般无需特殊理化检查，根据典型临床表现可诊断，疱底刮取物涂片可见多核巨细胞和核内包涵体，PCR 检测 VZV DNA 和病毒培养可确诊。

【治疗】

一、西医治疗

1. 抗病毒药

阿昔洛韦800mg口服，每日5次；或伐昔洛韦1000mg口服，每日3次；或泛昔洛韦250mg口服，每日3次。疗程均为7天。

2. 止痛药

卡马西平0.1g口服，每日3次；或尼美舒利0.1g口服，每日2次。

3. 糖皮质激素

泼尼松每日30～40mg，5～7日后减量，根据病情数周内减完。

4. 维生素类

口服或肌内注射维生素B_1及B_{12}，可帮助受损神经修复。

5. 外用疗法

以干燥、消炎为主。疱液未破时可使用炉甘石洗剂或喷昔洛韦乳膏；疱液破溃后，可使用3%硼酸溶液或1:5000呋喃西林溶液湿敷，较干燥的创面也可使用莫匹罗星软膏。

6. 眼部带状疱疹

可外用3%阿昔洛韦眼膏、碘苷滴眼液，局部禁用糖皮质激素外用制剂。

7. 物理治疗

紫外线、频谱治疗仪、红外线、半导体激光等局部照射，可缓解疼痛，有助于疱疹干燥结痂。

二、中医药

1. 辨证论治

①肝胆湿热证（疹色鲜红，水疱多，口苦，舌红苔黄腻，脉弦数）用龙胆泻肝汤或当归龙荟丸加减。②脾经湿热证（疹色鲜红，水疱为主，口中黏腻或甜味，舌淡胖苔白腻，脉濡）用二妙散合四苓散加减；③气滞血瘀证（疹色紫黑，或

疹出不畅，疼痛明显，舌淡紫，脉弦涩）用柴胡疏肝散合瓜蒌红花散加减。

2. 其他

刺血、拔罐可泻热毒，缩短病程，减轻疼痛；针灸对后遗神经痛有一定疗效。

痤 疮

【诊断要点】

1. 多发于 15～30 岁的青年男女，皮损好发于颜面、前胸和背部，多对称性分布。

2. 散在分布的黑头粉刺、丘疹、脓疱、结节或囊肿，以其中一二种损害为主。

3. 一般无自觉症状，炎症明显时可伴疼痛。

4. 病程慢性，时轻时重，可遗留色素沉着或瘢痕。

【理化检查】

一般无需特殊理化检查。使用维 A 酸类药物应定期检查肝肾功能。

【治疗】

一、一般治疗

注意清洁皮肤，避免挤压患处，避免饮酒及辛辣刺激、油腻食物，多吃新鲜蔬菜、水果，保持大便通畅。

二、重点药物

1. 抗生素

①首选四环素类，如米诺环素每日 100～200mg，分 1～2次口服，或多西环素每日 100～200mg，分 1～2 次口服；②大环内酯类，如红霉素每日 1.0g，分 2 次口服。疗程 6～12 周。

2. 维 A 酸类

异维 A 酸 0.25～0.5mg/（kg·d），3～4 个月一疗程，本药有致畸胎作用，停药一年后方可怀孕。

3. 抗雄激素药物

①达英-35，自月经来潮第一天开始，每日 1 粒连服 21 天，停药 7 天为一疗程，月经来潮，再继续上法，连续使用 3～4 个疗程；②螺内酯，每日 60mg，连服 1 个月；③西咪替丁，200mg，口服，每日 3 次，疗程为 4～6 周。

4. 糖皮质激素

泼尼松每日 15～30mg，分 3 次口服，有效后减量，不可长期使用。

5. 外用药物

①维 A 酸类：0.025%～0.1% 维 A 酸霜或凝胶，每晚使用一次，或 0.1% 阿达帕林凝胶，每晚 1 次；②过氧化苯甲酰凝胶，外用，每日 1～2 次；③克林霉素甲硝唑擦剂，外用，每日 3 次。

三、中医药

1. 辨证论治

①肺经风热证（疹色鲜红，以散在粉刺、丘疹为主，舌红苔薄白或薄黄，脉浮数）用枇杷清肺饮加减；②肠胃湿热证（疹色红亮，皮肤油腻，大便黏腻，舌红苔黄腻，脉滑数）用茵陈蒿汤加减；③痰湿瘀滞证（疹色暗红，皮肤色污，舌淡紫苔白腻，脉弦涩）用二陈汤合桃红四物汤加减；④血分热盛证（疹色鲜红，面色偏红，囊肿较多，或有脓头，舌红苔白，脉数）用温清饮加减。

2. 其他

颠倒散或如意金黄散茶调外敷患处，每日 1-2 次。

四、物理治疗

对于不能耐受药物或单纯药物治疗效果不理想的患者，光动力疗法、激光疗法、果酸疗法也是有效的治疗方法。化脓皮损需切开引流。

皮肤真菌感染

（手足癣、体股癣、头癣、甲癣及花斑癣）

【分类及诊断要点】

一、头癣

1. 好发于儿童，以伴或不伴鳞屑的脱发为主要表现。

2. 头皮损害多样。白癣表现为头皮灰白色鳞屑性脱发斑片；黄癣为碟形黄痂，中心有毛发贯穿，伴鼠臭味；黑点癣为散在点状鳞屑斑，病发出头皮即折断；炎症严重者称为脓癣，表现为化脓性毛囊炎，境界清晰的浸润性红斑，破溃后有蜂窝状小孔。

3. Wood 灯检查白癣为亮绿色荧光，黄癣为暗绿色荧光，黑点癣无荧光。

4. 病发真菌镜检可见发外或发内真菌成分。

二、手足癣

1. 冬重夏轻，以手掌和足跖以及指趾间皮肤感染为主。

2. 急性损害表现为丘疹、丘疱疹和水疱，慢性损害表现为干燥脱屑、皮肤粗糙、皲裂，急慢性损害常可并存。

3. 真菌镜检可见菌丝成分。

三、体癣、股癣

1. 体癣多见于面部、躯干和上肢，股癣多见于腹股沟、股内侧和臀部，男性多见。

2. 典型皮肤损害为环状红斑，中央消退留有色素沉着，边缘隆起，伴有鳞屑、丘疱疹等皮损，自觉瘙痒。

3. 边缘皮屑真菌镜检可见菌丝。

四、甲癣

1. 常继发于手足癣或外伤，以甲板或甲下组织感染为主。

2. 甲板增厚变脆，甲下碎屑堆积，可出现甲分离；或甲板形成凹陷的点状损害及不规则的白点，散布于甲的浅部；

甲沟可因感染而红肿。

3. 真菌镜检可见菌丝成分。

五、花斑癣

1. 春夏多见，好发于胸、背、腋窝、颈、腹股沟等汗腺丰富部位。

2. 皮疹为棕褐色或粉红色、白色斑疹，黄豆大小，也可融合成片，少许鳞屑，一般无症状，少数有轻微痒感。皮损消退后可遗留色素减退斑。

3. 鳞屑镜检可见短杆状菌丝和圆形孢子。

【治疗】

一、头癣

1. 尽量剪除头发，枕巾、帽子等应高温煮沸消毒。

2. 内服抗真菌药：①灰黄霉素，儿童 20～25mg/（kg·d），分 3 次口服，疗程 6～8 周；②或伊曲康唑，儿童 3～5mg/（kg·d），餐后立即服用，疗程 4～8 周；③或特比萘芬，儿童体重 40kg 一日 250mg，疗程 2～6 周。

3. 2% 酮康唑洗剂或热水肥皂洗头，每晚 1 次，连续 2 个月。

二、手足癣

1. 首选外用药治疗，1% 联苯苄唑或 2% 咪康唑外用，每日 1 次，4-6 周为 1 疗程。

2. 并发感染者局部先外用 1:2000 小檗碱溶液或中药制剂湿敷或洗泡，之后外用依沙吖啶糊剂等；合并湿疹化可外用曲安奈德益康唑乳膏，每日 2 次。

3. 外用药物无效者可配合口服抗真菌药：伊曲康唑 200mg，每日 2 次［儿童 5mg/（kg·d）］，疗程 1 周；或特比萘芬 250mg/d（儿童体重 40kg 一日 250mg），疗程 2 周。

三、体癣、股癣

1. 外用 1% 联苯苄唑乳膏或环吡酮胺乳膏软膏，每日 1 次，连续 4～6 周；

2. 皮损可配合口服抗真菌药如灰黄霉素、伊曲康唑或特比萘芬。

四、甲癣

1. 口服伊曲康唑每日 200mg，每日 2 次，连服 1 周，停药 3 周，如此重复用药，手部甲癣需 2 ~ 3 个疗程，足部甲癣需 3 ~ 4 个疗程；或口服特比萘芬每日 250mg，每日 1 次，手部甲癣连用 6 周，足部甲癣连用 12 周。

2. 外用 30% 冰醋酸或 3% ~ 5% 碘酊，每日 2 次，擦药前先刮薄病甲，利于药物渗入；严重甲板损坏可用 40% 尿素软膏外敷，待病甲软化后拔除，再外用抗真菌药物治疗。

五、花斑癣

1. 2% 酮康唑洗剂每日 1 次，连续 5 天，洗剂涂于皮肤表面，3 ~ 5 分钟洗掉。或 2% 硫化硒洗剂晚间外用，次日早晨洗掉，连用 1 ~ 6 周。

2. 口服伊曲康唑 200mg，每日 1 次，连续 1 周。

【中医药】

1. 辨证论治

①风湿蕴肤证（皮肤损害泛发，以红斑、丘疱疹为主，伴糜烂、渗液、瘙痒，舌红苔腻，脉滑）用消风散合防风通圣丸加减。②血虚生风证（皮肤损害以肥厚、增生、干燥、脱屑、瘙痒为主，舌淡红苔薄白，脉弦细）用当归饮子加减。③湿热浸淫证（皮肤损害以糜烂渗液为主，或伴脓液腥臭，皮肤肿胀，舌红苔黄腻，脉滑数）用龙胆泻肝汤合黄连解毒汤加减。

2. 其他治疗

①白矾、苦参、五倍子、蛇床子、花椒、百部各 20g，用食醋 1000ml 浸泡 1 周后，每次取适量浸泡手足癣、甲癣，每日 1 次。②当归 10g、苦参 10g、地肤子 10g、白鲜皮 10g、土槿皮 10g，水煎浸泡患处，每日 1 次，对于体股癣、花斑癣、手足癣均适用，皮肤有创面时禁用。

梅　毒

【诊断要点】

一、一期梅毒

1. 有非婚性接触史、配偶感染史或性伴感染史，潜伏期 2～4 周。

2. 临床表现：硬下疳，为直径 1～2cm 的圆形或椭圆形硬结，表面糜烂，边缘稍隆起，质地坚硬，基底浸润，不痛不痒，多为单发，多见于外生殖器。

3. 腹股沟或患处附近淋巴结肿大。

4. 暗视野显微镜检查皮肤黏膜损害或淋巴结穿刺液可见梅毒螺旋体。

5. 硬下疳出现 2～3 周后，梅毒血清反应阳性。

二、二期梅毒

1. 可有一期梅毒史，硬下疳消退 3～4 周后。

2. 二期梅毒疹具多形性，包括斑疹、斑丘疹、丘疹、鳞屑性皮疹等，外阴部及肛周多为湿丘疹或扁平湿疣等；口腔可发生黏膜斑；头部虫蚀样脱发。

3. 全身浅表淋巴结肿大。

4. 梅毒性骨关节、眼、神经和内脏系统损害。

5. 梅毒血清阳性反应。

三、三期梅毒

1. 可有一或二期梅毒病史，性伴感染史或输血史，病史在 2 年以上。

2. 常见结节性皮疹，主要侵犯皮肤、黏膜、骨骼、心血管和神经系统。

3. 梅毒血清阳性反应。

【理化检查】

1. 梅毒螺旋体直接检查。

2. 梅毒血清试验。

3. 脑脊液检查。

【治疗】

一、早期梅毒（包括一期、二期及早期潜伏梅毒）

1. 青霉素类

苄星青霉素 240 万 U，分两侧臀部肌内注射，每周 1 次，共 2~3 次；或普鲁卡因青霉素 G 80 万 U，每日 1 次，肌内注射，连续 10 日。

2. 对青霉素过敏者，可选用治疗药物

①四环素类，如多西环素 100mg，每日 2 次或米诺环素 100mg，2 次/d，连服 15 日。②红霉素类，如红霉素每日 2.0g，连用 15 日，或阿奇霉素 500mg，连续 10 天。

二、晚期梅毒（包括三期梅毒、晚期潜伏梅毒及二期复发梅毒）

1. 青霉素类。苄星青霉素 240 万 U，分两侧臀部肌注，每周 1 次，共 3 次；或普鲁卡因青霉素 G 80 万 U，每日 1 次，肌内注射，连续 20 日。

2. 对青霉素过敏者，可用四环素类或红霉素类药物 30 日，剂量同上。

三、中医药

1. 辨证论治

①肝经湿热证（多见于一期梅毒，硬下疳，兼见口干口苦，小便黄赤，大便秘结，舌红苔黄腻，脉弦滑）用龙胆泻肝汤加减。②血热蕴毒证（多见于二期梅毒，身起红疹，色如玫瑰，或丘疱疹、鳞屑，无痒痛感，大便秘结，舌红绛苔薄黄，脉细数）用清营汤合犀角地黄汤加减。③毒结筋骨证（见于二期梅毒骨损害，关节骨骼疼痛，头面四肢、鼻咽出现树胶肿，舌质黯，苔薄白或灰，脉沉细涩）用五虎汤加减。④肝肾亏虚证（三期梅毒，久病成痨，双足痿弱无力，筋骨窜痛，腰膝酸软，舌淡苔薄白，脉沉细）用地黄饮子加减。

2. 其他治疗

①鹅黄散或珍珠散外敷患处，每日 3 次；②土茯苓、蛇床子、川椒、蒲公英、莱菔子、白鲜皮各 20 克，煎汤外洗，每日 1 次，适用于一期、二期皮肤损害。

尖锐湿疣

【诊断要点】

1. 好发于性行为不洁人群，潜伏期平均 3 个月。

2. 多见于外生殖器及肛门周围皮肤黏膜湿润区，单个或多个散在淡红色丘疹，逐渐增大并融合成乳头状、菜花状或鸡冠状突起，多数无明显自觉症状。

3. 醋酸白试验阳性。

【理化检查】

1. 醋酸白试验。

2. 组织病理学检查。

【治疗】

1. 外用药物

①0.5% 鬼臼毒素酊，将药液涂于疣体上，每天 2 次，连续用药 3 天停药 4 天为一个疗程，可连续用药 3 个疗程，孕妇禁用。②5% 氟尿嘧啶软膏，外用每周 1 次，至疣体脱落。③5% 咪喹莫特乳膏每周外用 2～3 次，睡前外用，6～8 小时洗掉，可用药 16 周。

2. 物理治疗

激光、冷冻、电灼、微波等，巨大疣体可手术切除。

3. 中医治疗

①湿热俱盛证（生殖器或肛周疣状赘生物，色红有分泌物，恶臭瘙痒，口渴便秘，舌红苔黄腻，脉滑数）用黄连解毒汤合四妙散加减；②湿毒下注证（赘生物色灰或淡红，分泌物多，恶臭，舌红苔黄或白腻，脉滑）用草薢化毒汤加减。

4. 中药熏洗

板蓝根、山豆根、木贼、香附、薏仁各30g煎水，先熏后洗，每日1次。

淋 病

【诊断要点】

1. 多发于性活跃的中青年，潜伏期2～10日，潜伏期即有传染性。

2. 男性早期有尿频、尿急、尿痛，尿道口红肿，分泌物黏液稀薄，24小时后分泌物变为黄色脓性，量增多，可伴发热、食欲不振等全身症状；女性70%感染后无症状或症状轻微，主要表现为淋菌性宫颈炎（宫颈口红肿、触痛、脓性分泌物）、淋菌性尿道炎（尿道口红肿、压痛、脓性分泌物）或淋菌性前庭大腺炎（单侧前庭大腺红肿疼痛，严重时可有脓肿、发热）。女童可因与患淋病的父母密切接触或性虐待引起弥漫性外阴阴道炎及尿道炎。

3. 有性病的高危人群中对于咽喉、直肠、眼结膜等泌尿生殖道部位以外的急性炎症也应考虑到淋球菌所致的可能。如新生儿因淋病产妇产道感染引起淋菌性眼炎，口交及肛交者可出现淋菌性咽喉炎和直肠炎。

4. 分泌物培养革兰阴性双球菌阳性。

【理化检查】

1. 分泌物直接涂片检查。

2. 淋球菌培养及生化试验。

3. 药物敏感试验。

【治疗】

1. 淋菌性尿道炎、宫颈炎、直肠炎

头孢曲松250mg一次肌内注射，或大观霉素2g一次肌内注射；或环丙沙星500mg一次口服。

2. 淋菌性咽炎

头孢曲松 250mg 一次肌内注射，或环丙沙星 500mg 一次口服。

3. 淋菌性眼炎

①新生儿使用头孢曲松 25～50mg/（kg·d）（单剂不超过 125mg）静脉注射或肌内注射，连续 7 天，或大观霉素 40mg／（kg·d）肌内注射，连续 7 天。②成人使用头孢曲松每日 1.0g 肌内注射，连续 7 天，或大观霉素每日 2.0g 肌内注射，连续 7 天。同时用生理盐水冲洗眼部，每小时 1 次，冲洗后用 1% 硝酸银滴眼。

4. 中医治疗

①湿热毒蕴证（急性期，尿频急涩痛，尿道口红肿，分泌物多，或伴发热，舌红苔黄腻，脉滑数）用龙胆泻肝汤加减；②阴虚毒恋证（慢性期，尿道口少量黏液，有小便不畅、淋漓不尽感，腰膝酸软，五心烦热，舌红少苔，脉细数）用猪苓汤合知柏地黄丸加减。

5. 中药外洗

土茯苓、芒硝、地肤子、苦参、蚤休各 30 克，煎水外洗，每日 1－2 次。

生殖道衣原体感染

生殖道衣原体感染主要通过性接触传播，以衣原体为致病菌，临床过程隐匿、迁延、症状轻微，常并发上生殖道感染。既往非淋菌性尿道炎已不再沿用，其原认为主要致病菌解脲支原体和生殖道支原体现趋于认为致病性所占比重较少。

【诊断要点】

1. 多发生在性活跃人群，男女均可发病，新生儿可经产道感染，一半以上无症状。

2. 有症状表现者：①男性以尿道炎表现为主（尿道刺痒、

刺痛，尿道口红肿，少量浆液性分泌物），与淋病表现类似但症状较轻，可合并淋病出现；②女性多表现为黏液性宫颈炎（白带增多，体检见宫颈水肿、糜烂），半数以上无症状，仅25%出现尿道炎。

3. 抗原检测、细胞培养和核酸检测可发现沙眼衣原体。

4. 淋球菌检测阴性。

【理化检查】

1. 直接涂片检查。

2. 衣原体检测。

【治疗】

1. 阿奇霉素1.0g饭前1小时或饭后2小时一次顿服，或多西环素每日200mg，分2次口服，连服7天。

2. 新生儿衣原体眼结膜炎

红霉素干糖浆粉剂50mg/（kg·d），分4次口服，连用2~4周。

3. 中医治疗

可参考淋病。

生殖器疱疹

【诊断要点】

1. 好发于15~45岁性活跃男女，有性接触史或配偶感染史，多发于生殖器及会阴部。

2. 原发性生殖器疱疹皮损为簇集或散在的小水疱，2~4天后破溃形成糜烂、溃疡、结痂，伴疼痛感，可见腹股沟淋巴结肿痛、发热、乏力等全身症状，病程2~3周；原发皮损消退后1~4月内复发，称为复发性生殖器疱疹，多于原部位出现，但症状较轻，病程较短，可复发多次。

【理化检查】

一般无需实验室检查，诊断困难时可用PCR测定病毒抗原。

【治疗】

1. 核苷类药物

①初发型：阿昔洛韦200mg，每日5次，口服，或伐昔洛韦1000mg，每日2次，口服，疗程7～10天。②复发型：阿昔洛韦400mg，每日3次，口服，或伐昔洛韦500mg，每日1次，口服，连续服用6～12个月。

2. 外用药物

3%阿昔洛韦软膏、1%喷昔洛韦乳膏和酞丁胺霜外用，水疱较多或糜烂明显，可用利凡诺溶液湿敷。

3. 中医治疗

可参考淋病。

十三、眼科疾病及治疗

老年性白内障

老年性白内障是晶状体老化过程中逐渐出现的退行性改变，以渐进性视力减退为主要表现。确切发病机制不清。

【诊断要点】

1. 多发生在50岁以后，双眼可先后发病。

2. 视力逐渐降低，自觉眼前黑点，单眼复视、多视和屈光改变。

3. 晶状体核混浊（核性白内障）或皮质混浊。根据初发部位，可分为皮质性、核性和囊下性。

【理化检查】

无需特殊理化检查，定期复检视力。

【治疗】

一、西医治疗

1. 维生素类

维生素 B_2 10mg，口服，每日3次；维生素 C 100mg，口服，每日 3 次；维生素 E 10~100mg，口服，每日 2~3 次。

2. 外用滴眼液

卡他林、吡诺克辛钠（白内停）、谷胱甘肽等，均为每日 4~6 次。

3. 手术治疗

视力低于 0.3，影响工作生活时即可手术，可选择超声乳化白内障吸除术、白内障囊外摘除术或白内障囊内摘除术。

二、中医治疗

1. 辨证论治

①肝肾阴虚证（视物模糊，病程久，腰膝酸软，舌红少苔；脉细数）用杞菊地黄丸加减；②脾肾气虚证（视物不清，头晕乏力，精神倦怠，舌淡红苔薄白，脉弱）用益气聪明汤加减；③湿热蒙窍证（视物模糊，头重如裹，小便黄赤，性情急躁，舌红苔黄腻，脉弦数）用龙胆泻肝汤加减；④气滞血瘀证（视物模糊，面色淡黯，舌色淡紫或有瘀斑，脉沉涩）用通窍活血汤加减。

2. 其他疗法

①桑叶、菊花、决明子、密蒙花各 30g，煎水熏洗、内服，每日 1 剂；②早期患者可针灸睛明、攒竹、球后、鱼腰、丝竹空，肝肾阴虚证配伍肝俞、肾俞、光明等穴，脾肾气虚证配伍足三里、肾俞等穴，湿热蒙窍证配伍太冲、行间、足临泣等穴，平补平泻，每次 30 分钟，每日 1 次。

青光眼

【诊断要点】

1. 与遗传有关，双眼可先后发病。

2. 开角型青光眼早期无症状，中晚期出现视野缺损、眼压升高、视乳头损害；闭角型可伴急性头痛、眼胀、视力骤降，甚至恶心、呕吐。

3. 眼压升高，伴有视网膜神经纤维层缺损和（或）视野损害。

【理化检查】

1. 眼压检查。

2. 眼底检查。

3. 视野检查。

4. 前房角检查。

【治疗】

一、西医治疗

手术治疗为基本原则，术前应使用药物控制眼压，减少组织损害。

1. 缩瞳药

1%～2%毛果芸香碱滴眼，急性期每10分钟点眼1次，共3～4次，待眼压下降后逐渐减至每小时1次，每2小时1次直至每日4次，不宜长期使用。

2. 肾上腺素能受体阻断剂

0.25%～0.5%马来酸噻吗洛尔滴眼液，每次1滴，每日2次。

3. 碳酸酐酶抑制剂

乙酰唑胺口服，每次250mg，每日3次，首次加倍。

4. 高渗脱水剂

常用20%甘露醇1.0～1.5g/（kg·d），静脉滴注，每日1次。

二、中医治疗

1. 辨证论治

①肝胆热盛证（头目胀痛，情绪急躁，舌红苔黄，脉弦数）用化肝煎加减；②阴虚阳亢证（头目胀痛，腰酸膝软，舌红少苔，脉细数）用羚角钩藤汤加减；③寒伤厥阴证（头目胀痛，以巅顶痛为主，喜温恶寒，或伴呕恶，舌淡红苔薄白，脉弦紧）用吴茱萸汤加减；④气虚血瘀证（头目隐痛，

视物不清，劳则易作，舌淡紫苔白或有瘀斑，脉沉涩）用补阳还五汤合通窍活血汤加减。

2. 其他

①早期可用车前子10g、青葙子10g、决明子10g、茺蔚子10g，水煎代茶饮；②针灸风池、太阳、丝竹空有助于减轻头痛。

十四、耳鼻咽喉科疾病及治疗

急性扁桃体炎

【诊断要点】

1. 咽喉疼痛，吞咽时尤甚，伴高热。

2. 检查见扁桃体充血，肿大或有黄白色点状渗出物。

3. 排除咽白喉，奋森咽峡炎及粒性白细胞缺乏性咽峡炎。

【理化检查】

血常规。

【治疗】

一、一般治疗

口服维生素 C、A、B_2、E。病毒感染可口服吗啉胍片，含服度米芬含片，碘喉片，草珊瑚含片。

二、重点用药

1. 抗生素治疗

①青霉素（首选）480 万单位，静脉滴注，每日 2 次。②红霉素 0.9g/次，静脉滴注，每日 1 次。③阿奇霉素 0.25g，加 5% 葡萄糖注射液 250ml，静脉滴注，每日 1 次，连用 3 天。可加维生素 B_6 100mg，防止胃肠道反应。④头孢呋辛酯0.25 ~ 0.5g，口服，每日 2 次。

2. 磺胺类治疗

复方新诺明 1.0g/次，口服，每日 2 次，首剂加倍。

3. 解热镇痛

①扑热息痛（对乙酰氨基酚）0.3~0.6g/次，口服，每日3次。②阿司匹林（乙酰水杨酸）0.3~0.6g/次，口服，每日3次。③双扑伪麻片1片，口服，每日3次。

4. 局部治疗

①含漱：1:5000呋喃西林液或复方硼砂液。②吹药：玉钥匙吹喉（用于未化脓者）、锡类散或珠黄散吹喉（用于已化脓者），1~2小时1次，每次吹药少许。③含服：润喉丸或碘喉丸或铁笛丸，每日3~4次，含服。

三、中医药

1. 辨证论治

①毒侵肺卫证（咽痛逐渐加重、咽喉干燥灼热、咽红或喉核红肿、发热恶寒、头痛、全身酸痛、咳嗽有痰、舌边尖红、脉浮数）用清咽栀豉汤。②毒壅气分证（咽痛剧烈、痛连耳根及颌下、咽部有异物感、喉核红肿、表面有黄白色脓点、渐成伪膜、壮热、口渴、咳痰黄稠、大便秘结、小便黄、舌红苔黄、脉数有力）有余氏清心凉膈饮。③余毒伤阴证（咽痛及喉核红肿减轻、喉核表现伪膜消除、咽痒咳嗽、低热、口干燥而渴，舌嫩红少苔，脉细数）用清咽养营汤。

2. 其他

①喉症丸10丸/次，口服，每日3次。②火炭母草，土牛膝根，岗梅根各60g，水煎服。③针法：以合谷、曲池、内庭为主穴，天突、少泽、鱼际为配穴，每次选3~4穴强刺激泻法，每日可针1~2次。

【急症处理】

急性隐窝性扁桃体炎

（1）Ⅱ级护理，适当隔离，进流食或软食，多饮水。

（2）抑制链球菌感染 ①青霉素240万~480万U/次，静脉滴注，每日1次。②氨苄西林6.0g/次，静脉滴注，每日1次。

（3）镇痛退热　①复方氨基比林 2ml/次，肌内注射，每日 2 次。②扑热息痛 0.3～0.6g/次，口服，每日 3 次。

（4）并发症的治疗　风湿热、急性关节炎、心肌炎、急性肾炎的治疗参见有关章节。

急性咽喉炎

【诊断要点】

1. 冬春季多发。

2. 咽部干燥、灼热、声音嘶哑，喉痛，咳嗽多痰伴发热，局部充血水肿。

3. 间接喉镜检查可以确诊。

【理化检查】

血常规。

【治疗】

一、一般治疗

严格禁声，禁烟、酒及辛辣刺激性食物。口服维生素 A、B$_2$、E 及维生素 C，口服吗啉双胍。

二、重点用药

1. 抗病毒药

①吗啉胍（病毒灵）每次 0.2g，口服，每日 3 次。②干扰素 1000U/次，肌内注射，每周 1～3 次。③金刚烷胺 100mg，口服，每日 2 次。④板蓝根颗粒 12g，口服，每日 3 次。⑤抗病毒口服液 10ml，口服，每日 3 次。

2. 抗生素的治疗

①乙酰螺旋霉素每次 0.2g，口服，每日 4～6 次。②麦迪霉素 0.2～0.4g，口服，每日 3～4 次。③青霉素 80 万单位，肌内注射，每日 2 次。④链霉素 0.5g，肌内注射，每日 2 次。⑤左氧氟沙星 0.1～0.2g，口服，每日 2 次。

3. 磺胺类

①复方磺胺甲噁唑 1.0g，口服，（首选加倍），每日 2 次。②

增效联磺片 0.5g，口服，每日 2 次。

4. 局部治疗

①雾气吸入：地塞米松 2mg、庆大霉素 8 万单位、糜蛋白酶 5mg，三药合用，每日 1～2 次，每次 20～30 分钟。②局部擦药：1%～3% 碘甘油，局部涂擦。③碘喉片或度米芬含片 1～2 片含服，每日 3～5 次。④雾化喷喉：青霉素 10～20 万单位，链霉素 1/6～1/2g，呋喃西林液 1：5000，氢化可的松 10mg 以雾化器喷喉。⑤草珊瑚含片 1 片，含服，每日 3～4 次。

三、中医药

1. 辨证论治

①风热表证（发热重恶寒轻、头痛、口微渴、少汗、舌尖红、脉浮数、声带色淡红）用银翘散加减。②风寒表证（恶寒重发热轻、头痛、无汗、鼻塞流清涕、口不渴，脉浮紧、声带色淡白）用六味汤加减。③痰热蕴盛证（身热、咳嗽、痰黄稠、咯吐不爽、胸闷胸痛、舌苔黄厚，脉数）用泻白散。④胃经热盛证（壮热、烦渴、大汗、面红目赤，舌红苔黄、脉洪数）用白虎汤加减。⑤阳明腑实证（潮热、大便秘结、腹部胀满硬痛、小便黄赤，舌红苔黄焦燥起刺，脉沉数有力）用调胃承气汤。

2. 其他

①吹药：冰硼散、珠黄散吹喉，每日 5～6 次。②含服：六神丸、铁笛丸含服，每日 3～4 次。③针法：合谷、尺泽、列缺、天突，用泻法。④胖大海 1～2 枚/次，代茶饮。

【急症处理】

急性喉梗阻

（1）Ⅰ级护理，平卧，暂禁食，吸氧，严密观察呼吸。

（2）抗生素治疗　①青霉素 80 万单位，肌内注射，每日 2 次。②氨苄西林 6g 静脉滴注，每日 1 次。

（3）激素治疗　氢化可的松 100mg，静脉滴注，每日 1

次，症状减轻后逐渐减量。

（4）局部治疗　①含漱：复方硼砂液或1∶5000呋喃西林含漱，每日数次。②吹药：冰硼散每日5~6次，吹喉。③雾化吸入：复方安息香酊每日1~2次，每次20~30分钟。

（5）物理疗法　①超短波疗法，每日1次，6次为1疗程。②红外线照射颈部，每日1次，每次15~30分钟。

（6）气管切开术　较重的喉梗阻经治疗症状不能缓解，抑制呼吸者可行气管切开术。

慢性鼻炎

【诊断要点】

1. 鼻塞、流涕间歇性、交替性或持续性发作，分泌物黏稠，可伴嗅觉减退。

2. 慢性病程，反复发作，无明显季节变化。

3. 可因细菌病毒感染、受凉等因素转化为急性鼻炎，分泌物转清稀，或伴发热。

4. 可伴有鼻黏膜肿胀、鼻甲肥厚增生等改变。

【理化检查】

无需特殊理化检查。

【治疗】

一、西医治疗

多以局部用药为主，急性期可合用抗生素及解热镇痛药。

1. 血管收缩剂

麻黄素滴鼻液（小儿用0.5%溶液、成人用1%溶液）滴鼻，每日3~5次；或盐酸羟甲唑啉滴鼻液，每日3~5次。

2. 局部封闭

0.25%~5%普鲁卡因鼻甲黏膜下注射，每次1~1.5ml，隔天1次。

3. 伴有肥厚增生者，可用激光治疗，或施行下鼻甲部分切除术。

二、中医治疗

1. 辨证论治

①瘀阻鼻窍证（鼻塞，流黏白涕，嗅觉减退，鼻甲肥厚，舌色黯或有瘀斑，脉沉涩）用通窍活血汤加辛夷、白芷、川芎等；②浊热熏鼻证（鼻塞，流黄涕，反复发作，或伴低热，舌红苔黄，脉数）用泻白散合苍耳子散加减；③阳虚邪滞证（鼻塞，流白涕，遇寒易发，舌淡苔白，脉弦紧）用葛根汤合麻黄附子细辛汤加减。

2. 其他

①辛夷 10g、白芷 10g、苍耳子 10g、细辛 10g，水煎熏鼻，每日 1~2 次；②苍耳子 20g，黄芩 10g，香油炸至焦黑，去渣取油，滴鼻，每日 3~5 次；③针刺迎香、印堂、通天、风池等穴，随证加减，每日 1 次，每次 30 分钟。

变应性鼻炎

【诊断要点】

1. 季节性发作或有明显诱因，多伴有过敏性疾病史。

2. 阵发性发作，以鼻痒、喷嚏、流清涕及鼻塞为主，无其他全身不适症状。

3. 鼻黏膜检查可见粘膜苍白水肿。

4. 皮肤过敏试验及分泌物嗜酸细胞计数有助诊断。

【理化检查】

1. 三大常规。

2. 皮肤过敏原试验。

3. 分泌物嗜酸细胞计数。

【治疗】

一、一般治疗

有明确过敏原者应尽快脱离过敏原。

二、重点用药

1. 抗组胺药

氯雷他定片，10mg，口服，每日 1 次；或赛庚啶4mg，口服，每日 2 次。

2. 肥大细胞稳定剂

色甘酸钠100mg，口服，每日 3 次。

3. 局部用药

麻黄碱地塞米松滴鼻液或丙酸倍氯米松鼻用气雾剂，每日 3～5 次。

三、中医治疗

1. 辨证论治

①肺气虚寒证（喷嚏连连，流清涕，遇寒则作，易外感，面色㿠白，舌淡苔薄白，脉沉）用温肺止流丹加减；②肺脾气虚证（喷嚏频作，面色黄白不泽，疲倦乏力，舌淡苔薄白，脉弱）用补中益气汤合玉屏风散加减；③肾阳不足证（喷嚏频作，流清涕，遇寒则发，腰膝酸冷，舌淡苔白，脉沉微）用金匮肾气丸合葛根汤加减；④肝阴亏虚证（喷嚏频作，有明确诱因，伴目痒咽干，舌红少苔，脉细数）用过敏煎加减。

2. 其他

①辛夷 10g，白芷 10g，苍耳子 10g，细辛 10g，水煎熏鼻，每日 1～2 次；②针刺迎香、印堂、风池、风门、肺俞、肾俞等穴，随证加减，每日 1 次，每次 30 分钟。

鼻窦炎

【诊断要点】

1. 多有感冒、鼻炎病史。

2. 以鼻塞、头痛、流黏性或脓性鼻涕为主要表现，可伴发热。

3. 鼻窦相应部位压痛。

4. 鼻腔黏膜充血、肿胀，鼻道可见黏性或脓性分泌物。

5. X 线可见窦腔密度增高，或黏膜水肿。

【理化检查】

1. 三大常规。

2. X 线检查。

【治疗】

一、一般治疗

注意休息，局部用药为主，伴全身症状者可加用抗生素。

二、西医治疗

1. 局部用药

1% 麻黄碱滴鼻液或麻黄碱地塞米松滴鼻液，每日 3～5 次；

2. 急性期可穿刺冲洗，伴化脓者可加氨苄西林 500mg，口服，每日 3 次。

三、中医治疗

1. 辨证论治

①风寒袭肺证（鼻塞，头痛欲裂，涕黏白，或伴咳嗽，舌淡红苔白，脉紧）用川芎茶调散加减；②肺热熏窍证（鼻塞，头闷痛，流脓涕，咳嗽咽痛，舌红苔薄黄，脉数）用泻白散合苍耳子散加减；③浊热壅盛证（鼻塞，流腥臭脓浊涕，头重如裹，舌红苔黄腻，脉滑数）用苇茎汤合藿胆丸加减；④肺脾气虚证（鼻塞，头痛绵绵，反复发作，涕少，少气懒言，纳差，舌淡苔白，脉弱）用补中益气汤加减。

2. 其他

可参考慢性鼻炎。

十五、其他疾病及治疗

输血（液）反应

【诊断要点】

1. 有输入与患者 ABO 血型不合或 Rh 因子不同及其他不

合的血液的病史。

2. 有输入大量库存血液或被污染了的血液及药液史。

3. 有寒战、发冷、发热、烦躁、皮肤潮红、荨麻疹、头痛、胸闷、心悸，严重者有呼吸困难、面部及喉头水肿、黄疸，甚至发生肾功能衰竭或过敏性休克。

【理化检查】

1. 血、尿常规。

2. 肾功能、电解质、肝功能，做血气分析。

【治疗】

1. 停止输血或输液，注意保温。

2. 输血反应轻者

可给异丙嗪（非那根）25mg 肌内注射。发热者可给予物理降温或解热镇痛药。重者可给予地塞米松 10～20mg，静脉滴注，继而用氢化可的松 100～200mg，加 5% 葡萄糖注射液 500ml，静脉滴注，缓解后减量。

3. 输血反应严重者

①改善微循环，低分子右旋糖酐 500ml 静脉滴注或 706 代血浆 500ml 静脉滴注。②利尿，血压稳定后用 20% 甘露醇 250ml 静脉滴注或呋塞米 40～60mg，静脉滴注，注意出入量的平衡和电解质的平衡。③碱化尿液，必要时用 4% 碳酸氢钠注射液 250ml，静脉滴注。④输入同型血 200ml 或输入同型洗涤红细胞及 ABO 型血浆 200ml。

4. 出现血管神经性水肿或伴呼吸困难者

可给 0.1% 肾上腺素 0.2～0.3ml，皮下注射，必要时半小时后可重复使用。

急性中毒

【诊断要点】

1. 有明确毒物接触史或服毒证据。

2. 突然出现呼吸困难，紫绀，惊厥，昏迷，休克，尿闭而原因不明者，应考虑本病的可能性。

3. 伴有中毒症状及体征，如异常气味（大蒜味——有机磷；苦杏仁味——氰化物；皮鞋油味——硝基苯），抽搐（有机磷），惊厥（有机氯农药、异烟肼、阿托品中毒）、瘫痪（一氧化碳、蛇毒、箭毒、可溶性钡盐）。

【理化检查】

1. 血、尿、便三大常规。

2. 肝功能、肾功能、血钾、钠、氯、二氧化碳结合力，行血气分析。

3. 心电图检查。

4. 毒物特种鉴定。

【治疗】

一、脱毒抢救

1. 吸入性中毒

脱离现场后尽快吸氧。

2. 接触性中毒

用大量冷、凉清水彻底冲洗，脱去染毒衣物。

3. 食入性中毒

（1）催吐　①神志清楚给清洗液或温水自饮后，以器物探咽催吐。②0.2% ~ 0.5% 硫酸铜 400 ~ 500ml 或 1% 硫酸锌 200ml，5 ~ 10 分钟饮 1 次，至呕吐为止。③或阿扑吗啡 5mg，皮下注射。心脏病、虚脱、门脉高压者不宜用。

（2）洗胃　除吞服强酸、强碱类腐蚀外，服毒 8 ~ 12 小时内应洗胃。毒物性质不明时，以大量（几万毫升）温开水洗胃，直至洗出液澄清无味为止；性质明确酌选胃液，然后自胃管注入特效解毒剂及泻药。

（3）导泻　毒物入肠及洗胃后常规使用，如硫酸钠或硫酸镁 20 ~ 30mg。有中枢抑制者不用硫酸镁，脂溶性毒物加磷、碘、酚类，禁用油类导泻。

（4）灌肠　可与导泻结合，加速毒物排出，可以清水灌肠。

（5）常用洗胃剂　①保护剂，如牛奶、米汤、蛋清、植物油等，适于强酸、强碱等腐蚀剂中毒及清胃后保护胃黏膜。②氧化剂，如1:2000～5000高锰酸钾液，可使生物碱等有机毒物氧化解毒。有机磷中毒不用。③中和剂，如镁乳、肥皂水、氢氧化铝等，可中和强酸；弱酸、稀酸、果汁可中和强碱。④沉淀剂，如3%～5%鞣酸可沉淀生物碱、铝、银等重金属和某些糖苷；1.5%～3%乳酸钙或葡萄糖酸钙可沉淀氟化物或草酸盐；0.2%硫酸铜可沉淀可溶性钡盐。⑤不吸收溶剂，如液状石蜡150～200ml，可使脂溶性毒物如汽油、煤油等有机溶剂溶解而不吸收，然后再洗胃。⑥吸附剂，如活性炭可吸附巴比妥类、生物碱、磺胺类、水杨酸、苯酚、砷、氯化汞等多种毒物。一般洗胃后常规使用活性炭4～5g，加水250～300ml，胃管灌入。⑦毒物性质不明可用温水。

（6）常用解毒剂　①阿托品，治疗有机磷、氨基甲酸酯类、沙蚕毒素类农药毒、锑剂、含毒蕈碱的食物中毒。②解磷定、氯磷定，治疗有机磷农药中毒。③二巯基丙醇（BAL），治疗砷、汞、锑、铋、锰等中毒。④依地酸二钠钙，治疗铅中毒、洋地黄中毒。⑤解氟灵（乙酰胺）治疗氟酰乙胺、氟醋酸钠中毒。⑥硫代硫酸钠，治疗砷、汞、铅、氰化物、磺盐及溴等中毒。⑦亚硝酸异戊酯和亚硝酸钠，治疗氰中毒。⑧美蓝（亚甲蓝），小量治疗亚硝酸盐、苯胺中毒，大量治疗氰化物中毒。⑨L-半胱氨酸，治疗沙蚕系农药中毒。⑩唛酚生，治疗拟除虫菊酯类农药中毒。

（7）食入腐蚀性毒物　用牛奶、鸡蛋清等润滑剂稀释、保护胃黏膜。

二、对症治疗

1. 常规用维生素C口服或静脉滴注，每日1～2g，肝功能异常加肝泰乐、益肝灵、联苯双酯等。

2. 纠正电解质平衡失调

①酸中毒者口服或静脉滴注碳酸氢钠。②碱中毒者给复方氯化钠液静脉滴注。③高血钾给 5% 碳酸氢钠 100～200ml，静脉滴注或用呋塞米（速尿）静脉注射或肌内注射。有心脏抑制给 10% 葡萄糖酸钙 10ml，缓慢静脉注射。④低血钾，口服或静脉（禁止直接注射）补钾。

3. 退热

药物或物理降温，无效者可用冬眠疗法，氯丙嗪、异丙嗪各 25mg，肌内注射，或各 25～50mg 加 5% 葡萄糖注射液 500ml，静脉滴注。

4. 镇静止痉

地西泮（安定）2.5～10mg，口服或肌内注射。

5. 抗炎

有感染可能者酌情加用青霉素、链霉素等。

6. 利尿

促进毒物排泄，氢氯噻嗪（双氢克尿噻）、呋塞米（速尿）等。

7. 止呕

甲氧氯普胺（胃复安）10mg，肌内注射。

8. 有肺水肿，脑水肿，休克，肾衰，呼吸衰竭，心律失常者，参考有关章节。

三、中医药

针灸：①高热取大椎、合谷、曲池、少商穴。②抽搐取内关、中冲、期门、太冲穴。③昏迷取足三里、内关、合谷、太冲、涌泉穴。

本病临床以食入中毒为多，必须争分夺秒，尽快抢救。随时注意生命体征，处理纠正并发症，使病人早日脱离危险。

一氧化碳中毒

【诊断要点】

1. 有一氧化碳接触史。

2. 有头晕、头痛、心悸、恶心、呕吐,严重者昏迷。

3. 口唇及颜面部呈樱桃红色,心率加快。

4. 血中碳氧血红蛋白定性呈阳性。

5. 与脑血管疾病、安眠药中毒、乙型脑炎相鉴别。

【理化检查】

1. 血中碳氧血红蛋白测定。

2. 血、尿常规。

3. 肝功能、肾功能,血钾、钠、氯离子。

4. 心电图、血气分析。

【治疗】

一、一般治疗

脱离中毒现场,改善呼吸,给予氧气持续吸入,必要时进行高压氧舱治疗,有条件可进行输血或换血。

二、重点用药

1. 细胞活化剂和能量合剂

细胞色素 C 30mg,加 10% 葡萄糖注射液 20ml,静脉注射(皮试),继以维生素 C 300～500mg,辅酶 A200～400 单位,加 10% 葡萄糖注射液 500ml,静脉滴注。

2. 呼吸兴奋剂

①可拉明 0.375g,洛贝林 3mg,每 2 小时交替肌内注射。②可拉明 1.875g,加 5% 葡萄糖注射液 250ml,缓慢静脉滴注。

3. 有脑水肿者

可用 20% 甘露醇 250ml 每 4～6 小时 1 次静脉滴注,及氢化可的松 250mg,加 10% 葡萄糖 500ml,静脉滴注。如使用地塞米松每日 20～40mg。

4. 抽搐、深昏迷者

①氯丙嗪 25～50mg，加入 5％葡萄糖注射液 250ml，静脉滴注。②或用复方冬眠灵。禁用吗啡、地西泮。

5. 对症治疗

预防感染、注意水电解质紊乱，可给保护心肌的药物。

三、中医药

八珍汤加半夏、陈皮、菖蒲、五味子。

【急症处理】

重度昏迷或心跳、呼吸停止

①立即大流量给氧、行人工呼吸及心脏按摩，必要时行气管插管或气管切开。②应用中枢呼吸兴奋剂。③预防脑水肿及肺水肿，20％甘露醇 4～6 小时 1 次，静脉滴注；或呋塞米 60～80mg，静脉注射。

临床常见检验结果 ◀••
及其临床意义

一、血液学检查

组分	参考值	临床意义
红细胞数 (RBC) 　男 　女	$(4.0 \sim 5.5) \times 10^{12}/L$ $(3.5 \sim 5.0) \times 10^{12}/L$	红细胞增多见于严重呕吐、腹泻、出汗、烧伤之相对性增多，肺源性心脏病、肺气肿、高山病等继发性增多，真性红细胞增多症等。红细胞减少见于各种贫血。
血红蛋白 (Hb) 　初生儿 　成人　男 　　　　女	$170 \sim 200g/L$ $120 \sim 170g/L$ $110 \sim 150g/L$	血红蛋白增多的临床意义基本上与红细胞增减相同。血红蛋白减少是诊断贫血的最重要指标，如 Hb 降低，MCV、MCH、MCHC 测定呈小细胞低色素性，以缺铁性贫血可能性大；若 Hb 降低，RC 明显增多，血清胆红素增加等，以溶血性贫血可能性居大；如果 RBC、WBC、BPC 同时减少呈全血细胞减少时，则再生障碍

组分	参考值	临床意义
		性贫血可能性大。大细胞性贫血 MCV↑，MCH↑，MCHC－，见于缺乏维生素 B_{12} 或叶酸等。
平均红细胞体积（MCV）	80~100fl	正常细胞性贫血 MCV－，MCH－，MCHC－，见于急性失血、急性溶血、再生障碍性贫血、白血病。
平均红细胞血红蛋白（MCV）	27~34pg	单纯小细胞性贫血 MCV↓ MCH↓，MCHC－，见于感染、中毒、慢性炎症、尿毒症等。
平均红细胞血红蛋白浓度（MCHC）	0.32~0.36	小细胞低色素贫血 MCV↓，MCH↓，MCHC↓，见于慢性失血性贫血。
红细胞比积（Hct）	0.37~0.50	红细胞比积增高见于各种原因导致的血液浓缩、真性红细胞增多症、新生儿等。降低主要见于各种贫血或妊娠稀血症。
红细胞沉降率（ESR）Westergran 法　男　女NahqehRob 法　男　女	0~15mm/1h0~20mm/1h0~10mm/1h0~12mm/1h	血沉加快的病理意义见于急性细菌性炎症，慢性炎症如结核、结缔组织风湿热等活动期，较大手术创伤，心肌梗死，恶性肿瘤，高球蛋白血症；系统性红斑狼疮，多发性骨髓瘤，亚急性感染性心内膜炎，黑热病，肝硬化，慢性肾炎等，血红蛋白低于

组分	参考值	临床意义
		80g/L 之贫血，高胆固醇血症。
		血沉加快也可见于妇女月经期、妊娠 3 个月以上，老年人特别是高龄者等生理情况。
网织红细胞数（RC）	$(24 \sim 84) \times 10^9/L$	
网织红细胞百分比		
初生儿	$0.03 \sim 0.06$	
儿童及成人	$0.005 \sim 0.015$	
白细胞数（WBC）		白细胞数减少，主要见于流感、麻疹、伤寒、疟疾、布氏杆菌瘤、粒细胞缺乏症，再生障碍性贫血及结缔组织疾病。还可见于药物过敏、应用磺胺制剂，解热镇痛剂、抗甲状腺剂、抗肿瘤药等。
初生儿	$(15 \sim 20) \times 10^9/L$	
2 岁时	$(11 \sim 12) \times 10^9/L$	
成人	$(4 \sim 10) \times 10^9/L$	
		白细胞增多包括反应性、肿瘤性两类。前者见于各种感染、中毒、出血、溶血后；后者见于白血病及各种恶性肿瘤等。
白细胞分类（DC）		
中性粒细胞	$0.5 \sim 0.7$	中性粒细胞增多见于急性感染或化脓性炎症、中毒、急性出血、急性溶血、手术后、恶性肿瘤、粒细胞白血病、心肌梗死、血管栓塞等；减少见于某些传染病、病毒感染、化学药物中毒与放射线损伤、过敏性休克、高度恶病质，脾功能亢进和自身免疫疾病。
	（2 天至 2 岁 $0.31 \sim 0.4$）	

组分	参考值	临床意义
嗜酸粒细胞 嗜碱粒细胞	0.005 ~ 0.05 0 ~ 0.01	嗜酸粒细胞增多见于过敏性疾病、牛皮癣、湿疹及霉菌性皮肤病，寄生虫病及慢性粒细胞性白血病；减少多见于伤寒、副伤寒，应用肾上腺或促肾上腺皮质激素。
淋巴细胞 单核细胞 未成熟细胞 嗜酸粒细胞数	0.20 ~ 0.40 （2 天至两岁 0.40 ~ 0.60） 0.01 ~ 0.08（2 ~ 7 天 0.12） 0.0（1 ~ 7 天 0.03 ~ 0.1） （50 ~ 500）×10^6/L	淋巴细胞增多常见于中性粒细胞减少所致的相对增多。绝对增多可见于百日咳，传染性单核细胞增多症，传染性淋巴细胞增多症，结核，水痘，麻疹，流行性腮腺炎，传染性肝炎，及急、慢性淋巴细胞白血病。减少多见于传染病的急性期、放射病、细胞免疫缺陷病等。
血小板数（PLT）	（100 ~ 300）×10^3/L	血小板减少见于特发性血小板减少性紫癜、系统性红斑狼疮、弥漫性血管内凝血、某些药物中毒或过敏、应用某些抗癌药后，再生障碍性贫血，阵发性睡眠性血红蛋白尿、各种白血病、肿瘤骨髓转移、脾功能亢进症、巨幼细胞性贫血、某些感染（如伤寒、粟粒性结核）等。

组分	参考值	临床意义
出血时间（BT）		出血时间延长见于血小板减少，血小板功能异常症，微血管结构或功能异常，某些凝血因素缺乏等。
Duke 法	1 ~ 3min	
Ivy 法	0.5 ~ 7min	
Simplate（G－D)	2.75 ~ 8min	
TBT 法	6.9 ± 2.1min	
凝血时间		
毛细管法	3 ~ 7min	
玻璃试管法	4 ~ 12min	
玻璃试管法（Lee－White 法）37℃		
硅试管法（Lee－White 法）37℃	约延长 30min	
血块收缩时间	2h 开始收缩、18 ~	
筛法	24h 完全收缩	

二、血液化学检查

组分	参考值	临床意义
葡萄糖（空腹）	3.9 ~ 6.1mmol/L	患糖尿病、低血糖、胰岛细胞瘤、慢性肝病和有关影响糖代谢的疾病时，常见血糖水平异常。
脐带	1.1 ~ 3.4mmol/L	
新生儿（未满月者）		
1 天	2.2 ~ 3.4mmol/L	
>1 天	2.8 ~ 4.5mmol/L	
儿童	3.4 ~ 5.6mmol/L	
成人	3.9 ~ 5.9mmol/L	
>60 岁	4.5 ~ 6.4mmol/L	
葡萄糖（进食后 2h）	<7.8mmol/L	

组分	参考值	临床意义
尿素氮（BUN） 　脐带 　早产儿（1 周） 　新生儿 　婴儿，儿童 　成人 　>60 岁	7.5 ~ 14.3mmol/L 1.1 ~ 8.9mmol/L 1.4 ~ 6.4mmol/L 1.8 ~ 6.4mmol/L 2.5 ~ 6.4mmol/L 1.8 ~ 7.1mmol/L （食高蛋白者较高）	各种肾脏疾病，包括肾小球、肾小管、间质或血管病变，都会引起 BUN 升高。肾外因素：轻度脱水、高蛋白饮食、蛋白质分解代谢增高、饥饿时肌肉消耗、胃肠道出血后血中蛋白质重吸收，激素治疗、肾脏灌注下降等可引起肾前性氮质血症；泌尿系结石、肿瘤、前列腺疾病会引起肾后性氮质血症。
尿酸（UA） 　磷钨酸盐法 　　成人：男 　　　　女 　　>60 岁：男 　　　　　女 　尿酸酶法 　　儿童 　　成人：男 　　　　女	 268 ~ 488μmol/L 178 ~ 387μmol/L 250 ~ 476μmol/L 190 ~ 434μmol/L 119 ~ 327μmol/L 180 ~ 440μmol/L 120 ~ 320μmol/L	尿酸是机体嘌呤代谢的最终产物。男性高于 0.42mmol/L，女性高于 0.36mmol/L，称为高尿酸血症。原发性高尿酸血症主要由于代谢性嘌呤产生过多或嘌呤排泄减少。继发性高尿酸血症见于各种急慢性肾脏疾病、药物及毒物应用，酮症酸中毒和乳酸性酸中毒，肿瘤细胞大量增殖及抗癌药物等。
肌酐（Cr） 　Jaffe 反应动力学法 　酶法 　　脐带 　　小儿 　　成人	 53 ~ 106μmol/L 18 ~ 53μmol/L 30 ~ 106μmol/L	血肌酐浓度（Scr）基本上不受饮食、高分解代谢等肾外因素影响，可以在一定程度上准确反映肾小球滤过功能的损害程度。只有在肾功能不全失代偿，肾小球滤过率下降到正常的 50% 以上时，血肌酐才开始迅速上升。

组分	参考值	临床意义
纤维蛋白原	2~4g/L	
纤维蛋白降解产物（FDP）		FDP是最敏感的纤溶活性增高指标。血FDP增高在DIC、原发性纤溶症、肺栓塞、深静脉血栓形成。白血病、恶性肿瘤等是非常明显的。
乳胶凝集法	<5mg/L	
二氧化碳结合力（CO_2CP）		CO_2CP减少可能是代谢性酸中毒或呼吸性碱中毒；增加可能是代谢性碱中毒或呼吸性酸中毒。
儿童	18~27mmol/L	
成人	22~31mmol/L	
钾（K）		低钾原因：①钾由细胞外移至细胞内，见于碱中毒、胰岛素治疗和周期性麻痹。②体内潴留下降：见于呕吐、腹泻或肠瘘，利尿剂，代射性碱中毒、肾小管酸中毒、醛固酮增多症、库酸综合征或Batter综合征。③摄入下降：慢性饥饿、手术后用低钾液治疗。④其他：见于洋地黄中毒、肝硬化、原发性醛固酮增多症、羧苄西林和两性霉素应用。高钾原因：①钾由细胞内移至胞外：酸中毒，脱水，发热，溶血，横纹肌裂碎症、酮症酸中毒、癫痫、烧伤等细胞损害。②排钾减少：急慢性肾功能衰竭、肾上腺功能不全、保钾利尿剂。③输入过多。④其他：肿瘤溶解综合征、失盐性先天性肾上腺增生。
新生儿	3.7~5.9mmol/L	
婴儿	4.1~5.3mmol/L	
儿童	3.4~4.7mmol/L	
成人	3.5~5.5mmol/L	

组分	参考值	临床意义
钠（Na）		低钠血症见于：①丢失钠多于丧失水：精神性烦渴、利尿剂、失盐性肾病、肾上腺功能不全，过多饮水、呕吐、腹泻、第三体腔的丧失、烧伤等。②水潴留多于钠潴留：肾病综合征、肝硬化、心衰、难控制性糖尿病、急慢性肾衰竭。甲状腺功能减退症、糖皮质激素缺陷、慢性疾病、抗利尿激素异常分泌综合征。③高血糖。高钠血症见于：①低渗性液体丧失：使用渗透性利尿剂，多尿，大量出汗，儿童腹泻。②仅水分丧失：中枢性尿崩，肾性尿崩，发热、过度换气。③过多输入。
新生儿	134～146mmol/L	
婴儿	139～146mmol/L	
儿童	138～145mmol/L	
成人	135～145mmol/L	
氯化物	95～105mmol/L	
总 Cl 计	100～106mmol/L	
以 NaCl 计	100～106mmol/L	
钙（Ca）		血清钙增高，可见于甲状旁腺功能亢进、骨肿瘤、大量应用维生素 D 治疗等。血清钙降低更多见，如婴儿手足搐搦症、维生素 D 缺乏症、引起血清白蛋白减少的疾病（恶性肿瘤、严重肝病等）、甲状旁腺功能减退、慢性肾功能衰竭、佝偻病、骨软化症。
钙总量：儿童	2.2～2.7mmol/L	
成人	2.25～2.58mmol/L	
离子钙：脐带	1.37±0.07mmol/L	
新生儿	1.07～1.27mmol/L	
成人	1.10～1.34mmol/L	

组分	参考值	临床意义
磷（无机磷P）		血清磷的增高见于甲状
脐带	1.2~2.6mmol/L	旁腺功能减退、肾功能
儿童	1.45~1.78mmol/L	不全并发酸中毒、多发
成人	0.97~1.61mmol/L	性骨髓瘤及骨折愈合
>60岁：男	0.74~1.2mmol/L	期、慢性肾上腺皮质功
女	0.90~1.3mmol/L	能减退（Addison病）、
		急性肝坏死、粒细胞性
		白血病等。
		血清磷降低见于甲状腺
		功能亢进、磷吸收不良
		（佝偻病、脂肪泻）、骨质
		软化症、重症糖尿病等。
淀粉酶（AMY）		血清α-AMY活性测定
碘-淀粉比色法	80~180U/L	主要用于急性胰腺炎的
对-硝基苯麦芽	220U/L（37℃）	诊断，其发病后2~12h
七糖苷法		AMY开始升高，12~
		72h达高峰，3~4天后
		恢复正常。AMY升高还
		见于急性腮腺炎、胰腺
		脓肿，胰腺损伤，胰腺
		肿瘤，肾功能不全，肺
		癌，卵巢癌，腮腺损
		伤，胆囊炎，消化性溃
		疡穿孔，肠梗阻，腹膜
		炎，急性阑尾炎，异位
		妊娠破裂，创伤性休
		克，大手术后，酮症酸
		中毒，肾移植后，肺
		炎，急性酒精中毒。
脂类（血脂）		
胆固醇总量（CH）		血清高胆固醇与动脉粥
脐带	1.17~2.6mmol/L	样硬化有关，还可见于
新生儿	1.37~3.5mmol/L	肾病综合征，糖尿病，
婴儿	1.82~4.55mmol/L	甲状腺功能减退，胆道
儿童	3.12~5.2mmol/L	梗阻，饮酒过量，急性
		失血后，以及家族性高

组分	参考值	临床意义
青年 成人	3.12～5.46mmol/L <5.72mmol/L	胆固醇血症等。血清胆固醇低，可见于甲状腺功能亢进，严重肝功能衰竭，溶血性贫血，感染及营养不良等。
胆固醇脂	占胆固醇总量的0.70～0.75	测定胆固醇脂在总胆固醇中的比例，有助于了解肝功能的情况。
低密度脂蛋白胆固醇（LDL－C）	<3.64mmol/L （年老偏高）	LDL－C增高可见于高胆固醇饮食，低甲状腺素血症，肾病综合征，慢性肾衰，肝病，糖尿病及妊娠等。 LDL－C减低可见于营养不良，慢性贫血，骨髓瘤，急性心肌梗死、刨伤、严重肾病、甲状腺机能亢进症、Reye综合征等。
甘油三酯（TG）	0.56～1.70mmol/L	甘油三酯增高常见于动脉粥样硬化，糖尿病，糖原积累症，肾病，甲状腺功能减退症，皮质醇增多症，某些肝胆疾病等。 甘油三酯减少见于甲状腺功能亢进，肾上腺皮质功能减退，以及肝功能严重障碍等。
高密度脂蛋白胆固醇（HDL－C）	1.03～2.07mmoL/L （年老偏高）	HDL－C降低常见于吸烟、急慢性肝病，心肌梗死、创伤、糖尿病，甲状腺功能异常，慢性贫血严重的营养不良或静脉内高营养治疗。

组分	参考值	临床意义
磷脂总量		
以 P×25 计	1.7~3.2mmol/L	
以 P 计	1.7~3.2mmol/L	
β-脂蛋白	<7g/L	β-脂蛋白升高见于冠状动脉粥样硬化性心脏病、糖尿病、肾病综合征、营养不良、肝功能低下。
脂蛋白电泳		
α-脂蛋白	0.3~0.4	α-脂蛋白增多,即 HDL 增多,见于高α-脂蛋白血症,反之,亦然。
β-脂蛋白	0.6~0.7	β-脂蛋白增多,即 LDL 增多,见于胆固醇增高,反之,亦然。
总脂质	4~7g/L	总脂质降低多见于重症肝炎、肝硬化、恶病质及吸收不良综合征等。
总脂酸	1.9~4.2g/L	
胆碱酯酶活性	0.8~1	胆碱酯酶活性下降,可见于有机磷农药中毒。
肌酸激酶(CK)		肌酸激酶升高可见于急性心肌梗死、病毒性肌炎、多肌炎、肌肉损伤、恶性高热、甲状腺功能减退症、急性脑血管病、神经外科手术脑缺血、Reye 综合征。
酶偶联法(37℃)		
男	38~174U/L	
女	26~140U/L	
肌酸显色法		
男	15~163U/L	
女	3~135U/L	

组分	参考值	临床意义
铜蓝蛋白		
免疫扩散法		
新生儿	$10 \sim 300mg/L$	
6个月~1岁	$150 \sim 500mg/L$	
1~12岁	$300 \sim 650mg/L$	
成人	$200 \sim 500mg/L$	
丙酮酸	$45 \sim 140\mu mol/L$	丙酮酸增高见于维生素B_1缺乏,及大运动量时。

三、血液气体及酸碱分析

组分	参考值	临床意义
血氧饱和度 50%时的氧分压 ($P_{50}O_2$)	$3.19 \pm 3.72kPa$	$P_{50}O_2$代表血红蛋白亲和力高低。$P_{50}O_2\downarrow$见于低温、急性碱血症,低碳酸血症异常血红蛋白。$P_{50}O_2\uparrow$见于高温、酸血症、高碳酸血症、高浓度2、3-DPG氧亲和力减低的异常血红蛋白。
标准碳酸氢盐 (SB)		
儿童	$21 \sim 25mmol/L$	SB↓,代谢性酸中毒;
成人	$22 \sim 27mmol/L$	SB↑,代谢性碱中毒。
二氧化碳分压 (PCO_2)		$PCO_2\uparrow$提示肺泡通气不足,见于呼吸中枢抑制、气道阻塞、呼吸肌麻痹、慢性肺气肿、支气管扩张症、气胸、大量胸水、胸廓畸形及ARDS、肺水肿等。
新生儿,婴儿	$3.6 \sim 5.5kPa$	
成人	$4.66 \sim 6.0kPa$	

组分	参考值	临床意义
		$PCO_2 \downarrow$ 提示肺泡通气过度，见于癔病、高热、中枢神经疾病、水杨酸中毒、败血症、机械通气不当、呼吸性碱中毒。
二氧化碳总量 ($T - CO_2$)		$T - CO_2 \uparrow$，CO_2 潴留，体内 HCO_3^- 增多。
脐带血	$14 \sim 22$ mmol/L	$T - CO_2 \downarrow$，体内 HCO_3^-
新生儿	$17 \sim 24$ mmol/L	减少。
婴儿，儿童	$20 \sim 28$ mmol/L	
成人	$23 \sim 27$ mmol/L	
肺泡气-动脉血氧分压差 ($A - aDO_2$)	1.33 ± 0.67 kPa	$A - aDO_2 \uparrow$ 氧合功能障碍，见于肺不张、ARDS、COPD（慢性阻塞性肺气肿）等。$A - aDO_2 \downarrow$ 见于高原性低氧血症，此时 $PO_2 \downarrow$。
缓冲碱 (BB)	$45 \sim 55$ mmol/L	$BB \downarrow$，代谢性酸中毒；$BB \uparrow$，代激性碱中毒
碱剩余 (BE)		BE 正值增加见于代谢性碱中毒；负值增加见于代谢性酸中毒。
新生儿	$-10 \sim -2$ mmol/L	
婴儿	$-7 \sim -1$ mmol/L	
儿童	$-4 \sim +2$ mmol/L	
成人	$-3 \sim +3$ mmol/L	
标准碳酸氢盐 (SB)	$22 \sim 27$ mmol/L	PHAB > SB 见于呼吸性酸中毒
实际碳酸氢盐 (AB)	$22 \sim 27$ mmol/L	AB < SB 见于呼吸性碱中毒。
酸度 [pH] 37℃	$7.35 \sim 7.45$（H^+ 浓度：$44 \sim 36$ nmol/L）	pH 值 <7.35 为酸中毒，pH 值 >7.45 为碱中毒。
氧饱和度 (SO_2)	$0.9 \sim 0.95$	SO_2 < 正常值，代表氧分压下降和/或血红蛋白的严重损害。

组分	参考值	临床意义
氧分压（PO_2）		PO_2↑见于吸纯氧。
新生儿	$8 \sim 2kPa$	PO_2↓见于窒息、溺水、
儿童和成人	$9.98 \sim 13.3kPa$	胸骨异常及外伤导致的
		肺活动受限、膈神经麻
		痹、破伤风、ARDS、肺
		纤维化、支气管炎、哮
		喘、肺气肿、肺不张、
		肺梗死、先天性心脏
		病等。
氧含量	$7.6 \sim 10.3mmol/L$	
阴离子隙（AG）	$7 \sim 16mmol/L$	酸中毒时 AG↑见于尿
		毒症、酮症酸中毒、乳
		酸性中毒、非酮症高渗
		性高血糖昏迷。酸中毒
		时 AG 正常，常伴 Cl^-
		增高，见于肾小管性酸
		中毒或给予含氯酸过多
		的物质；AG↓见于低蛋
		白血症。

四、肝功能检查

组分	参考值	临床意义
黄疸指数（SII）	$4 \sim 6u$	SII $7 \sim 15u$ 时，患者皮
		肤、巩膜尚未见黄染，
		临床称为隐性黄疸；
		>15u，黄疸比较显著，
		称为临床显性黄疸，见
		于阻塞性黄疸、中毒性
		肝炎、病毒性肝炎及溶
		血性黄疸。

组分	参考值	临床意义
胆红素总量（STB）		血清总胆红素、直接胆
脐带：早产儿	< 34μmol/L	红素及间接胆红素定量
足月儿	<34μmol/L	对鉴别黄疸类型有重要
0～1天：早产儿	<137μmol/L	意义。
足月儿	<103μmol/L	①总↑、间↑：见于溶
3～5天：早产儿	<274μmol/L	血性黄疸，如溶血性贫
足月儿	<205μmol/L	血、血型不同的输血、
其后：早产儿	<34μmol/L	恶性疟疾及新生儿黄
足月儿	3.4～17.1μmol/L	疸等。
成人	1.7～20μmol/L	②总↑、直↑、间↑：
直接胆红素	0～6.8μmol/L	见于肝细胞性黄疸，如
		病毒性肝炎、肝硬化等。
		③总↑、直↑：见于阻
		塞性黄疸，如胆石症、
		肝癌、胰头癌等。
谷－丙转氨酶		GPT↑在一定程度上反
（ALT或GPT）		映出肝细胞损害和坏死
酶速率法	<40U/L	的程度。常见于病毒性
		肝炎、肝硬化、肝癌、
		传染性单核细胞增多
		症、细菌性或阿米巴性
		肝脓肿、心力衰竭、血
		吸虫病、服用某些化学
		药物、外伤或手术等。
谷－草转氨酶		GOT↑见于心肌梗死、
（AST或GOT）		皮肌炎、肺栓塞、进行
酶速率法	<45U/L	性肌营养不良、急性胰
		腺炎、肌肉挫伤、溶血
		性疾病等。
麝香草酚浊度试验	0～6u	麝香草酚浊度试验：↑
		见于肝炎、肝硬化、或
		肝癌、肝脓肿、黑热
		病、疟疾、心力衰竭等。

组分	参考值	临床意义
麝香草酚絮状试验	(－) ~ (＋)	↑见于肝炎、肝硬化及肝癌。
磷酸酶，碱性 (ALP)		碱性磷酸酶（ALP）：↑多见于肝胆及骨骼疾病，如胆结石、胰头癌、肝癌、肝炎、变形性骨炎（paget病）、成骨细胞癌、骨软化症、佝偻病、甲状腺功能亢进症、骨折等。
酶动力法	40 ~ 150U/L	
King Armstrong 法	1.8 ~ 3.5μmol·S⁻¹/L	
儿童	$0.5 \sim 15.3 \mu mol \cdot S^{-1}/L$	
成人		
P－Nitrophenyl Pnosphatecaob		
Onatebuffer 法	50 ~ 165u/L	
婴儿	20 ~ 150u/L	
儿童	20 ~ 70u/L	
成人	25 ~ 90u/L	
Bouer 和 Moconb 法		
BodanskY 法	<30u	
婴儿	5 ~ 14u	
儿童	1.5 ~ 4u	
成人		
磷酸酶，酸性 (ACP)	0.9 ~ 1.9U/L	酸性磷酸酶（ACP）↑主要见于前列腺癌及前列腺炎。
King Armstrong 法 前列腺（KIA）	<3.0μg/L	
Roy，Brower 和 Hayden 法	0.11 ~ 0.6u/L	
Bodansky 法	0 ~ 1.1u	
氨，纳氏试剂法	5.9 ~ 35.2μmol/L	
酚一次氯酸盐法	27 ~ 81.6μmol/L	
γ－谷氨酰转肽酶 (γ－GT)		γ－GT↑常见于肝胆疾病，如：胆管炎，胆囊炎，肝炎，脂肪肝，肝损害，肝中毒药物的应用如苯妥英钠、苯巴比妥，胰腺炎，胰腺肿瘤，胆结石，心肌梗死，前列腺肿瘤等。
Brotton 及 Mouholl 改良法	6 ~ 47u	
Orlowshi 法	<40u	
酶动力法		
男	<64U	
女	<45U	

组分	参考值	临床意义
蛋白质类		
蛋白组分		
白蛋白（A）	35~55g/L	白蛋白↓见于营养不良、消耗性疾病、肝功能障碍、烧伤、肾病、妊娠晚期、先天性白蛋白缺乏症。
球蛋白（G）	20~30g/L	球蛋白↑见于各类炎症、自身免疫性疾病、骨髓瘤、淋巴瘤。球蛋白↓见于生理性减少（3岁以内）、免疫功能抑制、低γ球蛋白血症。
A/G比值	1~2:1	A/G比值↓见于慢性肝炎、肝硬化。A/G比值↑多见于免疫性疾病、球蛋白增多症。
蛋白总量		蛋白总量↑见于失水，多发性骨髓瘤。
早产儿	36~60g/L	
新生儿	46~70g/L	蛋白总量↓见于水钠潴留、营养不良、消耗增加性疾病、肝功能障碍、烧伤、肾病等。
≥3岁	60~80g/L	
成人：活动	64~83g/L	
卧床	60~78g/L	
蛋白电泳（含量）		蛋白电泳：白蛋白减少见于肝病及肾病。
白蛋白：成人	35~50g/L	
>60岁	37~47g/L	
α_1-球蛋白		α_1-球蛋白↑见于急性发热、恶性肿瘤；↓见于肝硬化。
成人	1~3g/L	
>60岁	2~5g/L	
α_2-球蛋白		α_2-球蛋白↑见于高血脂、肾病综合征、糖尿病；↓见于重症肝炎。
成人	6~10g/L	
>60岁	5~11g/L	

组分	参考值	临床意义
β-球蛋白 　成人 　>60 岁	7~11g/L 5~12g/L	β-球蛋白↑见于肾病、糖尿病；↓见于肝损害、妊娠及骨髓瘤。
γ-球蛋白 　成人 　>60 岁	8~16g/L 6~16g/L	γ-球蛋白↑见于肝炎、肝硬化、结缔组织病及骨髓瘤；↓见于肾病及妊娠。
蛋白纸上电泳（%） 　白蛋白 　α₁-球蛋白 　α₂球蛋白 　β-球蛋白 　γ-球蛋白	0.54~0.6 0.04~0.6 0.07~0.09 0.1~0.13 0.17~0.22	蛋白纸上电泳：意义同蛋白电泳。
磺溴酞钠试验 （BSP）	<0.05	BSP↑表示肝细胞可能有损害，一般其在血中滞留量与肝细胞损害程度呈正比。但非特异性，如心力衰竭、肝血流量减少等也可引起BSP↑，一般传染病也可引起阳性结果。
甲胎球蛋白 （AFP） 　双向对流球脂 　反向被动血凝法 　放射免疫定量法 　　胎儿 　　1 岁 　　成人 　　均值	<25μg/L 阴性 <25μg/L 峰值2~4g/L （前3个月） <30μg/L <40μg/L 2.6±1.6（ISD） μg/L	AFP↑见于肝细胞癌、卵黄囊及胚胎性肿瘤、肝病。

组分	参考值	临床意义
乳酸脱氢酶(LDH) 同工酶	109 ~ 245U/L	LDH 同工酶:LDH_1 ↑ 见于心肌梗死
圆盘电泳法		LDH_2 ↑见于心肌梗死、肿瘤
LDH_1	0.327 ± 0.046	
LDH_2	0.451 ± 0.0353	
LDH_3	0.185 ± 0.0269	LDH_3 ↑见于肺梗死、肺炎、肿瘤
LDH_4	0.029 ± 0.0086	LDH_4 ↑见于肿瘤
LDH_5	0.0085 ± 0.0055	LDH_5 ↑ 见于肝病及肿瘤。
醋酸纤维膜 电泳法		
LDH_1	0.24 ~ 0.34	
LDH_2	0.35 ~ 0.44	
LDH_3	0.19 ~ 0.27	
LDH_4	0 ~ 0.05	
LDH_5	0 ~ 0.02	
肌酸磷酸激酶 (CPK) 同工酶	占肌酸激酶 CK、MB < 0.05 CK、MM > 0.94 ~ 0.96 CK、BB:0%	CPK 同工酶:CK、MM ↑ 见于肌肉损伤、休克、大手术后、心肌梗死 CK、MB ↑见于心肌梗死、进行性肌营养不良、多肌炎、Reye 综合征 CK、BB ↑见于胆道闭锁、乳腺癌、肺癌、前列腺癌、休克、脑损伤。

五、血清学检查

组分	参考值	临床意义
包囊虫病补体结合试验	阴性	包囊虫病补体结合试验:见于包囊虫病。

组分	参考值	临床意义
嗜异性凝集反应	0~1:7	嗜异性凝集反应：见于传染性单核细胞增多症。
布鲁斯菌凝集试验	0~1:40	布鲁斯菌凝集试验：见于人布鲁菌病，又称波浪热，人畜共患病原。
冷凝集素试验	<1:32	冷凝集素试验：见于支原体肺炎。但此试验为非特异性反应。
梅毒补体结合反应	阴性	梅毒补体结合反应：阳性诊断梅毒病。
肥达氏反应		肥达反应：见于伤寒、副伤寒。"O"、"H"↑，伤寒；"A"、"B"、"C"↑副伤寒。
O	0~1:80	
H	0~1:160	
A	0~1:80	
B	0~1:80	
C	0~1:80	
补体		
总溶血补体活性（CH_{50}）试验	75~160KU/L 或血浆 CH_{50} 部分 >0.33	CH_{50}↑常见于风湿热、类风湿性关节炎（RA）、Reiter's 综合征、牛皮癣、关节炎、皮肌炎、结节性动脉周围炎、全身性硬化症（PSS）、白塞病、结节病、盘状红斑狼疮、急慢性感染等。CH_{50}↓且伴补体 C_4↓，C_3 正常或↓时，多以传统途径活化为主疾病，如 SLE、血清病、遗传性血管神经性水肿、DIC、急性病毒性肝炎初期、冷球蛋白血症、皮肤血管炎、疟疾、登革热、自身免疫性溶血性贫血。若 CH_{50}↓、C_3↓、C_4 正常，则补体活
总补体衰变率（功能性）	部分衰变 0.1~0.2 缺少：>0.5	

组分	参考值	临床意义
		化以旁路为主的疾病，如膜增殖性肾炎、急性肾炎、内素毒性休克等。
经典途径成分		经典途径成分：C_{1q}↑见于 SLE、类风湿关节炎、骨髓炎、血管炎、痛风、过敏性紫癜；C_{1q}↓见于混合性结缔组织病活动期。C_3↑见于各种急性炎症、组织损伤、肿瘤，↓见于肾小球肾炎。C_4 与 CH_{50} 意义相同。
C_{1q}	$65 \pm 7mg/L$	
C_{1r}	$25 \sim 38mg/L$	
C_{1s}（C_1 酯酶）	$25 \sim 38mg/L$	
C_2	$28 \pm 6mg/L$	
C_3	$800 \sim 1550mg/L$	
（$\beta_1 C$ - 球蛋白）		
C_4	$130 \sim 370mg/L$	
（$\beta_1 E$ - 球蛋白）		传染病及组织损伤和急性炎症时，C_2、C_3、C_4 均↑，总补体↑或正常。隐性糖尿病、结核、风湿热、伤寒、天花、麻疹、流脑、皮肌炎、Reiter's 综合征等，早期↑或正常，晚期↓。肿瘤患者补体含量↑，特别是肝癌时 C_3 最明显，具有诊断意义。C_3 裂解素，↑提示补体激活，↓表示补体合成减少或未被激活。
C_5	$64 \pm 13mg/L$	
（$\beta_1 F$ - 球蛋白）		
C_6	$56 \pm 8mg/L$	
C_7	$49 \sim 70mg/L$	
C_8	$43 \sim 63 \ mg/L$	
C_9	$47 \sim 69mg/L$	
		抗原抗体复合物引起的肾炎，CH_{50}、C_3 均↓；全身性红斑狼疮，补体降低并和疾病恶化有关。慢性肾炎、慢性活动性肝炎、狼疮性肾炎、补体↓；血清病、冷球蛋白血症等，CH_{50}、C_3 均↓。急性重症肝炎、肝硬化，尤其是急性肝坏死时，总补体水平↓甚至测不出。

组分	参考值	临床意义
交流途径成分		
C$_4$ 结合蛋白	180 ~ 320mg/L	
因素 B		
（C$_3$ 前活化剂）	200 ~ 450mg/L	
裂解素	28 ± 4mg/L	
调解蛋白类		
β$_1$H – 球蛋白	561 ± 78mg/L	
C$_1$ 抑制剂	174 ~ 240mg/L	
C$_1$ 抑制剂，测	0.1 ~ 0.2	
部分衰变率		
补体衰变率		
（功能性）法		
C$_3$b 灭活剂		
S – 蛋白质	40 ± 7mg/L	
	418 ~ 600mg/L	
IgA		IgA：具有抗菌、抗毒素、抗病毒作用。↑见于感染、SLE、肾炎、肝炎、寄生虫病；↓见于低丙球血症、肾病等。
脐带	0 ~ 50mg/L	
新生儿	0 ~ 22mg/L	
0.5 ~ 6 个月	30 ~ 820mg/L	
6 个月 ~ 2 岁	140 ~ 1080mg/L	
2 ~ 6 岁	230 ~ 1900mg/L	
6 ~ 12 岁	290 ~ 2700mg/L	
12 ~ 16 岁	810 ~ 2320mg/L	
成人	760 ~ 3900mg/L	
IgD		IgD：↑见于骨髓瘤、骨髓炎、感染、吸烟者；↓低丙球血症、矽肺、细胞毒药物治疗后。
新生儿	阴性	
成人	1 ~ 4mg/L	
IgE	0.1 ~ 0.9mg/L	IgE：↑见于哮喘、皮炎等过敏性疾病，SLE，肝炎，寄生虫病，类风湿，霉菌感染；↓见于低丙球血症，肿瘤，化疗药物治疗后。

组分	参考值	临床意义
IgG		IgG：↑见于感染、SLE、肝炎、肝硬化、皮肌炎、疟疾、风湿热、支原体感染等；↓见于肾病、低丙球血症、骨髓增生低下等。
脐带	7.6～17g/L	
新生儿	7～14.8g/L	
0.5～6个月	3～10g/L	
6个月～2岁	5～12g/L	
2岁～6岁	5～13g/L	
6～12岁	7～16.5g/L	
12～16岁	7～15.5g/L	
成人	6～16g/L	
IgG/白蛋白比值	0.3～0.7	IgG/白蛋白比值：↑见于感染、球蛋白增高症，↓见于低蛋白血症，球蛋白缺乏症。
IgG 合成率	−9.9～＋3.3mg/24h	
IgM		IgM：↑见于感染、SLE、肝炎、肝硬化、巨球蛋白血症、寄生虫病、MCV 感染等。
脐带	40～240mg/L	
新生儿	50～300mg/L	
0.5～6个月	150～1090mg/L	
6个月～2岁	430～2390mg/L	
2～6岁	500～1990mg/L	
6～12岁	500～2600mg/L	
12～16岁	450～2400mg/L	
成人	400～3450mg/L	
E－玫瑰花环形成率	0.4～0.7	E－玫瑰花环形成率：↑见于桥本甲状腺炎、传染性单核细胞增多症、急淋白血病、排异反应等；↓见于细胞免疫缺陷病、Nezelov 综合征、SLE、皮肌炎、麻疹流感、恶性肿瘤等。
EAC－玫瑰花环形成率	0.15～0.3	EAC－玫瑰花环形成率：↓见于某些体液免疫缺陷性疾病，如无丙球蛋白血症。

组分	参考值	临床意义
红斑狼疮细胞	阴性	红斑疱疮细胞：阳性见于 SLE，有时亦见于类风湿性关节炎、慢性活动性肝炎、药物过敏、硬皮病等。
类风湿因子（RF）	<60IU/ml	类风湿因子：主要见于类风湿关节炎患者，也可见于硬皮病、Felty's综合征、SLE。
类风湿因子胶乳凝集试验	阴性	类风湿因子胶乳凝集试验：↑见于风湿热、急性肾小球肾炎、类风湿性关节炎。
外–斐二氏反应 OX$_{19}$	1~1:40	外–斐反应：OX$_{19}$↑见于斑疹伤寒。OX$_K$↑见于恙虫病。OX$_2$↑见于斑点热。
抗核抗体（ANA） 免疫荧光定性法 免疫荧光滴度法	阴性 <1:160	ANA：阳性多见于 SLE、药物引起的疱疮、重叠综合征、混合性结缔组织病、硬皮病、皮肌炎、类风湿性关节炎、桥本甲状腺炎、重症肌无力等。
抗 Sm 和 KNP 抗体	阴性	
抗 SS–A(RO)和 SS–B(La)抗体	阴性	
甲状腺胶体和微粒体抗原自身抗体	阴性	甲状腺胶体和微粒体抗原自身抗体：见于桥本甲状腺炎、甲亢患者。

组分	参考值	临床意义
抗 DNA 抗体	阴性	抗 DNA 抗体：主要见于 SLE，亦见于其他的结缔组织病、药物诱导的狼疮，慢性活动性肝炎。
骨骼肌自身抗体	阴性	抗 HBs：主要的保护性抗体。阳性表示急性肝炎或隐性感染已恢复有免疫力。
乙型病毒性肝炎表面抗体（抗 HBs） 间接血凝法	0 ~ 1:4	
乙型病毒性肝炎表面抗原（HBsAg） 对流电泳法 免疫粘连法	阴性 <1:16	HBsAg：见于无症状 HBsAg 携带者，慢性肝炎，与 HBsAg 有关的肝硬化、肝癌等。
乙型病毒性肝炎核心抗体（抗 HBc） 免疫粘连血凝法	阴性 阴性	抗 HBc：主要见于恢复期和慢性感染。
乙型病毒性肝炎核心抗原（HBcAg） 固相放免法	试验管 cpm 数（p）/对照管 cpm 数（N） <2:1	HBcAg：见于急性乙型肝炎的早期。
乙型病毒性肝炎 e 抗体（抗 HBe） 免疫扩散法	阴性	抗 HBe：恢复期抗 HBe 滴度增高，对肝细胞有破坏性。
乙型病毒性肝炎 e 抗原（HBeAg） 对流电泳法 免疫扩散法	阴性 阴性	HBeAg：见于急性乙型病毒性肝炎的早期，并作为传染性的标志。
植物血凝素皮内试验	阴性	植物血凝素皮内试验：反应减弱见于恶性肿瘤、白血病、病毒感染、自身免疫病、结缔组织病、粟粒性结核等。
自身抗体		
结核菌素皮内试验	0.95 的成人阳性	结核菌素皮内试验：结核病人多为强阳性。

六、血小板功能检查

组分	参考值	临床意义
血小板凝集试验 连续稀释法 简易法	第5管及以上凝集10～15s内出现大凝集颗粒	血小板凝集试验：↑见于高凝状态，如急性心肌梗死、心绞痛、糖尿病、脑血管病变、深静脉血栓形成、高 β – 脂蛋白血症、人工瓣膜、口服避孕药、吸烟。↓见于血小板无力症、巨大血小板综合征、低(无)纤维蛋白原血症、尿毒症、肝硬化、血小板抑制药等。
血小板黏附试验 转动法 玻珠法 血小板因子3	0.58～0.75 0.625±0.086 33～57s	血小板粘附试验：↑见于心肌梗死、心绞痛、脑血管病、糖尿病、妊高症、肾小球肾炎、口服避孕药。↓见于巨大血小板综合征、血小板无力症、尿毒症、肝硬化、急性白血病、骨髓增生异常综合征、异常蛋白血症和服用抗血小板药物。

七、凝血机制检查

组分	参考值	临床意义
凝血活酶生成试验 (STGT) 简易法	4～6min内基质血浆凝固时间为9～11s 10～15s	凝血活酶生成试验：(＞15s)延长见于①缺乏因子Ⅷ，如血友病甲、VMD、DIC 等；②缺乏因子Ⅸ，如血友病乙，维生素 K 缺乏症、

组分	参考值	临床意义
		DIC、肝病、口服抗凝剂等；③缺乏因子XI，如XI缺乏症、肝脏病、DIC等；④缺乏因子XII，如Hageman特征、DIC和肝脏病等；⑤血循环中有抗凝物质，如因子VIII、IX的抗体和应用肝炎素等。
凝血酶时间延长的纠正试验	加甲苯胺蓝后，延长的凝血时间恢复正常或缩短5s以上	凝血酶时间延长的纠正试验：提示存在过多的肝素和类肝素物质。
凝血酶原时间（PT） Quick 一步法 Ware 和 Seegers 二步法	一般：11～15s，新生儿延长2～3s 18～22s	凝血酶原时间：延长主要反映凝血酶原、纤维蛋白原、因子V、VII、X的缺陷或相应抑制物的存在。如维生素K缺乏，肝脏疾病，DIC，肾病综合征，化疗、溶栓治疗后等。
凝血酶原消耗时间（PCT） 儿童 成人	>35s >20s	凝血酶原消耗时间：（<20s）缩短见于：①先天性VIII、IX、XI、XII缺乏引起的血友病甲、乙和因子XI、XII缺乏症；②获得性因子VIII、IX、XI和XII缺乏，如DIC、原发性纤溶及肝脏病、维生素K缺乏症；③血循环中有抗凝物质，如肝素、口服抗凝剂等；④先天性和获得性PF$_3$缺乏症、血小板无力症、血小板减少症、MDS、尿毒症和应用抗血小板药物等。

组分	参考值	临床意义
活化部分凝血活酶时间（APTT）	35~45s	活化部分凝血活酶时间：延长提示因子Ⅷ、Ⅸ、Ⅺ缺陷，抗凝物质增多。

八、弥散性血管内凝血（DIC）检查

组分	参考值	临床意义
血浆鱼精蛋白副凝试验（3P）	阴性	血浆鱼精蛋白副凝试验：阳性说明体内凝血酶的形成，并激活了纤溶系统，DIC时常见。
乙醇凝胶试验 优球蛋白溶解时间（EIT）	阴性 >2h	优球蛋白溶解时间：缩短见于纤维蛋白溶解活性亢进，如DIC及某些溶栓治疗时；延长见于怀孕后期，手术后，急性心肌梗死，静脉血栓等。
纤维蛋白原	2~4g/L	纤维蛋白原：↑见于应激反应，妊娠晚期，急性感染，灼伤，动脉硬化，急性心肌梗死，自身免疫病；↓见于DIC，原发性纤溶亢进症，重症肝炎，肝硬化，溶栓治疗。
纤维蛋白（原）降解产物（FDP）	血<5mg/L 尿<0.25mg/L	血纤维蛋白原降解产物：↑是最敏感的纤溶活性增高的指标，见于DIC、原发性纤溶症、肺栓塞、深静脉血栓形成、白血病、恶性肿瘤。如血FDP↑、尿FDP亦↑，提示肾小球肾炎、泌尿系感染、肾移植后排斥反应。

组分	参考值	临床意义
凝血酶时间（TT）	当对照为 9～13s 时，参考值 = 对照时间 ±2s	凝血酶时间：延长见于无（低）纤维蛋白原血症，包括 DIC，原发性纤维蛋白溶解症，肝脏疾病，抗凝治疗。

九、溶血性贫血的检查

组分	参考值	临床意义
酸溶血试验	阴性	酸溶血试验：阳性目前仍为诊断阵发性睡眠性血红蛋白尿症（PNH）的主要依据。患遗传性球形红细胞增多症（HS），遗传性椭圆形红细胞增多症时，亦有部分患者阳性。
蔗糖水试验	阴性	蔗糖水试验：阳性见于 PNH，白血病，骨髓纤维化，巨幼红细胞贫血，再生障碍性贫血等
抗人球蛋白试验 直接法 间接法	阴性 阴性	抗人球蛋白试验：阳性见于 α-甲基多巴，青霉素型和奎宁类药物引起的自身抗体增多或冷凝集素综合征时，PNH 及新生儿同种免疫溶血病，亦可见于 SLE，结节性多动脉炎，慢性淋巴细胞增生病，肿瘤等。

组分	参考值	临床意义
游离血红蛋白	<40mg/L	游离血红蛋白：↑是血管内溶血的指证，如蚕虫黄、PNH、阵发性寒冷性血红蛋白尿、冷凝集素综合征、自身免疫性溶血、黑热病、地中海贫血等。
红细胞脆性试验 开始溶血 完全溶血	0.0042~0.0046 0.0032~0.0034	红细胞脆性试验：阳性见于遗传性球形红细胞增多症、遗传性椭圆形红细胞增多症、自身免疫性溶血性贫血、地中海贫血、肝脏疾病。
丙酮酸激酶（PK）	13~17u/g Hb	丙酮酸激酶：↓见于丙酮酸激酶缺乏症，是诊断该病最直接而可靠的证据。另外，亦见于骨髓增生异常综合征（MDS）、急性粒细胞性白血病（AML）、慢性粒细胞白血病（CML）等。
不稳定血红蛋白 热变性试验	<0.005	热变性试验：阳性见于PNH，HS，自身免疫性溶血。
异丙醇沉淀试验	30min内不沉淀	异丙醇沉淀试验：阳性见于不稳定血红蛋白病，HbH、HbE、HbF增高及葡萄糖-6-磷酸脱氢酶缺陷。
自身溶血试验	阴性	自身溶血试验：↑见于球形、椭圆形、口形红细胞增多症，自身免疫性溶血性贫血。

组分	参考值	临床意义
高铁血红蛋白	0.3~1.3g/L	高铁血红蛋白：↑见于阵发性血红蛋白尿，先天性溶血性黄疸，肠源性贫血症及服用乙酰苯胺、安替比林、非那西丁、亚硝酸盐、磺胺类及喹啉类。
血红蛋白溶解度试验	0.88~1.02	

十、溶菌酶等检查

组分	参考值	临床意义
溶菌酶	4~20mg/L	溶菌酶：↑见于肺结核、矽肺、急性单核细胞性白血病、急性粒细胞性白血病、流行性出血热、胆道感染、肺癌。↓见于急性淋巴细胞白血病、再生障碍性贫血等。
铁：新生儿 　　婴儿 　　儿童 　　成人：男 　　　　　女	17.9~44.75μmol/L 7.16~17.9μmol/L 8.95~21.48μmol/L 8.95~28.64μmol/L 7.16~26.85μmol/L	铁：↑见于溶血性贫血、再生障碍性贫血、巨幼红细胞贫血。 ↓见于缺铁性贫血，急性或慢性感染及恶性肿瘤。
铁蛋白 　新生儿 　1个月 　2~5个月 　6个月~15岁 　成人：男 　　　　女	25~200μg/L 200~600μg/L 50~200μg/L 7~140μg/L 15~200μg/L 12~150μg/L	铁蛋白：能反应体内储存的铁量。↓见于缺铁性贫血，↑见于铁粒幼细胞性贫血、慢性病贫血、白血病、淋巴网状细胞瘤、肝细胞损害等。

组分	参考值	临床意义
尿卟啉	0~36nmol/24h	尿卟啉：↑见于卟啉病，亦见于铅中毒、何杰金病、肝硬化、肝炎、溶血性贫血、酒精中毒、感染性疾病及恶性肿瘤。
维生素 B_{12} 成人 >60 岁	103~517pmol/L 81~590pmol/L	维生素 B_{12}：缺乏见于肠道疾病和内因子缺乏如肠炎、回肠下部的广泛切除、胃肠吻合术后的盲端综合征、胃癌，或全胃切除后的恶性贫血。
叶酸	>7.5nmol/L	叶酸：缺乏引起巨幼红细胞贫血。

十一、尿液检查

组分	参考值	临床意义
比重 成人	1.015~1.025 晨尿最高>1.020	比重：↑见于腹水，糖尿病，心力衰竭，高热，循环衰竭，急性肾小球肾炎，泌尿系梗阻，妊娠中毒症等。↓见于慢性肾功能不全，慢性肾炎，急性肾衰多尿期，胶原性疾病，蛋白质营养不良，尿崩症，精神性多尿症，肾性糖尿病，低钙血症，抗利尿激素抵抗，肾小管功能异常。

组分	参考值	临床意义
蛋白定性 　碳基水杨酸法 　加热加醋酸法	 阴性 阴性	蛋白定性：阳性见于体位性蛋白尿（功能性蛋白尿）；高热，严寒，剧烈运动，妊娠（暂时性蛋白尿）；急慢性肾小球肾炎，肾小球肾病，糖尿病肾病，狼疮性肾炎，肾动脉硬化，心功能不全，肾肿瘤，活动性肾盂肾炎，重金属中毒，多发性骨髓瘤。下泌尿道感染出现的尿蛋白为假性蛋白尿。
尿蛋白定量 　儿童 　成人	 <40mg/24h 0~80mg/24h	蛋白定量：定量＞150mg/24h，即为蛋白尿，临床意义与定性同。
尿沉渣检查 　白细胞	 <5 个/HP 定量 0~10/μl	白细胞：↑见于间质性肾炎，肾盂肾炎，膀胱炎，尿道炎，肾结核，前列腺炎，龟头炎，膀胱肿瘤等。
红细胞 　玻片 　定量	0~偶见/HP （儿童＜3 个/HP） 0~3/HP 0~5/μl	红细胞：↑见于急慢性肾炎，肾盂肾炎，狼疮肾炎，药物反应，肾结石，肾肿瘤，急性感染，膀胱出血，急性胰腺炎，疟疾，心内膜炎等。

组分	参考值	临床意义
上皮细胞	0～少量/HP	上皮细胞：↑见于急性肾小球肾炎，急性肾小管坏死，肾病，肾硬化，肾肿瘤，膀胱炎。
管型	0～偶见透明管型/HP	管型：↑见于肾性出血，肾功能不全，下尿道出血，肾病，肾炎，心力衰竭，发热，肾盂肾炎，肾移植排斥反应。管型通常提示疾病累及到肾实质单位。
尿沉渣 3h 计数 　白细胞：男 　　　　　女 　红细胞：男 　　　　　女 　管型	<7 万/h <14 万/h <3 万/h <4 万/h 0/h	
尿沉渣 12h 计数 　白细胞及上皮细胞 　红细胞 　管型	<100 万个/12h <50 万个/12h <5000 个/12h	
酸度（pH）	5～7（H^+ 浓度 0～0.1 μmol/L）	酸度（pH）：↓见于呼吸性或代谢性酸中毒，糖尿病酮症酸中毒，痛风，肾炎等；↑见于呼吸及代谢性碱中毒，长期呕吐，肾盂肾炎，肾小管酸中毒等。
中段尿细菌培养计数	$<1\times10^6$ 菌落/L	

组分	参考值	临床意义
尿胆红素定性	阴性	尿胆红素定性：阳性见于肝细胞性黄疸，阻塞性黄疸。
尿胆素定性	阴性	尿胆素定性：同尿胆原。
尿胆原定量 　男 　女 　儿童	$0 \sim 5.9\mu mol/24h$ $0.3 \sim 3.55\mu mol/L$ $0 \sim 2.64\mu mol/L$ $0.13 \sim 2.3\mu mol/L$	尿胆原定量：↑见于肝细胞性黄疸及溶血性黄疸，↓见于阻塞性黄疸。
肌酐 　成人：男 　　　　女 　婴儿	$7.1 \sim 17.7mmol/24h$ $5.3 \sim 15.9mmol/24h$ $88 \sim 177mmol/24h$	肌酐：↑见于肢端肥大症，糖尿病，甲状腺功能减退，伤寒，斑疹伤寒，破伤风等；↓见于碱中毒，肾功能衰竭，严重进行性肌萎缩，贫血，进行性肾病，硬皮病，甲状腺功能亢进等。
肌酸 　婴儿 　儿童 　成人：男 　　　　女	$<114\mu mol \cdot kg^{-1}/24h$ $0 \sim 456\mu mol/24h$ $0 \sim 304\mu mol/24h$ $0 \sim 456\mu mol/24h$	肌酸：↑见于先天性肌无力，多发性肌炎，脊髓灰质炎，肌球蛋白尿症，皮肌炎，硬皮病，进行性肌营养不良，甲状腺功能亢进症，严重感染，肝癌，SLE，灼伤，骨折，急性白血病，肝病，发热，饥饿等。
尿素氮	$375 \sim 535mmol/24h$	尿素氮：↑见于高热，甲状腺功能亢进症，严重感染。↓见于严重肝实质病变，消耗性疾病恢复期，妊娠中毒症，肾功能衰竭等。

组分	参考值	临床意义
尿酸	2.4 ~ 5.9mmol/24h	尿酸：↑见于痛风，肺炎，Fanconi 综合征，肝亚状核变性，溶血性贫血，淋巴瘤，红细胞增多症，甲状腺功能减退症，CO 中毒等。↓见于高糖，肾功能不全，痛风发作前期，高嘌呤饮食等。
氯化物 　儿童 　成人： 　　以 Cl⁻ 计 　　以 NaCl 计	 <4mmol $\cdot$ kg^{-1}/24h 170 ~ 255 mmol/24h 170 ~ 255mmol/24h	氯化物：↑见于肾小管损伤，Addison 病，糖尿病酮症，头颅外伤，使用利尿剂等。↓见于大量出汗，剧烈呕吐，严重腹泻，肠道造瘘，心衰、休克，高氯酸中毒，醛固酮增多症，烧伤，肺炎，饥饿，肾病等。
钾：成人	51 ~ 102mmol/24h	钾：↑见于原发性醛固酮增多症，Cushing 综合征，肾素瘤，肾动脉狭窄性高血压，心衰竭，肝病，糖尿病，酮症，肾小管功能不全等；↓见于 Addison 病，酸中毒，肾功能衰竭，肾病等。
钠：儿童 　　成人	<5mmol $\cdot$ kg^{-1}/24h 130 ~ 260mmol/24h	钠：↑见于严重多尿，糖尿病，碱中毒，肾炎，肾盂肾炎，Addison 病，肾衰竭，尿崩症等；↓见于 Cushmg 综合征，原发性醛固酮增多症，充血性心衰竭，肝硬化，腹泻，烧伤，肾前性少尿，手术后。

组分	参考值	临床意义
钙：成人	2.5~7.5mmol/24h	钙：↑见于甲状旁腺功能亢进，特发性高钙血症，多发性骨髓瘤，骨癌，Paget 病，结节病，骨质疏松症，Cushing 综合征，肾小管酸中毒等；↓见于甲旁腺功能减退，维生素 D 缺乏症，佝偻病，软骨病，慢性腹泻，黏液性水肿，慢性肾衰，尿毒症等。
磷（无机）：成人	23~48mmol/24h	磷：↑见于甲状旁腺功能亢进，代谢性酸中毒，痛风软骨病，肾小管疾病，结节病，甲状腺功能亢进症等；↓见于甲状旁腺功能减退，佝偻病，肾功能不全，乳糜泻，维生素 D 缺乏。
氨氮	20~70mmol/24h	氨氮：↑见于糖尿病酸中毒，高蛋白饮食；↓见于碱性食物过多。
氨基酸氮	3.6~14.2mmol/24h	氨基酸氮：↑严重肝病及肝功能减退，化学中毒，伤寒，重症结核，糖尿病酸中毒，恶性营养不良，严重烧伤，肾小管疾病，半乳糖血症，贫血，甲状腺功能亢进症等。↓可见于肾病肾衰等。

组分	参考值	临床意义
淀粉酶 　Somogyi 法 　Window 法 　　儿童 　　成人	80～300u/h <64u 8～32u	淀粉酶：↑见于急性胰腺炎，胰头癌，流行性腮腺炎，胃溃疡穿孔等；↓见于重症肝病，糖尿病，重症烧伤。

十二、肾功能检查

组分	参考值	临床意义
浓缩试验 　成人	禁止饮水 12h 内每次尿量 20～25ml，尿比重迅增至 1.026～1.035	浓缩试验：尿比重↓见于慢性肾盂肾炎，多囊肾，慢性肾炎，肾血管病变后期，慢性肾功能不全。
儿童	至少有一次尿比重在 1.018 或以上	
稀释试验	4h 排出所饮水量的 0.8～1，而尿的比重降至 1.003 或以下	稀释试验：尿比重↑见于急性肾功能不全，急性肾小管坏死，糖尿病，心功能不全，肾淤血以及各种原因导致的少尿。
尿比重 3h 试验	最高尿比重应达 1.025 或以上，最低比重达 1.003，昼尿量占 24h 总尿量的 2/3～3/4	尿比重 3h 试验：尿比重在病理情况下受糖、蛋白质的影响。
昼夜尿比重试验	最高比重＞1.018，最低与最高比重差≥0.009，夜尿量＜750ml，昼尿与夜尿量比为 3～4:1	昼夜尿比重试验：夜尿量与昼尿量之比小于 1:3；最高尿比重＜1.018；昼尿最高与最低比重之差小于 0.009 时，为早期肾功能不全。

组分	参考值	临床意义
		夜尿量超过昼尿量；昼尿最高一次比重不及1.018；昼尿最高与最低比重之差降到0.001~0.002之间，或尿比重固定在1.01左右，说明严重肾功能不全
酚磺排泄试验（PSP） 　静脉注射法	15min 排出量 >0.25 120min 排出总量 >0.55	酚磺排泄试验：慢性肾炎，慢性肾盂肾炎，肾动脉硬化等有明显肾小管损害时其排泄量明显降低，并同病变程度大致相符
尿素清除率 　标准清除值 　最大清除值	0.7~1.1ml·s⁻¹/1.73m² 1~1.6ml·s⁻¹/1.73m²	尿素清除率：↓见于各种疾病引起的肾功能不全

十三、妇产科妊娠检查

组分	参考值	临床意义
绒毛膜促性腺激素（hcG）		绒毛膜促性腺激素（hcG）：↑见于妊娠，滋养层细胞肿瘤，恶性葡萄胎，绒毛膜细胞癌以及男性睾丸畸胎瘤等
试管法（定性）	阴性	
放射受体法	阴性	
绒毛膜促性腺激素		
男（成人）	无发现	
女：妊娠7~10d	<5.0IU/L	
妊娠30d	>100IU/L	
妊娠40d	>2000IU/L	
妊娠14周	10~20kIU/L	
滋养细胞层病	>100kIU/L	

十四、粪便检查

组分	参考值	临床意义
胆红素	阴性	胆红素：肠道内容物迅速排出时，可查出胆红素。
胆汁酸总量	$294 \sim 551\,\mu mol/24h$	
氮总量	$< 1.7g/24h$	氮总量：异常主要见于原发性吸收不良综合征，胰腺外分泌功能不全和胃次全切除术后。氮排泄量和脂肪泻的程度大致相符。
蛋白质定量	极少	
粪胆素	阳性	粪胆素：↑见于溶血性黄疸，阴性或↓见于胆总管肿瘤结石。
粪胆原定量	$68 \sim 473\,\mu mol/24h$	粪胆原定量：↑见于溶血性黄疸，阵发性睡眠性血红蛋白尿；↓见于阻塞性黄疸。
粪卟啉	$600 \sim 1800nmol/24h$	粪卟啉：↑见于原发性卟啉病，继发性卟啉病，铅中毒，药物中毒，白血病，营养不良，皮肤疾病等。
粪重量 　干重 　水含量	$100 \sim 300g/24h$ $23 \sim 32g/24h$ 占 0.65	
脂肪总量 　结合脂酸 　游离脂酸 　中性脂酸	0.175 0.046 0.056 0.073	脂肪总量：↑见于慢性胰腺炎，胰腺癌，乳糜泻，whipple病，病毒性肝炎，肝外胆道阻塞，肝硬化，糖尿病，消化性溃疡，类癌综合征，多发性硬化症，胃十二指肠瘘，牛皮癣，营养不良，恶性贫血，Addison病等。

组分	参考值	临床意义
钙	平均 16mmol/24h	
食物残渣	少量植物细胞，淀粉颗粒，肌纤维，偶见脂肪小滴	食物残渣大量出现主要反映了消化道功能不良。
细胞	上皮细胞或白细胞 0 ~ 偶见/HP	白细胞增多见于肠道炎症常伴脓细胞；红细胞见于痢疾、溃疡性结肠炎、结肠癌等；大量上皮细胞是肠壁炎症的特征，见于急性肠炎、痢疾。
原卟啉	< 2.67μmol/24h 或 ≤107μmol/24h	
胰蛋白酶活性	阳性（ + + ~ + + + + ）	胰蛋白酶活性：↓见于胰腺疾病，胰腺囊肿等。
潜血（OB）	阴性	潜血：阳性可见于消化道溃疡，消化道癌肿，肠结核，克隆病，溃疡性结肠炎，伤寒，白血病，血友病，回归热，钩虫病。

十五、胃液分析

组分	参考值	临床意义
胃液总量（空腹）	0.01 ~ 0.1L 每日分泌 1.5 ~ 2.5L	胃液总量：↑见于胃溃疡，十二指肠溃疡及复合性溃疡，胃泌素瘤。↓见于胃癌，萎缩性胃炎，恶性贫血，巨大肥厚性胃炎，风湿性关节炎等。

组分	参考值	临床意义
胃液酸度（pH）	0.9～1.5	胃液酸度 pH：3.0～7.0（低酸）或＞7.0（无酸）见于萎缩性胃炎、胃癌；＜1.5 见于十二指肠溃疡，胃泌素瘤等。
胃液游离酸 　空腹时 　进试验餐后 　注组胺后	 0～30u 25～50u 30～120u	胃液游离酸：↑见于胃溃疡，十二指肠溃疡，卓-艾综合征；↓见于胃癌，慢性胃炎，肝、胆胰疾病，幽门梗阻，巨幼细胞贫血，恶性贫血。
胃液总酸度 　空腹时 　进试验餐后 　注组胺后	 10～50u 50～75u 40～140u	胃液总酸度：临床意义与胃液游离酸相同。
无管胃酸分析 　美蓝树脂法 　天青蓝甲树脂法	 2h 排泄 100～850μg 2 小时排出＞0.6mg	
五肽胃泌素胃液 　分析 　空腹胃液总量 　空腹排酸量 　最大排酸量：男 　　　　　　　女	 0.01～0.1L 0～5mmol/h ＜45mmol/h ＜30mmol/h	五肽胃泌素胃液分析：↑见于胃泌素瘤，恶性贫血，慢性萎缩性胃炎，胃体癌，幽门梗阻，慢性肾功能不全，甲状旁腺功能亢进等。
细胞	白细胞和上皮细胞少量	细胞：↑见于胃炎、胃溃疡、胃出血或胃穿孔，胃癌、幽门梗阻、胃息肉、原发性淋巴瘤、平滑肌肉瘤。

组分	参考值	临床意义
细菌	阴性	细菌：↑见于胃肠炎、胃溃疡。
性状	清晰无色，有轻度酸味，含少量黏液	咖啡红色：见于胃出血、胃癌、肝硬化引起的食管胃底静脉曲张、胃溃疡。脓臭见于胃癌坏死、胃溃疡、胃穿孔。
潜血	阴性	潜血：阳性见于急性胃炎、胃溃疡、胃癌、胃内出血。
乳酸	阴性	乳酸：↑主要提示胃癌、幽门梗阻、慢性胃扩张。
维生素 B_{12} 内因子	$5'C_0 \sim B_{12}$ 增加 $0.5 \sim 4$	

十六、胰腺外分泌功能检查

组分	参考值	临床意义
尿 N – 苯甲酰 – L 酪胺酰对氨基苯甲酸试验（PABA）	正常值：60%以上	PABA：↓见于慢性胰腺炎、胰腺肿瘤。
胰液量	$2 \sim 4mg/kg$ 体重	胰液量：↑见于胰腺瘤、垂体癌、Cushing 综合征、胰腺炎（水肿型）、饮酒后。

十七、小肠吸收功能检查

组分	参考值	临床意义
木糖吸收试验		木糖吸收试验：↓见于
儿童	摄取量的 $0.16 \sim 0.33$	近端小肠吸收能力下
成人：摄取 5g	$>8.0mmol/5h$	降。克隆病，免疫球蛋

组分	参考值	临床意义
摄取 25g 脂肪化学测定	>26.8mmol/5h <6g/24h	白缺乏症，糙皮病，艾滋病，肠病，放射性肠病，肠管手术切除后，脱水，大量腹水，甲状腺疾病等。

十八、脑脊液检查

组分	参考值	临床意义
压力 　新生儿 　儿童 　成人	 0.29～0.78kPa 0.4～1.0kPa 0.69～1.76kPa	压力：↑见于脑炎、脑血管病、脑肿瘤、结核性脑膜炎、CO 中毒、尿毒症等。
外观	无色透明	红色见于脑出血、蛛网膜下隙出血；黄色见于陈旧性脑出血、脑肿瘤、黄疸、结核性脑膜炎；乳白色见于脑膜炎；绿色见于铜绿假单胞菌脑膜炎；混浊见于化脓性脑膜炎；毛玻璃样混浊见于结核性脑膜炎；絮块状见于神经梅毒。
细胞数 　儿童 　成人	 (0～15)×10⁶/L (0～8)×10⁶/L	白细胞增多见于脑炎、结核性脑膜炎、细菌性脑膜炎、脑出血、脑外伤；淋巴细胞增多见于病毒性脑膜炎、多发性硬化症、脑肿瘤、白血病等；红细胞增多见于脑出血、蛛网膜下隙出血、颅脑外伤及脑手术后等。

组分	参考值	临床意义
葡萄糖 　成人	2.5～4.5mmol/L	葡萄糖：↓见于化脓性脑膜炎、结核性脑膜炎、脑寄生虫病及脑肿瘤；↑见于病毒性脑炎、脑膜炎、流行性乙型脑炎、急性脊髓灰质炎、脑水肿、糖尿病、颅脑外伤。
蛋白定性	阴性	蛋白定性：阳性见于化脓性脑膜炎、结核性脑膜炎、病毒性脑膜炎等；阴性见于硬脑膜创伤造成的 CSF 漏、气脑造影、颅内压增高、甲状腺功能亢进症等。
蛋白定量 　脑池：成人 　脑室	0.1～0.25g/L 0.05～0.15g/L	蛋白定量：↑见于化脓性脑膜炎、结核性脑膜炎、病毒性脑膜炎、蛛网膜下隙出血、脑梗阻、脑肿瘤、脑软化、退行性病变、甲状腺功能减退症、神经梅毒、多发性硬化症等；↓见于硬脑膜创伤、气脑造影、颅内压增高、甲状腺功能亢进症等。
氯化物	120～130mmol/L	氯化物：↓见于化脓性脑膜炎、结核性脑膜炎、隐球菌脑膜炎、脑肿瘤、脊髓灰质炎、肾上腺功能减退等；↑见于尿毒症及慢性肾炎。

组分	参考值	临床意义
细菌	阴性	细菌：阳性见于急性细菌感染、结核性脑膜炎、病毒性感染。

十九、神经生化检查

组分	参考值	临床意义
丙酮定量 胶体金	0.34 ~ 0.85mmol/24h 0001111000	丙酮定量：↑见于运动增大，及维生素 B_1 缺乏。

二十、内分泌腺体功能检查

组分	参考值	临床意义

促甲状腺激素
（TSH）
  脐带
  儿童
  成人
  >60岁：男
       女
	
	3 ~ 12mu/L
	4.5 ± 3.6mu/L
	2 ~ 10mu/L
	2 ~ 7.3mu/L
	2 ~ 16.8mu/L
		促甲状腺激素：测定TSH是诊断原发性及继发性甲状腺功能低下的最敏感指标之一。
		TSH分泌受下丘脑产生的促甲状腺激素释放激素（TRH）的调节；血中 T_3、T_4 升高时，通过负反馈作用抑制垂体分泌 TSH。
		↑见于原发性甲状腺功能低下、特发性黏液性水肿、甲状腺摘除术后、服用抗甲状腺药物、垂体瘤等；↓见于甲状腺功能亢进症、垂体疾病。

组分	参考值	临床意义
促甲状腺激素对 TRH 的应答 （刺激 30 分） 儿童 成人：男 女	 11 ~ 35 mu/L 15 ~ 30mu/L 20 ~ 40mu/L	
促甲状腺激素释放 激素（TRH） TRH 兴奋试验	14 ~ 168pmol/L	促甲状腺激素释放激素：TRH 由下丘脑分泌，既促进 TSH 的合成，又促进 TSH 的释放。当血循环中甲状腺激素水平升高时，可通过负反馈机制，使 TRH 分泌减少或停止；反之亦然。↑见于各类甲状腺功能减低；↓见于甲状腺功能亢进。但部分甲状腺功能亢进患者的 TRH 水平并不减少，甚至高于正常。
<40 岁 >40 岁 男	升值 >6mu/L 升值 >2mu/L	
促卵泡成熟激素 （FSH 和 LH） 男 女：卵泡期 　排卵期 　黄体期 　月经期 女：卵泡期 　排卵期 　黄体期 　月经期	 5 ~ 25Iu/24h 5 ~ 20Iu/24h 15 ~ 16Iu/24h 5 ~ 15Iu/24h 50 ~ 100Iu/24h 0.66 ~ 2.20μg/L 1.38 ~ 3.8μg/L 0.41 ~ 2.10μg/L 0.50 ~ 2.50μg/L	促卵泡成熟激素：FSH 是由腺垂体产生，主要功能是促进卵巢的滤泡发育和睾丸的生精功能，受下丘脑分泌的黄体生成激素释放激素（LHRH 或 GnRH）的控制；并接受性甾体激素对垂体及下丘脑的负反馈调节。LH 由腺垂体嗜碱性细胞分泌，并受来自下丘脑 LHRH 的分泌控制；性甾体激素对

组分	参考值	临床意义
		下丘脑及垂体产生正反馈和负反馈调节以控制进一步分泌 LH。低水平提示下丘脑垂体轴功能障碍,见于男性及女性不孕症。
促肾上腺皮质激素(ACTH)	上午 8 点: 25~100ng/L 下午 6 点: 10~80ng/L	促肾上腺皮质激素:↑见于严重的应激反应、垂体 ACTH 瘤、异源性 ACTH 瘤、药物性治疗、原发性肾上腺功能不全、Nelson 综合征等。 ↓见于肾上腺瘤、肾上腺癌、垂体非 ACTH 瘤、鞍旁瘤、垂体前叶受损。
促肾上腺皮质激素试验 静脉滴注法 肌内注射法	17-羟类固醇较对照日增多 8~16mg 4h 后嗜酸粒细胞减少 0.50 以上	促肾上腺皮质激素试验:↑见于肾上腺皮质增生及肾上腺皮质瘤;无变化见于肾上腺皮质癌、肾上腺皮质功能减退。
促性腺激素 儿童 成人(男女) 绝经期妇女	<6Muu/24h 6~50Muu/24h >50Muu/24h	促性腺激素:↑见于更年期、绝经后期、卵巢切除及卵巢发育不良、卵巢肿瘤、卵巢无性细胞瘤。

催乳激素(PRL)
 男(成人)
 女:卵泡期
  黄体期
  妊娠头 3 个月
  妊娠中 3 个月
  妊娠末 3 个月
	<20μg/L
	<23μg/L
	5~40μg/L
	<80μg/L
	<160μg/L
	<400μg/L
		催乳激素:①生理性升高见于运动后、性交、妊娠、产后、吮乳或刺激乳头、月经周期中的分泌期;②病理性升高见于垂体泌乳毒瘤、垂体肿瘤、脑膜炎、Chiari–Fromme 综合征,乳腺

组分	参考值	临床意义
		肿瘤、胸壁损伤或手术、带状疱疹、肾功能不全、原发性甲状腺功能减退、低血糖、应激状态停经、泌乳综合征；③药理性升高见于使用氯丙嗪及其他吩噻嗪类药物，三环类抗抑郁药，利血平，甲基多巴时。
催乳激素－胰岛素兴奋试验	1.4~19×基值	催乳激素－胰岛素兴奋试验：腺垂体功能低下时对刺激无反应。
催产素	<3.2mu/L	
黄体生成激素		黄体生成激素：↓见于垂体功能障碍、不孕症。
男	13~60IU/24h	
女：卵泡期	7.2~23.5IU/24h	
男	6~23IU/24h	
女：卵泡期	5~30IU/24h	
排卵期	75~150IU/24h	
黄体期	3~30IU/24h	
绝经期	30~130IU/24h	
禁饮结合抗利尿激素试验：（测晨6时血清和每小时尿的渗透量，禁饮后尿量平顶高峰时再测血清渗透量，给ADH）	给药前尿最高渗透量 >血清渗透量，试验结束时尿渗透量 >500mmol/L，血清渗透量 <300mmo/L，给药1小时后，尿渗透量比给药前上升幅度不超过0.05	禁饮结合抗利尿激素试验：禁水5h后无改变为尿崩症，有改变考虑精神性多饮。应用抗利尿激素后有反应为中枢性尿崩症，无反应为肾性尿崩症。

组分	参考值	临床意义
抗利尿激素（ADH） 　放射免疫法	1.0～1.5ng/L	抗利尿激素：↑见于Addison病，垂体前叶功能减退症、肾性尿崩症、出血、浮肿、脱水等；↓见于中枢性尿崩症、充血性心力衰竭、输入大量等渗溶液或大量饮水时。
生长激素（CH） 　脐带 　新生儿 　儿童 　成人：男 　　　　女	10～50μg/L 15～40μg/L <20μg/L <2μg/L <10g/μL	生长激素：↑见于垂体肿瘤所致的病症或肢端肥大症，亦见于创伤麻醉、糖尿病、肝病、肾功能不全、低血糖等；↓见于全垂体功能减退、侏儒症、脑肿瘤、肝硬化等。
生长激素–L–多巴兴奋试验	峰值>7μg/L，或较兴奋前上升5μg/L以上	生长激素–L–多巴兴奋试验：垂体性侏儒儿童和垂体前叶功能低下者反应高峰低下。
生长激素–高血糖素兴奋试验	兴奋后升到7μg/L以上，或较兴奋前上升到5μg/L以上	生长激素–高血糖素兴奋试验：垂体性侏儒及垂体前叶功能低下者反应峰值低下。
生长激素介质C 　青春前期 　青春期 　成人：男 　　　　女	0.08～2.8ku/L 0.9～5.9ku/L 0.34～1.9ku/L 0.45～2.2ku/L	
生长激素–精氨酸兴奋试验	空腹值<5μg/L，试验30～60min，上升至7μg/L以上	生长激素–精氨酸兴奋试验：垂体性侏儒儿童峰值下降。
长效促甲状腺激素 蛋白结合碘	无发现 10.32～0.63μmol/L	

组分	参考值	临床意义
^{125}碘 T_3 血浆结合比值	0.99 ± 0.1	
^{125}碘 T_3 红细胞摄取率	0.1305 ± 0.0459	
丁醇提取碘	$0.28 \sim 0.51 \mu mol/L$	
反三碘甲状腺原氨酸	$0.2 \sim 0.8 nmol/L$	反三碘甲状腺原氨酸：血清 γT_3 和 T_3、T_4 的变化基本一致。
基础代谢率	$0.1 \sim +0.1$	
甲状腺^{99m}锡吸收率	$0.004 \sim 0.030$	
甲状腺^{131}碘吸收率	$0.057 \sim 0.245$	甲状腺^{131}碘吸收率：↑见于甲状腺功能亢进症，甲状腺肿、克汀病，青春期甲状腺肿。↓见于甲状腺功能减退，急性、亚急性和慢性甲状腺炎。
甲状腺球蛋白	$<5\mu g/L$	
甲状腺素/甲状腺结合球蛋白比值	$2.6 \sim 6.5$ [T4（mmol/L）/TBG（mg/L）]	甲状腺素/甲状腺结合蛋白比值：↑见于甲状腺功能亢进症。
甲状腺素结合球蛋白（TBG）	$15 \sim 34 mg/L$	甲状腺素结合球蛋白（TBG）：↑见于甲状腺功能亢进症、甲状腺功能减退症，且随治疗而好转，亦见于妊娠新生儿，雌激素治疗中，肝炎，卟啉病，遗传性TBG增多症。↓见于雄激素、泼尼松、苯妥英钠治疗中，肾病综合征，遗传性TBG缺乏症。

组分	参考值	临床意义
甲状腺总量 （TT4）	65～155nmol/L	甲状腺总量：↑见于甲状腺功能亢进症.↓见于甲状腺功能减退症。
新生儿	130～273nmol/L	
婴儿	91～195nmol/L	
1～5岁	95～195nmol/L	
10岁以后	65～156nmol/L	
妊娠后5个月	79～229nmol/L	
>60岁：男	65～130nmol/L	
女	72～136nmol/L	
降钙素（CT）	<100ng/L	降钙素：↑见于起源于甲状腺滤泡旁细胞的甲状腺髓样癌，及由肺小细胞癌、乳腺癌等引起的异位内分泌综合征等。CT与病变活动程度明显相关。
男	0～14μg/L	
女	0～28ng/L	
髓样癌	>100ng/L	
降钙素-钙-缓慢 兴奋试验		
男	<265ng/L	
女	<120ng/L	
三碘甲状腺原氨酸 树脂摄取试验 （RT₃UT）	0.23～0.35	三碘甲状腺原氨酸树脂摄取试验：↑见于甲状腺功能亢进症，↓见于甲状腺功能减退症。
三碘甲状腺原氨酸		三碘甲状腺原氨酸总量：↑甲状腺功能亢进症诊断最敏感的指标。
总量（TT₃）	1.6～3.0nmol/L	
脐带	0.5～1.1nmol/L	
新生儿	1.4～2.6nmol/L	
1～5岁	1.5～4.0nmol/L	
5～10岁	1.4～3.7nmol/L	
10～15岁	1.2～3.2nmol/L	
15岁以后	1.8～2.9nmol/L	
>60岁：男	1.6～2.7nmol/L	
女	1.7～3.2nmol/L	

组分	参考值	临床意义
游离甲状腺素（FT4）	10.3 ~ 25.7pmol/L	游离甲状腺素（FT4）：具有生理活性。↑见于甲状腺功能亢进症，↓见于甲状腺功能减退症。FT4对甲状腺功能低下的诊断优于FT3。
游离甲状腺素指数	2.23 ~ 14	
游离三碘甲状腺原氨酸（FT3）	6 ~ 11.4pmol/L	游离三碘甲状腺原氨酸（FT3）：↑见于甲状腺功能亢进症，↓见于甲状腺功能减退症。FT3是诊断甲状腺功能亢进的灵敏的指标。
游离三碘甲状腺原氨酸指数	130 ~ 165	游离三碘甲状腺原氨酸指数
油酸^{131}碘摄取试验 4 ~ 6h 2h	> 服药量的0.017 < 0.05 服量	油酸^{131}碘摄取试验：吸碘率增高见于甲状腺功能亢进症，并伴有高峰前移；单纯性甲状腺肿、克汀病、青春期甲状腺肿亦可有吸碘率增高，但无高峰前移。吸碘率减低见于甲状腺功能减退症，急性亚急性和慢性甲状腺炎。
有效甲状腺素比值	0.93 ~ 1.12	
地塞米松抑制试验 小剂量法（每6h服0.5mg，共8次） 大剂量法（每6h服2mg，共8次）	服药第3天17 - 羟类固醇降低值超过对照值的0.5 次晨8时测皮质醇，降低值超过对照值的0.5	地塞米松抑制试验：小剂量法：不被抑制，提示皮质醇增多症。大剂量法：不被抑制，提示存在自主性肾上腺皮质腺瘤或异位的ACTH分泌综合征。若被抑制提示肾上腺皮质增生。

组分	参考值	临床意义
午夜一次服药法 （午夜服 1mg） 儿茶酚胺及其代谢 　产物儿茶酚胺 　组分		儿茶酚胺是由肾上腺髓质 （主要产生肾上腺素）和 交感神经（产生去甲肾上 腺素和多巴胺）末梢产生 的。儿茶酚胺及其代谢产 物：↑见于原发性高血 压、嗜铬细胞瘤。
多巴胺 　1 ~ 4 岁 　4 岁 ~ 成人	261 ~ 1697nmol/24h 424 ~ 2612nmol/24h	多巴胺：↑见于肾上腺髓 质增生、神经母细胞瘤、 原发性高血压、嗜铬细胞 瘤、焦虑状态、甲状腺功 能亢进症、更年期综合征。
去甲肾上腺素 （NE） 　1 ~ 4 岁 　4 ~ 10 岁 　10 ~ 15 岁 　成人	 0 ~ 170nmol/24h 47 ~ 384nmol/24h 89 ~ 470nmol/24h 0 ~ 590nmol/24h	去甲肾上腺素：同上。
肾上腺素（E） 　1 ~ 4 岁 　4 ~ 10 岁 　10 ~ 15 岁 　成人	 0 ~ 33nmol/24h 0 ~ 55nmol/24h 2.7 ~ 109nmol/24h 0 ~ 82nmol/24h	肾上腺素：同上。
儿茶酚胺总量 　高效液相色谱法 　荧光分析法	 < 650nmol/24h < 1655nmol/24h	儿茶酚胺总量：见于原 发性高血压，嗜铬细胞 瘤、甲状腺功能亢进 症，肾上腺髓质增生、 神经母细胞瘤、焦虑、 更年期综合征；↓见于 甲减、肾上腺皮质功能 减退、垂体切除等。

组分	参考值	临床意义
高香草酸（VMA） 　儿童 　成人	1.9～9.9mmol/mol 肌酐 <82μmol/24h	香草草酸（VMA）：尿VMA↑主要见于嗜铬细胞瘤，但在非发作期亦可正常或略高于正常。神经母细胞瘤，交感神经节细胞瘤亦可增高。
3-甲氧-4羟苦杏仁酸	5～45.4μmol/24h	3-甲氧-4羟苦杏仁酸：↑见于嗜铬细胞瘤、高血压等。
3-甲氧肾上腺素	0.5～8.1μmol/24h	3-甲氧肾上腺素：增高见于嗜铬细胞瘤及原发性高血压。
去甲-3-甲氧肾上腺素 　游离儿茶酚胺 　多巴胺 　去甲肾上腺素 　肾上腺素	血压正常者6.6 ±0.55（SE）nmol/L <888pmol/L 615～3240pmol/L <480pmol/L	去甲-3-甲氧肾上腺素：同上。 游离儿茶酚胺：同儿茶酚胺总量。
甲吡酮兴奋试验 　分次法（每4h 500～750mg 共 6次） 　午夜一次法 　（300mg/kg）	1～2d后17-羟类固醇为对照日的3～5倍，17-酮类固醇为2倍 次晨8时测脱氧皮质醇>200nmol/L	甲吡酮兴奋试验：↓见于丘脑分泌促肾上腺皮质液素释放激素（CRF）功能障碍或垂体分泌ACTH功能减退，↓见于垂体ACTH瘤、自主性肾上腺皮质瘤。
磷清除率	0.11～0.26ml/s	磷清除率：↑见于甲状旁腺功能亢进，↓见于甲状旁腺功能减退。

组分	参考值	临床意义
皮质醇总量 上午 8~9 时 下午 3~4 时	442±276nmol/L 221±166nmol/L	皮质醇总量：↑见于 Cuhing 综合征（包括 Cushing 病、肾上腺皮质瘤、肾上腺瘤、异位 ACTH 综合征），单纯性肥胖症，应激状态，发热，手术伤，创伤，心肌梗死，哮喘危象。↓见于 Addison 病，垂体前叶功能减退，肾上腺皮质功能减退，肾上腺切除术后，严重感染，苯妥英钠、水杨酸类的药物应用等。
皮质素水试验	>0.17ml 尿/s	皮质素水试验：↑见于肾上腺皮质功能减退，腺垂体功能减退。
皮质酮	3.75~66.4nmol/L	皮质酮：同皮质醇总量的临床意义。
17-羟类固醇 0~1 岁 儿童 成人：男 女	1.4~2.8μmol/24h 2.8~15.5μmol/24h 8.3~27.6μmol/24h 5.5~22.1μmol/24h	17-羟类固醇：↑见于 Cushing 综合征、垂体 ACTH 腺瘤、肾上腺皮质增生、肾上腺皮质肿瘤、异位 ACTH 综合征、睾丸间质细胞瘤、多囊卵巢，男性早熟、先天性 21-羟化酶缺乏症、先天性 116-羟化酶缺乏症。↓见于慢性肾上腺皮质功能减退、垂体前叶功能减退、垂体侏儒、男性性腺功能减退、甲状腺功能减退症、黏液性水肿、肝硬化、营养不良等。

组分	参考值	临床意义
5-羟吲哚乙酸		5-羟吲哚乙酸：↑见于类癌肿瘤、热带性口炎性腹泻、支气管、燕麦细胞癌等。↓见于肾病肾功能不全。
定性	阴性	
定量	10.5~42.0μmol/24h	
醛固酮（每日饮食100mEq钠，60~100mEq钾）	2.8~27.7nmol/24h	醛固酮：↑见于原发性醛固酮增多症，继发性醛固醇增多症，妊娠，应用雌激素、避孕药、噻嗪类利尿剂等；↓见于醛固醇减少症，垂体前叶功能减低，肾上腺皮质功能不全，皮质醇增多症，11、17、21羟化酶缺乏引起的先天性肾上腺皮质增生，利血平、甲基多巴、普萘洛尔、甘草的应用等。
立位	138~415pmol/L	
卧位	27.7~138.5pmol/L	
肾小管磷重吸收率	0.84~0.96	肾小管磷重吸收率：↓见于甲状旁腺功能亢进。
肾素活性（饮食同醛固酮）	0.82~2.0nmol·L⁻¹/h	肾素活性：↑见于继发性醛固酮增多症，低钠饮食，原发性高血压病，药物影响。↓见于原发性醛固酮增多症，11、17羟化酶缺乏症，皮质醇增多症，Liddle综合征，药物。
17-生酮类固酮醇（17-KGS）		17-生酮类固酮醇：↑见于Cushing综合征，肾上腺皮质增生，垂体瘤，肾上腺皮质瘤，异位ACTH综合征，睾丸间质细胞瘤，多囊卵巢，男性早熟等。
0~1岁	<3.5μmol/24h	
1~10岁	<17μmol/24h	
11~14岁	<42μmol/24h	
成人：男	17~80μmol/24h	
女	10~52μmol/24h	

组分	参考值	临床意义
		↓见于 Addison 病，Simoon 病（垂体前叶功能减退），甲状腺功能减退，黏液水肿等。
四氢皮质醇 四氢脱氧皮质醇	$1.4 \sim 4.1\mu mol/24h$ $<2.9\mu mol/24h$	
17－酮类固醇分数 　Beta/Aipha 比值 　Aipha/Beta 比值	 <0.2 >5	17－酮类固醇分数：同 17－生酮类固酮醇。
17－酮类固醇总量 （17－KS） 　成人：男 　　　　女	 $27.8 \sim 76.3\mu mol/24h$ $20.8 \sim 52\mu mol/24h$	17－酮类固醇总量：同 17－KGS。
11－脱氧皮质醇 　不用甲吡丙酮 　用甲吡丙酮后	 $<29nmoL/L$ $>200nmol/L$	
11－脱氧皮质酮 血管紧张素Ⅰ 血管紧张素Ⅱ 血清素	$0.13 \sim 0.37nmol/L$ $11 \sim 88ng/L$ $10 \sim 30ng/L$ $0.22 \sim 2.06\mu mol/L$	血管紧张素Ⅰ：见肾素活性。 血管紧张素Ⅱ：见肾素活性。
游离皮质醇	$28 \sim 276nmol/24h$	游离皮质醇：↑见于皮质醇增多症，肥胖症，甲状腺功能减退症，肾上腺增生症等。 ↓见于肾上腺皮质减退，垂体前叶机能减退，甲状腺功能减退症，肝硬化，恶液质等。

组分	参考值	临床意义
软皮肤激素蛋白 ［肠］促胰腺素	25～50mg/L （37±8）ng/L	
高血糖素	50～150ng/L	高血糖素：↑见于胰高血糖素瘤，糖尿病，肥胖，慢性肝病，慢性肾功能不全。
甲磺丁脲试验 　静脉法 　　空腹 　　20min 　　90～120min 　口服法 　　空腹 　　30min 　　100～130min	 3.9～5.9mmol/L 2.4～3.4mmol/L 3.9～5.9mmol/L 3.9～5.9mmol/L 2.4～3.4mmol/L 3.9～5.9mmol/L	甲磺丁脲试验：无峰值见于糖尿病，血糖下降明显者为胰岛素瘤。
葡萄糖可的松耐量 　试验 　　空腹 　　60min 　　120min	 3.9～5.9mmol/L <11.2mmol/L <7.8mmol/L	
葡萄糖耐量试验 （OTT） 　静脉法 　　空腹 　　30min 　　90min 　口服法 　　空腹 　　60min 　　120min	 <5.9mmol/L <14mmol/L <5.9mmol/L <5.9mmol/L 6.7～9.5mmol/L <6.7mmol/L	葡萄糖耐量试验：血糖增高可诊断为糖尿病及糖耐量减低。对可疑的糖尿病患者做此试验具有重要意义。

组分	参考值	临床意义
前胰岛素	<0.2μg/L	前胰岛素：测定前胰岛素更有诊断糖尿病及其分类的意义。
C-肽 　成人 　>60岁：男 　　　　女	≤4.0μg/L 1.5~5μg/L 1.4~5.5μg/L	C-肽：用来评价胰岛细胞功能较胰岛素测定更优越。当病人在用胰岛素时，应选用C-肽释放试验。
胃泌素	15~105ng/L	胃泌素：↑见于胃泌素瘤（卓-艾综合征），亦可见于消化性溃疡、恶性贫血、慢性萎缩性胃炎、胃体癌、白细胞增生及亢进、幽门梗阻、肾功能不全、甲状腺功能亢进症等。
胃泌素［肠］促胰液素兴奋试验	无反应或稍抑制	
胃泌素-钙缓慢兴奋试验	胃泌素稍增多或不增多 20~53ng/L	
肠血管活性多肽胰岛素（空腹12h）	7~24mu/L	胰岛素：↑见于胰岛素瘤；↓见于胰岛素依赖型糖尿病及非胰岛素依赖型糖尿病。
胰岛素耐量试验	葡萄糖在30min减到接近空腹时水平的0.5，90~120min恢复到正常空腹时界限	

组分	参考值	临床意义
胰岛素加口服葡萄糖耐量试验 0min 30min 60min 120min 180min	 7～24mu/L 25～231mu/L 18～276mu/L 16～166mu/L 4～38mu/L	胰岛素加口服葡萄糖耐量试验：了解胰岛及细胞的储备功能。对糖尿病分型诊断有一定参考价值。非胰岛素依赖型糖尿病患者的高峰延迟，多在60min或之后出现，120min仍在接近高峰水平。胰岛素基础值和刺激值不一定低于正常人，肥胖型较消瘦型糖尿病患者的胰岛素水平明显增高。胰岛素依赖型糖尿病者胰岛素基础值低于正常入，葡萄糖刺激后峰值不明显。
胰岛素和葡萄糖抑制试验	72h内空腹期间葡萄糖＞2.8mmol/L 女性值稍低。胰岛素＜4mu/L	

二十一、骨髓血细胞检查

组分	参考值	临床意义
骨髓液有核细胞总数	$10～180×10^9/L$	骨髓液有核细胞总数：增生极度活跃，常见于各种类型急、慢性白血病；增生明显活跃，常见于各种类型白血病、增生性贫血、原发性血小板减少性紫癜，脾功能亢进等。增生活跃除正常造血以外尚可见部分类型的增生性贫血，淋巴肉瘤早期，多发性

组分	参考值	临床意义
		骨髓瘤等。增生减低可见于再生障碍性贫血和部分低增生型白血病。增生极度减低常见于再生障碍性贫血。
巨核细胞计数	7~35 个/1.5×3cm	巨核细胞计数：数量下降通常见于再生障碍性贫血，纯巨核细胞再生障碍；而增多则常见于ITP、MDS、慢性粒细胞性白血病、脾功能亢进。

分类计数

原始型巨核细胞	0
幼稚型巨核细胞	0.04~0.12
颗粒性巨核细胞	0.46~0.78

血细胞分类

组分	参考值	临床意义
单核细胞系统		单核细胞系统：↑见于急性白血病，多发性骨髓瘤，传染性单核细胞增多症，各种严重病毒感染。
原单核细胞	0~0.004	
幼单核细胞	0~0.021	
单核细胞	0.01~0.062	
红细胞系统		红细胞系统：↓见于各种类型白血病，纯红再生障碍性贫血，类白反应等；
原红细胞	0~0.019	
早幼红细胞	0.002~0.026	↑见于粒细胞缺乏症，白细胞减少症，各种增生性贫血，脾功能亢进，真性红细胞增多症，骨髓异常增生综合征（MDS）等。
中幼红细胞	0.026~0.107	
晚幼红细胞	0.052~0.175	

组分	参考值	临床意义
浆细胞系统		浆细胞系统：↑见于感染类白血病，白血病，重金属中毒，多发性骨髓瘤，恶性组织细胞病；↓见于再生障碍性贫血，药物中毒，化学毒物。
原浆细胞	0～0.001	
幼浆细胞	0～0.007	
浆细胞	0～0.021	
粒细胞系统		粒细胞系统：↑见于各种类型白血病，类白反应；↓见于粒细胞缺乏症，白细胞减少症，脾功能亢进，MDS 等。
原血细胞	0～0.007	
原粒细胞	0～0.018	
早幼粒细胞	0.004～0.039	
中性粒细胞		
中幼	0.022～0.122	
晚幼	0.035～0.132	
杆状核	0.164～0.321	
分叶核	0.042～0.212	
嗜酸粒细胞		嗜酸粒细胞：↑见于过敏性疾病，嗜酸性粒细胞增多症，牛皮癣，寄生虫病，慢性粒细胞白血病，溃疡性结肠炎，脾切除术后；↓见于伤寒，副伤寒，应用皮质醇激素等。
中幼	0～0.014	
晚幼	0～0.018	
杆状核	0.002～0.039	
分叶核	0～0.042	
嗜碱粒细胞		嗜碱粒细胞：↑见于慢性粒细胞白血病，淋巴细胞瘤，脾切除后，嗜酸粒细胞白血病，癌转移，铅中毒等。
中幼	0～0.002	
晚幼	0～0.003	
杆状核	0～0.004	
分叶核	0～0.002	

组分	参考值	临床意义
淋巴细胞系统		淋巴细胞系统：↑见于百日咳，传染性淋巴细胞增多症，结核病，肝炎，急慢性淋巴细胞白血病。
原淋巴细胞	0~0.004	
幼淋巴细胞	0~0.021	
淋巴细胞	0.107~0.431	
		↓见于放射病，细胞免疫缺陷病，各种中性粒细胞增多症时淋巴细胞相对减少。
其他细胞		
网状细胞	0~0.01	
内皮细胞	0~0.014	
巨核细胞	0~0.003	
吞噬细胞	0~0.004	
组织嗜碱细胞	0~0.005	
组织嗜酸细胞	0~0.002	
脂肪细胞	0~0.001	
分类不明细胞	0~0.001	
细胞分裂		红细胞系统：↑见于溶血性贫血，巨幼细胞性贫血，MDS，白血病及其化疗期间。
红细胞系统	0~0.07	
粒细胞系统	0~0.07	粒细胞系统：↑见于淋巴瘤，恶性组织细胞病，多发性骨髓瘤，白血病及其化疗。
核细胞：有核红细胞	1.28~5.95	粒细胞有核红细胞：同上。

二十二、前列腺液及前列腺素检查

组分	参考值	临床意义
淀粉样体	可见,老人易见到。	淀粉样体:无临床意义。
卵磷脂小体量	多量,或可满布视野。数滴~1ml(按摩后)	卵磷脂小体:↓见于前列腺炎。
前列腺素 　放射免疫法 　　PGA	 男:13.3±2.8nmol/L 女:11.5±2.1nmol/L	
PGE	男:4.0±0.77nmol/L 女:3.3±0.38nmol/L	
PGF	男:0.8±0.16nmol/L 女:1.6±0.36nmol/L	
外观	淡乳白色稀薄液体	外观,黄色黏稠表示前列腺或精囊化脓性炎症;淡红色表示有出血可为前列腺炎、前列腺癌。
细胞 　白细胞	 少量、<10个/HP	 白细胞:↑见于慢性前列腺炎。
红细胞	极少、<5个/HP	红细胞:↑见于前列腺炎、精囊炎、前列腺癌。
上皮细胞	少量	

二十三、精液检查

组分	参考值	临床意义
白细胞	<5个/HP	白细胞:↑见于生殖系统感染,睾丸炎,附睾炎,前列腺炎等。

组分	参考值	临床意义
活动精子百分率	射精后 30~60min，>0.70	活动精子百分率：↓见于男性不育症，精囊静脉曲张，泌尿生殖系细菌感染，某些药物如抗生素雌激素。
精子数	>20×10⁶/L	精子数：↓见于精囊静脉曲张，铅中毒，接触大量放射线，睾丸发育不良，睾丸炎，结核，淋病，垂体疾病，严重感染，某些药物，原发性精子减少症，射精管阻塞，迷走神经切除术后，高碳酸血症，无精症，输精管结扎术后6周。
精子形态	畸形者不超过 0.2	精子形态：异常可见于精囊静脉曲张，睾丸及附睾炎症，某些药物，内分泌疾病，不育症。
量	一次排 2.5~5.0ml	量：↓见于生殖系统感染，精囊腺发育不全，垂体功能低下，隐睾症，高热，迷走神经切除术后；↑见于垂体性腺激素分泌过多。
黏稠度	稠，离体 30min 后完全液化	黏稠液：液化精液见于先天性两侧精囊或输精管远端缺如或射精管阻塞及生殖系统炎症。不液化或液化延长见于前列腺炎。

组分	参考值	临床意义
色	灰白色，久未排精可呈淡黄色	红色：生殖道有出血见于生殖系统炎症，结核或肿瘤；黄色脓样见于精囊及前列腺炎。
酸度（pH）	$7.2 \sim 8.9$	pH > 8.0 多见于急性附睾炎，前列腺炎，精囊炎。pH < 7.2 多见于前列腺炎，先天性精囊缺如或功能下降，射精管阻塞。

二十四、羊水检查

组分	参考值	临床意义
白蛋白 　早期妊娠 　足月妊娠	 $3.9 g/L$ $1.9 g/L$	
雌三醇 　早期妊娠 　足月妊娠	 $< 0.35 \mu mol/L$ $> 2.1 \mu mol/L$	雌三醇：↓见于胎儿肾上腺皮质功能减退，胎盘缺乏硫酸脂酶，孕妇，肝肾功能不全，妊娠高血压综合征。↑见于多胎妊娠，巨大胎儿，胎儿先天性肾上腺皮质功能亢进症等。
胆红素 　早期妊娠 　足月妊娠	 $< 1.28 \mu mol/L$ $> 0.43 \mu mol/L$	胆红素：可估计胎儿的成熟度决定分娩时机。↑多有胎儿窘迫，↓多为胎儿发育（肝）不良。

组分	参考值	临床意义
蛋白总量		
早期妊娠	6.0 ± 2.4 g/L	
足月妊娠	2.6 ± 1.9 g/L	
二氧化碳分压		
早期妊娠	$4.39 \sim 7.32$ kPa	
足月妊娠	$5.59 \sim 7.32$ kPa	
肌酐		肌酐：主要反映胎儿肾
早期妊娠	$70.7 \sim 97.2 \mu$mol/L	小球的成熟度，也是反
足月妊娠	$159.1 \sim 353.6 \mu$mol/L	映胎儿成熟度的一种较
		为可靠的试验。
氯化物		
早期妊娠	约相当于血氯化物	
足月妊娠	一般少于血氯化物	
	$1 \sim 3$ mmol/L	
卵磷脂/鞘磷脂		卵磷脂/鞘磷脂：主要
(L/S) 比值		反映胎儿肺的成熟度。
早期妊娠	$<1:1$	$L/S < 1$ 表示肺不成熟，
足月妊娠	$>2:1$	胎儿呼吸窘迫综合征
		(RDS)严重；
		$L/S = 1.5 \sim 1.9$ 表示肺
		不够成熟，有 RDS；
		$L/S = 2.0 \sim 3.4$ 表示肺
		成熟，一般无 RDS；
		$L/S = 3.5 \sim 3.9$ 表示肺
		肯定成熟；
		$L/S > 4.0$ 表示过熟儿。
钠		
早期妊娠	约相当于血清钠	
足月妊娠	较血钠低 $7 \sim 10$ mmol/L	
尿素		
早期妊娠	2.99 ± 0.98 mmol/L	
足月妊娠	5.03 ± 1.89 mmol/L	

组分	参考值	临床意义
尿酸		
早期妊娠	0.22 ± 0.06mmol/L	
足月妊娠	0.58 ± 0.13mmol/L	
渗透量（压）		
早期妊娠	约相当于血渗透量	
足月妊娠	$230 \sim 270$mmol/L	
酸度		
早期妊娠	$7.12 \sim 7.38$	
足月妊娠	$6.91 \sim 7.43$	
细胞学染色		
油溶红0		
早期妊娠	<0.10	
足月妊娠	>0.50	
硫酸尼罗蓝		
早期妊娠	0	
足月妊娠	>0.20	
性状		性状：①黄绿色或浓绿色表示混有胆类是胎儿窘迫的现象。②深黄色表示胆红素增加，可能有出血症或遗传性红细胞异常。③红色表示有出血，或胎儿出血，或胎盘剥离。④棕红色或褐色表示宫内陈旧性出血，多为胎儿已死亡。⑤羊水呈黄色且黏稠可拉丝：表示妊娠过期或胎盘功能减退。⑥羊水混浊呈脓性或带有臭味：表示宫内已有明显感染。
早期妊娠	透明	
足月妊娠	透明或微孔色	

组分	参考值	临床意义
量		
早期妊娠	0.45 ~ 1.2L	
足妊娠	0.50 ~ 1.4L	

第四章

常用中医知识及技术 ◀●●●

第一节　中医诊断思维和治疗基本规律

一、中医的诊断方法

中医对疾病的临床资料的收集，通过望、闻、问、切四种诊察方法，简称四诊。

望诊是对患者的神色、形态、五官、舌象以及排出物等进行有目的地观察，以了解病情，测知脏腑病变。

闻诊是从患者语言、呼吸等声音以及由患者体内排出的气味以辨别内在的病情。

问诊是通过对患者及知情者的询问，以了解患者平时的健康状态、发病原因、病情经过和患者的自觉症状等。

切诊是诊察病人的脉象和触按身体其他部位，以测知体内变化的情况。

在四诊之中，以望神、望面色、舌诊、问诊、脉诊为要。四诊各有其特定的诊察内容，不能互相取代，在临床必须四诊合参，才能系统而全面地获得病例资料，为准确辨证提供可靠依据。

由于西医在科学技术方面的进步，许多西医诊断技术和方法被中医所采纳，比如本书介绍的理化检查、影像检查等，我们不应持排斥态度。

二、辨证是中医特有的诊断思维

证，又称证候，是中医学的特有概念，其本质是对疾病处于某一阶段的各种临床表现进行分析、归纳和综合，从而对疾病的致病因素、病变部位、疾病的性质和发展趋势，以及机体的抗病反应能力等所作的病理概括。证比症状更全面、更深刻、更准确地揭示了疾病的本质。

所谓辨证，就是将四诊（望、闻、问、切）所收集的症状和体征等资料，通过分析、综合，辨清疾病的原因、性质、部位，以及邪正之间的关系，概括、判断为某种性质的证候。

1. 辨病因

中医辨证重视对病因的推求，通过审证求因，分析导致发病的原始病因（自然条件、社会环境和心理因素等），以及疾病过程中所出现的各种临床表现的继发病理因素。如患者出现头痛、汗出、恶风等症状，根据患者有感受风邪的病史，以及风为阳邪，其性开泄，易袭阳位，善行数变而易动等致病特点，就确定该患者病因为风邪所致；再如患者出现刺痛、皮肤紫暗有血块，口唇青紫或舌有瘀点、瘀斑者，根据患者有外伤史以及瘀血的病理特点，可以推断病因为外伤而导致出现了瘀血证。辨病因不仅需要推求病证的原发病史，还要根据疾病发生、发展过程中出现的新的致病因素综合考虑，才能准确抓住疾病导致各种病理现象的根本原因。

辨病因是中医正确辨证的基础，通过辨病因来分别外感病和内伤病，才能准确抓住疾病的发展转归脉络，从而采用相应的辨证方法，采取相应的治疗方法。

2. 辨病位

辨病位就是确定病变发生的部位。辨病位是中医辨证中的关键环节，只有准确判断病变的部位，治疗时才能有的放矢。根据采取辨证方法的不同，有多种定位方法，如表里定位、气血定位、脏腑经络定位、六经定位、卫气营血定位和三焦定位等。

不同类型的定位方法各有其适用范围。表里定位，多用于外感病，用于判断外感病邪气在表还是已经入里，进而确定不同的治疗法则，也用于内伤病的疾病定位；气血定位，多用于内伤杂病，根据病变在气分与在血分的不同，确定疾病的深浅和转归；脏腑经络定位多用于杂病；六经定位多用于伤寒病；卫气营血定位和三焦定位多用于温病。

3. 辨病性

所谓辨病性，就是辨别病证的性质。辨病性是辨证的难点所在。辨病性，主要包括两方面的内容：一是确定病变的寒热属性，即热证、寒热错杂证、寒证；另一是确定病变的虚实属性，即实证、虚实夹杂证、虚证。

辨寒热，是分辨感邪性质、表里病位、阴阳盛衰的重要依据，根据机体发热或恶寒的表现，须结合渴与不渴，喜冷饮热饮，有无咽干口燥，痰涎的稠稀，小便的颜色，大便的软硬，以及舌脉等予以判别，如临床上表现为狂躁、发热、消谷善饥、烦渴引饮、大便干结、小便短赤、舌质红绛、舌质干少津、脉数或滑，均可辨为热；反之，表现为恶寒、手足不温、痰涕清稀、喜热饮、小便清长、大便稀溏、舌质淡、脉迟或紧，皆可断为寒。但在这一过程中，还须注意寒热真假的辨别。

辨虚实，既是判断病变虚实属性的方法，也是了解邪正消长变化的重要依据。如疾病的初期，一般人体抵抗力尚盛，正气充沛，其病人临床特点多表现为实证；而随着疾病的进展，人体正气逐渐消耗，多表现为虚证或虚实夹杂证。在这一过程中，除分辨实证、虚实夹杂证、虚证外，还须注意虚实真假的辨别。

4. 辨病势

辨病势就是通过判断邪正关系以对疾病当下所处的病理阶段及其转归有清楚的认识。中医对于疾病的发展、传变、转归规律有着系统的认识，通过六经辨证判断伤寒病的传化，通过卫气营血辨证和三焦辨证判断温热病的转归，通过五行生克理论判断内伤杂病的传变规律。辨病势的意义在于治未病、防传变，防患于未然，如《金匮要略》所说"见肝之病，知肝传脾，当先实脾。"

在临床辨证过程中，以上几个方面缺一不可，而又常常相互错杂或相兼，通过对临床资料的详细分析、判断，归纳总结出疾病的病因、病性、病位和病势，得到了疾病的病机，才能正确指导临床治疗。

三、辨证论治的基本原则

辨证论治，就是根据辨证的结果，确定相应的治疗原则和方法。辨证论治也叫辨证施治，是中医学认识疾病和治疗疾病的基本原则，又是诊断和防治疾病的基本方法。整体论治、治病求本、三因制宜是中医辨证论治必须遵循的基本原则。

1. 整体论治

人体是以五脏为中心，通过经络系统，联合六腑、肢节、官窍、气血津液而组成的有机整体，局部病变往往影响到全身，同时也是整体病理反应的一部分，因此，治疗时既要注意局部更须重视整体，应通过整体调节以促进局部病变的恢复，使五脏六腑达到相对平衡，这就是整体论治原则。

2. 治病求本

治病求本，是指针对发病的根本原因予以治疗。本和标是相对而言的，本是疾病的本质，标是疾病的现象，通过辨证分析可以认识到疾病的本质，从而确立相应的治疗方法。包括正治与反治、标本缓急、扶正与祛邪等内容。

3. 三因制宜

指因时、因地、因人制宜，而确定其适宜的治法和方药。

四、西医辨病、中医辨证是优势互补的现实选择

西医以疾病诊断见长，具有相对标准化的疾病分类系统以及相对客观的理化检查指标，在临床上易于规范化；而中医以辨证为优势，突出个性化的诊断和治疗方案，在临床上有很强的实用性。相对于中医的辨证而言，西医对疾病的诊断可以简化称为"辨病"。辨证是中医的特色，而辨病是西医的优势。限于历史条件和思维方式不同，两者各有优势，可以相互补充。

在传统中医辨证论治中，也有辨病的概念，但中医的辨病与西医的疾病诊断有很大区别。中医的病，或以病因而命名，或以突出的症状而命名，或以病机而命名，但在辨病的前提下，始终围绕辨证为核心，因为证候所体现的病机才是中医对疾病本质的认识。相同的证，用基本相同的治法；不同的证，用基本不同的治法。即所谓"证同治亦同，证异治亦异"，因此才有"同病异治"，"异病同治"。

在我国现代临床实践活动中，中西医学体系已经自觉和不自觉地发生了融合，西医诊断"辨病"为临床所普遍接受，而辨证论治作为中医特色以其临床实用价值沿袭至今。这一现象说明，事物的生命力源于其内部，是不以人的意志为转移的。使用西医辨病配合中医辨证论治的方式，能够兼顾临床疾病的规范化要求与个性化处理，是一种有价值的积极探索。虽然二者在疾病本质的认识上仍有较大分歧，但随着医学模式的不断发展，中西医学思维必然互相借鉴、交流融合，

最终必将趋于达成共识。本书的疾病篇内容，也是在这一理念指导下撰述的：诊断要点是西医诊断内容；治疗分为二部分，一般治疗和重点用药是西医治疗，中医药部分则是中医的诊断和治疗（辨证论治）。

五、治疗方法

清代医家程钟龄总结前人的经验，依据疾病的阴、阳、表、里、寒、热、虚、实的不同性质，把中医常用的治疗方法归纳为八法：

①汗法，又称解表法，通过发汗，开泄腠理，逐邪外出的治法。适用于一般外感病初期，还适用于水肿和疮疡病的初期，及斑疹将透的阶段。

②吐法，运用具有催吐作用的药物或方法，使停留在胃及胸膈之上的病邪从口涌吐而出的治法。适用于痰涎壅盛，食积胃脘不化，或误食毒物尚留在胃中等疾病。

③下法，通过通便、消积、泻实、逐水的药物，以攻逐体内积滞、通泄大便的方法。适用于邪在肠胃，燥屎内结以及水结、蓄血、痰滞、虫积等疾病。

④和法，通过扶正祛邪，协调内脏功能的治法。此法运用范围很广，如少阳病、太阳少阳合病及少阳阳明合病、肝胃不和、肝脾不调等。

⑤温法，通过温热性药物或方法，以祛除寒邪和补益阳气的治法。适用于寒邪内停或阳气不足的病证。

⑥清法，通过寒凉泄热的药物和措施，以消除热证的治法。凡是热证，不论热在气分或血分，内伤或外感，只要里热炽盛，都可以用清法。

⑦消法，通过消导和散结，使积聚之实邪渐消缓散的治法。适用于气、血、痰、食所形成的积聚症瘕病证。

⑧补法，补益人体脏腑气血阴阳不足或补益某一脏的虚

损的治法。适用于体质虚弱的疾病,如气虚、血虚、阴虚、阳虚或脾肾两虚、肝肾不足等证。

由于临床上疾病的性质往往错综复杂,单独用某一治法不适用这种复杂的病情,因此八法的运用常根据病情配合使用,如汗下并用、温清并用、攻补兼施、消补并用等。

中药治疗疾病的所有方法,都是利用中药的偏性纠正人体阴阳平衡失调,顺应疾病自然向愈的趋势,因势利导发挥治疗作用的。

第二节 常用社区中医适宜技术

一、毫针刺法

毫针刺法,是指利用毫针针具,通过一定的手法刺激机体的穴位以疏通经络、调节脏腑,从而达到扶正祛邪、治疗疾病的目的。毫针刺法的适应症非常广泛,能治疗内、外、妇、儿等科的多种常见病、多发病。

(一) 基本操作

1. 消毒

针刺应做好严格消毒,包括针具器械、医生双手、患者针刺部位及治疗室的消毒。毫针常见的消毒方法有高压蒸气灭菌法、药液浸泡消毒法和煮沸消毒法。

2. 体位选择

选择体位以有利于腧穴定位、便于针灸操作和较长时间留针而患者自觉舒适为原则。尽可能采用卧位以防止晕针。临床常用的体位主要有仰卧位、侧卧位、俯卧位、仰靠坐位、俯伏坐位、侧伏坐位。

3. 进针方法

（1）单手进针法　多用于较短毫针。以右手拇食指持针，中指指端紧靠穴位，指腹顶住针体中部，三指协同将针刺入。

（2）指切进针法　用左手拇指或食指的指甲切按腧穴，右手持针，针尖紧靠左手指甲缘迅速刺入。适于短针的进针。

（3）舒张进针法　用左手拇食二指或拇中二指将所刺腧穴部位皮肤撑开绷紧，右手持针刺入。用于皮肤松弛部位的腧穴。

（4）提捏进针法　用左手拇、食二指将所刺腧穴两旁的皮肤提起，右手持针从提起的上端将针刺入。用于皮肉浅薄部位的腧穴。

（5）夹持进针法　左手拇、食二指持消毒干棉球夹住针体下端，露出针尖，将针尖固定在所刺腧穴的皮肤表面，右手捻动针柄，双手同时用力，将针刺入腧穴。适用于长针的进针。

（6）管针进针法　将针先插入套管内（多为塑料管，比针短3分左右），左手固定针管，右手迅速将针从管中拍入穴位，进针后将套管抽出。此法痛感小，多用于儿童或惧针者。

4. 行针与得气

毫针刺入穴位后，为了产生针刺感应，或调节针感强弱及进行补泻，要施行提插、捻转等行针手法。基本的行针手法有以下两种。

（1）提插法　提插法是将针刺入腧穴一定深度后，将针从浅层向下刺入深层为插，由深层向上退至浅层为提，如此上提下插反复操作就构成了提插法。

（2）捻转法　捻转法是将针刺入腧穴一定深度后，用右手拇指与食、中指夹持针柄向前向后捻转，使针在腧穴内反复来回旋转的操作方法。

根据临证需要还可选择循、弹、刮、摇、飞、震颤等辅助手法，以促使得气和加强针感。得气后可根据具体病情，选择补泻手法，如捻转补泻、提插补泻、疾徐补泻、迎随补泻、呼吸补泻、开阖补泻等，以实现补虚泻实的治疗效果。

5. 留针与出针

一般病证得气后施以适当的补泻手法即可出针，或根据病情留针 10~20 分钟。出针时，用左手拇、食指持消毒干棉球按住针孔周围皮肤，右手持针作轻微捻转，缓慢将针提至皮下，然后将针起出，用消毒干棉球按压针孔，以防止出血。

（二）针刺注意事项

1. 患者在过于饥饿、疲劳及精神过度紧张时，不宜立即进行针刺。对身体虚弱、气血亏虚的患者，针刺手法不宜过强，并尽量采取卧位。

2. 妇女怀孕三个月以内者，不宜针刺小腹部的穴位；怀孕三个月以上者，其腹部、腰骶部不宜针刺。三阴交、合谷、至阴等通经活血的腧穴，怀孕期间禁刺。

3. 小儿囟门未合时，头顶部的腧穴不宜针刺。

4. 有自发性出血或凝血功能障碍者不宜针刺。

5. 皮肤有感染、溃疡、瘢痕或者肿瘤部位，不宜针刺。

6. 对胸、胁、腰、背等脏腑所居之处的腧穴，不宜深刺。针刺眼区和颈项部穴位时，要注意掌握一定的角度和深度，不宜大幅度提插、捻转和长时间留针，以免伤及重要的组织器官。

7. 对尿潴留的患者针刺小腹部腧穴时，应严格掌握适当的方向、角度和深度，以免出现意外。

（三）针刺常见异常情况的处理和预防

1. 晕针

症状：患者在针刺过程中，突然出现面色苍白、头晕目眩、心慌、出冷汗、恶心欲呕、四肢发凉、精神疲倦、脉象沉细，甚者神志昏迷、二便失禁。

原因：病人体质虚弱，精神紧张；或疲劳、饥饿、大汗、大泻、大出血后；或体位不适、医者手法过重。

处理：立即出针，并使患者平卧，轻者静卧片刻，饮温水或糖水可复；重者可指掐人中、内关、素髎、足三里等，并温灸百会、气海、关元，必要时配合其他急救措施。

预防：初次接受针刺或精神过度紧张者，当做好解释，尽量消除其紧张情绪；尽量取卧位；取穴不宜过多，手法要轻柔；过饥、过劳患者应进食或休息后再行针刺；医者要注意观察患者，一旦出现心慌、出汗等晕针先兆，应及早处理。

2. 滞针

现象：针在体内捻转不动，行针或出针时感到涩滞困难，勉强行针患者有剧烈疼痛感。

原因：患者精神紧张，或行针用力过猛、角度过大，导致肌肉痉挛夹滞针体，或单一方向连续捻转致肌纤维缠绕针身。

处理：若精神紧张者，可让病人放松并用手指在邻近部位循按，或在附近加刺一针以缓解肌肉痉挛；因单向捻转而致者，须反向捻转针体，使肌纤维松解。

预防：事先做好沟通，尽量消除病人的紧张和顾虑，注意行针手法，避免单向连续捻转。

3. 弯针

现象：针身在体内弯曲，行针及出针困难，患者感到疼痛。

原因：医者进针手法不熟练，用力过猛，或针尖碰到坚硬的组织器官，或留针时患者变动体位。

处理：针身轻微弯曲者，将针缓慢退出；弯曲角度过大者，须顺弯曲方向摇动将针退出；因体位改变所致者，当恢复原体位，放松局部，再缓慢将针拔出。

预防：进针手法要熟练，指力要轻柔，患者体位要舒适，不要随意变动体位，针刺遇到硬物不要蛮力进针。

4. 断针

现象：针身折断，断端露于皮肤之外或全部没入皮肤之下。

原因：针具质量差，或医者用力过猛，致肌肉剧烈挛缩，或患者体位改变，滞针后强行出针。

处理：发现断针后，嘱患者保持原体位，残留断端露于皮肤外者，可用手指或镊子取出，残端完全陷入皮肤深层者，应在 X 线下定位，施行外科手术取出。

预防：仔细检查针具质量，针刺时要将针身留一部分在体外，告诫患者不要随意变换体位，及时处理滞针和弯针，不可强拉硬拔。

5. 血肿

现象：出针后局部出血、肿胀或皮下出现青紫。

原因：针尖弯曲带钩，出针时损伤皮肉，或针刺时损伤血管。

处理：局部少量出血或小块青紫，可稍加按压止血，不必特殊处理，待其自行消退。如局部青紫肿痛较严重影响活动者，可先行冷敷止血，再行热敷揉按。

预防：仔细检查针具，尽量避开血管，针刺手法轻巧，出针按压针孔。

二、艾灸疗法

灸法多以艾叶作为主要灸料，借灸火的热力给人体经络腧穴以温热刺激，起到温经散寒、扶阳固脱、消瘀散结、防病养生等功效的一种方法。

（一）临床常用灸法及操作

灸法种类很多，临床常用的有艾炷灸、艾条灸、温针灸和温灸器灸。

1. 艾炷灸

将艾绒搓成大小适宜的圆锥形，作为施灸的材料。艾炷灸可分为直接灸与间接灸两类。

（1）直接灸　是把艾炷直接放在皮肤上施灸。若施灸时需将局部烫伤化脓，愈后留瘢痕者称为化脓灸；若不使皮肤烫伤化脓，烫时即取走，灸后不留瘢痕者称为非化脓灸。

（2）间接灸　是用药物或其他材料将艾炷与皮肤隔开进行施灸，常用药物如生姜、大蒜、食盐、附子饼等，隔药物施灸治疗时可发挥艾灸和药物的双重作用。

2. 艾条灸

是将艾绒制作成艾条进行施灸，也可在艾绒中掺入药物，制成药艾条。常用艾条灸的操作方法有温和灸、回旋灸和雀啄灸。

（1）温和灸　点燃艾条后，对准应灸的腧穴部位或患处，约距离皮肤 2~3cm，进行熏烧，使患者局部有温热感而无灼痛为宜，一般每穴灸 10~15min，至皮肤红晕为度。如遇到昏厥或局部知觉减退的患者，医者可将食、中两指置于施灸部位两侧，便于测知患者局部受热程度，以防止烫伤。

（2）雀啄灸　施灸时，艾卷点燃的一端与施灸部位并不固定在一定的距离，而是像鸟雀啄食一样，一上一下地进行施灸。

（3）回旋灸　施灸时，艾卷点燃的一端与施灸皮肤保持一定的垂直距离，并向左右方向移动或反复旋转地进行施灸。

3. 温针灸

将针刺与艾灸结合，方法是将针刺入腧穴后，留针时将长约2cm的短艾条插在针柄上，点燃施灸。施灸部位注意用物品遮盖，防止艾灰落下烫伤皮肤。

4. 温灸器灸

临床常用的有温灸盒、温灸筒、温灸棒等，使用时将艾绒或艾条放入温灸器，点燃后置于应灸部位，根据需要可调整灸具与皮肤的距离，以皮肤潮红为度，此方法操作简便，适用于家庭使用及畏惧灸治者。

（二）施灸顺序

临床上一般是先灸上部，后灸下部，先灸阳部，后灸阴部，即先背部、后胸腹、先头身、后四肢。特殊情况下，可酌情而施，如脱肛可先灸长强以收肛，后灸百会以举陷，不可过于拘泥。

（三）施灸禁忌

1. 对实热证、阴虚发热者，不宜施灸。
2. 面部穴位、关节、大血管处、肌腱所在部位不宜直接灸。
3. 妊娠期妇女小腹、腰骶部不宜施灸。
4. 对感觉迟钝的患者，不可灸过量，要避免烫伤。

（四）艾灸烫伤的处理

施灸后出现皮肤微红灼热属正常现象，如过量施灸导致局部出现刺痛、水疱，较小者可待其自然吸收，或外用湿润烫伤膏，若水疱较大，可先用消毒毫针刺破后将疱液放出，再涂以龙胆紫，用纱布包敷。化脓灸在灸疮化脓期间，也要注意适当休息，加强营养，保护创面清洁，谨防感染。

三、刮痧疗法

刮痧是使用边缘钝滑的器具，在患者体表一定部位反复刮动，使局部皮下出现瘀斑的一种疗法。此法可疏通腠理，排瘀逐邪，促使周身经络气血调畅，达到治疗疾病的目的。适用于感冒、发热、头痛、中暑、哮喘、心绞痛、颈椎病、高血压、神经性头痛、肩周炎、坐骨神经痛、乳腺增生、小儿消化不良等疾病。

（一）器材选择

刮痧板是临床首选的刮痧工具，以天然水牛角为佳，也可使用一些边缘圆滑的生活用具，如光滑的铜钱、铜勺柄、瓷汤匙等，可根据治疗部位选择不同形状的刮痧器具。刮痧之前，为了便于操作，防止划伤，应选用刮痧专用油剂，也可使用香油、色拉油等。

（二）操作方法

1. 选择合适体位，暴露刮痧部位，用刮痧板的边缘蘸上刮痧油，手握刮痧板，治疗时刮板厚的一面对手掌，保健时刮板薄的一面对手掌，顺一个方向刮，不要来回刮，力量要均匀合适，禁用暴力。

2. 刮拭方向，常用部位有头颈部、背部、胸部及四肢，大体遵循从上到下、从内向外的原则。

3. 刮痧无严格的时间限制，注意观察局部皮肤颜色变化，及时调节手法力度，以皮下出现大量红色或紫色痧点为度。部分不出痧的患者，以舒适为原则，不要过久刮伤皮肤。

（三）注意事项

1. 注意室内保暖，回避风扇、空调等直吹患者，注意保护患者隐私。

2. 刮痧出痧后 1 小时以内忌洗澡。

3. 前一次痧斑未退之前，不宜在原部位重复刮痧。两次刮痧时间需间隔 3~6 天，以痧退为标准。

4. 出痧后最好饮一杯温开水（最好为淡糖盐水），并休息 15~20min。

（四）刮痧禁忌证

1. 有严重心脑血管疾病、肝肾功能不全、全身浮肿者禁用刮痧疗法。

2. 精神病患者禁用刮痧法，因为刮痧会刺激这类患者发病。

3. 凡体表有疖肿、破溃、疮痈和不明原因包块处禁止刮痧。

4. 急性扭伤、创伤的疼痛部位或骨折部位禁止刮痧。

5. 接触性皮肤病传染者忌用刮痧。

6. 有出血倾向患者不可行刮痧疗法。

7. 过饥过饱、过度疲劳、严重醉酒者不可接受重力、大面积刮痧。

8. 眼睛、口唇、舌体、耳孔、鼻孔、乳头、肚脐及孕妇的腹部、腰骶部禁止刮痧。

（五）晕刮预防和急救措施

1. 晕刮出现的症状

为头晕，面色苍白、心慌、出冷汗、四肢发冷，恶心欲吐或神志昏迷等。

2. 预防措施

空腹、过度疲劳患者忌刮痧；低血压、低血糖、过度虚弱和神经紧张畏惧刮痧的患者手法要轻柔。

3. 急救措施

迅速让患者平卧，让患者饮用 1 杯温糖开水，用重手法掐按患者百会、人中、内关、足三里、涌泉等穴位。

四、拔罐疗法

拔罐疗法是一种以罐为工具，以燃火、抽气等方式排除罐内空气，造成负压，使之吸附于腧穴或应拔部位的体表，造成皮肤充血、瘀血，具有通经活络、行气活血、消肿止痛、祛风散寒等作用，适用于各种急慢性颈肩腰腿疼痛、软组织扭挫伤、感冒、咳嗽、月经痛、胃痛、腹泻等多种病症。常用罐的种类有竹罐、陶罐、玻璃罐、抽气罐等，以玻璃罐最为常见。

（一）常用的吸拔方法

1. 闪火法

用镊子夹持蘸满95%酒精的棉球，用酒精灯或打火机燃着，使火在罐内快速绕1～3圈后撤出，迅速将火罐扣在应拔的部位上，此时罐内已成负压即可吸住。此方法在罐内无火，比较安全，为临床最常用。

2. 投火法

将薄纸卷成纸卷，或裁成薄纸条，燃着到1/3时，投入罐里，将火罐迅速扣在选定的部位上。由于罐内有燃烧物质，容易落下烫伤皮肤，故适宜于侧面横拔。

3. 滴酒法

将95%酒精或高度白酒，滴入罐内1～3滴，将罐子转动一周，使酒精均匀地附着于罐子的内壁上，将酒精燃着，迅速将罐子扣在应拔的部位上。

4. 贴棉法

用大小适宜的酒精棉一块，紧贴在罐壁中下段，用火燃着，马上将罐子扣在应拔的部位上。此法由于罐内有燃烧物质，要注意防止烫伤皮肤。

5. 水吸法

一般应用竹罐。先将竹罐放在锅内加水或药物煮沸，使用时将罐口朝下用镊子夹出，用凉毛巾迅速紧扣罐口，趁热按在应拔部位，即能吸住。

6. 抽气法

先将抽气罐紧扣在需要拔罐的部位上，用注射器从橡皮塞抽出瓶内空气，使产生负压，即能吸住。

（二）常用的拔罐法及操作

1. 留罐

用闪火法使罐吸附在皮肤后，使罐子吸拔留置于施术部位10～15min，然后将罐起下。此法临床常用，可一次留单罐或多罐。

2. 闪罐

用闪火法将罐拔住后，立即取下，如此反复多次地拔住取下，取下拔上，直至皮肤潮红充血为度。

3. 走罐

选用口径较大、罐口平滑的玻璃罐，先在罐口和施术部位涂一层凡士林等润滑油，再用闪火法将罐吸拔住，然后以手握罐，向上下左右往返推动，至较大面积的皮肤出现潮红为度。

4. 留针拔罐

先将针刺入穴位，待得气后将针留置穴位，然后用闪火法，以针刺部位为中心，将罐拔住，约10～15min，至皮肤潮红充血起罐。

5. 刺络拔罐

在施术部位消毒后，用三棱针点刺出血或用皮肤针叩刺出血，再拔上火罐，留置10～15min后起罐。

（三）拔罐疗法的注意事项

1. 拔罐时应选肌肉丰厚的部位，而在肌肉浅薄、骨骼突出、皮肉松弛、毛发较多的部位不易吸拔，罐易脱落。

2. 体位要适当，拔罐过程中不要移动体位，以免火罐脱落。

3. 皮肤过敏、溃疡、水肿及大血管处不宜拔罐。孕妇腹部、腰骶部须慎用。

4. 闪火法注意火焰勿在罐口停留，以免罐口烧烫灼伤皮肤；投火法或贴棉法注意防止棉球或纸灰落下烫伤。

5. 拔罐出现的局部红晕或紫色瘀斑，一般不须处理，会自行消退。若留罐时间过长，皮肤会出现水疱，小者当敷以消毒纱布，防止擦破；大的须用消毒针将水放出并包敷，防止感染。

6. 起罐手法要轻缓，以一手抵住罐边皮肤，按压使气漏入，罐即脱下，不可硬拉或旋动。

五、穴位贴敷疗法

穴位贴敷法是指将某些刺激性的药物敷于特定部位，使局部皮肤充血潮红或皮肤起疱，刺激腧穴以达到治疗疾病的目的。穴位贴敷法适应范围相当广泛，不但可以治疗体表的病证，而且可以治疗脏腑的病证；既可治疗某些慢性病，又可治疗一些急性病证。治疗病证主要有：咳嗽、哮喘、咽炎、鼻炎、胃痛、腹痛、泄泻、呕吐、便秘、面瘫、遗精、阳痿、月经不调、痛经、跌打损伤、慢性颈肩腰腿疼痛等。

（一）贴敷材料的选择

一般选用芳香开窍、辛窜通络、有较强的刺激性的药物，如冰片、麝香、丁香、花椒、白芥子、生姜、南星、生半夏、甘遂、巴豆、斑蝥等，可根据不同病情选药配方，自制穴位敷贴，但要注意药物的不良反应和过敏性。目前有多种药性和缓的敷贴成药出售。

（二）贴敷穴位的选择及操作

穴位贴敷的穴位选择与针灸取穴原则一致，贴敷方法是将药糊或药饼制成绿豆或蚕豆大小放置在穴位上，用消毒纱布覆盖在敷药之上，外加胶布贴紧固定，以防药物流失或药物脱落而灼伤附近组织。对于残留在皮肤的药膏等，可用少量松节油擦洗。

（三）穴位贴敷法的注意事项

1. 穴位贴敷有可能导致皮肤发疱或过敏，事先应做好解释工作。

2. 若条件允许，最好随调配随敷用，以防时间太久药效降低。

3. 对刺激性强、毒性大的药物，贴敷穴位不宜过多，药量宜少，面积不宜过大，时间不宜过长，以免发疱面积过大或发生药物中毒。

4. 幼儿皮肤娇嫩，应避免贴敷刺激性强、毒性大的药物，孕妇避免使用辛香通窜活血的药物贴敷。

附：冬病夏治穴位贴敷疗法

（参照国家"十一五"科技支撑计划
《冬病夏治穴位贴敷操作规范研究》）

冬病夏治穴位贴敷是指在夏季三伏天，通过将药物敷贴到人体一定穴位，治疗和预防疾病的一种外治方法，故又称"三伏灸"、"三伏贴"。此疗法用于在秋冬春之际容易反复发作或者加重的慢性、顽固性疾病，因其副作用少、费用低廉、操作简便、安全有效、老少咸宜等优点，目前已被越来越多的患者所接受。

（一） 适应病症

主要用于在秋冬春之际容易反复发作或者加重的慢性、顽固性肺系疾病。重点推荐。

1. 慢性咳嗽、慢性支气管炎、支气管哮喘、慢性阻塞性肺病。

2. 变应性鼻炎、慢性鼻窦炎、慢性咽喉炎。

3. 小儿体虚易感冒者，反复呼吸道感染者。

近年也有专家探索将其用于骨关节炎等疾病。

（二） 禁忌人群

1. 贴敷部位有皮肤创伤、皮肤溃疡、皮肤感染者。

2. 对敷贴药物或敷料成分过敏者。

3. 瘢痕体质者。

4. 咳黄浓痰、咯血患者。

5. 医生认为不宜使用的患者。

（三） 慎用人群

1. 孕妇。

2. 艾滋病、结核病或其他传染病者。

3. 糖尿病、血液病、恶性高血压、严重心脑血管病、严重肝肾功能障碍、支气管扩张、恶性肿瘤的患者。

4. 病情急性发作期或加重期间。

5. 2岁以下婴幼儿，因无法确知孩子反应，必须密切观察婴幼儿的哭闹情况。

（四） 操作规范

1. 药物配制

以白芥子、延胡索、甘遂、细辛、生姜作为基本处方，可结合既往的临床经验和地域特点等进行加减。采用洁净药材，将药物烘干，粉碎，过80～120目筛，备用。贴敷时取生药粉用姜汁调成较干稠膏状，生药粉和生姜汁的比例为10g:10ml，药物应在使用的当日制备，或者置冰箱冷藏室备用。

2. 贴敷方法

先将贴敷部位用75%乙醇或碘伏常规消毒，然后取直径1cm，高度0.5cm左右的药膏，将药物贴于穴位上，用5cm×5cm（小儿患者可适当减小）的脱敏胶布固定。

3. 贴敷时机

一般在每年夏季，农历三伏天的初、中、末伏的第一天进行贴敷治疗（如果中伏为20天，间隔10天可加贴1次）。在三伏天期间也可进行贴敷，每两次贴敷之间间隔7～10天。

目前，有些单位尚在探索"三九"天或平时时间进行贴敷，以提高临床疗效。

4. 贴敷时间

（1）成人每次贴药时间为2～6小时，儿童患者贴药时间为0.5～2小时。

（2）具体贴敷时间，根据患者皮肤反应而定。同时考虑患者的个人体质和耐受能力，一般以患者能够耐受为度，病人如自觉贴药处有明显不适感，可自行取下。

5. 疗程

连续贴敷3年为一疗程。疗程结束后，患者可以继续进行贴敷，以巩固或提高疗效。

6. 贴敷部位

贴敷的部位一般以经穴为主，临床常用的穴位有肺俞、定喘、膏肓、大椎、中府、膻中等。可以根据患者的病情不同辨证取穴，临床常用穴位有风门、膈俞、心俞、脾俞、肾俞、足三里等。

治疗肺系疾病，常用的穴位有肺俞、定喘、膏肓、中府、膻中等。可以根据患者的体质、病情辨证、辨症加取腧穴，如风门、膈俞、心俞、脾俞、肾俞、足三里等。另外，包括大椎、定喘、膻中、中府、天突、关元、神阙、中脘、内关等也有选用。

治疗骨关节炎疾病，常用的穴位有大椎、肾俞、悬钟、关元、阿是穴等。

治疗脾胃病，常用的穴位有中脘、脾俞、胃俞、足三里、三阴交等。

（五）贴敷后的皮肤反应与处理

1. 正常皮肤反应及其处理

局部皮肤潮红、灼热、轻度刺痛，或出现小水疱，极少数可以出现大水疱。患者敷药处皮肤多数会在一段时间内遗留色素沉着。

贴敷部位如果出现小的水疱，一般不必特殊处理，让其自然吸收。或者给予湿润烧伤膏外涂以减轻不适感。大的水疱应以消毒针具挑破其底部，排尽液体，消毒以防感染。破溃的水疱应做消毒处理后，外用无菌纱布包扎，以防感染。

2. 不良皮肤反应及处理方法

贴敷后，局部皮肤出现严重红肿、大水疱、溃烂、疼痛，皮肤过敏，低热。贴药后局部皮肤红肿，可外涂皮宝霜、皮康霜等减缓刺激；皮肤局部水疱或溃烂者应避免抓挠，保护创面或涂搽烫伤软膏、万花油、红霉素软膏等。皮肤过敏可外涂抗过敏药膏，若出现范围较大、程度较重的皮肤红斑、水疱、瘙痒现象，应立即停药，进行对症处理。出现全身性皮肤过敏症状者，应及时到医院就诊处理。如果水疱体积过大，或水疱中有脓性分泌物，或出现皮肤破溃、露出皮下组织、出血等现象，应到专业医院寻求治疗。

出现上述情况时，患者均应注意保持局部干燥，不要搓、抓局部，也不要使用洗浴用品及涂抹其他止痒药品，防止对局部皮肤的进一步刺激。

（六）注意事项

1. 对于所贴敷之药，应将其固定牢稳，以免移位或脱落。
2. 贴敷药物部位出现水疱者注意局部防止感染。
3. 对胶布过敏者，可选用脱敏胶带或用绷带固定贴敷药物。
4. 对于残留在皮肤的药膏等，只可用清水洗涤，不宜用汽油或肥皂等有刺激性物品擦洗。
5. 配制好的药物不可放置过久，药物宜密闭、低温保存。
6. 治疗期间禁食生冷、海鲜、辛辣刺激性食物。
7. 久病、体弱、消瘦者，用药量不宜过大，贴敷时间不宜过久，并在贴敷期间密切注意病情变化和有无不良反应。

六、皮肤针法

皮肤针是以多只短针组成，用来叩刺人体一定的部位或穴位，能够激发经络功能，调整脏腑气血，以达到防治疾病的目的。适用范围广泛，临床各种病证均可应用，如近视、视神经萎缩、急性咽炎、感冒、咳嗽、胃痛、便秘、头痛、失眠、腰痛、带状疱疹、斑秃、痛经等。

（一）操作方法

将针具与叩刺部位用75% 酒精严格消毒，以右手拇指、中指、无名指握针柄，食指压在针柄的中段，利用腕部弹力，使针头垂直叩刺皮肤，要求针尖刺及皮肤表面时立即弹起，力度要均匀，反复叩击，每分钟叩刺约100 次左右。

（二）叩刺部位

1. 循经叩刺

是指循经脉方向进行叩刺，常用于项背腰骶部的督脉和足太阳膀胱经，通过刺激督脉能调节一身之阳气；通过刺激膀胱经的背俞穴，能够调节五脏六腑，故其治疗范围广泛；其次是四肢肘膝以下经络，因其分布着各经原门、络穴、郄穴等，可治疗各相应脏腑经络的疾病。

2. 穴位叩刺

在特定穴位上进行叩刺，主要是根据穴位的主治作用，选择适当的穴位予以叩刺治疗，临床常用于各种特定穴、华佗夹脊穴、阿是穴等。

3. 局部叩刺

指在患部进行叩刺，如扭伤后局部的瘀肿疼痛及皮肤疾病等，可在局部进行围刺或散刺。

（三）刺激强度

1. 轻刺

用力稍小，皮肤仅出现潮红、充血为度。适用于头面部、老弱妇女以及病属虚证、久病者。

2. 重刺

用力较大，以皮肤有明显潮红，微微出血为度。适用于压痛点、背部、臀部、年轻体壮以及病属实证、新病者。也可配合拔罐以增加治疗效果。

3. 中刺

介于轻刺与重刺之间，以局部有较明显潮红，但不出血为度，适用于一般部位以及一般患者。

（四）注意事项

1. 针具要严格消毒，使用前注意检查针尖有无毛钩，针面是否平齐，最好使用一次性针具。

2. 局部皮肤如果有溃疡或者外伤者不宜使用本法，急性传染病和急腹症也不宜使用本法。

3. 叩刺时动作要轻捷，力度要均匀，正直无偏斜，以免造成患者痛苦。

4. 叩刺后皮肤出血者，应及时进行清洁和消毒，注意防止感染。

七、头针疗法

头针又称头皮针，是沿头部特定的穴线进行针刺，以防治疾病的一种方法。近年来，头针被广泛用于治疗脑源性疾病，如中风偏瘫，肢端麻木，失语，皮层性多尿，眩晕，耳鸣，舞蹈病，癫痫，脑瘫，小儿弱智，震颤麻痹，假性球麻痹等。此外，也可以治疗头痛、脱发、脊髓性截瘫、高血压病、精神病、失眠、眼病、鼻病、肩周炎、腰腿痛、各种疼痛性疾病等常见病和多发病。

（一）操作方法

1. 选穴

单侧肢体病，选用对侧穴线；两侧肢体病，选用双侧穴线；内脏、全身性疾病或不易区别左右的疾病，可选用双侧穴线。一般根据疾病选用相应的穴线，并可选用有关穴线配合治疗。标准头穴线定位可参照附录。

2. 体位

患者采取坐位或卧位，分开头发，常规消毒。

3. 进针

选用28～30号1.5～3寸不锈钢针，针身与头皮呈30度夹角，快速将针刺入皮下，当针尖达到帽状腱膜下层时，指下感到阻力减小，然后使针与头皮平行，将针快速推进到相应的深度。

4. 手法

用拇指掌侧面与食指桡侧面夹持针柄，以食指的指掌关节快速屈伸，使针体左右旋转，捻转速度每分钟 200 次左右，连续捻转 2～3min，然后静留针 20～30min，留针期间可用同样的方法再捻转两次。捻针时或留针时，家属协助患者（或患者自己）活动患肢，有助于提高疗效。

5. 出针

押手固定穴线周围头皮，刺手夹持针柄轻轻捻转针身，如针下无涩滞感，可快速出针。出针后用消毒干棉球按压针孔片刻，以防出血。

（二）注意事项

1. 头部有头发，容易感染，因此尤须做到严格消毒。

2. 头针刺激较强，注意观察患者，以防晕针，如进针时针下有抵抗感，不可强行进针，应将针往后退，然后改变角度再进针。

3. 由于头皮部位血管丰富，容易出血，故出针时必须用干棉球按压针孔 1～2min。

4. 婴幼儿由于颅骨缝骨化不完全，不宜采用头针治疗。

5. 脑溢血患者急性期不宜使用头针，须待病情及血压稳定后方可治疗。凡并发有高热、急性炎症和心力衰竭等病症，不宜采用头针疗法。

附：头皮针穴名标准化国际方案

为适应国际间头针的推广和交流，中国针灸学会拟定了《头皮针穴名标准化国际方案》，并经 1984 年世界卫生组织西太区会议通过。

标准头穴线的定位及主治

标准头穴线均位于头皮部位，按颅骨的解剖名称分额区、顶区、颞区、枕区4个区，14条标准线（左侧、右侧、中央共25条）。兹将定位分述如下：

1. 额中线

【定位】在头前部，从督脉神庭穴（DU24）向下引一长1寸（3cm）的直线。

【主治】癫痫，精神失常，鼻病等。

2. 额旁1线

【定位】在头前部，从膀胱经眉冲穴（BL13）向前引一长1寸的线。

【主治】冠心病，支气管哮喘，支气管炎，失眠及鼻病等。

3. 额旁2线

【定位】在头前部，从胆经头临泣穴向前引一长1寸的线。

【主治】急慢性胃炎，胃和十二指肠溃疡，肝胆疾病等。

4. 额旁3线

【定位】在头前部，从胃经头维穴（ST8）内侧0.75寸起向下引一长1寸的线。

【主治】功能性子宫出血，阳痿，遗精，子宫脱垂，尿频，尿急等。

5. 顶中线

【定位】在头顶部，即从督脉百会穴（DU20）至前顶穴（DU21）之间的连线。

【主治】腰腿足病，如瘫痪、麻木、疼痛，以及皮层性多尿，脱肛，小儿夜尿，高血压，头顶痛等。

6. 顶颞前斜线

【定位】在头顶部、头侧部，从头部经外奇穴前神聪（EX

- HN)（督脉百会穴前 1 寸）至颞部胆经悬厘穴（GB6）引一斜线。

【主治】全线分 5 等份，上 1/5 治疗对侧下肢和躯干瘫痪，中 2/5 治疗上肢瘫痪，下 2/5 治中枢性面瘫、运动性失语、流涎、脑动脉粥样硬化等。

7. 顶颞后斜线

【定位】在头顶部、头侧部，顶颞前斜线之后 1 寸与其平行的线，即从督脉百会穴（DU20）至颞部胆经曲鬓穴（GB7）引一斜线。

【主治】全线分 5 等份，上 1/5 治疗对侧下肢和躯干感觉异常，中 2/5 治疗上肢感觉异常，下 2/5 治疗头面部感觉异常。

8. 顶旁 1 线

【定位】在头顶部，督脉旁 1.5 寸，从膀胱经通天穴（B17）向后引一条长 1.5 寸的直线。

【主治】腰腿病症，如瘫痪、麻木、疼痛等。

9. 顶旁 2 线

【定位】在头顶部，督脉旁开 2.25 寸，从胆经正营穴（GB17）向后引一直线，长 1.5 寸，至承灵穴（GBl8）。

【主治】头痛，偏头痛，肩、臂、手等部位的病症，如瘫痪、麻木、疼痛等。

10. 颞前线

【定位】在头的颞部，从胆经的颔厌穴（GB4）至悬厘穴（GB6）连一直线。

【主治】偏头痛，运动性失语，周围性面瘫，口腔疾病等。

11. 颞后线

【定位】在头的颞部，从胆经率谷穴（GB8）向下至曲鬓穴（GB7）连一直线。

【主治】偏头痛，耳鸣，耳聋，眩晕等。

12. 枕上正中线

【定位】在后头部，即督脉强间穴（DU18）至脑户穴（DU17）之间。

【主治】眼病，足癣等。

13. 枕上旁线

【定位】在后头部，由枕外粗隆督脉脑户穴（DU17）旁开0.5寸外起，向上引一直线，长1.5寸。

【主治】皮层性视力障碍，白内障，近视眼等。

14. 枕下旁线

【定位】在后头部，从膀胱经玉枕穴（B16）向下引一直线，长2寸。

【主治】小脑疾病引起的平衡障碍；后头痛等。

八、三棱针法

三棱针古称"锋针"，通过刺破人体的一定部位，放出少量血液，达到开窍泄热，活血消肿，疏经通络的效果，适用范围广泛，凡实证、热证、瘀血、疼痛均可应用。常用于某些急症和慢性病，如昏厥、高热、中暑、中风闭证、急性咽喉肿痛、目赤红肿、顽癣、疖痈初起、扭挫伤、疳疾、痔疮、久痹、头痛、丹毒、指（趾）麻木等。

（一）操作方法

1. 点刺法

先在针刺部位上下推按，使血液聚集于局部，常规消毒皮肤、针尖后，右手持针对准消毒部位迅速刺入3～5mm深，迅速出针，轻轻按压针孔周围，使出血数滴，然后用消毒干棉球按压针孔止血。多用于头面部腧穴和手足末端穴位。

2. 刺络法

选择合适放血的浅静脉，用橡皮管结扎近心端，严格消毒后，用三棱针缓慢地刺入瘀张的浅静脉，立即退针，使少量出血，然后用消毒干棉球按压止血。多用于曲池、委中等穴，治疗急性吐泻、发热、中暑等。

3. 散刺法

亦称豹纹刺，是对病变局部周围进行点刺的一种方法。根据病变部位大小的不同，可刺 10 ~ 20 针以上，由病变外缘环形向中心点刺以促使淤滞的瘀血或水肿得以排除，达到祛瘀生新、通经活络的目的。此法多用于局部瘀血、血肿或水肿、顽癣等。

4. 挑刺法

左手按压施术部位的两侧，或夹起皮肤，使皮肤固定，消毒后，右手持针迅速刺入皮肤 1 ~ 2mm，随即将针身倾斜挑破皮肤，使之出少量血液或少量黏液；也可刺入 5mm 左右深，将针身倾斜并使针尖轻轻提起，挑破皮下部分纤维组织，然后出针，覆盖敷料。此法常用于血管神经性头痛、肩周炎、失眠、胃脘痛、颈椎病、支气管哮喘等。

（二）注意事项

1. 三棱针刺激较强，需做好解释工作，争取患者配合，注意预防晕针。

2. 必须严格消毒，防止感染。

3. 手法宜轻快，不可用力过猛或刺入过深，切勿刺伤动脉，出血量不宜过多。

4. 体质虚弱、孕妇及有出血倾向的患者，不宜使用。

5. 每日或隔日 1 次，1 ~ 3 次为一疗程。出血量多者，可适当延长时间间隔。

九、中药熏洗疗法

中药熏洗疗法是将药物煎煮后，趁热在患处熏蒸或浸浴，以达到温通经脉、活血化瘀、祛风除湿、清热解毒等作用的一种治疗方法。可与内服药物配合使用，也可单独应用治疗皮肤疾病及慢性颈肩腰腿疼痛、跌打扭伤、目赤肿、阴痒带下、肛门疾病等。现市场有足浴盆、熏蒸床、坐浴盆等多种器具可供选择使用。

（一）操作方法

1. 根据熏洗部位选择合适器具，协助患者取合适体位，暴露熏洗部位，注意保暖及保护患者隐私。

2. 眼部熏洗　将煎好的药液趁热倒入治疗碗，眼部对准碗口进行熏蒸，或者用纱布浸药液外敷眼部，稍凉即换，每次 15~20min。

3. 四肢熏洗　将药物煎煮后，趁热倒入盆内，患肢架于盆上熏蒸，可用毛巾包围以保持温度；待温度稍降低时，再将患肢浸泡于药液中泡洗。

4. 坐浴　将药液趁热倒入坐浴盆内，患者坐在木盖上进行熏蒸。待药液温度适宜时，再坐入盆中泡洗。

5. 熏洗过程中，密切观察患者病情变化。若患者出现头晕或灼痛等不适，应立即停止。

6. 熏洗完毕，应用清水或湿纸巾清洁局部皮肤，协助着衣，安置舒适卧位。

（二）注意事项

1. 妇女月经期、孕妇禁止坐浴。

2. 熏洗药温不宜过热，以防烫伤。对温度不敏感患者需有人陪护。

3. 开放性创口一般不进行浸洗，以防感染。

4. 所用物品需清洁消毒，避免交叉感染。

十、推拿疗法

推拿疗法是中医外治疗法的一种，通过特定的手法操作，使人体经络畅通，阴阳平衡，达到治病养生的目的。推拿疗法的适应症非常广泛，骨伤科、内科、妇科、外科、儿科等的多种疾病均可应用。

（一）推拿的禁忌症

1. 严重心、脑、肺部疾病或年老体虚、过饥过饱、醉酒、昏迷者。

2. 各种骨折、骨结核、骨髓炎、骨肿瘤、严重的老年性骨质疏松症。

3. 皮肤破溃、烧烫伤等皮肤有破损者不可在皮损局部推拿。

4. 各种严重外伤及传染性疾病。

5. 有出血倾向或血液病者。

6. 严重精神疾病患者，无法配合治疗者。

7. 孕妇腰骶及腹部不可推拿。

（二）常用成人推拿手法

1. 推法

用指、掌或肘部着力于特定部位，有指推法、掌推法、肘推法。操作时指、掌、肘要紧贴体表，用力要稳，速度缓慢而均匀，进行单方向的直接摩擦，以能使肌肤深层透热而不擦伤皮肤为度。此法可在人体各部位使用。能提高肌肉的兴奋性，促使血液循环，并有舒筋活络作用。

2. 一指禅推法

用拇指指腹或指端着力于推拿部位，腕部放松，沉肩、垂肘、悬腕，以肘部为支点，前臂做主动摆动，带动腕部摆动和拇指关节做屈伸活动。手法频率每分钟 120～160 次，压力、频率、摆动幅度要均匀，动作要灵活，操作时要求达到患者有透热感。常用于头面、胸腹及四肢等处。具有舒筋活络、调和营卫、健脾和胃、祛瘀消积的功能。

3. 拿法

捏而提起谓之拿，即用拇指与食、中两指或拇指与其余四指相对用力，在一定部位或穴位上进行节律性地提捏。操作时用力要由轻而重，不可突然用力，动作要和缓而有连贯性。临床常配合其他手法使用于颈项、肩部及四肢等部位。具有祛风散寒、舒筋通络等作用。

4. 按法

以手指或掌着力，逐渐用力，按压一定的部位或穴位。要求按压的方向垂直向下，用力由轻渐重，平稳而持续不断，使压力渗透。

5. 摩法

以手掌面或食、中、环三指指面着力，用前臂发力，连同腕部做盘旋活动，带动掌、指等着力部位做环形抚摸动作，可顺时针或逆时针方向摩动，50～160 次/分钟。要求用力平稳，不可按压，不带动皮下组织。

6. 滚法

以小鱼际掌背侧至第三掌指关节部着力，用前臂旋转摆动，带动腕部屈伸、外旋的连续不断的动作。要求压力均匀柔和，滚动时贴紧体面，动作协调、连续，120～160 次/分钟。

7. 揉法

以鱼际、手掌、手指罗纹面和肘、小臂尺侧等部位着力，吸定于一定部位和穴位上，作轻柔缓和的顺时针或逆时针旋转推动，并带动皮下组织。要求压力均匀适度，揉动和缓协调，不可滑动和摩擦，120～160 次/分钟。

8. 擦法

以手掌面或大、小鱼际处着力，进行直线往返摩擦。要求着力部分紧贴皮肤，但不可重压；不论是上下擦还是左右擦，均须沿直线往返进行，不能歪斜；用力要均匀、连续，先慢后快，以局部深层发热为度。注意不要擦破皮肤，可使用润滑介质。

9. 掐法

用拇指指甲重刺穴位。掐法是强刺激手法之一，操作时要逐渐用力，达渗透为止，不要掐破皮肤。掐后轻揉皮肤，以缓解不适。此法多用于急救和止痛，常掐合谷、人中、足三里等穴。具有疏通血脉、宣通经络的作用。

10. 搓法

用双手掌面夹住一定部位，相对用力做快速搓揉，同时做上下往返移动。操作时双手用力要对称，搓动要快，移动要慢。手法由轻到重，由慢到快，再由快到慢。适用于腰背、胁肋及四肢部位，一般作为推拿结束时手法。具有调和气血、舒筋通络作用。

第三节　中医养生常识

一、中医养生的意义

健康、长寿是古往今来人类共同关心的一件大事，中华民族繁衍生息数千载，在中国古代哲学与自然科学的影响下，诞生了独具特色的养生文化，成为中医学体系的重要组成部分。中医养生理论重视整体性与系统性，强调人与自然的和谐，强调形体与精神的统一，运用阴阳五行学说、经络学说、藏象学说等来阐释人体的生老病死，指导防病治病，以达到身心健康、延年益寿的最终目的。

二、中医养生的基本原则

养生的实践活动，必须遵循一定的基本原则，才能达到祛病强身、健康长寿的目的。而这些原则，正是中医学理论在养生实践中的具体体现。

1. 天人相应，和谐统一

"天人相应"的整体观，是中医养生学的指导思想。人体五脏六腑、气血津液、经络肢节是一个有机的整体，而人又与外界社会环境、自然环境有着不可分割的联系。天人相应，就是强调人与自然的关系，大自然是万物赖以生存的基础，自然界不仅给人类提供营养、水分、空气、阳光等，以满足人体新陈代谢的需要，同时自然界的各种变化，不论是四时气候，昼夜晨昏，还是日月运行，地理环境，也会直接或间接地影响人体，使人体相应地出现各种不同的生理或病理反映。天人相应，强调养生要顺应人体与自然界息息相关的规律，积极主动地顺应自然规律的变化，通过适时适度的调摄，使自身的生命节律与自然界的阴阳消长变化保持和谐一致，从而达到趋利避害、祛病延年的目的。

2. 形神俱养，身心合一

中医学主张形神俱养，而以养神为先。在人体形、精、气、神的不同层次上，神对人体起统帅和协调的作用，脏腑的功能活动、气血津液的正常敷布运行，都有赖于神的主宰。而形乃神之宅，形充精盛则神清气足，形体健硕则神旺，形体衰败则神无所依，生命就走向终结。形与神、身与心的关系，就是形态与功能、本质与现象的关系，是相互依存、相互影响、不可分割的统一整体。因此，我们在养生实践中，必须重视形神共养，在养神的前提下养好形。

3. 五脏协调，养正祛邪

在养生防病的问题上，中医既重视顺应自然、趋利避害，强调"虚邪贼风，避之有时"，也重视人体自身内环境的和谐平衡，"正气存内，邪不可干"。在协调统一内外关系时，应该以养内为主，在对自然环境、社会环境充分重视的基础上，更注重对五脏六腑、气血精神善加调摄，使内环境协调稳定，正气流畅冲和，形神交泰，健康长寿。中医学用五行学说来阐释人体五脏间平衡协调的关系。亢则害，承乃制，通过五行的生克制化，使五脏保持一种动态平衡，以保证生理活动的顺利进行。五脏六腑气机的升降有序，出入有常，是人体生命活动的基础。任何一脏的过强或过弱，都会影响其他四脏的功能，从而造成机体功能的紊乱。当脏腑间偶有失和时，应及时予以调整，以纠正其偏差。比如饮食养生中强调五味调和，不可过偏，养生功法中的"六字诀"、"八段锦"、"五禽戏"等，也都有针对五脏六腑偏盛偏衰的具体保健方法。

4. 动静结合，中和适度

动与静，是生命变化的依据。在绝对的运动中包含相对的静止，在相对的静止中又蕴含绝对的运动，这种动静互含的变化就是阴阳功能的具体体现。在人体而言，形体必须保持适宜运动，才能使精气流通、气血条畅，从而保持器官活力，延缓机体衰老；而适度的清静能够使身心得到更好的调整，潜藏神气，抵消过度的躁动带来的人体组织器官的不协调状况。因此，在日常生活中，应该劳逸结合，动静适度，不可偏废，也不可太过。

5. 知行并重，贵能持恒

掌握养生的常识，树立正确的养生观念，是健康长寿的必要前提。养生有其自身规律可循，通过学习可以掌握各种具体的养生方法，如起居、呼吸、药食、针灸、按摩、导引等，可以渗透到生活的方方面面。但是，养生不是一朝一夕之功，不仅要博览众家秘法，更重要的是身体力行，持之以恒。知道易，行道难，生活中的衣、食、住、行、思、作、息处处蕴含着养生的奥秘，必须将养生的思想、养生的原则扎根于日常生活，才能建立科学的生活方式，做好自我健康的管理。

三、中医养生的基本内容

中医养生手段丰富多彩，其基本内容主要包括以下六个方面。

1. 精神养生

包括精神心理调养、情趣爱好调养和道德品质调养等方面。通过修德怡神、积精全神、顺时调神、雅趣养神等方式，排解不良情绪，培养精神情操，保护和增强人体身心健康。

2. 环境养生

包括自然气候、居住环境与社会环境等方面。根据所处环境的气候变化，采取不同的起居、运动、饮食调养，选择适宜居住的地理环境，积极改造住所环境，创造良好的社会人文环境，能够对人的精神状态和身体素质产生积极影响。

3. 作息养生

是指在中医理论指导下，顺应自然变化的规律，合理安排日常生活、作息时间，以利于身体健康。包括四季及每日作息调摄、睡眠养生、工作中的养生调摄等。

4. 房事养生

包含房事技巧、性心理、房事禁忌等方面内容，通过调节男女性事活动，使夫妻生活和谐，并能起到强身健体、祛病延年的功效。

5. 药食养生

主要内容为养生药剂和食品的选配调制与应用，以及饮食方法与禁忌等。内容包括了医、药、食、茶、酒以及民俗等文化方面。其应用范围也较广，适合人群较多，涉及到医、药、饮食文化等方面。

6. 针推功法养生

即利用导引、按摩、针灸、沐浴、器具保健等方法进行养生。其中功法养生为历代养生家所重视，通过运动导引、呼吸调息、意守静养等手段，达到气血通达、脏腑安和、精神和畅、筋骨强健的功效，包括太极拳、五禽戏、易筋经等传统功法。

四、饮食养生概要

1. 饮食养生的意义

饮食调理在中国养生文化中具有特殊的意义和悠久的历史。

饮食是人类生存的基本需求。孔子认为："饮食男女，人之大欲存焉。"中医学认为人体五脏六腑的功能旺盛、气血津液的充足都有赖于饮食的滋养。

同时，饮食疗法也是一种保健养生、预防疾病以及治疗疾病的手段。中国自古就有"药食同源"的说法。

2. 饮食养生的原则

（1）谨和五味 中医学认为，酸、苦、甘、辛、咸是饮食的五种基本滋味，五味对于人体的五脏有着不同的作用，如《灵枢·宣明五气》说"酸入肝、辛入肺、苦入心、咸入肾、甘入脾"。

一方面，五味对人体五脏具有补益作用，是维持生命活动的物质基础。《素问·六节藏象论》云："天食人以五气，地食人以五味……五味入口，藏于肠胃，味有所藏，以养五气，气和而生，津液相成，神乃自生。"在人体五脏相对虚弱时，可以通过调整五味来对相应脏腑进行食补。

另一方面，五味的偏嗜会造成相应脏腑的功能失调，出现多种病理变化，如《素问·五藏生成》说："是故多食咸，则脉凝泣而变色；多食苦，则皮槁而毛拔；多食辛，则筋急而爪枯；多食酸，则肉胝而唇揭；多食甘，则骨痛而发落，此五味之所伤也。"现代研究也发现，肥胖病、糖尿病的发生与偏嗜甜食有关，高脂血症、动脉硬化症的发生与偏嗜食盐有关。

因此，调节五味的平衡对于维持脏腑功能协调具有重要意义，我们要充分考虑到食物的上述特性，谨慎地调节自己的饮食，既要充分利用其性味，对人体的脏腑发挥调节补益的作用，又要避免五味的偏嗜对身体造成损害，从而达到"谨和五味，骨正筋柔，气血以流，腠理以密，如是则骨气以精，谨道如法，长有天命"的养生目的。

（2）食饮有节　饮食有节所谓"节"，主要是指"节制"与"节律"，也就是我们的饮食要做到饥饱有度、食饮有时。

饥饱有度　一方面，饮食水谷是维持人体生命活动的基础，必须保持足量的摄入才能保证人体五脏气血的充盛。另一方面，饮食过饱也会导致胃肠负担过重，影响运化功能。至于饮食量控制在多少最为适宜，则因人而异，每个人食量有差异，不能一概而论。唐代孙思邈主张："食欲数而少，不欲顿而多，多则难消也。常欲令如饱中饥，饥中饱耳"。对于老年人而言，由于生理机能衰退，消化吸收功能减弱，饮食更宜清淡可口，并适当减少每餐食量，增加进餐次数。

食饮有时　也是中医饮食养生的一个重要原则，《吕氏春秋》云："食能以时，身必无灾"。按时规律就餐能使身体形成一种相对稳定的生物节律，脏腑活动"休作有时"，是机体保持有序、健康的重要保证。一般的饮食习惯是一日三餐，时间间隔 4～6 小时，早餐应在 6：30～8：30，午餐应在 11：30～13：30，晚餐应在 18：00～20：00 为宜。

早饭宜好：早餐的选择，以便于机体吸收为原则，因为晨起阳气尚弱，过多摄入不易消化食物会妨碍阳气的生发，容易使人昏沉。

午饭宜饱：午时人体阳气最旺，新陈代谢旺盛，脾胃消化能力也最强。"饱"指要保证一定饮食量，提供充足的能量。除米面食品外，还可以有牛奶、豆浆、鸡蛋等优质蛋白。

晚饭宜少：晚上接近睡眠，活动少，过饱，增加胃肠负担，会引起消化不良，影响睡眠；也可能造成发胖，引起各类疾病。

（3）寒热得当　《内经》对食物的要求是"热无灼灼，寒无沧沧，寒温中适"（《灵枢·师传》），否则，"寒温不适，饮食不节，而病生于肠胃"（《灵枢·小针解》）。

关于饮食过寒过热对人体造成的损害，《内经》还进行了举例说明，《素问·阴阳应象大论》说："故天之邪气，感则害人五脏；水谷之寒热，感则害于六腑。"指出饮食寒热主要伤人六腑。具体而言，六腑中又以胃肠首当其冲，饮食过冷则易伤胃阳，过热则易伤胃阴，尤其是进食过热食物被认为是消化系统恶性肿瘤的主要诱因。因此，饮食的温度应该根据季节和环境温度适当调整，以适合人体温度为宜，即所谓"热无灼唇，寒无冰齿"，这样才能保护我们的五脏六腑免受寒热之侵袭。

除了温度上的寒热，饮食物自身也具有不同的寒热属性，适当运用不同的饮食搭配，可以帮助调节五脏的阴阳平衡。

寒凉性质食物多属于阴性，具有滋阴、清热、泻火、凉血、解毒作用。适用于热性体质和病症。如藕（生）、马齿苋、鱼腥草、芦荟、海带、绿豆芽、苦瓜、螃蟹、鸭血、香蕉、柿子、西瓜、苦丁茶等。

温热性质食物属于阳性，具有温经、助阳、活血、通络、散寒等作用。用于寒性体质和病症。如葱白、生姜、香菜、辣椒、酒、羊肉、狗肉、鹿肉、山楂、荔枝、杨梅、木瓜、海参、海虾、带鱼、红茶等。

（4）合理搭配　中华民族传统膳食结构提倡食物来源多样

化、主从性和匹配性，从而形成了以谷物、豆类为主，以动物食物补益调养，进食足量蔬菜，兼食水果的膳食结构，如《内经》所说："五谷为养，五果为助，五畜为益，五菜为充，气味合而服之，以补益精气"，尽可能保持谷物、蔬菜、水果、肉类全面而均衡地摄取，以保证人体正常生理功能的需要。

《中国居民膳食指南》（2007）中提出：每人每天应吃谷类、薯类及杂豆类 250～400g，并饮水约 1200ml；蔬菜 300～500g，水果 200～400g；鱼禽肉蛋等动物性食物 125～225g；奶类及奶制品 300g，大豆坚果类食物 30～50g；油脂每天不超过 25g，盐控制在每天 6g 以内。

在此共性基础上，针对每个人的年龄、性别、职业、居住环境、体质等的不同，还需拟定个性化的饮食方案，使食物之间气味合理，则所调配的饮食与体质状态"气味相合"，以达成"补益精气"的目的。这才是我们所提倡的健康饮食养生方案。

（5）三因制宜　所谓"三因制宜"，就是指因人、因地、因时制宜，灵活采取相应的饮食调理措施。

因人制宜

不同的体质，饮食调理的措施也应有不同的要求。人们在进行食物调理时，必须充分考虑到人的年龄、素质秉赋、性格类型、饮食嗜欲等具体情况，以便区别对待，采取最适宜的调治举措。如阴虚体质的人，阴虚生内热，宜选择清淡的食物，并少食辛辣燥烈之品；阳虚体质的人，阳虚生外寒，宜选择温热的食物。小儿脏腑娇嫩，发育迅速，应保证营养全面充足、易于消化，特别是要保证蛋白质的供给和丰富的维生素和矿物质；中青年人气血充盛，消耗较大，饮食应荤素搭配、营养全面；老年人脏腑衰弱，气血不足，故饮食宜熟软，易消化而多补益为佳，忌食生冷和不易消化的食物。

因地制宜

我国幅员辽阔，地理环境复杂，不同的地理环境不但会产生气候条件的差异，而且地质水土和生活习惯也有不同，而饮食养生方面就要因地制宜。西北地势高，阳热之气不足，气候寒冷，饮食宜辛辣温热；东南地势低，阴寒之气缺乏，气候温热，饮食宜甘淡清凉。生活在山区的人往往身体缺碘，容易患大脖子病，应该适当多吃些含碘的海产品。

因时制宜

饮食的"因时制宜"就是指人们的饮食调理应注意随着不同的季节时令、昼夜晨昏，选择有利于养生的食物和食量。元代忽思慧在《饮膳正要》中说："春气温，宜食麦以凉之……夏气热，宜食菽以凉之……秋气燥，宜食麻以润其燥……冬气寒，宜食黍以热性治其寒。"一日之内也当顺时调养，比如民间有"晨吃三片姜，如喝人参汤"等说法。

附：《孙真人卫生歌》

春月少酸宜食甘，冬月宜苦不宜咸。
夏要增辛减却苦，秋辛可省便加酸。
季月可咸甘略戒，自然五脏保平安。
若能全减身康健，滋味偏多多病难。

3. 饮食禁忌

元末明初的百岁养生家贾铭则在《饮食须知》中提出："饮食藉以养生，而不知物性有相宜相忌，丛然杂进，轻则五内不和，重则立兴祸患"。饮食得宜，可以养生防病；饮食不当，可以诱发宿疾，加重病情。因此，中医养生向来重视饮食的禁忌，也就是俗称的"忌口"。有关饮食禁忌，主要包括以下两方面的内容。

（1）服药时的饮食禁忌　当进食食物的作用与药物产生的作用不一致时，就会减弱、抵消药物疗效，甚至产生毒副作用，从而妨碍疾病的治疗。如《本草纲目》记载："凡服药，不可杂食肥猪犬肉，油腻羹鲋，腥臊陈臭诸物。凡服药，不可多食生蒜、胡荽、生姜、诸果、诸滑滞之物"，不无道理。古代文献中记载了服用某些中药时忌食生冷、辛辣、肉等，还有螃蟹忌柿、荆芥，人参忌萝卜等，其中不少已经得到现代药物学研究证实。

（2）疾病的饮食禁忌　当食物影响疾病的治疗，助邪伤正、添病益疾时要忌口。如《素问·宣明五气》说："五味所禁：辛走气，气病无多食辛；咸走血，血病无多食咸；苦走骨，骨病无多食苦；甘走肉，肉病无多食甘；酸走筋，筋病无多食酸。是谓五禁，无令多食。"《灵枢·五味》说："五禁：肝病禁辛，心病禁咸，脾病禁酸，肾病禁甘，肺病禁苦。"

忌口也不能忽视"辨证论忌"，如疾病属寒证，症见体质虚寒，大便溏薄，胃喜热恶寒，四肢发冷等，则应忌食寒凉生冷之食物，如西瓜、雪梨、香蕉；热证见面目赤红、发热、痔疮下血、失眠心烦者，忌食生姜、辣椒、大蒜、葱等；急性肝炎，病人舌苔黄厚而腻、胸腹膨胀满、纳差不食、小便黄赤，这是湿热重之象，应忌吃油腻辛辣等滋补燥热之品；冠心病、高血压、高脂血症应忌肥肉、奶油、动物内脏、鱼卵、骨髓等；荨麻疹、丹毒、湿疹、疮疖等热性病症，不宜食用海鲜鱼、虾、蟹、鸡肉及肥腻辛辣之品等。

某些特异禀赋的体质或者过敏性疾病患者，会对某些特定食物过敏，甚至对大米、小麦、玉米等常见食品都可产生过敏反应。凡发现过敏反应，应注意选择避食。过敏症发作期间，尽量清淡饮食，即使待过敏缓解后几个月内，也要尽量避食可能诱发过敏的食物。

附：不同体质类型的饮食宜忌

1. 阴虚体质

体质特点：形体消瘦，面色潮红、口咽易干、手足心热，尿黄，便干，性情急躁，喜冷饮，舌红少苔，脉细数。

饮食宜忌：宜用芝麻、蜂蜜、牛奶、水果、蔬菜、鱼类、豆腐、燕窝、银耳、海参、淡菜、鸭肉等清淡食物，对于葱、姜、蒜、韭、薤、椒等辛辣燥烈之品宜少吃。

2. 阳虚体质

体质特点：面色淡白或体形虚胖，手足不温，小便清长，大便溏稀，畏寒喜暖，倦怠乏力，舌淡胖，脉沉无力。

饮食宜忌：宜多用羊肉、狗肉、鸡肉、鹿肉、酒等性质温热的食物，忌多食生苦瓜、西瓜等生冷食品。

3. 气虚体质

体质特点：神疲乏力，气短懒言，自汗出，动则尤甚，舌淡苔白，脉弱。

饮食宜忌：可多食小米、黄米、糯米、大麦、小麦、马铃薯、红薯、大枣、胡萝卜、牛肉、鹌鹑、鸡肉等。

4. 血虚体质

体质特点：面色苍白无华或萎黄，爪甲色淡，口唇淡白，不耐劳作，易头晕、失眠，舌质淡，脉细无力。

饮食宜忌：可选用大枣、花生、猪肝、羊肝、牛肉、羊肉、牛奶、胡萝卜、菠菜等具有养血作用的食物。忌食葱、姜、蒜等辛辣耗血的食物。

5. 阳盛体质

体质特点：形体壮实，面色红赤，气粗声高，喜冷饮食，小便黄赤，大便秘结，舌红苔黄，脉数。

饮食宜忌：可多食凉性水果、蔬菜，如香蕉、柿子、苦瓜、西瓜、黄瓜、莲藕、马齿苋等。忌食辛热燥烈食品，如葱、姜、蒜、韭、薤、椒、狗肉、鹿肉、鸡肉等。

6. 血瘀体质

体质特点：面色晦暗，口唇色紫，眼眶暗黑，肌肤甲错，舌质紫暗或有瘀斑，脉涩。

饮食宜忌：可多食山楂、木耳、黄酒、花生等具有活血作用的食物。

7. 痰湿体质

体质特点：形体肥胖，身重嗜卧，喜食肥甘厚味，口中黏腻或味甜，舌体胖大，苔白腻，脉濡。

饮食宜忌：多食冬瓜、丝瓜、绿豆、红小豆、薏苡仁、扁豆、大米等具有健脾利湿作用的食品，忌食肥甘厚味。

8. 气郁体质

体质特点：性情抑郁，常觉胸闷，时欲叹息，或易于激动，饮食不佳，舌淡红苔白，脉弦。

饮食宜忌：可多食橙子、柑橘、佛手、香橼、茴香、刀豆、玫瑰花等有芳香行气、舒肝解郁功效的食品。

第五章

临床常用中西药物简介 ◀●●

第一节 常用中成药

一、内科用药

（一）呼吸系统（解表剂、止咳平喘剂、清热解毒剂）

◆解表剂

▶辛温解表

感冒清热颗粒

【药物组成】 荆芥穗、防风、紫苏叶、白芷、柴胡、薄荷、葛根、芦根、苦地丁、桔梗、苦杏仁。

【功能主治】 疏风散寒，解表清热。用于风寒感冒，头痛发热，恶寒身痛，鼻流清涕，咳嗽，咽干。

【注意事项】

1. 风热感冒者，表现为发热重，微恶风，有汗，口渴，鼻流浊涕，咽喉红肿热痛，咳吐黄痰者不宜用。

2. 不宜在服药期间同时服用滋补性中成药。

3. 忌烟、酒及辛辣、生冷、油腻食物。

【用法用量】 开水冲服。一次 12g，一日 2 次。

感冒软胶囊

【药物组成】 麻黄、桂枝、羌活、防风、荆芥穗、白芷、当归、川芎、苦杏仁、桔梗、薄荷、石菖蒲、葛根、黄芩（辅料为甘油、植物油、明胶、蜂蜡）。

【功能主治】 散风解热。用于外感风寒引起的头痛发热，恶寒无汗，鼻塞流涕，骨节痠痛，咽喉肿痛。

【注意事项】

1. 忌烟、酒及辛辣、生冷、油腻食物。

2. 不宜在服药期间同时服用滋补性中成药。

3. 高血压、心脏病患者慎用。

4. 运动员慎用。

【用法用量】 口服。一次 2~4 粒（每粒装 0.45g），一日 2 次。

葛根汤颗粒

【药物组成】 葛根，麻黄，白芍，桂枝，甘草，生姜，大枣。

【功能主治】 发汗解表，生津舒经。用于风寒感冒，证见发热恶寒，鼻塞流涕，咳嗽咽痒，咯痰稀白，汗出，头痛身疼，项背强急不舒，苔薄白或薄白润，脉浮或浮紧。

【用法用量】 开水冲服。一次 6g（1 袋），一日 3 次。

▶辛凉解表

银翘解毒丸

【药物组成】 金银花、连翘、薄荷、荆芥、淡豆豉、牛蒡子（炒）、桔梗、淡竹叶、甘草。

【功能主治】 疏风解表，清热解毒。用于风热感冒，症见发热、头痛、咳嗽、口干、咽喉疼痛。

【注意事项】

1. 风寒感冒，表现为恶寒重，发热轻，无汗，头痛，鼻塞，流清涕，喉痒咳嗽者不宜用。

2. 孕妇慎用。

3. 忌烟、酒及辛辣、生冷、油腻食物。

4. 不宜在服药期间同时服用滋补性中成药。

【用法用量】 浓缩蜜丸及水蜜丸，用芦根汤或温开水送服。一次 1 丸，一日 2～3 次。

柴银口服液

【药物组成】 柴胡、金银花、黄芩、葛根、荆芥、青蒿、连翘等。

【功能主治】 清热解毒，利咽止咳。用于上呼吸道感染外感内热症，症见发烧恶风，头痛，咽痛，汗出，鼻塞流涕，咳嗽，舌边尖红，苔薄黄等症。

【注意事项】

1. 脾胃虚寒者宜温服。

2. 不适用于上呼吸道感染外感风寒证。

【用法用量】 口服。一次 1 瓶（20ml），一日 3 次，连服 3 天。

双黄连颗粒（无糖型）

【药物组成】 金银花、黄芩、连翘。

【功能主治】 疏风解表，清热解毒。用于外感风热所致的感冒，症见发热、咳嗽、咽痛。

【注意事项】

1. 本品苦寒，易伤胃气，脾胃虚寒者慎服。

2. 风寒感冒，表现为恶寒重，发热轻，无汗，头痛，鼻塞，流清涕，喉痒咳嗽者不宜用。

3. 过敏体质者慎用。

4. 忌烟酒及辛辣、生冷、油腻食物。

【用法用量】口服或开水冲服。成人，一次 5g，一日 3次；6 个月以下，一次 1.0～1.5g；6 个月至 1 岁，一次 1.5～2.0g；1 岁至 3 岁，一次 2.0～2.5g；3 岁以上儿童酌量或遵医嘱。

连花清瘟胶囊

【药物组成】连翘、金银花、炙麻黄、炒苦杏仁、石膏、板蓝根、绵马贯众、鱼腥草、广藿香、大黄、红景天、薄荷脑、甘草。

【功能主治】清瘟解毒，宣肺泄热。用于治疗流行性感冒属热毒袭肺证，症见发热或高热，恶寒，肌肉酸痛，鼻塞流涕，咳嗽，头痛，咽干咽痛，舌偏红，苔黄或黄腻等。

【注意事项】

1. 风寒感冒者不适用。

2. 心脏病、高血压患者慎用。

3. 年老体弱、儿童、孕妇、哺乳期妇女、脾虚大便不成形者慎用。

4. 忌烟、酒及辛辣、生冷、油腻食物。

【用法用量】口服。一次 4 粒（每粒装 0.35g），一日 3 次。

▶化湿解表

藿香正气水

【药物组成】广藿香油、紫苏叶油、白芷、厚朴（姜制）、大腹皮、生半夏、陈皮、苍术、茯苓、甘草浸膏。

【功能主治】解表化湿，理气和中。用于外感风寒，内伤湿滞或夏伤暑湿所致的感冒，症见头痛昏重、胸膈痞闷、脘腹胀痛、呕吐泄泻；胃肠型感冒见上述证候者。

【注意事项】

1. 外感风热所致的感冒不宜用。

2. 阴虚火旺者不宜用。

3. 饮食宜清淡。

4. 不宜在服药期间同时服用滋补性中成药。

【用法用量】 口服。一次 5～10ml，一日 2 次，用时摇匀。

保济丸

【药物组成】 广藿香、苍术、白芷、化橘红、厚朴、菊花、蒺藜、钩藤、薄荷、茯苓、薏苡仁、神曲茶、稻芽、木香、葛根、天花粉。

【功能主治】 解表，祛湿，和中。用于暑湿感冒，症见发热头痛、腹痛腹泻、恶心呕吐、肠胃不适；亦可用于晕车晕船。

【注意事项】

1. 本品解表，祛湿，外感燥热者不宜用。

2. 急性肠道传染病之剧烈恶心、呕吐、水泻不止者不宜用。

3. 哺乳期妇女慎用。

4. 服药期间饮食宜清淡，忌生冷油腻食物。

【用法用量】 口服。浓缩丸，一次 1.2g，一日 3 次。

▶表里双解

防风通圣丸

【药物组成】 麻黄、荆芥穗、防风、薄荷、大黄、芒硝、滑石、栀子、石膏、黄芩、连翘、桔梗、当归、白芍、川芎、白术（炒）、甘草。

【功能主治】　解表通里，清热解毒。用于外寒内热，表里俱实，恶寒壮热、头痛咽干、小便短赤、大便秘结、瘰疬初起、风疹湿疮。

【注意事项】

1. 本品解表通里，清热解毒，虚寒证者不宜用。

2. 孕妇慎用。

3. 不宜久服。

4. 服药期间宜食清淡、易消化食物，忌油腻、鱼虾海鲜类食物。

【用法用量】　口服。水丸，一次6g，一日2次。

▶扶正解表

玉屏风颗粒

【药物组成】　黄芪、白术（炒）、防风。

【功能主治】　益气，固表，止汗。用于表虚不固，自汗、恶风、面色㿠白，或体虚易感风邪者。

【注意事项】

1. 宜饭前服用。

2. 热病汗出不宜服用。

3. 阴虚盗汗慎用。

4. 服药期间饮食宜选清淡之品，忌油腻食物。

【用法用量】　开水冲服。一次5g，一日3次。

◆ 止咳平喘剂

▶散寒止咳

通宣理肺丸

【药物组成】　紫苏叶、前胡、桔梗、苦杏仁、麻黄、甘草、陈皮、半夏（制）、茯苓、枳壳（炒）、黄芩。辅料为赋形剂蜂蜜。

【功能主治】解表散寒，宣肺止嗽。用于风寒感冒咳嗽，咯痰不畅，发热恶寒，鼻塞流涕，头痛无汗，肢体酸痛。

【注意事项】

1. 忌烟、酒及辛辣、生冷、油腻性食物。

2. 不宜在服药期间同时服用滋补性中药。

3. 风热感冒者不适用，其表现为发热明显，微恶风，有汗，口渴，鼻流浊涕，咽喉肿痛，咳吐黄痰。

4. 高血压、心脏病、糖尿病患者慎服。孕妇禁用。

【用法用量】口服。一次 2 丸（每丸 6g），一日 2 ~ 3 次，或遵医嘱。

▶ 清肺止咳

羚羊清肺丸

【药物组成】羚羊角粉、浙贝母、桑白皮（蜜炙）、黄芩、前胡、天冬、天花粉、枇杷叶（蜜炙）、苦杏仁（炒）、桔梗、陈皮、甘草等 24 味。

【功能主治】清肺利咽，清瘟止嗽。用于肺胃热盛，感受时邪，身热头晕，四肢酸懒，咳嗽痰盛，咽喉肿痛，鼻衄咳血，口干舌燥。

【用法用量】口服。一次 1 丸（每丸 6g），一日 3 次。

牛黄蛇胆川贝液

【药物组成】人工牛黄、川贝母、蛇胆汁。辅料为蔗糖、蜂蜜、防腐剂。

【功能主治】清热，化痰，止咳。本品用于外感咳嗽中的热痰咳嗽，燥痰咳嗽。

【注意事项】

1. 忌食辛辣、油腻食物。

2. 本品适用于痰热咳嗽，其表现为咳嗽痰多，或喉中有痰鸣，质粘厚，咯吐不爽。

3. 支气管扩张、肺脓疡、肺心病、肺结核患者应在医师指导下服用。

4. 儿童、孕妇、体质虚弱及脾胃虚寒者慎用。

【用法用量】口服。一次 10ml，一日 3 次。

▶润肺止咳

养阴清肺丸

【药物组成】地黄、玄参、麦冬、白芍、牡丹皮、川贝母、薄荷脑、甘草。

【功能主治】养阴润燥，清肺利咽。用于阴虚肺燥，咽喉干痛，干咳少痰或痰中带血。

【注意事项】

1. 孕妇慎用。

2. 过敏体质者慎用。

3. 忌烟、酒及辛辣、生冷、油腻性食物。

【用法用量】口服。一次 1 丸，一日 2 次。

蜜炼川贝枇杷膏

【药物组成】川贝母、枇杷叶、南沙参、茯苓、化橘红、桔梗、法半夏、五味子、瓜蒌子、款冬花、远志、苦杏仁、生姜、甘草、杏仁水、薄荷脑。辅料为蜂蜜、麦芽糖、糖浆。

【功能主治】润肺化痰、止咳平喘、护喉利咽、生津补气、调心降火。本品适用于伤风咳嗽、痰稠、痰多气喘、咽喉干痒及声音嘶哑。

【禁忌】糖尿病患者忌用。

【用法用量】口服。成人每日 3 次，每次一汤匙（约 15ml）；小儿减半。

▶清肺平喘

蛤蚧定喘丸

【药物组成】蛤蚧、百合、紫苏子（炒）、苦杏仁（炒）、紫菀、瓜蒌子、麻黄、黄芩、黄连、石膏、石膏（煅）、鳖甲（醋制）、麦冬、甘草。

【功能主治】滋阴清肺，止咳平喘。用于肺肾两虚、阴虚肺热所致的虚劳咳喘，气短胸闷，自汗盗汗。

【注意事项】

1. 孕妇慎用。

2. 儿童及脾胃虚寒者慎用。

3. 过敏体质者慎用。

4. 服药期间忌食辛辣、生冷、油腻食物。

【用法用量】口服。大蜜丸一次 1 丸，一日 2 次。

◆清热解毒剂

银黄颗粒

【药物组成】金银花提取物、黄芩提取物。

【功能主治】清热疏风，利咽解毒。用于外感风热、肺胃热盛所致的咽干、咽痛、喉核肿大、口渴、发热；急慢性扁桃体炎、急慢性咽炎、上呼吸道感染见上述证候者。

【注意事项】

1. 本品清热解毒，阴虚火旺者慎用。

2. 本品苦寒，脾气虚寒，大便溏者慎用。

3. 服药期间忌辛辣、鱼腥食物。

【用法用量】开水冲服。一次 4~8g，一日 2 次。

板蓝根颗粒

【药物组成】板蓝根。

【功能主治】清热解毒，凉血利咽。用于肺胃热盛所致的咽喉肿痛、口咽干燥、腮部肿胀；急性扁桃体炎、腮腺炎见上述证候者。

【注意事项】

1. 风寒感冒，表现为恶寒重，发热轻，无汗，鼻塞流清涕，口不渴，咳吐稀白痰者不宜用。

2. 阴虚火旺之喉痹、乳蛾者不宜用。

3. 忌烟酒及辛辣、生冷、油腻食物。

【用法用量】开水冲服。一次 5~10g（含糖型），或一次 3~16g（无糖型），一日 3~4 次。

（二）消化系统（通便剂、消食导滞剂、健脾和胃剂、疏肝理气剂、清热泻火剂、清热祛湿剂）

◆通便剂

便通胶囊

【药物组成】白术（炒）、肉苁蓉、当归、桑葚、芦荟等。

【功能主治】健脾益肾，润肠通便。用于脾肾不足，肠腑气滞所致的虚秘。症见大便秘结或排便乏力，神疲气短，头晕目眩，腰膝酸软等，以及原发性习惯性便秘、肛周疾患所引起的便秘见以上证候者。

【禁忌】孕妇禁服，实热便秘者禁服。

【用法用量】口服。一次 3 粒（每粒 0.35g），一日 2 次，或遵医嘱。

麻仁润肠丸

【药物组成】火麻仁、大黄、苦杏仁（去皮炒）、白芍、陈皮、木香。

【功能主治】润肠通便。用于肠胃积热，胸腹胀满，大便秘结。

【禁忌】

1. 孕妇禁用。

2. 严重气质性病变引起的排便困难，如结肠癌、严重的肠道憩室、肠梗阻及炎症性肠病等患者禁用。

【注意事项】

1. 虚寒性便秘不宜用。

2. 月经期慎用。

3. 忌食生冷、油腻、辛辣食物。

4. 有慢性病史者、小儿及年老体虚者不宜长期服用。

5. 服药后大便次数过多，大便偏稀，可酌情减量或停服。

【用法用量】 口服。一次 1~2 丸，一日 2 次。

苁蓉润肠口服液

【药物组成】 黄芪、肉苁蓉、白术、太子参等。

【功能主治】 益气养阴，健脾滋肾，润肠通便。用于气阴两虚，脾肾不足，大肠失于濡润而致的虚症便秘。

【用法用量】 口服。一次 20ml（1 支），一日 3 次，或遵医嘱。

◆消食导滞剂

保和丸

【药物组成】 山楂（焦）、六神曲（炒）、莱菔子（炒）、麦芽（炒）、半夏（制）、陈皮、茯苓、连翘。

【功能主治】 消食，导滞，和胃。用于食积停滞，脘腹胀满，嗳腐吞酸，不欲饮食。

【注意事项】

1. 哺乳期妇女慎用。

2. 身体虚弱或老年人不宜长期服用。

3. 因肝病或心肾功能不全所致之不欲饮食，脘腹胀满者不宜用。

4. 服药期间饮食宜清淡，忌生冷、油腻食物。

【用法用量】 口服。水丸一次 6~9g，一日 2 次。

四磨汤口服液

【药物组成】 木香、枳壳、乌药、槟榔。

【功能主治】 顺气降逆，消积止痛。用于婴幼儿乳食内滞证、食积证，症见腹胀、腹痛、啼哭不安、厌食纳差、腹泻或便秘；中老年气滞、食积证，症见脘腹胀满、腹痛、便秘；以及腹部手术后促进肠胃功能的恢复。

【禁忌】 孕妇、肠梗阻、肠道肿瘤、消化道术后禁用。

【用法用量】 口服。成人一次 20ml，一日 3 次；新生儿一次 3~5ml，一日 3 次；幼儿一次 10ml，一日 3 次。

◆ 健脾和胃剂

附子理中丸

【药物组成】 附子（制）、干姜、党参、白术（炒）、甘草。

【功能主治】 温中健脾。用于脾胃虚寒，脘腹冷痛，呕吐泄泻，手足不温。

【注意事项】

1. 大肠湿热泄泻者不宜用。

2. 急性肠胃炎，泄泻兼有大便不畅，肛门灼热者不宜用。

3. 孕妇慎用。

4. 服药期间忌生冷、油腻之品。

5. 本品中有附子，服药后如有高血压增高、头痛、心悸等症状，应立即停药，去医院就诊。

6. 小儿应在医师指导下服用。

【用法用量】 口服。一次 1 丸，一日 2～3 次。

补中益气丸

【药物组成】 炙黄芪、党参、白术（炒）、升麻、柴胡、陈皮、当归、炙甘草。

【功能主治】 补中益气，升阳举陷。用于脾胃虚弱、中气下陷所致的泄泻、脱肛、阴挺，症见体倦乏力、食少腹胀、便溏久泻、肛门下坠或脱肛、子宫脱垂。

【注意事项】

1. 有恶寒发热表证时不宜用。

2. 宜空腹或饭前服，亦可在进食时同服。

3. 服药期间忌生冷油腻食物。

4. 高血压患者慎服。

【用法用量】 口服。水丸一次 6g，一日 2～3 次。

香砂六君丸

【药物组成】 党参、白术（炒）、茯苓、陈皮、木香、半夏（制）、砂仁、炙甘草。

【功能主治】 益气健脾，和胃。用于脾虚气滞，消化不良，嗳气食少，脘腹胀满，大便溏泄。

【注意事项】

1. 阴虚内热及湿热证者不宜用。

2. 口干、舌少津、大便干者不宜用。

3. 急性胃肠炎，主要表现为恶心、呕吐、大便水泻频频，脘腹作痛者不宜用。

4. 孕妇慎用。

5. 忌食生冷、油腻及刺激性食物。

【用法用量】 口服。水丸一次 6～9g，一日 2～3 次。

◆疏肝理气剂

加味逍遥丸

【药物组成】柴胡（酒制）、当归、白芍（酒炒）、栀子（炒焦）、牡丹皮、白术（土炒）、茯苓、甘草（蜜炙）、薄荷。

【功能主治】舒肝解郁，清热调经。用于肝郁化火，胸胁胀痛，烦闷急躁，颊赤口干，食欲不振或有潮热，以及妇女月经先期，经行不畅，乳房与少腹胀痛。

【注意事项】

1. 孕妇、妇女月经期慎用。

2. 服药期间饮食宜清淡，忌生冷及油腻食物。

3. 服药期间保持心情舒畅。

【用法用量】口服。一次 6g，一日 2 次。用温水分次送服。

气滞胃痛颗粒

【药物组成】柴胡、香附（炙）、白芍、延胡索（炙）、枳壳、炙甘草。

【功能主治】舒肝理气，和胃止痛。用于肝郁气滞，胸痞胀满，胃脘疼痛。

【注意事项】

1. 肝胃郁火、胃阴不足所致胃痛者慎用。

2. 本品含活血行气之品，孕妇慎用。

3. 服药期间忌辛辣、油炸食物。

4. 服药期间宜保持心情舒畅。

【用法用量】开水冲服。一次 5g，一日 3 次。

舒肝和胃丸

【药物组成】香附（醋制）、白芍、佛手、木香、郁金、柴胡、白术（炒）、陈皮、广藿香、槟榔（炒焦）等 13 味。

【功能主治】舒肝解郁，和胃止痛。用于肝胃不和，两胁胀满，胃脘疼痛，食欲不振，呃逆呕吐，大便失调。

【用法用量】口服。一次 2 丸，一日 2 次。

◆清热泻火剂

黄连上清丸

【药物组成】黄连、黄芩、黄柏（酒炒）、石膏、栀子（姜制）、大黄（酒制）、连翘、菊花、荆芥穗、白芷、蔓荆子（炒）、川芎、防风、薄荷、旋覆花、桔梗、甘草。

【功能主治】散风清热，泻火止痛。用于风热上攻、肺胃热盛所致的头晕目眩、暴发火眼、牙齿疼痛、口舌生疮、咽喉肿痛、耳痛耳鸣、大便秘结、小便短赤。

【注意事项】

1. 本品清实热火毒，阴虚火旺者慎用。

2. 本品苦寒，易伤胃气，脾胃虚寒者慎用。

3. 过敏体质者慎用。

4. 服药期间饮食宜清淡，忌食辛辣刺激等食物。

5. 不宜在服药期间同时服用温补性中成药。

【用法用量】口服。大蜜丸一次 1～2 丸，一日 2 次。

牛黄解毒丸（片）

【药物组成】人工牛黄、石膏、黄芩、大黄、雄黄、冰片、桔梗、甘草。

【功能主治】清热解毒。用于火热内盛，咽喉肿痛，牙龈肿痛，口舌生疮，目赤肿痛。

【注意事项】

1. 阴虚火旺所致口疮、牙痛、喉痹者不宜用。

2. 本品苦寒泄降，脾胃虚弱者慎用。

3. 过敏体质者慎用。

4. 因方中含有雄黄，故不宜过量、久服。

5. 忌烟、酒及辛辣、油腻食物。

6. 不宜在服药期间同时服用滋补性中药。

【用法用量】口服。大蜜丸一次 1 丸，一日 2~3 次。片剂一次 3 片，一日 2~3 次。

牛黄上清丸

【药物组成】人工牛黄、菊花、连翘、荆芥穗、白芷、薄荷、黄芩、黄连、黄柏、大黄、栀子、石膏、赤芍、地黄、当归、川芎、冰片、桔梗、甘草。

【功能主治】清热泻火，散风止痛。用于热毒内盛、风火上攻所致的头痛眩晕、目赤耳鸣、咽喉肿痛、口舌生疮、牙龈肿痛、大便燥结。

【注意事项】

1. 阴虚火旺所致的头痛眩晕，牙痛咽痛不宜用。

2. 孕妇慎服。

3. 本品寒凉，易伤胃气，小儿、年老体弱、大便溏软者慎服。

4. 服药期间饮食宜清淡，忌食辛辣油腻食物。

5. 不宜在服药期间同时服用温补性中成药。

6. 用本品治疗喉痹，口疮，口糜，牙宣，牙痛时，可配合使用外用药物，以增强疗效。

7. 注意保持口腔清洁卫生，经常漱口，以减少邪毒滞留。

【用法用量】口服。大蜜丸一次 1 丸，一日 2 次。

◆ **清热祛湿剂**

消炎利胆片

【药物组成】溪黄草、穿心莲、苦木。

【功能主治】清热，祛湿，利胆。用于肝胆湿热所致的胁痛、口苦；急性胆囊炎、胆管炎见上述证候者。

【注意事项】

1. 本品药性苦寒，脾胃虚寒者慎用。

2. 孕妇慎用。

3. 慢性胆囊炎及胆石症不属急性发作期慎用。

4. 服药期间饮食宜清淡，忌食辛辣油腻之品，并戒酒。

5. 本品所含苦木有一定毒性，不宜过量、久服。

6. 用于治疗急性胆囊炎感染时，应密切观察病情变化，若发热、黄疸、上腹痛等症状加重时，应及时请外科处理。

【用法用量】口服。一次 2 片（薄膜衣小片，0.26g，相当于饮片 2.6g），一日 3 次。

茵栀黄颗粒

【药物组成】茵陈提取物、栀子提取物、黄芩苷、金银花提取物。

【功能主治】清热解毒，利湿退黄。用于肝胆湿热所致的黄疸，症见面目悉黄、胸胁胀痛、恶心呕吐、小便黄赤；急、慢性肝炎见上述证候者。

【注意事项】

1. 寒湿所发黄疸，症见黄色晦暗，肢凉怕冷，大便溏泄者不宜用。

2. 本品不宜用于肝衰竭的黄疸，梗阻性黄疸以及残留黄疸。

3. 自身免疫性肝炎、原发性胆汁性肝硬化和原发性硬化性胆管炎的黄疸应慎用。

4. 妊娠及哺乳期妇女慎用。

【用法用量】口服。一次 3g，一日 3 次。

八宝丹胶囊

【药物组成】 牛黄、蛇胆、羚羊角、珍珠、三七、麝香等。

【功能主治】 清利湿热，活血解毒，去黄止痛。适用于湿热蕴结所致发热，黄疸，小便黄赤，恶心呕吐，纳呆，胁痛腹胀，舌苔黄腻或厚腻干白，或湿热下注所致尿道灼热刺痛、小腹胀痛，以及传染性病毒性肝炎、急性胆囊炎、急性泌尿系感染等见有上述证候者。

【禁忌】 妊娠期妇女禁用。

【用法用量】 口服。1～8岁，一次0.15～0.3g；8岁以上一次0.6g，一日2～3次。

（三）心血管系统（益气复脉剂、活血祛瘀剂、宽胸理气剂、平肝降压剂、化浊降脂剂）

◆ 益气复脉剂

参麦注射液

【药物组成】 红参、麦冬。

【功能主治】 益气固脱，养阴生津，生脉。用于治疗气阴两虚型之休克、冠心病、病毒性心肌炎、慢性肺心病、粒细胞减少症。能提高肿瘤病人的免疫机能，与化疗药物合用时，有一定的增效作用，并能减少化疗药物所引起的毒副作用。

【注意事项】

1. 不能与其他药物混用或同时滴注。

2. 使用前应对光检查，药液出现浑浊、沉淀、变色、漏气等现象不能使用。

【用法用量】 肌内注射：一次2～4ml，一日1次。静脉滴注：一次10～60ml（用5%葡萄糖注射液250～500ml稀释后应用）或遵医嘱。

生脉饮口服液

【药物组成】红参、麦冬、五味子。

【功能主治】益气复脉，养阴生津。用于气阴两亏，心悸气短，脉微自汗。

【注意事项】

1. 脾胃虚弱，呕吐泄泻，腹胀便溏，咳嗽痰多者慎用。

2. 感冒患者不宜用。

3. 服用本品同时不宜服用藜芦、五灵脂、皂荚或其制剂。

4. 宜饭前服用。

5. 服药期间饮食宜清淡，忌辛辣、油腻之物。

6. 在治疗期间，心绞痛持续发作，宜加用硝酸酯类药。若出现剧烈心绞痛，心肌梗死，若见有气促、汗出、面色苍白者，应及时急诊救治。

【用法用量】口服。一次 10ml，一日 3 次。

稳心颗粒

【药物组成】党参、黄精、三七、琥珀、甘松。

【功能主治】益气养阴，定悸复脉，活血化瘀。主治气阴两虚兼心脉瘀阻所致的心悸不宁、气短乏力、头晕心悸、胸闷胸痛，适用于心律失常，室性早搏，房性早搏等属上述证候者。

【注意事项】孕妇慎用。

【用法用量】口服。每次 1 袋（9g），每日 3 次。

◆ 活血祛瘀剂

丹参注射液

【药物组成】丹参。

【功能主治】活血化瘀。用于瘀血闭阻所致的胸痹，症见胸部疼痛、痛处固定、舌质紫暗；冠心病心绞痛见上述证候者。

【注意事项】

1. 孕妇慎用。

2. 不能与普萘洛尔、维生素 C 等注射剂混合使用，以免产生混浊或沉淀。

3. 服药期间饮食宜清淡，忌辛辣、油腻食物。

4. 在治疗期间，心绞痛持续发作，宜加用硝酸酯类药。若出现剧烈心绞痛，或见气促、汗出、面色苍白者，心肌梗死，应及时急诊救治。

5. 药物有沉淀、混浊、变质者严禁使用。

6. 本品不能与其他药物在同一容器中混合使用。

【用法用量】 肌内注射：一次 2~4ml，一日 1~2 次。静脉注射：一次 4ml（用 50% 葡萄糖注射液 20ml 稀释后使用），一日 1~2 次。静脉滴注：一次 10~20ml（用 5% 葡萄糖注射液 100~500ml 稀释后使用），一日 1 次。或遵医嘱。

复方丹参滴丸

【药物组成】 丹参、三七、冰片。

【功能主治】 活血化瘀，理气止痛。用于气滞血瘀所致的胸痹，症见胸闷、心前区刺痛；冠心病心绞痛见上述证候者。

【注意事项】

1. 寒凝血瘀胸痹心痛者不宜用。

2. 本品含有活血化瘀药，妇女月经期慎用。

3. 肝肾功能异常者慎用。

4. 个别人服药后胃脘不适，宜饭后服用。

5. 饮食宜清淡、低盐、低脂。忌生冷、辛辣、油腻之品，忌烟酒、浓茶。

6. 治疗期间，心绞痛持续发作，宜加用硝酸酯类药。如果出现剧烈心绞痛、心肌梗死等，应及时救治。

【用法用量】吞服或舌下含服。一次 10 丸，一日 3 次。28 天为一疗程或遵医嘱。

血府逐瘀胶囊

【药物组成】桃仁（炒）、红花、地黄、川芎、赤芍、当归、牛膝、柴胡、桔梗、枳壳（麸炒）、甘草。

【功能主治】活血祛瘀，行气止痛。用于气滞血瘀所致的胸痹、头痛日久、痛如针刺而有定处、内热烦闷、心悸失眠、急躁易怒。

【注意事项】

1. 体弱无瘀者不宜用。

2. 气虚血瘀者慎用。

3. 服药期间饮食宜清淡，忌生冷、油腻食物。

4. 在治疗期间，若心痛持续发作，宜加用硝酸酯类药。如出现剧烈心绞痛，心肌梗死，应及时急诊救治。

【用法用量】口服。一次 6 粒，一日 2 次，一个月为一疗程。

速效救心丸

【药物组成】川芎、冰片。

【功能主治】行气活血，祛瘀止痛，增加冠脉血流量，缓解心绞痛。用于气滞血瘀型冠心病，心绞痛。

【注意事项】

1. 寒凝血瘀，阴虚血瘀胸痹心痛不宜单用。

2. 伴有中重度心力衰竭的心肌缺血者慎用。

3. 忌食生冷、辛辣、油腻之品，忌烟酒、浓茶。

4. 在治疗期间，心绞痛持续发作，宜加用硝酸酯类药。如果出现剧烈心绞痛、心肌梗死等，应及时救治。

【用量用法】含服。一次 4 ~ 6 粒，一日 3 次；急性发作时，一次 10~15 粒。

通心络胶囊

【药物组成】人参、水蛭、土鳖虫、赤芍、乳香（制）、降香、全蝎、蜈蚣、檀香、冰片、蝉蜕、酸枣仁（炒）。

【功能主治】益气活血，通络止痛。用于冠心病心绞痛属心气虚乏、血瘀络阻证。症见胸部憋闷、刺痛、绞痛，固定不移、心悸自汗、气短乏力、舌质紫暗或有瘀斑、脉细涩或结代。亦用于气虚血瘀络阻型中风病，症见半身不遂或偏身麻木、口舌㖞斜、言语不利。

【注意事项】

1. 一般宜饭后服用。

2. 保持心情舒畅。

3. 在治疗期间，心绞痛持续发作，应及时就诊。

【用法用量】口服。一次 2~4 粒，一日 3 次。

◆ 宽胸理气剂

麝香保心丸

【药物组成】人工麝香、人参、肉桂、蟾酥、苏合香、人工牛黄、冰片。

【功能主治】芳香温通，益气强心。用于气滞血瘀所致的胸痹，症见心前区疼痛、固定不移；心肌缺血所致的心绞痛、心肌梗死见上述证候者。

【注意事项】

1. 本品中含有蟾酥，不宜过用久用。

2. 本品具有强心作用，不宜与洋地黄类药物同用。

3. 心绞痛持续发作，服药后不能缓解时，应加用硝酸甘油等药物。如出现剧烈心绞痛，心肌梗死，应及时急诊救治。

4. 饮食宜清淡、低盐、低脂，忌生冷、辛辣、油腻之品。忌烟酒。

【用法用量】口服。一次 1～2 丸，一日 3 次；或症状发作时服用。

冠心苏合丸

【药物组成】苏合香、冰片、乳香（制）、檀香、土木香。

【功能主治】理气，宽胸，止痛。用于寒凝气滞、心脉不通所致的胸痹，症见胸闷、心前区疼痛；冠心病心绞痛见上述证候者。

【注意事项】

1. 热郁神昏、气虚津伤者不宜用。

2. 本品属温开，阴虚血瘀、痰瘀互阻所致胸痹者不宜用。

3. 本品多为芳香开窍药，不宜长期服用。

4. 苏合香、冰片对胃黏膜有一定刺激作用，胃炎、胃溃疡、食管炎者慎用。

5. 服药期间忌食生冷、辛辣、油腻之品，忌烟酒、浓茶。

6. 在治疗期间，心绞痛持续发作，宜加用硝酸酯类药。如果出现剧烈心绞痛、心肌梗死等，应及时救治。

【用量用法】口服。大蜜丸一次 1 丸，一日 1～3 次；或遵医嘱。

◆ 平肝降压剂

松龄血脉康胶囊

【药物组成】鲜松叶、葛根、珍珠层粉。

【功能主治】平肝潜阳，镇心安神。用于肝阳上亢所致的头痛，眩晕，急躁易怒，心悸，失眠；高血压病及原发性高脂血症见上述证候者。

【注意事项】

1. 气血不足证者慎用。

2. 服药期间忌辛辣、生冷、油腻食物。

3. 高血压持续不降者及出现高血压危象者应及时到医院就诊。

【用法用量】 口服。一次 3 粒，一日 3 次，或遵医嘱。

牛黄降压丸

【药物组成】 羚羊角、珍珠、水牛角浓缩粉、人工牛黄、冰片、白芍、党参、黄芪、决明子、川芎、黄芩提取物、甘松、薄荷、郁金。辅料为蜂蜜。

【功能主治】 清心化痰，平肝安神。本品用于心肝火旺、痰热壅盛所致的头晕目眩、头痛失眠、烦躁不安；高血压病见上述证候者。

【注意事项】 孕妇慎用。

【用法用量】 口服。一次 1~2 丸，一日 1 次。

愈风宁心片

【药物组成】 葛根。

【功能主治】 解痉止痛，增强脑及冠脉血流量。用于高血压头晕、头痛，颈项疼痛，冠心病，心绞痛，神经性头痛，早期突发性耳聋等病症。

【注意事项】 孕妇慎用。

【用法用量】 口服。一次 5 片，一日 3 次。

◆化浊降脂剂

荷丹片

【药物组成】 荷叶、丹参、山楂、番泻叶、补骨脂（盐炒）。

【功能主治】 化痰降浊，活血化瘀。用于高脂血症属痰浊扶瘀证候者。

【注意事项】 脾胃虚寒、便溏者忌服。孕妇禁服。

【用法用量】 口服。一次2片，一日3次。饭前服用。

血脂康胶囊

【药物组成】 红曲。

【功能主治】 化浊降脂，活血化瘀，健脾消食。用于痰阻血瘀所致的高脂血症，症见气短、乏力、头晕、头痛、胸闷、腹胀、食少纳呆；也可用于高脂血症及动脉粥样硬化所致的其他心脑血管疾病的辅助治疗。

【注意事项】

1. 治疗期间，饮食宜清淡，忌油腻食物。

2. 用药期间应定期检查血脂、血清氨基转移酶和肌酸磷酸激酶；有肝病史者服用本品尤其要注意肝功能的监测。

3. 用药期间，如发生血清氨基转移酶增高达正常高限3倍，或血清肌酸磷酸激酶显著增高时，应停用本品。

4. 不推荐孕妇及哺乳期妇女使用。

【用法用量】 口服。一次2粒，一日2次。早晚饭后服用。轻、中度患者一日2粒。晚饭后服用，或遵医嘱。

血滞通胶囊

【药物组成】 薤白。

【功能主治】 通阳散结，行气导滞。本品用于高脂血症血瘀痰阻所致的胸闷、乏力、腹胀等。

【用法用量】 口服。一次2粒，一日3次，4周为一疗程或遵医嘱。

（四）神经系统（开窍剂、祛风通络剂、安神剂）

◆开窍剂

清开灵注射液

【药物组成】胆酸、猪去氧胆酸、黄芩苷、水牛角（粉）、金银花、板蓝根、栀子、珍珠母（粉）。

【功能主治】清热解毒，化痰通络，醒神开窍。用于热病，神昏，中风偏瘫，神志不清；急性肝炎、上呼吸道感染、肺炎、脑血栓形成、脑出血见上述证候者。

【注意事项】

1. 有表证恶寒发热者慎用。

2. 有药物过敏史者慎用。

3. 如出现过敏反应应及时停药并做脱敏处理。

4. 本品如产生沉淀或浑浊时不得使用。如经 10% 葡萄糖或氯化钠注射液稀释后，出现混浊亦不得使用。

5. 药物配伍到目前为止，已确认清开灵注射液不能与硫酸庆大霉素、青霉素 G 钾、肾上腺素、阿拉明、乳糖酸红霉素、多巴胺、山梗菜碱、硫酸美芬丁胺等药物配伍使用。

6. 清开灵注射液稀释以后，必须在 4 小时以内使用。

7. 输液速度注意滴速勿快，儿童以 20~40 滴/分钟为宜，成年人以 40~60 滴/分钟为宜。

8. 除按〔用法用量〕中说明使用以外，还可用 5% 葡萄糖注射液、氯化钠注射液按每 10ml 药液加入 100ml 溶液稀释后使用。

9. 本品不能与其他注射剂混合用。

【用法用量】肌内注射：一日 2~4ml。重症患者静脉滴注，一日 20~40ml，以 10% 葡萄糖注射液 200ml 或氯化钠注射液 100ml 稀释后使用。

安宫牛黄丸

【药物组成】 牛黄、水牛角浓缩粉、麝香、黄连、黄芩、栀子、雄黄、冰片、郁金、朱砂、珍珠。

【功能主治】 清热解毒，镇惊开窍。用于热病，邪入心包，高热惊厥，神昏谵语；中风昏迷及脑炎、脑膜炎、中毒性脑病、脑出血、败血症等见上述症状者。

【注意事项】

1. 中风脱证神昏，舌苔白腻，寒痰阻窍者不宜用。

2. 本品含朱砂、雄黄，不宜过量久服，神志清醒后当停用。

3. 本品含有雄黄，不宜与硝酸盐、硫酸盐类同服。

4. 肝肾功能不全者慎用。

5. 服药期间饮食宜清淡，忌食辛辣油腻之品。

6. 在治疗过程中如出现肢寒畏冷，面色苍白，冷汗不止，脉微欲绝，由闭证变为脱证时，应立即停药。

7. 高热神昏，中风昏迷等口服本品困难者，当鼻饲给药。

【用法用量】 口服。一次 1 丸，一日 1 次；小儿三岁以内一次 1/4 丸，四岁至六岁一次 1/2 丸，一日 1 次；或遵医嘱。

苏合香丸

【药物组成】 苏合香、安息香、麝香、冰片、沉香、檀香、木香、香附、乳香（制）、丁香、荜茇、白术、朱砂、水牛角浓缩粉、诃子肉。

【功能主治】 芳香开窍，行气止痛。用于痰迷心窍所致的痰厥昏迷，中风偏瘫，肢体不利以及中暑，心胃气痛。

【注意事项】

1. 热病、阳闭、脱证不宜用。

2. 中风正气不足者慎用，或配合扶正中药服用。

3. 服药期间饮食宜清淡，忌辛辣、油腻食物。

4. 本品香燥药物过多，易耗散正气，故不宜久服。

5. 急性脑血管病服用本品，应结合其他抢救措施。

6. 对中风昏迷者，应鼻饲给药。

【用法用量】口服。一次1丸，每日1~2次。

◆祛风通络剂

天丹通络胶囊

【药物组成】川芎、豨莶草、丹参、水蛭、天麻、槐花、石菖蒲、人工牛黄、黄芪、牛膝。

【功能主治】活血通络，熄风化痰。用于脑梗死急性期、恢复早期，属中医中经络风痰瘀血痹阻脉络者，症见半身不遂、口舌歪斜、偏身麻木、语言謇塞等。

【注意事项】

1. 脑出血患者急性期禁用。

2. 忌食生冷、辛辣、油腻的食物。

【用法用量】口服。一次5粒（每粒0.4g），一日3次。

华佗再造丸

【药物组成】川芎、吴茱萸、冰片等。

【功能主治】活血化瘀，化痰通络，行气止痛。用于痰瘀阻络之中风恢复期和后遗症，症见半身不遂，拘挛麻木，口眼歪斜，言语不清。

【禁忌】

1. 孕妇禁用。

2. 脑出血急性期禁用。

【注意事项】

1. 中风痰热壅盛证，表现为面红目赤，大便秘结者不宜用。

2. 平素大便干燥者慎服。

3. 服药期间，忌辛辣、生冷、油腻食物。

【用法用量】口服。一次 4～8g，一日 2～3 次，重症一次 8～16g，或遵医嘱。

血塞通注射液

【药物组成】三七总皂苷。

【功能主治】活血祛瘀，通脉活络。用于瘀血阻络所致的中风偏瘫、肢体活动不利、口眼㖞斜，胸痹心痛、胸闷气憋；中风后遗症、视网膜中央静脉阻塞见上述证候者。

【注意事项】孕妇慎用。

【用法用量】肌内注射：一次 100mg，一日 1～2 次。静脉滴注：一次 200～400mg，以 5%～10% 葡萄糖注射液 250～500ml 稀释后缓缓滴注，一日 1 次。

通塞脉片

【药物组成】黄芪、当归、党参、玄参、金银花、石斛、牛膝、甘草。

【功能主治】益气养阴，活血化瘀，用于轻中度动脉粥样硬化性血栓性脑梗死（缺血性中风中经络）恢复期气虚血瘀症，症状表现为半身不遂；偏身麻木；口眼歪斜；言语不利；肢体感觉减退或消失等；用于血栓性脉管炎（脱疽）的热毒证。

【用法用量】口服。一次 5～6 片，一日 3 次。

◆安神剂

天王补心丸

【药物组成】地黄、天冬、麦冬、酸枣仁（炒）、柏子仁、当归、党参、五味子、茯苓、远志（制）、石菖蒲、玄参、丹参、朱砂、桔梗、甘草。

【功能主治】滋阴养血，补心安神。用于心阴不足，心悸健忘，失眠多梦，大便干燥。

【注意事项】

1. 脾胃虚寒者不宜用。

2. 本品含朱砂，不宜长期服用，不可与溴化物、碘化物药物同用。

3. 睡前不易饮用浓茶、咖啡等刺激性饮品。

4. 严重心律失常者，冠心病发病严重者，心肌炎发作急性期者，当及时做心电图或动态心电图，或采取妥善的救治措施。

【用法用量】口服。大蜜丸一次 1 丸，一日 2 次。

心神宁片

【药物组成】酸枣仁（炒）、远志、茯苓、栀子、甘草、六神曲。

【功能主治】养血除烦，宁心安神。用于心肝血虚所致的失眠多梦，烦躁而惊，疲倦食少。

【用法用量】口服。一次 4~6 片，一日 3 次。

安神健脑液

【药物组成】人参、五味子（醋炙）、麦冬、枸杞子、丹参、浮小麦。

【功能主治】生精补髓，益气养血，强脑安神。用于肾精不足、气血两亏所致的头晕、乏力、健忘、失眠；神经衰弱症见上述证候者。

【用法用量】口服。一次 10ml，一日 3 次。

（五）泌尿生殖系统（清热通淋剂、温阳利水剂、益肾通淋剂、化瘀通淋剂、补肾缩尿剂、滋阴补肾剂、温补肾阳剂、补肾益精剂）

◆清热通淋剂

八正片

【药物组成】瞿麦、车前子、萹蓄、大黄、栀子、川木通、滑石、甘草、灯芯草。

【功能主治】清热、利尿、通淋。用于湿热下注，小便短赤、淋漓涩痛，口燥咽干。用于尿道炎、膀胱炎、盆腔炎、阴道炎、尿路结石、前列腺炎、急慢性肾盂肾炎、急性肾炎、淋病、产后及术后尿潴留等。症见小便短少、尿急、尿频尿时涩痛、淋漓不畅、余沥不尽、甚或腰及小腹部胀满疼痛、小便发黄、浑浊、带脓、带血、或有沙石、阴部瘙痒，舌苔黄腻，脉象滑数者。

【注意事项】孕妇、绞窄性肠梗阻患者及结、直肠黑变病患者禁用。

【用法用量】口服。一次 3~4 片（每片 0.6g），一日 3 次。

排石颗粒

【药物组成】连钱草、车前子（盐炒）、木通、徐长卿、石韦、瞿麦、忍冬藤、滑石、苘麻子、甘草。

【功能主治】清热利水，通淋排石。用于下焦湿热所致的石淋，症见腰腹疼痛，排尿不畅或伴有血尿，泌尿系结石见上述证候者。

【注意事项】

1. 双肾结石或结石直径≥1.5cm 或结石嵌顿时间长的患

者忌用。

2. 孕妇忌用。

【用法用量】开水冲服。一次 1 袋（每袋 10g），一日 3 次；或遵医嘱。

◆ 温阳利水剂

五苓胶囊

【药物组成】泽泻、茯苓、猪苓、白术（炒）、肉桂。

【功能主治】温阳化气，利湿行水。用于阳不化气、水湿内停所致的水肿，症见小便不利、水肿腹胀、呕逆泄泻、渴不思饮。

【注意事项】

1. 湿热下注，气滞水停，风水泛溢所致水肿不宜用。

2. 阴虚津液不足之口渴、小便不利者不宜用。

3. 痰热犯肺，气喘咳嗽者不宜用。

4. 湿热下注，伤食所致泄泻者不宜用。

5. 本品含温热及渗利药物，孕妇慎用。

6. 服药期间饮食宜清淡，忌辛辣、油腻和煎炸类食物。

【用法用量】口服。一次 3 粒（每粒 0.45g），一日 2 次。

◆ 益肾通淋剂

普乐安片

【药物组成】油菜花花粉。

【功能主治】补肾固本。用于肾气不固所致的癃闭，症见腰膝痠软、排尿不畅、尿后余沥；慢性前列腺炎及前列腺增生症见上述证候者。

【注意事项】

1. 感冒发热患者不宜用。

2. 过敏体质者慎用。

3. 本品宜饭前服用。

4. 服药期间忌辛辣、生冷、油腻食物。忌烟酒。

【用法用量】口服。一次 3～4 片（每片 0.57g），一日 3 次。

◆ 化瘀通淋剂

癃闭舒胶囊

【药物组成】补骨脂、益母草、琥珀、金钱草、海金沙、山慈菇。

【功能主治】益肾活血，清热通淋。用于肾气不足、湿热瘀阻所致的癃闭，症见腰膝酸软、尿频、尿急、尿痛、尿线细、伴小腹拘急疼痛；前列腺增生症见上述证候者。

【注意事项】

1. 肺热壅盛，肝郁气滞，脾虚气陷所致的癃闭不宜用。

2. 服药期间，忌辛辣、生冷、油腻食物。忌烟酒。

3. 个别患者服药后有轻微的口渴感，胃部不适、轻度腹泻不影响继续服药。

【用法用量】口服。一次 3 粒（每粒 0.3g），一日 2 次。

◆ 补肾缩尿剂

缩泉胶囊

【药物组成】益智仁（盐炒）、乌药、山药。

【功能主治】补肾缩尿。用于肾虚所致的小便频数、夜卧遗尿。

【注意事项】

1. 肝经湿热所致遗尿不宜用。

2. 感冒发热者不宜用。

3. 服药期间饮食宜清淡，忌饮酒、辛辣食物。

4. 宜饭前服用。

【用法用量】口服。成人每次 6 粒（每粒 0.3g），5 岁以上儿童每次 3 粒，一日 3 次。

◆ 滋阴补肾剂

六味地黄丸

【药物组成】熟地黄、山茱萸（制）、山药、泽泻、茯苓、牡丹皮。

【功能主治】滋阴补肾。用于肾阴亏损，头晕耳鸣，腰膝酸软，骨蒸潮热，盗汗遗精，消渴。

【注意事项】

1. 脾虚、气滞、食少纳呆者慎用。

2. 感冒者慎用。

3. 服药期间饮食宜清淡，忌辛辣、油腻之品。

【用法用量】口服。大蜜丸一次 1 丸，一日 2 次。

知柏地黄丸

【药物组成】熟地黄、山茱萸（制）、山药、知母、黄柏、茯苓、泽泻、牡丹皮。

【功能主治】滋阴降火。用于阴虚火旺，潮热盗汗，口干咽痛，耳鸣遗精，小便短赤。

【注意事项】

1. 气虚发热及实热者不宜用。

2. 脾虚便溏、气滞中满者不宜用。

3. 感冒者慎用。

4. 服药期间饮食宜清淡，忌辛辣、油腻之品。

【用法用量】口服。大蜜丸一次 1 丸，一日 2 次。

◆ 温补肾阳剂

金匮肾气丸

【药物组成】附子（炙）、桂枝、牛膝（去头）、地黄、山茱萸（酒炙）、山药、茯苓、泽泻、车前子（盐炙）、牡丹皮。

【功能主治】 温补肾阳，化气行水。用于肾虚水肿，腰膝酸软，小便不利，畏寒肢冷。

【注意事项】

1. 湿热壅盛，风水泛溢水肿者不宜用。

2. 本品含附子，不可过服、久服。

3. 服药期间饮食宜清淡，宜低盐饮食。

【用法用量】 口服。大蜜丸一次 1 丸，一日 2 次。

◆ 补肾益精剂

五子衍宗丸

【药物组成】 枸杞子、菟丝子（炒）、覆盆子、五味子（蒸）、车前子（盐炒）。

【功能主治】 补肾益精。用于肾虚精亏所致的阳痿不育、遗精早泄、腰痛、尿后余沥。

【注意事项】

1. 忌不易消化食物。

2. 治疗期间，宜节制房事。

3. 感冒发热者不宜服用。

【用法用量】 口服。水蜜丸一次 6g，一日 2 次。

（六）风湿、骨伤类疾病（祛风除湿剂、补肾壮骨剂、活血化瘀剂、外用药）

◆ 祛风除湿剂

风湿骨痛胶囊

【药物组成】 制川乌、制草乌、红花、木瓜、乌梅、麻黄、甘草。

【功能主治】温经散寒，通络止痛。用于寒湿闭阻经络所致的痹病，症见腰脊疼痛、四肢关节冷痛；风湿性关节炎见上述证候者。

【注意事项】

1. 服药后少数可见胃脘不舒，停药后可自行消失。

2. 服药期间注意血压变化。

3. 高血压、严重消化道疾病患者慎用。

【用法用量】口服。一次 2~4 粒（每粒 0.3g），一日 2 次。

风湿液

【药物组成】羌活、独活、防风、秦艽、当归、白芍、白术、鹿角胶、鳖甲胶、牛膝、川芎、木瓜、寄生、红花、甘草、红曲米。

【功能主治】补养肝肾，养血通络，祛风除湿。用于肝肾血亏、风寒湿痹引起的关节疼痛，四肢麻木，以及风湿、类风湿性疾病见上述证候者。

【注意事项】孕妇忌用。

【用法用量】口服。一次 10~15ml，一日 2~3 次。

虎力散片

【药物组成】制草乌、白云参、三七、断节参。

【功能主治】驱风除湿，舒筋活络，行瘀，消肿定痛。用于风湿麻木，筋骨疼痛，跌打损伤，创伤流血。

【注意事项】

1. 孕妇及哺乳期妇女禁服。

2. 严重心脏病，高血压，肝、肾疾病忌服。

3. 本品含乌头碱，应严格在医师指导下按规定量服用。不得任意增加服用量和服用时间。服药后如果出现唇舌发麻，头痛头昏、腹痛腹泻、心烦欲呕、呼吸困难等情况，应立即停药并到医院就医。

4. 不宜与含有贝母类、半夏、白及、白蔹、天花粉、瓜蒌的药物同用。

【用法用量】口服。一次 1 片（每片 0.5g），一日 1～2 次，开水或温酒送服。

◆补肾壮骨剂

尪痹颗粒

【药物组成】淫羊藿、续断、骨碎补、狗脊（制）、羊骨、附子（制）、独活、桂枝、防风、威灵仙、伸筋草、红花、皂刺、熟地黄、地黄、白芍、知母。

【功能主治】补肝肾，强筋骨，祛风湿，通经络。用于久痹体虚，关节疼痛，局部肿大、僵硬畸形，屈伸不利及类风湿关节炎见有上述证候者。

【注意事项】

1. 湿热实证慎用。

2. 孕妇慎用。

3. 服药期间忌生冷、油腻食物。

4. 有高血压、心脏病、肝病、肾病等慢性病严重患者应在医师指导下服用。

【用法用量】口服。一次 6g，一日 3 次。

仙灵骨葆胶囊

【药物组成】淫羊藿、续断、补骨脂、丹参、地黄、知母。

【功能主治】滋补肝肾，活血通络，强筋壮骨。用于肝肾不足，瘀血阻络所致骨质疏松症，症见腰脊疼痛，足膝酸软，乏力。

【注意事项】

1. 感冒时不宜服用。

2. 过敏体质者慎用。

3. 服药期间忌生冷、油腻食物。

4. 高血压、心脏病、糖尿病、肝病、肾病等慢性病严重者应在医师指导下服用。

【用法用量】 口服。一次 3 粒（每粒 0.5g），一日 2 次；4 ~ 6 周为一疗程，或遵医嘱。

◆活血化瘀剂

接骨七厘片

【药物组成】 自然铜（煅）、土鳖虫、骨碎补（烫）、乳香（炒）、没药（炒）、大黄（酒炒）、血竭、当归、硼砂。

【功能主治】 活血化瘀，接骨续筋。用于跌打损伤，闪腰岔气，骨折筋伤，瘀血肿痛。

【注意事项】

1. 有移位的骨折先复位固定后，再用药物治疗。

2. 本品含有乳香、没药，脾胃虚弱者慎用。

3. 服药期间忌生冷、油腻食物。

【用法用量】 口服。一次 5 片（每片相当于原生药量 0.3g），一日 2 次。黄酒送下。

伤科接骨片

【药物组成】 红花、土鳖虫、朱砂、马钱子粉、甜瓜子、鸡骨（炙）、自然铜（锻）、海星（炙）、乳香（炙）、没药（炙）、三七、冰片。

【功能主治】 活血化瘀，消肿止痛，舒筋壮骨。用于跌打损伤，闪腰岔气，筋伤骨折，瘀血肿痛。

【注意事项】

1. 有移位的骨折应先行复位固定后，再用药物治疗。

2. 本品含有乳香、没药，脾胃虚弱者慎用。

3. 用药期间忌食生冷油腻食物。

4. 本品不可随意增加服用量，必须增加时须遵医嘱。

5. 本品含马钱子，不可过服、久服。如出现中毒症状时，应立即停药并采取相应急救措施。

6. 运动员慎服。

【用法用量】 口服。成人一次 4 片，十岁至十四岁儿童一次 3 片，一日 3 次。温开水或黄酒送服。

云南白药散（胶囊）

【功能主治】 化瘀止血，活血止痛，解毒消肿。用于跌打损伤，瘀血肿痛，吐血，咳血，便血，痔血，崩漏下血，疮疡肿毒及软组织挫伤，闭合性骨折，支气管扩张及肺结核咳血，溃疡病出血，以及皮肤感染性疾病。

【注意事项】

1. 经期及哺乳期妇女慎用。

2. 服药 1 日内，忌食蚕豆、鱼类及酸冷食物。

【用法用量】 刀、枪、跌打诸伤，无论轻重，出血者用温开水送服；瘀血肿痛与未流血者用酒送服；妇科各症，用酒送服；但月经过多、红崩，用温水送服。毒疮初起，服 0.25g，另取药粉，用酒调匀，敷患处，只需内服。其他内出血各症均可内服。

凡遇较重的跌打损伤可先服保险子 1 粒，轻伤及其他病症不必服。

口服。散剂，一次 0.25 ~ 0.5g，一日 4 次（2 岁至 5 岁按 1/4 剂量服用；5 至 12 岁按 1/2 剂量服用）。

口服。胶囊剂，一次 1 ~ 2 粒，一日 4 次（2 岁至 5 岁按

1/4 剂量服用；6 至 12 岁按 1/2 剂量服用）。

舒筋活血丸

【药物组成】 土鳖虫、红花、桃仁、赤芍、三七、乳香（制）、苏木、自然铜（醋煅）、儿茶、马钱子（制）、牛膝、骨碎补、续断、熟地黄、当归、桂枝、白芷、大黄、栀子、冰片。

【功能主治】 舒筋通络，活血止痛。用于跌打损伤，闪腰岔气，筋断骨折，瘀血作痛。

【注意事项】

1. 脾胃虚弱者慎用。

2. 经期及哺乳期妇女慎用。

3. 不宜过量服用。

4. 忌食生冷、油腻之品。

【用法用量】 分次用黄酒或温开水送服。一次 1 丸，一日 2 次，或遵医嘱。

◆外用药

狗皮膏

【药物组成】 生川乌、生草乌、肉桂、官桂、羌活、独活、青风藤、香加皮、防风、铁丝威灵仙、苍术、蛇床子、麻黄、高良姜、小茴香、白芷、丁香、木瓜、油松节、当归、赤芍、苏木、大黄、续断、川芎、乳香、没药、冰片、樟脑。

【功能主治】 祛风散寒，活血止痛。用于风寒湿邪、气血瘀滞所致的痹病，症见四肢麻木、腰腿疼痛、筋脉拘挛；或跌打损伤、闪腰岔气、局部肿痛；或寒湿瘀滞所致的脘腹冷痛、行经腹痛、寒湿带下、积聚痞块。

【注意事项】

1. 风湿热痹，局部红肿热痛者不宜用。

2. 经期妇女、哺乳期妇女慎用。

3. 忌生冷、油腻食物。

4. 儿童、年老体弱者应在医师指导下使用。

5. 本品不宜长期或大面积使用，用药后皮肤过敏如出现瘙痒、皮疹等现象时，应停止使用。

【用法用量】外用。用生姜擦净患处皮肤，将膏药加温软化，贴于患处或穴位。

通络祛痛膏

【药物组成】当归、川芎、红花、山柰、花椒、胡椒、丁香、肉桂、荜茇、干姜、大黄、樟脑、冰片、薄荷脑。辅料为：橡胶、松香、氧化锌、羊毛脂、凡士林、液体石蜡、二甲基亚砜。

【功能主治】活血通络，散寒除湿，消肿止痛。用于腰部、膝部骨性关节炎属瘀血阻滞、寒湿阻络证，症见关节刺痛或钝痛，关节僵硬，屈伸不利，畏寒肢冷。

【注意事项】皮肤破损处忌用。

【用法用量】外贴患处。每次 1～2 贴，一日 1 次。

正骨水

【药物组成】九龙川、木香、海风藤、土鳖虫、豆豉姜、猪牙皂、香加皮、莪术、买麻藤、过江龙、香樟、徐长卿、降香、两面针、碎骨木、羊耳菊、虎杖、五味藤、千斤拔、朱砂根、横经席、穿壁风、鹰不扑、草乌、薄荷脑、樟脑。辅料：乙醇。

【功能主治】活血祛瘀，舒筋活络，消肿止痛。用于跌打扭伤以及体育运动前后消除疲劳。

【注意事项】孕妇、血虚无瘀者禁用。

【用法用量】用药液轻搽患处；重症者用药液湿透药棉敷

患处 1 小时，每日 2～3 次。

（七）肿瘤、内分泌系统疾病

消癌平滴丸

【药物组成】乌骨藤。

【功能主治】抗癌，消炎，平喘。用于食道癌、胃癌、肺癌、肝癌。对恶性淋巴癌、大肠癌、宫颈癌、白血病等恶性肿瘤亦有疗效。并可配合放疗、化疗和手术后治疗。并用于慢性气管炎、支气管哮喘。

【注意事项】孕妇忌服。

【用法用量】口服。一次 8～10 丸，一日 3 次。

化癥回生片

【药物组成】益母草、红花、花椒（炭）、水蛭（制）、当归、苏木、三棱（醋炙）、两头尖、川芎、降香、香附（醋炙）、人参、高良姜、姜黄、没药（醋炙）、苦杏仁（炒）、大黄、人工麝香、小茴香（盐炒）、桃仁、五灵脂（醋炙）、虻虫、鳖甲胶、丁香、延胡索（醋炙）、白芍、蒲黄（炭）、乳香（醋炙）、干漆（煅）、吴茱萸（甘草水炙）、阿魏、肉桂、艾叶（炙）、熟地黄、紫苏子 35 味。

【功能主治】消癥化瘀，用于癥积血瘀。用于原发性肝癌、消化道肿瘤、肺癌、脑癌、泌尿系肿瘤、恶性淋巴瘤及妇科恶性肿瘤等。

【注意事项】孕妇禁用。

【用法用量】口服。一次 5～6 片。一日 2 次。

贞芪扶正颗粒

【药物组成】黄芪、女贞子。

【功能主治】有提高人体免疫功能，保护骨髓和肾上腺皮质功能。用于各种疾病引起的虚损；配合手术、放射线、化学治疗，促进正常功能的恢复。

【用法用量】口服。一次1袋（每袋5g），一日2次。

参芪降糖颗粒

【药物组成】人参（茎叶）皂苷、五味子、黄芪、山药、地黄、覆盆子、麦冬、茯苓、天花粉、泽泻、枸杞子。

【功能主治】益气养阴，滋脾补肾。主治消渴症，用于2型糖尿病。

【注意事项】有实热证者禁用。

【用法用量】口服。一次1g（每袋重3克），一日3次，一个月为一个疗程。效果不显著或治疗前症状较重者，每次用量可达3g，一日3次。

二、妇科用药

妇科十味片

【药物组成】香附（醋炙）、当归、熟地黄、白芍、川芎、赤芍、元胡（醋炙）、白术、红枣、甘草、碳酸钙。

【功能主治】养血舒肝，调经止痛。用于血虚肝郁所致月经不调，痛经，月经前后诸证，症见经行后错，经水量少，有血块，经行小腹疼痛，血块排出痛减，经前双乳胀痛，烦躁，食欲不振。

【注意事项】

1. 感冒时不宜用。

2. 过敏体质者慎用。

3. 服药期间忌辛辣、生冷食物。

【用法用量】口服。一次4片，一日3次。

复方益母草膏

【药物组成】益母草、当归、川芎、白芍、地黄、木香。

【功能主治】调经养血，化瘀生新。用于血瘀气滞引起的月经不调，行经腹痛，量少色暗，午后作烧，产后瘀血不净。

【注意事项】孕妇忌服。

【用法用量】口服。一次 10～20g，一日 2～3 次。

妇科千金片

【药物组成】千斤拔、功劳木、单面针、穿心莲、党参、鸡血藤、当归、金樱根。

【功能主治】清热除湿，益气化瘀。用于湿热瘀阻所致的带下病、腹痛，症见带下量多，色黄质稠，臭秽，小腹疼痛，腰骶酸痛，神疲乏力；慢性盆腔炎、子宫内膜炎、慢性宫颈炎见有上述证候者。

【注意事项】

1. 气滞血瘀证、寒凝血瘀证者不宜用。

2. 糖尿病患者慎用。

3. 饮食宜清淡，忌辛辣厚味之品。

4. 青春期少女、哺乳期妇女应在医师指导下服用。

5. 过敏体质者慎用。

【用法用量】口服。一次 6 片，一日 3 次。用温水分次送服。

艾附暖宫丸

【药物组成】当归、地黄、白芍（酒炒）、川芎、炙黄芪、艾叶（炭）、吴茱萸（制）、肉桂、续断、香附（醋制）。

【功能主治】理气养血，暖宫调经。用于血虚气滞、下焦虚寒所致的月经不调、痛经，症见经行后错、经量少有血块、小腹疼痛、经行小腹冷痛喜热、腰膝痠痛。

【注意事项】

1. 热证、实证者不宜用。

2. 经行有块伴腹痛拒按或胸胁胀痛者不宜用。

3. 治疗痛经，宜在经前 3～5 天开始服药，连服 1 周。如有生育要求应在医师指导下服用。

4. 感冒时不宜用。

5. 服药期间忌食寒凉之品。

6. 过敏体质者慎用。

【用法用量】 口服。大蜜丸一次 1 丸，一日 2～3 次。

八珍益母胶囊

【药物组成】 益母草、熟地黄、当归、白芍（酒炒）、川芎、党参、白术（炒）、茯苓、甘草。

【功能主治】 益气养血，活血调经。用于气血两虚兼有血瘀所致的月经不调，症见月经周期错后、行经量少、淋沥不净、精神不振、肢体乏力。

【注意事项】

1. 肝肾不足，阴虚亏虚所致月经不调者不宜单用。

2. 感冒时不宜用。

3. 服药期间忌辛辣、生冷食物。

4. 过敏体质者慎用。

【用法用量】 口服。一次 3 粒（每粒 0.28g），一日 3 次。用温水送服。

乌鸡白凤丸

【药物组成】 乌鸡（去毛、爪、肠）、人参、黄芪、山药、熟地黄、当归、白芍、川芎、丹参、鹿角霜、鹿角胶、鳖甲（制）、地黄、天冬、香附（醋制）、银柴胡、芡实（炒）、桑螵蛸、牡蛎（煅）、甘草。

【功能主治】 补气养血，调经止带。用于气血两虚，身体瘦弱，腰膝痠软，月经不调，崩漏带下。

【注意事项】

1. 气滞血瘀或血热实证引起的月经不调或崩漏不宜用。

2. 经行有块伴腹痛拒按或胸胁胀痛者不宜用。

3. 感冒时不宜用。

4. 服本品时不宜同时服用藜芦、五灵脂、皂荚及其制剂。

5. 服药期间忌食辛辣、生冷食物。

6. 过敏体质者慎用。

【用法用量】 口服。大蜜丸一次 1 丸，一日 2 次。

坤宝丸

【药物组成】 女贞子（酒炙）、覆盆子、菟丝子、枸杞子、何首乌（黑豆酒炙）、龟甲、地骨皮、南沙参、麦冬、酸枣仁（炒）、黄芩、地黄、白芍、赤芍、当归、鸡血藤、珍珠母、石斛、菊花、墨旱莲、桑叶、白薇、知母。辅料为：炼蜜。

【功能主治】 滋补肝肾，镇静安神，养血通络。用于妇女绝经前后，肝肾阴虚引起的月经紊乱，潮热多汗，失眠健忘，心烦易怒，头晕耳鸣，咽干口渴，四肢酸楚，关节疼痛。

【注意事项】

1. 忌食辛辣，少进油腻。

2. 肾阳虚症状明显者，如表现形寒肢冷、大便溏薄、面浮肢肿等症，不宜服用。

3. 月经紊乱者，应在医师指导下服用。

【用法用量】 口服。一次 50 粒（每 100 粒重 10g），一日 2 次。

乳癖消片

【药物组成】 鹿角、鸡血藤、红花、三七、牡丹皮、赤芍、蒲公英、连翘、天花粉、玄参、夏枯草、漏芦、昆布、海藻、木香。

【功能主治】 软坚散结，活血消痈，清热解毒。用于痰热互结所致的乳癖、乳痛，症见乳房结节、数目不等、大小形态不一、质地柔软、或产后乳房结块、红热疼痛；乳腺增生，乳腺炎早期见上述证候者。

【注意事项】

1. 乳痈化脓者慎用。

2. 乳痈患者应保持乳汁通畅。

3. 忌辛辣、油腻、海鲜等食品。

4. 保持心情舒畅。

【用法用量】 口服。每次 5~6 片（每素片重 0.32g），一日 3 次。

保妇康栓

【药物组成】 莪术油、冰片。

【功能主治】 行气破瘀，生肌止痛。用于湿热瘀滞所致的带下病，症见带下量多、色黄、时有阴部瘙痒；霉菌性阴道炎、老年性阴道炎、宫颈糜烂见上述证候者。

【注意事项】

1. 对本品过敏者禁用。

2. 未婚妇女禁用。已婚妇女月经期、妊娠期及阴道局部有破损者禁用。

【用法用量】 阴道给药。洗净外阴部，将药片塞入阴道深部；或在医师指导下用药。每晚 1 片（每片重 2g）。

野菊花栓

【药物组成】 野菊花。

【功能主治】抗菌消炎。用于前列腺炎及慢性盆腔炎等疾病。

【注意事项】脾肾两虚，寒湿带下者不宜使用。

【用法用量】肛门给药。每次1粒，一日1~2次或遵医嘱。

三、眼科用药

明目上清片

【药物组成】菊花、连翘、黄芩、黄连、薄荷脑、荆芥油、蝉蜕、蒺藜、栀子、熟大黄、石膏、天花粉、麦冬、玄参、赤芍、当归、车前子、枳壳、陈皮、桔梗、甘草。

【功能主治】清热散风，明目止痛。用于暴发火眼、红肿作痛、头晕目眩、眼边刺痒、大便燥结、小便赤黄。

【注意事项】

1. 脾胃虚寒者不宜用。

2. 年老体弱、白内障患者慎用。

3. 服药期间饮食宜清淡，忌辛辣、油腻食物。

4. 使用本品时，应配合治疗暴发火眼的外用眼药，如滴眼剂、洗眼剂和外敷剂等。

5. 有高血压、心脏病、肾病、糖尿病等慢性病严重患者应在医师指导下服用。

6. 暴发火眼常并发角膜疾患，如出现头痛眼痛、视力明显下降，并伴有呕吐、恶心，应及时去医院就诊。

【用法用量】口服。一次4片，一日2次。

复明片

【药物组成】羚羊角、蒺藜、木贼、菊花、车前子、夏枯草、决明子、人参、山茱萸（制）、石斛、枸杞子、菟丝子、女贞子、石决明、黄连、谷精草、木通、熟地黄、山药、泽泻、茯苓、牡丹皮、地黄、槟榔。

【功能主治】滋补肝肾，养阴生津，清肝明目。用于青光眼，初、中期白内障及肝肾阴虚引起的羞明畏光、视物模糊等病。

【用法用量】口服。一次5片，一日3次，每疗程30天。

明目地黄丸

【药物组成】熟地黄、山茱萸（制）、枸杞子、山药、当归、白芍、蒺藜、石决明（煅）、牡丹皮、茯苓、泽泻、菊花。

【功能主治】滋肾，养肝，明目。用于肝肾阴虚，目涩畏光，视物模糊，迎风流泪。

【注意事项】

1. 肝经风热、肝火上扰者不宜用。

2. 脾胃虚弱，运化失调者宜慎用。

3. 服药期间忌辛辣、油腻食物。

4. 如有迎风流泪，又有视力急剧下降，应去医院就诊。

【用法用量】口服。一次1丸，一日2次。

复方血栓通软胶囊

【药物组成】三七、黄芪、丹参、玄参。

【功能主治】活血化瘀，益气养阴。用于治疗血瘀兼气阴两虚证的视网膜静脉阻塞，症见视力下降或视觉异常，眼底瘀血征象，神疲乏力，咽干，口干等；以及用于血瘀兼气阴两虚的稳定性劳累型心绞痛，症见胸闷痛、心悸、心慌、气短乏力、心烦口干者。

【用法用量】口服。一次1粒，一日3次。

四、耳鼻喉科用药

耳聋左慈丸

【药物组成】熟地黄、山茱萸（制）、山药、泽泻、茯苓、牡丹皮、竹叶柴胡、磁石（煅）。

【功能主治】滋肾平肝。用于阴虚阳亢，耳鸣耳聋，头晕目眩。

【注意事项】

1. 肝火上炎，痰瘀阻滞实证不宜用。

2. 注意饮食调理，忌辛辣刺激及油腻食物。

3. 伴有头痛头晕，血压偏高者，应同时配合服用降压药物。

4. 本品只用于肝肾阴虚证之听力逐渐减退，耳鸣如蝉声者，凡属外耳、中耳病变而出现的耳鸣，如外耳道异物等，应去医院就诊。

【用与用量】口服。水蜜丸一次 6g，一日 2 次。

鼻炎康片

【药物组成】野菊花、黄芩提取物、猪胆汁、麻黄、薄荷油、苍耳子、广藿香、鹅不食草、当归干浸膏、扑尔敏。

【功能主治】清热解毒，宣肺通窍，消肿止痛。用于风邪蕴肺所致的急、慢性鼻炎，过敏性鼻炎。

【注意事项】

1. 肺脾气虚或气滞血瘀者慎用。

2. 过敏性鼻炎属虚寒证者慎用。

3. 孕妇慎用。

4. 不宜过量、长期服用。

5. 服药期间忌辛辣、油腻食物。

6. 高血压、心脏病等慢性病者，应在医师指导下服用。

7. 用药期间不宜驾驶车辆、管理机械及高空作业。

【用法用量】口服。一次 4 片，一日 3 次。

藿胆丸

【药物组成】广藿香叶、猪胆粉。

【功能主治】清热化浊，宣通鼻窍。用于风寒化热，胆火上攻引起的鼻塞欠通，鼻渊头痛。

【注意事项】

1. 慢性鼻炎属虚寒证者不宜用。

2. 脾虚大便溏者慎用。

3. 孕妇慎用。

4. 忌烟酒、辛辣、油腻食物。

5. 不宜在服药期间同时服用温补性中药。

6. 儿童应在医师指导下服用。

【用法用量】口服。一次 3~6g，一日 2 次。

金嗓散结丸

【药物组成】马勃、莪术（醋炒）、金银花、桃仁（燀）、玄参、三棱（醋炒）、红花、丹参、板蓝根、麦冬、浙贝母、泽泻、鸡内金（炒）、蝉蜕、木蝴蝶、蒲公英。

【功能主治】清热解毒，活血化瘀，利湿化痰。用于热毒蕴结、气滞血瘀所致的声音嘶哑、声带充血、肿胀；慢性喉炎、声带小结、声带息肉见上述证候者。

【用法用量】口服。一次 60~120 丸（每 10 粒重 1g），一日 2 次。

黄氏响声丸

【药物组成】桔梗、薄荷、薄荷脑、蝉蜕、诃子肉、胖大海、浙贝母、儿茶、川芎、大黄（酒制）连翘、甘草。

【功能主治】 疏风清热，化痰散结，利咽开音。用于风热外束、痰热内盛所致的急、慢性喉痹，症见声音嘶哑、咽喉肿痛、咽干灼热、咽中有痰，或寒热头痛，或便秘尿赤；急、慢性喉炎及声带小结、声带息肉初起见上述证候者。

【注意事项】

1. 阴虚火旺所致急、慢喉痹者慎用。

2. 声嘶、咽痛，兼见恶寒发热、鼻流清涕等外感风寒者慎用。

3. 胃寒便溏者慎用。

4. 孕妇慎用。

5. 服药期间饮食宜清淡，忌辛辣、油腻食物，戒烟酒。

6. 不宜在服药期间同时服用温补性中成药。

【用法用量】 口服。炭衣丸，一次 8 丸（每丸重 0.1g）或 6 丸（每丸重 0.133g），一日 3 次，饭后服用；儿童减半。

五、外科用药

槐角丸

【药物组成】 槐角（炒）、地榆（炭）、防风、黄芩、当归、枳壳（炒）。

【功能主治】 清肠疏风，凉血止血。用于血热所致的肠风便血、痔疮肿痛。

【注意事项】

1. 虚寒性便血者不宜用。

2. 孕妇及三岁以下儿童慎用。

3. 失血过多，身体虚弱者慎用。

4. 服药期间饮食宜选清淡易消化之品，忌食辛辣油腻之品。

5. 若痔疮便血，发炎肿痛严重和便血呈喷射状者，应立即采取综合急救措施。

【用法用量】口服。大蜜丸一次 1 丸，一日 2 次。

马应龙麝香痔疮膏

【药物组成】人工麝香、人工牛黄、珍珠、炉甘石（煅）、硼砂、冰片。

【功能主治】清热燥湿，活血消肿，去腐生肌。用于湿热瘀阻所致的各类痔疮、肛裂，症见大便出血，或疼痛、有下坠感；亦用于肛周湿疹。

【注意事项】

1. 忌食辛辣、油腻之品。

2. 孕妇慎用。

3. 用于痔疮便血肿痛时应将备用的注入管轻轻插入肛门内，挤入 2g 左右药膏；用于肛裂时，把药膏敷于裂口内，敷药前应将肛门洗净。

【用法用量】外用。涂擦患处。

季德胜蛇药片

【药物组成】七叶一枝花、蟾蜍皮、蜈蚣、地锦草等。

【功能主治】清热解毒，消肿止痛。用于毒蛇、毒虫咬伤。

【注意事项】

1. 毒蛇咬伤用本品治疗效果不显著者，应改用其他方法治疗。

2. 脾胃虚寒、体弱年迈、肝肾功能不全者慎用。

3. 本品含有蟾蜍、蜈蚣，不可过服久服。

4. 用药期间忌辛辣、油腻之品。

【用法用量】口服。第一次 20 片，以后每隔 6 小时续服 10 片，危重症者将剂量增加 10～20 片并适当缩短服药时间；

不能口服者，可行鼻饲法给药。外用，被毒蛇咬伤后，以本品溶于水外搽，即可消肿止痛。

连翘败毒丸

【药物组成】金银花、连翘、蒲公英、紫花地丁、大黄、栀子、黄芩、黄连、黄柏、苦参、白鲜皮、木通、防风、白芷、蝉蜕、荆芥穗、羌活、麻黄、薄荷、柴胡、天花粉、玄参、浙贝母、桔梗、赤芍、当归、甘草。

【功能主治】清热解毒，消肿止痛。用于热毒蕴结肌肤所致的疮疡，症见局部红肿热痛、未溃破者。

【注意事项】

1. 疮疡阴证者慎用。

2. 忌食辛辣、油腻、海鲜之品。

【用法用量】口服。一次 6g，一日 2 次。

如意金黄散

【药物组成】黄柏、大黄、姜黄、白芷、天花粉、陈皮、厚朴、苍术、生天南星、甘草。

【功能主治】清热解毒，消肿止痛。用于热毒瘀滞肌肤所致疮疡肿痛、丹毒流注，症见肌肤红、肿、热、痛，亦可用于跌打损伤。

【用法用量】外用。红肿，焮热，疼痛，用清茶或凉水调敷；亦可用植物油或蜂蜜调敷。一日数次。

内消瘰疬丸

【药物组成】夏枯草、海藻、蛤壳（煅）、连翘、白蔹、大青盐、天花粉、玄明粉、浙贝母、枳壳、当归、地黄、熟大黄、玄参、桔梗、薄荷、甘草。

【功能主治】 化痰，软坚，散结。用于痰湿凝滞所致的瘰疬，症见皮下结块、不热不痛。

【注意事项】

1. 疮疡阳证者慎用。

2. 大便稀溏者慎用。

3. 忌辛辣、油腻、海鲜等食品。

【用法用量】 口服。一次9g，一日1～2次。

小金丸

【药物组成】 人工麝香、木鳖子（去壳去油）、制草乌、枫香脂、乳香（制）、没药（制）、五灵脂（醋炒）、当归（酒炒）、地龙、香墨。

【功能主治】 散结消肿，化瘀止痛。用于痰气凝滞所致的瘰疬、瘿瘤、乳岩、乳癖，症见肌肤或肌肤下肿块一处或数处，推之能动，或骨及骨关节肿大、皮色不变、肿硬作痛。

【注意事项】 孕妇禁用。

【用法用量】 打碎后口服。一次20～50丸（每100丸重6g），一日2次；小儿酌减。

第二节　常用化学药

一、抗微生物药

青霉素 Penicillin

【作用与用途】 抑制繁殖期细菌细胞壁的合成而起杀菌作用，作用快而强。对溶血性链球菌、肺炎球菌、敏感的金黄色葡萄球菌、脑膜炎双球菌、破伤风杆菌、炭疽杆菌、白喉杆菌等均有杀死和抑制作用。用于溶血性链球菌感染之扁桃体炎、猩红热、蜂窝组织炎、丹毒、皮肤软组织感染、败血症，脑膜炎球菌引起之脑膜炎等。

【注意事项】①过敏反应发生率较高，最危险的是过敏性休克。过敏试验阳性者禁用。②大剂量（10 万 U）注入鞘内可引起头痛、恶心、呕吐、脑膜刺激症、呼吸困难、紫绀、循环衰竭、肌肉震颤、惊厥、弛缓性瘫痪、发热乃至死亡，故不宜鞘内给药。③水溶液不稳定，应临用时配制，且不宜与酸性药物配伍。

【参考剂量】肌内注射：40 万 ~80 万 U/次，2 ~4 次/d。静脉滴注：200 万 ~1000 万 U/d，儿童 2.5 万 ~5 万 U/（kg·d）。

氨苄西林 Ampicillin

【作用与用途】为一广谱半合成抗菌药，对于多数革兰阳性菌和革兰阴性菌有效，本品耐酸不耐酶。常用于革兰阴性杆菌如伤寒杆菌、沙门菌、志贺菌所引起的胆道感染、肠道感染、尿道感染、呼吸道感染及伤寒带菌者的治疗。

【注意】青霉素过敏者禁用。

【参考剂量】口服：0.25 ~1g/次，4 次/d；儿童剂量 20 ~80mg/（kg·d）分 4 次。肌内注射 0.5 ~1g/次，4 次/日，儿童剂量同口服。静脉注射：2 ~6g/次，儿童剂量 50 ~150mg/（kg·d）。

羧苄西林 Carbenicillin

【作用与用途】用于铜绿假单胞菌、变形杆菌、大肠埃希菌等引起的尿路感染、肺部感染、胸腹腔感染、胆道感染及败血症。

【注意】青霉素过敏者禁用。

【参考剂量】肌内注射：4g/d，分 4 次，儿童剂量 50 ~

100mg/（kg·d），分 4 次。静脉注射用于铜绿假单胞菌，静脉滴注 10～20g/d，儿童剂量 100～600mg/（kg·d）。

哌拉西林 Piperacillin

【作用与用途】本品为氨苄西林的衍生物，具有广谱抗菌作用。对于革兰阳性菌的效能与氨苄西林相似，但对铜绿假单胞菌、变形和肺炎杆菌等作用则明显地较氨苄西林、羧苄西林和磺苄西林等为强。对肠球菌、厌氧菌和部分沙雷菌也有效。临床上用于敏感菌所致的各种感染，对铜绿假单胞菌感染的疗效较羧苄西林、磺苄西林为高。本品在肾、肝和血清中浓度最高，其次为肺、心、脾等脏器，并可透过发炎的脑膜。

本品与庆大霉素、丁胺卡那霉素联合应用有协同作用。与丙磺舒联合应用可抑制排泄而提高血浓度。

【注意】①静脉注射过速可致恶心、胸部不适、咳嗽、发热、口腔异味、眼结膜充血等，减慢给药速度可减轻。②皮肤过敏反应有丘疹、红斑、粟疹等。还可引起过敏性休克，用前应做青霉素皮试。③其他不良反应有发热、头晕、麻木、血尿，少数病例可见肝功异常和血小板减少，血红蛋白降低，嗜酸性粒细胞轻度增多，白细胞减少等血常规改变。以上均为一过性反应，一般不影响用药。出现严重反应则应停药。长期用药应注意检查肝、肾功能。

【参考剂量】肌内注射：2～4g/d，儿童剂量 80～200mg/（kg·d），分 2～4 次。静脉滴注、静脉注射，严重感染时可加大剂量，最多达 16g/d，分 2～4 次。

肌内注射：用 0.5% 利多卡因液做溶剂，以减轻疼痛。静脉注射：可将药溶于葡萄糖注射液或生理盐水中，缓慢推入；静脉滴注：将药溶于 250～500ml 液体中，于 1～3h 滴完。

阿莫西林克拉维酸钾

Amoxicillin and Clavulanate Potassium

【作用与用途】克拉维酸对耐药菌产生的 β – 内酰胺酶有强效广谱抑酶作用，可保护阿莫西林不被 β – 内酰胺酶灭活而发挥其杀菌作用。

本品可用于一般产酶耐药菌引起的各种感染。如下呼吸道、中耳、鼻窦、皮肤组织、尿路等部位感染。对肠杆菌属所致的尿路感染也有效。

【注意】①用药前先作皮试，青霉素过敏者禁用。②可有胃肠道反应、肝功能异常、白色念珠菌感染。③克拉维酸单次剂量不超过 0.2g，每日剂量一般以不超过 0.4g 为宜，重症应按说明书规定剂量使用。

【参考剂量】轻度感染可口服本联合制剂，片剂，每片228.5mg，每次 2 片，每日 3 次。根据病情需要，每次 2 ~ 4片，每 12 小时 1 次。

头孢拉定 Cefradine

【作用与用途】抗菌活性与头孢氨苄相仿。用于头孢拉定敏感细菌所致的呼吸道感染、生殖泌尿道感染、软组织感染等。

【注意】胃肠道反应较为多见，有恶心、呕吐、腹泻、胃部不适等。药疹也可能发生。与头孢菌素类或青霉素类可发生交叉过敏反应，头孢拉定应用于肾功能减退患者时须减少剂量或延长给药间期。应用本品的病人以硫酸铜法测定尿糖时可出现假阳性反应。

【参考剂量】胶囊剂：每粒 0.25g。注射剂：每支 0.5g。口服：成人每次 0.25 ~ 0.5g，每 6 小时 1 次，一日最高量为4g；小儿按体重一次 6.25 ~ 12.5mg/kg，每 6 小时 1 次。肌内或静脉注射：成人每次 0.5~1g，每 6 小时 1 次，一日最高量为 8g；小儿（1 周岁以上）按体重一次 12.5~25mg/kg，每 6 小时 1 次。

头孢呋辛酯 Cefuroxime Axetil

【作用与用途】半合成的第二代头孢菌素。为白色或微黄色结晶性粉末，易溶于水。对革兰阳性菌的抗菌作用低于或接近于第一代头孢菌素。革兰阴性的流感嗜血杆菌、淋球菌、脑膜炎球菌、大肠杆菌、克雷白杆菌、奇异变形杆菌、肠杆菌属、枸橼酸杆菌、沙门菌属、志贺菌属以及某些吲哚阳性变形杆菌对本品敏感。本品有较好的耐革兰阴性菌的 β - 内酰胺酶的性能，对耐氨苄西林或耐第一代头孢菌素的菌株也能有效。适用于治疗耳鼻喉部感染、下呼吸道感染、尿路感染、皮肤及软组织、骨和关节、女性生殖器等部位的感染及淋病。对败血症、脑膜炎也有效。

【注意】可有恶心、呕吐、腹泻等；偶有假膜性肠炎、过敏反应、嗜酸性粒细胞增多及短暂性的转氨酶升高等。对头孢菌素过敏者忌用，对青霉素过敏者慎用。

【参考剂量】片剂：每片 0.125g、0.25g、0.5g。口服：每次 0.25~0.5g，每日 2 次。下呼吸道感染：每次 0.5g，每日 2 次。单纯性泌尿道感染，每次 0.125g，每日 2 次。单纯性淋病则单剂服用 1g。儿童：每次 0.125g，每日 2 次，中耳炎每次 0.25g，每日 2 次。一般疗程为 7 日。

头孢哌酮 Cefoperazone

【作用与用途】为头孢类的第三代产品，对临床重要的病原体有扩大的杀菌谱，对一般头孢菌素敏感菌如：青霉素酶阳性或阴性的金葡菌、流感嗜血杆菌、乙型溶血性链球菌、肺炎链球菌、大肠埃希菌、克雷伯杆菌都有效。对铜绿假单胞菌、肠杆菌、吲哚阳性变形杆菌、许多产生 β - 内酰胺酶的大肠杆菌属，以及许多粪链球菌等也有效。对氨苄西林耐药的大肠埃希菌，以及对庆大霉素耐药的铜绿假单胞菌仍有效。

临床用于治疗敏感菌所致下列感染：呼吸道感染、泌尿道感染、腹膜炎、胆管炎及其他腹内感染、败血症、脑膜炎、皮肤及软组织感染、骨髓及关节感染、骨盆炎、子宫内膜炎以及其他生殖器官感染。也可预防手术后感染。

【注意】 ①对青霉素或头孢菌素类或对其他药物过敏的人，应慎用或小心使用，尤其对头孢菌素类抗生素有过敏的人为禁忌。②对初生儿或 6 个月内婴儿不得用本品，用本品72h 内不得饮酒，妇女在妊娠或哺乳期最好不用此药。③长期应用时应检查血常规，肝功能及胃肠道反应，肌内注射偶有痛感。④单独使用对肾脏毒性低，与氨基糖苷类抗生素或与其他头孢菌素合用时，会增加肾脏毒性。

【参考剂量】 肌内注射，2 ~ 4g/d；静脉注射，1 次/12h；对严重者每日可增加至 6 ~ 8g。

头孢曲松 Ceftriaxone

【作用与用途】 为半合成的第三代头孢菌类抗生素。抗菌谱与头孢氨噻肟相近，对革兰阳性菌有中度的抗菌作用，对革兰阴性菌的作用强，对耐青霉素的金黄色葡萄球菌、耐氨苄西林的流感嗜血杆菌、耐第一代头孢菌素和庆大霉素的一些革兰阴性菌均可能敏感，但对粪链球菌和耐甲氧西林的葡萄球菌不敏感。

临床应用于敏感菌所致的肺炎、支气管炎、腹膜炎、胸膜炎，以及皮肤和软组织、尿路、胆道、骨及关节、五官、创面等部位的感染，还用于败血症和脑膜炎。

【注意】 ①本品不宜用大量输液溶解后做长时间滴注。②用利多卡因注射液溶解的药液不可注入静脉。③宜现溶现用，已溶解的药液在冰箱中保存，不应超过24h，如在室温中则不应超过6h。④其他均参见头孢哌酮。

【参考剂量】肌内注射：1次/d，1g/次，溶于1%利多卡因注射液3.5ml中，深部肌内注射。静脉注射：1次/d，1g/次，以灭菌注射用水10ml溶解缓缓注入，历时2~4min。对危重病人可一次静脉注射2g。静脉滴注：2g/d，溶于生理盐水，5%~10%葡萄糖注射液或右旋糖酐注射液40ml中，于10~15min滴入。

链霉素 Streptomycin

【作用与用途】主要用于各型结核病，革兰阴性杆菌所致泌尿道感染、肠道感染、杆菌性脑膜炎、败血症等。

【注意】①口唇周围及四周麻木感。②损害前庭功能。③损害听觉。

【参考剂量】0.5~1g/d，分1~2次用。儿童15~25mg/（kg·d），分1~2次用。

庆大霉素 Gentamicin

【作用与用途】主要用于绿脓杆菌感染，产气杆菌、肺炎杆菌属等其他敏感的阴性菌感染。

【注意】①对前庭功能的影响类似链霉素，对耳蜗的影响较少；②对肾功能有影响，严重肝、肾功能障碍者慎用。

【参考剂量】肌内注射：4万~6万U/次，儿童3000~4000U/（kg·d）分3~4次用。静脉滴注：用肌内注射剂量或略大以5%葡萄糖溶液或葡萄糖盐水稀释。儿童剂量同肌内注射的剂量，用5%葡萄糖溶液稀释。

氯霉素 Chloramphenicol

【作用与用途】是用于治疗伤寒、副伤寒的首选药物，也用于痢疾杆菌、脑膜炎双球菌、肺炎球菌及革兰阴性杆菌和立克次体的感染。

【注意】抑制骨髓造血功能引起再生障碍性贫血。

【参考剂量】口服：0.25 ~ 0.5g/次，4 次/d。肌内注射：0.5 ~ 1g/次。静脉注射：1 ~ 2g/次，2 次/d。

红霉素 Erythromycin

【作用与用途】用于耐青霉素的葡萄球菌感染，链球菌、肺炎球菌感染及白喉带菌者的治疗。

【注意】①注射剂不可用生理盐水或其他无机盐溶液配制，以免发生沉淀。②滴注时液体浓度应为每毫升1mg。

【参考剂量】口服：0.25 ~ 0.5g/次，4 次/d。儿童 25 ~ 50mg/（kg·d），分 3 ~ 4 次。静脉滴注：0.5g/次，2 ~ 3 次/d。

阿奇霉素 Azithromycin

【作用与用途】适用于敏感细菌所引起的中耳炎、鼻窦炎、咽炎、扁桃体炎等上呼吸道感染；支气管炎、肺炎等下呼吸道感染。皮肤和软组织感染。沙眼衣原体所致单纯性生殖器感染。非多重耐药淋球菌所致的单纯性生殖器感染（需排除梅毒螺旋体的合并感染）。

【注意】本品不良反应发生率较低，主要为消化道反应，一般为轻至中度。对阿奇霉素或其他大环内酯类抗生素过敏患者禁用。

【参考剂量】片剂（胶囊）：250mg，500mg。成人沙眼衣原体或敏感淋球菌所致性传播疾病，仅需单次口服本品 1.0g。其他感染：总剂量 1.5g，分三次服药。

克拉霉素 Clarithromycin

【作用与用途】本品为红霉素的第二代制剂，抗菌谱与红霉素近似，对流感嗜血杆菌有优异的作用。用于治疗对克拉霉素敏感的病原体所引起的感染。鼻咽感染（扁桃体炎、咽炎）；鼻旁窦（副鼻窦）炎。下呼吸道感染包括支气管炎、细菌性肺炎、非典型肺炎；皮肤感染；脓疱病、丹毒、毛囊炎、疖和伤口感染。也用于军团菌感染、幽门螺杆菌感染。

【注意】①本品禁用于对大环内酯类药物过敏者，妊娠期妇女、哺乳期妇女或严重肝功能低下者。②某些心脏病（指心律失常、心动过缓、Q－T 间期延长、缺血性心脏病、充血性心力衰竭等）病人及水电解质紊乱病人，也应列为禁忌。③某些病人有胃肠不适（如恶心、胃灼热、腹痛或腹泻）、头痛和皮疹。④肝、肾功能严重损害者应慎用。

【参考剂量】片剂：每片 250mg。口服：成人 250mg，每日 2 次；严重的感染可增到 500mg，每日 2 次。根据感染的严重程度，连续服用 7～14 日。

乙酰螺旋霉素 Acetylspiramycin

【作用与用途】主要用于金黄色葡萄球菌、链球菌、肺炎球菌脑膜炎双球菌、淋球菌所引起的感染。如肺炎、支气管炎、肺脓肿等。

【注意】主要是胃肠道功能紊乱，腹泻，皮疹，食欲减退，恶心呕吐等。

【参考剂量】口服：0.8～1.2g/d，分 4～6 次。

麦迪霉素 Midecamycin

【作用与用途】用于金葡球菌、链球菌、肺炎球菌等引起的各种感染、如支气管炎、肺炎、尿路感染、中耳炎等。

【注意】常见为胃肠道反应

【参考剂量】口服：0.6～1.2g/d，3～4 次/d。

林可霉素 Lincomycin

【作用与用途】抗菌谱和红霉素相近，对革兰阳性菌有强的抗菌作用，对厌氧菌类作用尤强，对支原体的作用不如红霉素。临床用于治疗耐药性金黄色葡萄球菌所致的败血症、呼吸道感染、骨髓炎、关节和软组织感染等。对于厌氧菌所致的感染也有效。

【注意】①口服常有局部反应，如恶心、呕吐、腹泻、舌炎、肛门瘙痒等，偶见皮疹、白细胞减少、血小板减少、转氨酶升高、黄疸、二重感染等。②可引起顽固性腹泻，类似伪膜性结肠炎或非特异性溃疡性结肠炎。国外报道有伪膜性结肠炎多例发生，引起肠坏死甚至导致死亡，故应控制使用。③孕妇及哺乳期妇女慎用。④长期使用应定期检查血常规和肝功能。

【参考剂量】①口服：成人 1.5~2g，分 3~4 次用；儿童 30~50mg/（kg·d）。②肌内注射：成人 0.6~1.8g/d，分 1~3 次用；儿童 10~20mg/（kg·d）。③静脉注射：成人 0.6g/次，1~3 次/d。

金刚烷胺 Amantadine

【作用与用途】可防止病毒穿入细胞，因此可以保护未被感染的细胞，能有效治疗各种 A 型流感病毒的感染。

对已被感染的病人，可加速退烧、流感的症状也较快消失而恢复健康。但应在症状出现后立即使用。

本品对某些震颤麻痹病人的症状可以有中等程度缓解作用，其作用机制未明。本品不如左旋多巴有效，但起效较快（2~5d），不良反应亦较少。长期治疗的有效性尚未确立。

【注意】可有过度激动、震颤、言语不清、运动失调、抑郁、嗜睡、眩晕。偶有恶心、呕吐和食欲缺乏。在治疗剂量内，上述不良反应少见，停药后即消失。

【参考剂量】口服：0.2g/d，分 2 次，一般疗程 10d。

吗啉胍 Moroxydine

【作用与用途】用于预防和治疗由流感病毒引起的上呼吸道感染以及因气候变化引起的流行性感冒，腺病毒引起的咽喉结膜炎，带状疱疹，疣赘，青年性扁平疣等。现已少用。

【注意】个别病例感到食欲不振。

【参考剂量】口服：0.2g/d，3~4 次/d，约 2~5d。

阿昔洛韦 Aciclovir

【作用与用途】为一种高效广谱的抗病毒药。本品对疱疹病毒I型的活性比阿糖胞苷强 160 倍，比碘苷强 10 倍，对疱疹病素II型、巨细胞病毒和 EB 病毒也有抑制作用。但对单纯疱疹的无胸苷激酶的突变种和处在非复制期的病毒（潜伏感染）无效。临床应用于单纯疱疹性角膜炎和单纯疱疹、带状疱疹。

【注意】局部用药偶见轻度刺激，皮肤发红、瘙痒、脱皮等，一般不影响继续治疗。

【参考剂量】滴眼，1 次/1~2h。外用霜剂，涂皮肤患处。缓慢静脉滴注 5mg/（kg·次），1 次/8h，共 15 次。

柳氮磺吡啶 Sulfasalazine

【作用与用途】为水杨酸和磺胺吡啶的偶氮化合物，对慢性溃疡性结肠炎有一定疗效。用于慢性非特异性溃疡性结肠炎。

【注意】①偶可引起粒细胞减少症，贫血，黄疸，药热，皮疹等。②过早停药则易复发。③有肝、肾疾病患者慎用。

【参考剂量】口服：初用量 2~3g/d，维持量 1.5g/d，分3~4 次。

复方磺胺甲噁唑 Compound Sulfamethoxazole

【作用与用途】 每片含 TMP80mg，SMZ400mg，两者同用起协同抗菌作用。用于肺炎球菌、链球菌、金葡菌及革兰阴性杆菌（除铜绿假单胞菌）引起之呼吸道感染，尿路感染，软组织感染，败血症等，亦可用于婴儿腹泻、菌痢、伤寒等肠道感染，急性中耳炎，布鲁菌病，脑膜炎等。

【注意】 ①能增强骨髓抑制，提高其活性，孕妇忌用。②偶可发生皮疹与胃肠道反应。③大剂量长期使用易出现结晶尿、血尿，故需同服等量碳酸氢钠。

【参考剂量】 口服：2 片/次，2 次/d。儿童 12 岁以上同成人剂量。

吡哌酸 Pipemidc Acid

【作用与用途】 对急慢性尿路感染，细菌性痢疾，肠道感染、外科和呼吸道感染等均有显著疗效，对急性尿道感染及急性菌痢的疗效尤著。

【注意】 主要为轻度胃肠道不适和少数过敏反应（皮疹），大多不影响治疗。

【参考剂量】 口服：0.25～0.5/次，1.5～2.0g/d。

诺氟沙星 Norfloxacin

【作用与用途】 一种广谱抗菌药，对革兰阳性及阴性菌均有作用。细菌对本品不易形成耐药性，在同类药物及抗生素之间也不存在交叉耐药性。适用于敏感细菌所引起的急、慢性肾盂肾炎，膀胱炎，前列腺炎，细菌性痢疾，胆囊炎，伤寒，产前、后感染，盆腔炎，中耳炎，鼻窦炎，急性扁桃腺炎及皮肤软组织感染等，也可作为腹腔手术的预防用药。

【注意】有过敏史者及严重肾功能不全者慎用。参见左氧氟沙星。

【参考剂量】空腹口服：0.1～0.2g/次，3～4次/d。

左氧氟沙星 Levofloxacin

【作用与用途】本品抗菌谱广，抗菌作用强，对多数肠杆菌科细菌，如大肠埃希菌、克雷伯菌属、变形杆菌属、沙门菌属、志贺菌属和流感嗜血杆菌、嗜肺军团菌、淋病奈瑟菌等革兰阴性菌有较强的抗菌活性。对金黄色葡萄球菌、肺炎链球菌、化脓性链球菌等革兰阳性菌和肺炎支原体、肺炎衣原体也有抗菌作用，但对厌氧菌和肠球菌的作用较差。

本品适用于下述敏感菌引起的感染。①泌尿生殖系统感染，包括单纯性尿路感染、复杂性尿路感染、细菌性前列腺炎、淋病奈瑟菌尿道炎或宫颈炎（包括产酶株所致者）。②呼吸道感染，包括敏感革兰阴性杆菌所致支气管感染急性发作及肺部感染。③胃肠道感染，由志贺菌属、沙门菌属、产肠毒素大肠杆菌、亲水气单胞菌、副溶血弧菌等所致。④伤寒。⑤骨和关节感染。⑥皮肤软组织感染。⑦败血症等全身感染。

【注意】①对本品及氟喹诺酮类药过敏的患者禁用。②可发生胃肠道反应、肝肾损害、中枢神经系统反应、过敏反应。③肝肾功能减退者，需根据肝肾功能调整给药剂量。④服药期间避光，多饮水。⑤孕妇禁用，哺乳期妇女应用本品时应暂停哺乳。⑥18岁以下患者禁用。

【参考剂量】片剂：每片0.1g；注射剂：每瓶0.2g（100ml）。口服：成人常用量，一次0.1～0.2g，一日2次。静脉滴注：每次100～200mg，一日2次，滴速为30滴/分钟左右。

呋喃妥因 Nitrofurantoin

【作用与用途】 在酸性环境中效力更强，对大肠埃希菌、变形杆菌、肺炎杆菌及粪链球菌引起的泌尿道感染较好，主要用于尿道感染。

【注意】 ①有恶心、呕吐，严重的有周围神经炎。②用药过量或肾功能损害时，可出现末梢感觉异常、严重疼痛、肌无力、腱反射消失，年龄较大者可突然出现寒颤、喘息、咳嗽及类似心衰症状并伴有嗜酸性粒细胞增多；③尿闭、尿少及肾功能严重减退者忌用。

【参考剂量】 口服：0.05～0.1g/次，3～4次/d，饭后服。儿童5～7mg/（kg·d），分3～4次饭后服。

呋喃唑酮 Furazolidone

【作用与用途】 对大肠杆菌，副伤寒杆菌及痢疾杆菌等效力较好。口服不吸收。尚有抗阴道滴虫作用。用于菌痢、肠炎。也可用于滴虫性阴道炎。

【注意】 有轻度恶心、呕吐、头痛、头晕、食欲不振。

【参考剂量】 口服：0.1g/次，3～4次/d。儿童5～10mg/（kg·d），分4次。

小檗碱 Berberin

【作用与用途】 对某些革兰阳性菌和阴性菌都有抑制作用，其中对痢疾杆菌最强。主要用于胃肠炎、菌痢、百日咳；外用于疖疮、湿疹、慢性化脓性中耳炎和眼结膜炎的治疗。

【注意】 口服吸收很差，只用于胃肠炎、菌痢等肠道感染，也可局部用于眼结膜炎。

【参考剂量】 口服：0.1～0.3g/次，3次/d。儿童5～

10mg/（kg·d），分 3 ~ 4 次。

异烟肼 Isoniazid

【作用与用途】对结核杆菌作用最强，毒性小，价廉、口服吸收快而完全，且脑脊液与血浆中药物浓度相仿，并能透过细胞膜至细胞内和干酪病灶中。用于各种类型的活动性肺结核，结核性脑膜炎，淋巴结核，骨关节结核，肾结核等。

【注意】①常规剂量用药，不良反应轻，偶有精神兴奋、失眠、头痛、肌肉抽搐、反射亢进、便秘等，一般不必停药即可逐渐消失。大剂量可引起多发性神经炎、中枢神经系统中毒症状、排尿困难、肝损害等。同服维生素 B$_6$，可防治神经系统中毒症状。②不宜同时麻黄碱，阿托品（因本品能加强阿托品的抗胆碱作用，对青光眼病人尤不宜合用）。③肝功能障碍者以及精神病、癫痫病人忌用。

【参考剂量】口服：0.1g/次，3 次/d。儿童 5 ~ 20mg/（kg·d），分 3 次。肌内注射：0.1 ~ 0.3g/d。

乙胺丁醇 Ethambutol

【作用与用途】对结核杆菌抑制作用较强，疗效不及异烟肼、链霉素，为第二线抗结核药。可取代 PAS 作为治疗结核病的重要辅助药，与其他抗结核药合用治疗各型肺结核病及肺外结核病。

【注意】①球后神经炎，应每月检查一次视敏度、视野、眼底、辨色力。②偶见粒细胞减少、过敏反应、肝功能轻度损害、周围神经炎等。③13 岁以下儿童不宜用。

【参考剂量】口服：15 ~ 20mg/（kg·d），1 次或分 2 ~ 3 次。13 岁以上用量同成人。

吡嗪酰胺 Pyrazinamide

【作用与用途】体外抗结核作用介于异烟肼与对氨基水杨酸（PAS）之间，毒性大，易产生耐药性，有类似 PAS 的作用，可增强异烟肼的作用，延缓其耐药性的产生。为第二线抗结核病药。

【注意】①常见的严重毒性反应为肝脏损害，须每周测一次血清转氨酶，有肝病者忌用。②能降低尿酸排泄，可产生痛风，关节痛。③偶见皮疹、药热、光过敏。

【参考剂量】口服：0.5g/次，3 次/d。儿童 20～30mg/（kg·d），分 3～4 次。

利福定 Rifandin

【作用与用途】对结核病的效力为利福平的 3 倍以上，与乙胺丁醇、氨硫脲、异烟肼、对氨柳酸等以及四环素类、磺胺类均有协同作用而无交叉耐药性。本品与利福平有交叉耐药性。

本品对麻风杆菌、金黄色葡萄球菌、大肠杆菌以及沙眼病毒等也有较强作用。

适应于各型肺结核，包括对多种抗结核药物已具有耐药性者；各型麻风；各类感染性皮肤症，各型皮肤结核及化脓性皮肤病等。

【注意】对胃肠道刺激轻微，很少出现恶心、呕吐、腹泻。抗菌作用强，但复发率高而少用。

在治疗肺结核时，应与其他抗结核药合并使用，以防止耐药菌的产生，并增强疗效。有肝、肾功能损害者及孕妇慎用。长期服药应定期作肝功能及血尿常规检查。

【参考剂量】口服：150～200mg/次，1 次/d，晨起空腹服。结核病、麻风病疗程半年至一年。儿童 3～4mg/（kg·

d）。

制霉菌素 Nystatin

【作用与用途】 主要用于白色念珠菌引起之感染，亦可防治长期应用广谱抗生素引起的真菌性二重感染。

【注意】 口服剂量较大时有胃肠道反应。

【参考剂量】 口服：200 万 ~400 万 U/d，分 4 次服。

克霉唑 Clotrimazole

【作用与用途】 作用近似咪康唑，现主要外用于皮肤、黏膜、腔道等部位真菌感染。

【注意】 因吸收不规则，且毒性大，现已少用于内服。

【参考剂量】 片剂：0.25g。霜剂：1% ~ 3%。癣药水：1.5%。阴道栓：0.15g。口服：1 日量成人 1 ~ 3g；儿童 20 ~ 60mg/千克体重。外用涂于局部。

酮康唑 Ketoconazole

【作用与用途】 本品为一种合成咪唑二氧戊环衍生物。对皮肤霉菌、酵母菌和一些深部霉菌有效，还有抑制孢子转变为菌丝体的作用，可防止进一步感染。临床用于治疗表皮和深部霉菌病，包括皮肤和指甲癣（局部治疗无效者）、胃肠道酵母菌感染、局部用药无效的阴道白色念珠菌病，以及白色念珠菌、类球孢子菌、组织胞浆菌等引起的全身感染。尚可用于预防白色念球菌病的再发，以及由于免疫功能低下而引起的霉菌感染。

【注意】 ①本品的吸收和胃液的分泌密切有关，因此不宜与制酸药、抗胆碱药或 H_2 受体阻断药合用。如必须服上述药时，宜在服本品至少 2h 后再用。②本品很少渗入脑脊液，不适用于霉菌性脑膜炎。③有恶心、瘙痒、呕吐、腹痛、嗜眠等不良反应，偶见血清转氨酶升高。④妊娠禁用。

【参考剂量】 口服：一般感染 200mg/d，顿服。通常疗程为：真菌性口炎 10d；皮肤和毛发霉菌病 1～2 月；曲菌病和全身白色念珠菌病 1～2 月；类球孢子病和组织胞浆菌病 2～6 个月；球孢子病、甲癣和慢性黏膜皮肤白色念珠菌病可长达 6～12 个月。当疗效不好时也可加倍量，即 400mg/d，顿服。阴道白色念珠菌病 400mg/次，2 次/d，连用 5d。儿童用量 1～4 岁，50mg/d，5～12 岁，100mg/d。

二、抗寄生虫药

甲硝唑 Metronidazole

【作用与用途】 有强大的杀灭滴虫的作用，也可杀灭肠道及组织内阿米巴滋养体。用于阴道滴虫病，阿米巴痢疾和阿米巴脓肿。

【注意】 ①常见胃肠道症状：恶心、呕吐等。②少数人有荨麻疹、潮红、瘙痒、膀胱炎、排尿困难、肢体麻木及异常感觉，偶有轻度白细胞缺乏及运动失调等神经症状，应停药。③治疗阴道滴虫期间需每日更换内裤，免致重复感染。④妊娠 3 个月以内，哺乳期，血液疾病及中枢神经疾病患者禁用，重复一个疗程前，应做白细胞计数。

【参考剂量】 口服：治疗滴虫病 0.2g/次，3 次/d，共 7d。治疗阿米巴痢疾，0.4～0.8g/次，3 次/d，共 7d。治疗阿米巴肝脓肿 0.4g/次，3 次/d，共 5d。

左旋咪唑 Levamisole

【作用与用途】 为一广谱驱肠虫药，除对钩虫、蛔虫有作用外，对丝虫成虫、幼虫及微丝蚴也有较强作用。

【注意】①偶有头晕、恶心、呕吐、腹痛等；②少数病人有轻度肝功能改变，故肝功能减退者慎用，肝炎活动期患者慎用；③服用本品不必服泻药，也不需忌油。

【参考剂量】口服驱钩虫 1.5～3.5mg/（kg·次），1 次/d，饭后 1h 顿服，连服 2～3d，驱蛔，1.5～3.5mg/（kg·次），1 次/d，饭后 1h 顿服。

阿苯达唑 Albendazole

【作用与用途】本品抑制虫体对葡萄糖的吸收，致使虫体因能量耗竭而逐渐死亡。为高效广谱驱虫药，适用于驱除蛔虫、蛲虫、钩虫、鞭虫，虫卵阴转率分别为 100%、96.4%、98.9%、70%。本品尚可用于治疗各种类型的囊虫病，如脑型（皮肌型），显效率为 80% 以上，用于治疗旋毛虫病，总有效率达 100%，疗效优于甲苯咪唑。

【注意】①少数病人有轻度头痛、头昏、恶心、呕吐、腹泻、口干、乏力等不良反应，无需处理可自行消失。②急性病、蛋白尿、化脓性或弥漫性皮炎、癫痫等病人以及孕妇、哺乳期妇女不宜应用。③有严重肝、肾、心脏功能不全及活动性溃疡病者慎用。④少数病人服药后可能在 3～10 日始出现驱虫效果。⑤在治囊虫病过程中，部分病人会出现不同程度的头晕、头痛、发热、荨麻疹等反应，反应程度与囊虫数量、寄生部位及机体反应有关。重度感染病人必须住院治疗，进行脑脊液及眼底检查，并密切观察，必要时可酌情给予地塞米松，20% 的甘露醇。对皮肌型囊虫病无需处理。

【参考剂量】片（胶囊）剂：每片（粒）200mg。成人：驱钩虫第 1 次服 400mg，2 次/d，连服 3 日。驱蛔虫、蛲虫、鞭虫，以 400mg 顿服。其他寄生虫如粪类圆线虫等，每日服 400mg，连服 6 日。必要时重复给药 1 次。12 岁以下儿童，用量减半，服法同成人或遵医嘱。治疗囊虫病：每日 15～20mg/

千克体重，分 2 次服用。10 日为 1 疗程。停药 15 ~ 20 日后，可进行第 2 疗程治疗。一般为 2 ~ 3 个疗程。必要时可重复治疗。

三、作用于中枢神经系统的药物

尼可刹米 Nikethamide

【作用与用途】直接兴奋呼吸中枢，使呼吸加深加快。用于各种原因引起的呼吸抑制。

【注意】①对吗啡中毒效果较好，巴比妥类中毒较差。②剂量过大可致惊厥。

【参考剂量】静脉、肌内注射 0.25 ~ 0.5g/次。

吡硫醇 Pyritinol

【作用与用途】本品为维生素 B_6 的衍生物，能促进脑内葡萄糖及氨基酸的代谢，增加颈动脉血流量，调整脑血流量，改善全身同化作用。临床用于脑震荡综合征，脑外伤后遗症，脑炎及脑膜炎后遗症，以及脑动脉硬化症，老年痴呆性精神病等。

【注意】①少数病人服后出现皮疹，恶心等，停药后可恢复；②孕妇慎用。

【参考剂量】口服：10 ~ 200mg/次，3 次/d。

细胞色素 C Cytochrome C

【作用与用途】作用机制与辅酶相似，在酶存在的情况下，对组织中的氧化、还原具有迅速的酶促作用。当组织缺氧时，细胞透过性增高，注射后，可进入细胞内起到矫正细胞呼吸与促进物质代谢的作用。常用于各种组织缺氧的急救或辅助治疗。如对一氧化碳中毒、安眠药中毒、新生儿窒息、严重休克期缺氧等，各种脑部疾病引起的脑缺氧均有良好的治疗作用。

【注意】①可引起过敏反应，用药前需作过敏试验。②当停用后再用时，可能引起过敏性休克。

【参考剂量】肌内注射：30～60mg/d。静脉滴注：15～30mg/次，30～60mg/d。

吗啡 Morphine

【作用与用途】作用于中枢神经系统，有明显的镇痛、镇静、镇咳和抑制呼吸的作用，抑制肠蠕动呈止泻作用。主要用于各种剧痛，也可用于麻醉前给药及心源性哮喘。

【注意】①有便秘、呕吐、眩晕等不良反应。②产妇、哺乳期妇女、支气管哮喘、肺源性心脏病、颅内损伤、肝功能严重减退者及休克、昏迷、痰多时禁用。③极易成瘾。④中毒时可用丙烯吗啡对抗。

【参考剂量】皮下注射：5～15mg/次，15～30mg/d。极量：30mg/次，100mg/d。口服：5～15mg/次，15～60mg/d。

哌替啶 Pethidine

【作用与用途】作用与吗啡相似，镇痛效力约为吗啡的1/8～1/10，呼吸抑制较吗啡弱，不引起便秘，有解痉和镇静作用。用于各种剧痛，某些内脏剧痛，麻醉前给药，心源性哮喘，亦是人工冬眠合剂组成的成分之一。

【注意】①眩晕、出汗、口干、头痛较多见，久用成瘾。②颅脑损伤、颅内压升高禁用。③慢性阻塞性肺疾病及支气管哮喘者禁用。④禁与优降糖等单胺氧化酶抑制剂同用。

【参考剂量】皮下或肌内注射：50～100mg/次，200～400mg/d。口服：50～100mg/次，200～400mg/d；极量

150mg/次，600mg/d。

四氢帕马汀 Tetrahydropalmatine

【作用与用途】 有镇痛、镇静、催眠作用。镇痛作用虽不如吗啡强，但成瘾性小。用于内脏疼痛、关节痛、痛经、脑后遗症所致头痛、分娩止痛及暂时性失眠等。

【注意】 有嗜睡、眩晕、乏力、恶心等。

【参考剂量】 口服：100～150mg/次，2～4次/d。

阿司匹林 Aspirin

【作用与用途】 解热镇痛作用温和而确实，消炎、抗风湿作用较强，对急性风湿热伴有心肌炎者，可与皮质激素合用。本品还有促进尿酸排泄的作用，对痛风有效。近年来发现阿司匹林尚有抗前列腺素作用，可抑制血小板凝集、从而减少血管内血栓形成的危险。临床常用于发热、头痛、神经痛；风湿热、急性风湿性关节炎及类风湿性关节炎等。

【注意】 ①宜用小量解热药，以免大量出汗、体温骤降而引起虚脱。②大剂量口服可刺激胃、破坏胃黏膜屏障、引起胃出血。③胃及十二指肠溃疡病人慎用或不用。④长期大量使用可出现急性中毒，其症状为：眩晕、呕吐、大量发汗、谵妄、脱水、虚脱、昏迷而危及生命。

【参考剂量】 口服：0.3～0.6g/次，2～3次/d。儿童剂量，0.1g/（kg·d），分3次服或高热时服。

复方阿司匹林 Compound Aspirin

【作用与用途】 有解热镇痛作用。用于感冒发热、头痛、神经痛、牙痛等。

【注意】 不宜长期服用。

【参考剂量】口服：1～2片/次，3次/d，或遵医嘱。

去痛片

【作用与用途】有镇痛作用，常用于各种慢性钝痛及手术后疼痛。

【参考剂量】口服：1～2片/次，3次/d，或遵医嘱。

保泰松 Phenylbutazone

【作用与用途】本品主要用于风湿性及类风湿性关节炎，也可用于急性痛风患者。

【注意】①对肠胃刺激性较大，易发生恶心、呕吐、浮肿、血压上升等。②偶有甲状腺肿大和黏液性水肿。③严重反应有血尿、中毒性肝炎、粒细胞缺乏症及血小板减少性紫癜。④有肝肾损害、高血压、溃疡病及药物过敏者禁用。⑤用药期间定期检查血常规。

【参考剂量】口服：0.1g/次，2～3次/d。

对乙酰氨基酚 Paracetamol

【作用与用途】本品抑制中枢神经系统前列腺素合成的作用与阿司匹林相似，但抑制外周前列腺素合成作用弱，故解热镇痛作用强，抗风湿作用弱，对血小板凝血机制无影响。用于感冒发烧、关节痛、神经痛及偏头痛、癌性痛及术后止痛。尤其是阿司匹林不耐受或过敏者。

【注意】①不良反应较少，不引起胃肠道出血。②可引起恶心、呕吐、出汗、腹痛及面色苍白等。③剂量过大可引起肝脏损害，严重者可致昏迷甚至死亡。如有可能可测定本品血药浓度，以了解肝损程度。④在3岁以下儿童及新生儿因肝、肾功能发育不全，应避免使用。

【参考剂量】口服：每次 0.3~0.6g，每日 0.6~1.8g。每日量不宜超过 2g，疗程不宜超过 10 日。儿童 12 岁以下按每日每平方米体表面积 1.5g 分次服。按年龄计：2~3 岁，160mg；4~5 岁，240mg；6~8 岁，320mg；9~10 岁，400mg；11 岁，480mg。每 4 小时或必要时再服 1 次。

吲哚美辛 Indometacin

【作用与用途】具有解热、镇痛、抗炎作用。解热作用比氨基比林强，镇痛作用比阿司匹林强，抗炎作用比阿司匹林、保泰松强。用于风湿性或类风湿性关节炎。

【注意】①常见头痛、眩晕、恶心、呕吐、腹痛、腹泻、溃疡，有时可引起胃出血和胃穿孔。②有肝功能损伤、粒细胞减少、再生障碍性贫血、皮疹、哮喘等反应。③有溃疡病、震颤性麻痹、精神病史及癫痫病史者，小儿，孕妇忌用。

【参考剂量】口服：25mg/次，3 次/d，必要时可增至 0.1~0.15g/d，分 3~4 次。

布洛芬 Ibuprofen

【作用与作用】有解热、镇痛、抗风湿作用。主要用于风湿性和类风湿性关节炎，疗效次于阿司匹林。

【注意】①胃肠道不良反应比阿司匹林和保泰松轻。②偶有引起胃肠出血而加重溃疡的报告。③肝脏病患者慎用。

【参考剂量】口服：0.2~0.4g/次，3 次/d，饭中服。

柴胡注射液

【作用与用途】有解热作用，用于感冒、流感所致的发热、作用温和。适用于小儿、孕妇。

【参考剂量】高热时注射 2~4ml/次，1~2 次/d，儿童酌情减量。

别嘌醇 Allopurinol

【作用与用途】 它是黄嘌呤氧化酶抑制剂；使体内尿酸合成减少。用于痛风，特别是痛风性肾病。

【注意】 ①有皮疹、食欲不振、胃部不适、便软、嗳气、暂时性黄疸、脱毛、贫血等反应。②抑制 6 - 巯基嘌呤的体内代谢，增加其蓄积。同用时，6 - 巯基嘌呤剂量应减少 1/4 ~ 1/3。

【参考剂量】 口服：0.2 ~ 0.3g/d，分 2 ~ 3 次。

秋水仙碱 Colchicine

【作用与用途】 用于急性痛风。

【注意】 ①毒性大，患者疼痛消失则停药。②如发生恶心、呕吐、腹泻等症状，均应停药。

【参考剂量】 口服：首次剂量 1mg 以后每隔 2h 服 0.5mg 至剧痛缓解为止，每 24h 总量不超过 6mg。

苯巴比妥 Phenobarbital

【作用与用途】 属长效类催眠药，对中枢神经系统的抑制，随着剂量不同而不同，小剂量镇静，一般剂量催眠，大剂量抗惊厥，更大剂量麻醉延脑，而致死亡。用于镇静、催眠、抗惊厥，癫痫大发作的防治，麻醉前给药，及增强解热镇痛药的药效。

【注意】 ①服后次晨有头晕、疲倦、乏力等不良反应，久用可致耐受性和成瘾性，少数病人有过敏反应。②长期用于癫痫的治疗，应逐渐减量停药，否则可致癫痫发作。③肝、肾功能严重减退及严重肺功能不全者慎用。

【参考剂量】口服：镇静及抗癫痫病，15～30mg/次，3次/d；催眠30～60mg/次，睡前服，极量0.15g/次。皮下、肌内注射：镇静0.1g/次，抗惊厥0.1～0.2g/次，必要时4～6h重复。极量0.25g/次。儿童镇静1～2mg/（kg·次），抗惊厥3～5mg/（kg·次），必要4～6h重复。

水合氯醛合剂 Chloral Hydrate Mist

【作用与用途】非巴比妥类，长效催眠药。多用于神经性失眠，伴有显著兴奋的精神病及破伤风痉挛，士的宁中毒等。

【注意】①水溶液遇碱易分解。②有较强的刺激性，口服高浓度易致恶心，呕吐。③剂量过大对肝、肾有损害，并可抑制呼吸中枢和血管运动中枢。④心脏病、溃疡病、动脉硬化、肝肾功能严重减退者慎用或禁用。⑤久用可致耐受性和成瘾性。

【参考剂量】口服：5～10ml/次，睡前服。

盐酸氯丙嗪 Chlorpromazine Hydrochloride

【作用与用途】①抑制脑干网状结构和大脑边缘系统，呈现强的安定作用。②小剂量抑制延脑催吐化学感受区，大剂量直接抑制呕吐中枢。③抑制体温调节中枢，降低基础代谢，在物理降温的配合下，产生"人工冬眠"状态。④能加强并延长麻醉药、镇痛药、镇静催眠药作用。⑤对肾上腺素α受体的阻断作用较强。是强安定药，临床主要用于精神分裂症、狂躁症、各种原因之呕吐、顽固性呃逆、强化麻醉、人工冬眠及低温麻醉等。

【注意】①常见有困倦、嗜睡、心悸、口干、便秘、鼻塞、皮肤色素沉着、肌内注射或静脉注射易致体位性低血压。②长期用药可出现锥体外系症状，如静坐不能、震颤、流涎、肌肉抽搐等。③有过敏性皮疹、皮炎、光过敏、哮喘、粒细胞缺乏、紫癜等。④偶可出现肝脏弥散性炎性变化伴有胆汁郁滞、类似阻塞性黄疸。⑤忧郁症为主的精神病禁用，肝功能严重减退者忌用，尿毒症、心血管疾病者慎用。⑥儿童慎用。

【参考剂量】 口服：常用量 12.5～25mg/次，1～3 次/d，治疗精神分裂症：75～600mg/d，分次服用，极量 150mg/次，600mg/d。肌内注射：25～50mg/次，以后逐渐增加至 100～200mg/d，症状减轻后再减至 100～150mg/d。

氟奋乃静 Fluphenazime

【作用与用途】 抗精神病作用强，效力持久，镇吐作用也很强，镇静、降压作用较氯丙嗪弱得多，主要用于精神分裂症。

【注意】 ①锥体外系症状较多见，可服苯海索（安坦）、东莨菪碱缓解之。②老年、体弱、脑器质性疾病和严重肝、心、肾、血管疾病患者慎用。

【参考剂量】 口服：先小剂量开始，根据病情逐渐增加，一般用量不超过 30mg/d，分 2～3 次服。

多塞平 Doxepin

【作用与用途】 抗忧郁作用次于丙咪嗪，抗焦虑作用似氯痰草，用于各种忧郁症和神经官能症。

【注意】 有轻度嗜睡、口干便秘。

【参考剂量】 口服：50～300mg/d。

地西泮 Diazepam

【作用与用途】 弱安定药。有镇静，抗惊厥，中枢性肌肉松弛作用和较弱的催眠作用。用于神经官能症，焦虑紧张，情绪烦躁，一般性失眠，抗惊厥和抗癫痫的辅助治疗。

【注意】①有头痛、皮疹、乏力等，重者偶见白细胞减少，大剂量可产生共济失调。②长期大剂量使用可产生成瘾性，骤停可致惊厥。③肝肾功能减退者慎用。④婴儿、青光眼、重症肌无力者禁用。

【参考剂量】口服：2.5~5mg/次，3次/d，极量25mg/d。肌内注射、静脉注射：10mg/次，40mg/d。

艾司唑仑 Estazolam

【作用与用途】适用于焦虑、失眠、紧张、恐惧以及癫痫大、小发作和术前镇静等。

【注意】①个别病人偶有疲乏、无力、嗜睡等不良反应，1~2小时后可自行消失。②对老、幼、体弱者视病情而减量。③孕妇、老年高血压患者、婴幼儿、心、肝、肾功能不全者慎用。④青光眼、重症肌无力患者禁忌。

【参考剂量】片剂：每片1mg，2mg。注射剂：每支2mg。

镇静：口服，一次1~2mg，每日3次。

催眠：口服，每次1~2mg，每晚睡前服。

抗癫痫：口服，每次2~4mg，每日3次。

麻醉前给药：口服，每次2~4mg，术前1小时服。

肌内注射：每次2mg。

硝西泮 Nitrazepam

【作用与用途】作用与地西泮相似，特点是口服吸收较好，催眠、抗惊厥作用较强。用于催眠、抗焦虑、抗癫痫。主要治疗肌阵挛性癫痫和婴儿惊挛。

【注意】不良反应似地西泮，用药后有"宿醉"现象。

【参考剂量】口服：催眠5~10mg睡前服，抗癫痫5~

30mg/d。

氯美扎酮 Chlormezanone

【作用与用途】具有镇静、镇痛及骨骼肌松弛作用。与甲丙氨酯比较，骨骼肌松弛作用略强，镇静作用略弱，一般用于治疗各种肌痉挛和肌紧张为特征的疾患。还用于精神神经病、精神紧张、精神抑郁、结肠痉挛、溃疡病等所致的不安、失眠。

【注意】偶有嗜睡、眩晕、潮红、皮疹、口干、食欲不振或排尿困难等。若出现皮疹等过敏反应时，须停药及对症治疗。

【参考剂量】口服：0.2g/次，3 次/d。

谷维素 Oryzanol

【作用与用途】维生素类药物。选择性作用于间脑的视丘下部自主神经系统和内分泌系统的中枢，改善自主神经功能失调。用于周期性精神病、妇女更年期综合征、血管性头痛、胃肠官能征及自主神经功能失调等。

【注意】①轻度胃不适、恶心、呕吐、口干等。②偶见油脂分泌过多、脱发、男孩的乳房肿胀。

【参考剂量】口服：10 ~ 30mg/次，3 次/d。

苯妥英钠 Phenytoinnum Natricum

【作用与用途】选择性抑制大脑皮层运动区，稳定神经膜电位，阻止癫痫病病灶部位的异常电位活动向周围正常脑组织扩散，抗癫痫作用较苯巴比妥强。用于癫痫大发作和神经运动性发作，亦可用于治疗三叉神经痛。抑制心室和心房的异位节律点，加速房室结的传导，而对窦房结和心室内传导一般无影响，又能缩短不应期。用于心律失常，如过早搏动、室上性异位搏，室性心律失常，又可静脉注射，可用于抢救危急病例。

【注意】①有恶心、呕吐、忧郁或惊厥，特异者有皮疹、药热、粒细胞缺乏症及红斑狼疮样症候群。②过量可减低心输出量和降低血压，并可出现传导阻滞、心脏停搏等。③严重心力衰竭，完全性房室传导阻滞，肝、肾功能不良及低血压者忌用。

【参考剂量】口服：50～100mg/次，0.1～0.3g/d，极量0.3g/次，0.5g/d。儿童5mg/（kg·d），分3次服。心律失常：成人100～300mg，分1～3次服用，儿童按体表面积250mg/mm^2，分2～3次口服。肌内注射0.25～0.5g/次，极量2g。静脉注射0.1～0.2g/次，极量0.5g/次，2g/d。静脉滴注0.5～1g/次，极量2.0g/d。

盐酸苯海索 Benzheol Hydrochloride

【作用与用途】有中枢性抗胆碱作用及解除横纹肌痉挛作用，而对平滑肌及腺体作用较弱。用于改善震颤性麻痹的僵直、运动障碍、震颤等症状，尤其僵直的改善较显著。

【注意】①有口干、散瞳、视力模糊、头晕、眩晕等，病人有精神紊乱、激动、谵妄、幻觉。②青光眼、心动过速，尿潴留者忌用。

【参考剂量】口服：1～2mg/次，2次/d，以后渐增至5～10mg/d。

左旋多巴 Levodopa

【作用与用途】增加脑中多巴胺的含量。用于震颤性麻痹症，对肌肉强直和运动障碍等症状改善显著，也能改善震颤流涎、姿势障碍、躯体平衡等症状。

【注意】①有消化道症状如恶心、呕吐等，对有消化道溃疡的病人可引起恶化而出血。②有直立性低血压，心律失常及幻觉、忧郁等。③用药期间禁止同服维生素 B_6、单胺氧化酶抑制剂。④心血管疾病、精神病、严重的器官实质性疾病、严重内分泌疾病均忌用。

【参考剂量】口服：开始 0.25~0.5g/d，每服 3~4d 增加 0.125~0.5g，维持量 3~6g/d，分 3~4 次服。

胞磷胆碱 Citicoline

【作用与用途】主要用于急性颅脑外伤和脑手术后的意识障碍。

【注意】脑内出血急性期不宜用大剂量。

【参考剂量】注射液：每支 250mg（2ml）。静脉滴注：1 日 200~600mg，5~10 日一疗程。肌内注射：1 日 200mg。

二甲弗林 Dimefline

【作用与用途】用于各种原因引起的中枢性呼吸衰竭、麻醉药、催眠药所致的呼吸抑制及外伤、手术等引起的虚脱和休克。

【注意】①不良反应有恶心、呕吐、皮肤烧灼感等。剂量过大，可引起肌肉震颤、惊厥等。②应准备短效巴比妥类（如异戊巴比妥），作惊厥时急救用。③静注速度必须缓慢，并应随时注意病情变化。④有惊厥病史、肝肾功能不全者及孕妇禁用。

【参考剂量】注射液：每支 8mg（2ml）。肌内注射：每次 8mg。

静脉注射：每次 8mg，以葡萄糖溶液稀释混合后缓慢注入。重症病人可用至 16~32mg。

静脉滴注：以注射用等渗氯化钠溶液或葡萄糖溶液稀释。

甲磺酸双氢麦角毒碱 Co – dergocrine Mesylate

【作用与用途】 本品用于由年龄而引起之精神退化症状，老人痴呆症，脑血管意外，周围血管疾病，动脉性高血压引起的自觉性血管症状。

【注意】 严重心动过缓病人慎用。有时鼻塞，暂时性肠胃不适。

【参考剂量】 片剂：每片 1mg。口服：每次 1~2mg，每日3次。

氟桂利嗪 Flunarizine

【作用与用途】 本品为血管扩张药，有直接扩张血管作用，可用于脑血管灌注不足和外周肢体血管硬化有关的疾病，如偏头痛、眩晕及间歇性跛行。对注意力减弱、记忆力障碍等均有效。

【注意】 ①毒副反应较少，病人能很好耐受。可能会出现嗜睡和无力。②注意不能用含酒饮料冲服。

【参考剂量】 胶丸：每丸含氟苯桂嗪 5mg。口服：成人开始时早、晚各服 5mg，以后每晚服 10mg。

四、麻醉药及其辅助药

麻醉乙醚 Anaesthetic Ether

【作用与用途】 吸入性全麻药。主要通过阻断神经冲动在突触间的传递，使中枢神经系统产生抑制。麻醉由浅入深，先抑制大脑皮层，抑制皮层下中枢，后影响延脑。用于全身麻醉。特点是安全范围大、肌肉松弛较完全、毒性较小。

【注意】 ①刺激性强，注意保护眼部，事先给予阿托品防止呼吸道分泌增加；②麻醉后恢复较慢，并有头晕、恶心、呕吐、腹胀、尿潴留等麻醉后的不良反应；③急性呼吸系统感染，肝、肾功能不良，糖尿病，急、慢性肾炎，严重酸中毒，低容量休克，颅内高压患者禁用或慎用，极度衰竭患者禁用；④心脏病患者用量减小。

【参考剂量】吸入，视手术需要和病人情况而定。

一氧化氮 Nitrous oxide

【作用与用途】吸入性全麻药。诱导期短，能很快达到浅麻醉（三期一级），镇痛效果较好，但肌肉松弛不完全，约85%~90%的腹肌，四肢骨骼肌未完全松弛，全麻效能差。目前常和氟烷、甲氧氟烷、乙醚或静脉全麻药合用；单用只适用于拔牙、骨折整复、脓肿切开、扩创缝合等小手术。

【注意】①大手术须配合硫喷妥钠及肌肉松弛剂等；②吸入气体中氧气浓度不应低于20%；麻醉终止后，应吸入纯氧十几分钟，以防止缺氧。

【参考剂量】视手术需要和病人情况而定。

盐酸普鲁卡因 Procaine Hydrochloride

【作用与用途】能使细胞膜稳定，降低其通透性，使神经冲动达到时，钠、钾离子不能进入细胞膜产生去极化和动作电位，从而产生局部麻醉作用。普鲁卡因对皮肤、黏膜穿透力弱，局部无刺激性，效果确实，毒性较小。主要用作浸润、神经干阻滞、腰麻、硬膜外麻醉、蛛网膜下腔阻滞及局部封闭法。

【注意】①有过敏反应，应先做皮试；②浓度越大，毒性越大；③能降低磺胺药之效力；④抗胆碱酯酶药物可增加其作用；⑤加入少量肾上腺素可延长其作用；⑥其水解产物二乙氨基乙醇能增强洋地黄的作用，已用足量洋地黄病人慎用；⑦药液变深黄色局部麻醉效力下降。

【参考剂量】浸润麻醉 0.25% ~0.5% 水溶液，每次不得超过 1.5g。神经阻滞 1% ~2% 水溶液，每次不得超过 1g。硬膜外麻醉 2% 水溶液，每小时不得超过 0.75g。蛛网膜下腔阻滞 3% ~5% 溶液，一次用量不宜超过 0.15g。局部封闭 0.25% ~0.5% 溶液。

盐酸利多卡因 Lidocaine Hydrochloride

【作用与用途】作用快，弥散广，通透性强，作用比普鲁卡因强 2 倍，持续时间长 1/2 ~1 倍；但毒性较其大。普鲁卡因过敏者可试用。用于表面麻醉、浸润麻醉、神经阻滞及硬膜外麻醉，且多用于神经阻滞。

【注意】①神经阻滞和硬膜外麻醉一般加肾上腺素或用 0.1% ~0.2% 利多卡因及 0.1% ~0.2% 丁卡因混合液；②单用常有全身倦怠感；③误将过量注入静脉有引起心跳骤停的危险。

【参考用量】表面麻醉 1% ~4% 溶液，1 次不超过 0.2g；浸润麻醉 0.25% ~0.5% 溶液，一般每小时不得超过 0.4g；传导麻醉 1% ~2% 溶液，一般 1 次不得超过 0.4g；剖腹产硬膜外麻醉 1 次以 0.2g 为度。

五、作用于自主神经系统的药物

硝酸毛果芸香碱 Pilocarpine Nitrate

【作用与用途】直接兴奋 M 胆碱受体。主要用作缩瞳剂。点眼后兴奋瞳孔扩约肌，使瞳孔缩小，前房角扩大，房水回流通畅，眼压下降。用于青光眼患者及缩瞳；在视网膜剥离时用作发汗剂。

【注意】①禁用于虹膜睫状体炎等；②遇眼睑及结膜对本品有过敏反应时，大都采用另一种盐类制剂（如原用硝酸盐改用硫酸盐）即可克服。

【规格】滴眼剂：1% ~ 2%。眼膏：1% ~ 2%。

【参考剂量】滴眼，涂眼，视病情需要而定。

溴化新斯的明 Neostigminc Bromide

【作用与用途】胆碱酯酶抑制药。有兴奋平滑肌、横纹肌及抑制心血管的作用。用于手术后腹胀气、尿潴留、重症肌无力、室上性阵发性心动过速。

【注意】①禁用于机械性肠梗阻和心绞痛，忌用于支气管哮喘；过量可用阿托品对抗。

【参考剂量】口服：10 ~ 20mg/次，或酌情而定。极量：20mg/次，100mg/d。

颠茄 Belladonna

【作用与用途】有解除胃肠道痉挛、抑制胃酸分泌作用，用于胃肠痉挛及溃疡。

【注意】青光眼患者忌用。

【参考剂量】口服：1 ~ 2 片/次，3 次/d。

硫酸阿托品 Atropine Sulfate

【作用与用途】为抗胆碱药。能解除平滑肌的痉挛（包括解除血管痉挛，改善微血管循环）；抑制腺体分泌；解除迷走神经对心脏的抑制，使心跳加快；散大瞳孔，使眼压升高，兴奋呼吸中枢。临床上主要用于：①抢救感染中毒性休克：成人每次 1 ~ 2mg 静脉注射，每 15 ~ 30min 1 次，2 ~ 3 次后如情况不见好转，可逐渐增加用量，至情况好转后即减量或停药。②治疗锑剂引起的阿 – 斯综合征：发生严重心律紊乱时，立即静脉注射 1 ~ 2mg（用 5% ~ 25% 葡萄糖注射液 10 ~ 20ml

稀释），同时肌内注射或皮下注射 1mg，15～30min 后再静脉注射 1mg。如病人无发作，可根据心率情况改为每 3～4h 皮下注射或肌内注射 1mg，48h 后如不再发作，可逐渐减量，最后停药。③治疗有机磷中毒：a. 与解磷定等合用时，对中度中毒，每次皮下注射 0.5～1mg，30～60min 1 次，至病情稳定后，逐渐减量并改用皮下注射。b. 单用时，对轻度中毒，每次皮下注射 0.5～1mg 隔 0.5～2h 1 次；对中度中毒，每次皮下注射 1～2mg，隔 15～30min 1 次；对重度中毒，即刻静脉注射 2～5mg，以后每次 1～2mg，隔 15～30min 1 次，根据病情逐渐减量和延长间隔时间。④治疗内脏绞痛：包括胃肠痉挛引起的疼痛、肾绞痛、胆绞痛、胃及十二指肠溃疡，每次皮下注射 0.5mg；⑤用于麻醉前给药：皮下注射 0.5mg，可减少麻醉过程中支气管黏液分泌，预防术后引起的肺炎，并可消除吗啡对呼吸的抑制。⑥用于眼科：可使瞳孔放大，调节功能麻痹，用于角膜炎。用 1%～3% 眼药水滴眼或眼膏涂眼。滴时按住内眦部，以免流入鼻腔吸收中毒。

【注意】①常见口干、心悸，大剂量有皮肤于热、潮红、中枢神经兴奋症状，如狂燥、谵妄、幻觉、抽搐乃至昏迷；②前列腺肥大、胃幽门梗阻、贲门痉挛、青光眼者禁用。

【参考剂量】成人，口服：0.3～0.6mg/次，3 次/d，极量 1mg/次，3mg/d。皮下注射、肌内注射、静脉注射：0.3～0.5mg/次，0.5～3mg/d，极量 1mg/次。儿童，皮下注射、肌内注射、静脉注射：0.01mg/（kg·次）。中毒性休克，0.03～0.05mg/（kg·次）。

氢溴酸山莨菪碱 Anisodamine Gydrobromide

【作用与用途】可使平滑肌明显松弛，并能解除血管痉挛（尤其是微血管），同时有镇痛作用，但扩瞳和抑制腺体（如唾液腺）分泌的作用较弱，且极少引起中枢兴奋症状。口服吸收较差，注射后迅速从尿排出。

适用于下列疾病：①感染中毒性休克：如暴发型流行性脑脊髓膜炎，中毒性痢疾等（需与抗菌药物合用）。②血管性疾病：脑血栓、脑栓塞、瘫痪、脑血管痉挛、血管神经性头痛、血栓闭塞性脉管炎等。③各种神经痛：如三叉神经痛、坐骨神经痛等。④平滑肌痉挛：胃、十二指肠溃疡，胆道痉挛等。⑤眩晕病。⑥眼底疾患：中心性视网膜炎、视网膜色素变性、视网膜动脉血栓等。⑦突发性耳聋：配合针刺疗法可治疗其他耳聋（小剂量穴位注射）。此外，对视神经萎缩、神经性皮炎、银屑病、荨麻疹、过敏性紫癜、类风湿性关节炎、过敏性鼻炎、颅脑损伤后遗症等也有一定疗效。

【注意】①本品毒性小，对肝、肾等实质性器官无损害。②不良反应一般有口干、面红、轻度扩瞳、视近物模糊等，个别患者有心跳加快及排尿困难等，多1~3h内消失，长期使用不至积蓄中毒。若口干明显时，可口含酸梅或维生素C，以缓解症状。静脉滴注过程中，若排尿困难，可肌内注射新斯的明0.5~1mg或氢溴酸加兰他敏2.5~5mg以解除症状。③在应用本品治疗的同时，其治疗措施不能少（如抗菌药物的使用等）。④脑出血急性期及青光眼患者忌用。

【参考剂量】口服：5~10mg/次或酌情用量。静脉注射：感染中毒性休克10~20mg/次，每15~20min重复给药1次，血栓闭塞性脉管炎10~15mg/（次·d）。静脉滴注：脑血管栓塞30~40mg/d，用5%葡萄糖生理盐水稀释。儿童剂量：感染中毒性休克，0.2~1mg/（kg·次），隔15~30min可重复给药。

肾上腺素 Adrenaline

【作用与用途】直接兴奋肾上腺素α和β受体，表现心收缩力加强，心率加快，皮肤、黏膜、内脏血管收缩，血压升高，支气管平滑肌松弛，血糖升高，代谢加强。主要用于过敏性休克、支气管哮喘、心跳骤停；与局部麻醉药配伍，延长局部麻醉时间，减少毒性；亦可用于制止鼻黏膜和齿龈出血。

【注意】①常有心悸、头痛、震颤等，过量可产生血压过高，心律失常；②器质性心脏病、高血压、冠状动脉硬化、甲状腺功能亢进、糖尿病禁用；③使用三氯甲烷或其他气体麻醉药者，两周内用过单胺氧化酶抑制剂者忌用；④药液变色不可使用。

【参考剂量】皮下注射、肌内注射：0.5~1mg/次，极量1mg/次。心室内注射：0.25~0.5mg/次，用生理盐水稀释10倍，极量1mg/次。

重酒石酸去甲肾上腺素 Noradrenalinc Bitartrate

【作用与用途】本品主要兴奋 α 受体，对 β 受体兴奋作用很弱，具有很强的血管收缩作用，使全身小动脉与小静脉都收缩（但冠状动脉扩张），外周阻力增高，血压上升。临床上主要利用它的升压作用，用于各种休克（但出血性休克禁用）以提高血压，保证对重要器官的血液供应。

【注意】①注射时严防药液外漏，以免局部血管强烈收缩引起组织坏死；②长期静脉滴注应逐渐减量，减速停药，否则可致血压突然下降；③用药过量或过久，强烈收缩肾血管，导致严重缺血而引起急性肾功能衰竭；④高血压、动脉硬化及无尿病人忌用。

【参考剂量】静脉滴注：用 1~2mg 加入生理盐水或5% 葡萄糖100ml 内静脉滴注，根据血压和循环情况，减慢滴速，以维持血压于正常范围。对危急病例可用 1~2mg 稀释 10~20ml，徐徐推入静脉。

异丙肾上腺素 Isoprenaline

【作用与用途】为 β 受体兴奋剂，对支气管扩张作用较肾上腺素强，在治疗剂量时无升压不良反应。并能增加心脏收缩力及心排出血量，兴奋心脏的窦房结和房室结，扩张小血管，加大脉压。本品不宜口服。临床上常用于哮喘发作时控制症状，一般用气雾剂吸入，奏效迅速；也可用舌下含片，几分钟内即见效，但维持时间不长（多数不到 1 小时）。还适用于抗休克治疗（心源性休克、感染性休克）以及急救、心脏房室传导阻滞等。

【注意】①常见心悸、头晕。②缺氧状态的哮喘患者易致心律失常，甚至室性心动过速及心室颤动。③冠心病、心绞痛、心肌梗死、心肌炎、甲状腺功能亢进者禁用。

【参考剂量】吸入：每次不超过 0.5ml；极量，0.02g/次，0.06g/d。舌下：10 ~ 15mg/次，3 次/d；极量，0.02g/次，0.06g/d。

重酒石酸间羟胺 Metaraminol Bitartrate

【作用与用途】主要兴奋 α 受体，升压效果比去甲肾上腺素稍弱，但作用较持久，有中等度加强心脏收缩的作用，无局部刺激，供皮下、肌内及静脉注射；本品可增加脑、肾及冠状动脉的血流量，肌内注射后，5min 内血压升高，可维持 1.5 ~ 4h 之久。静脉滴注 1 ~ 2min 内即可显效。适用于各种休克及手术时低血压。在一般用量下，不至引起心律失常，因此也可用于心肌梗死性休克。

【注意】①不可与环丙烷、氟烷等药品同时使用，因易引起心律失常。②对甲状腺功能亢进症、高血压、充血性心衰及糖尿病患者慎用。③本品有蓄积作用，如用药后血压上升不明显，必须观察 10min 以上，才决定是否增加剂量，以免贸然增量致使血压上升过高。④连用可引起快速耐受性。⑤不宜与碱性药物共同滴注，因可引起分解。

【参考剂量】成人，肌内注射：10～20mg/次，每0.5～2h 1次。静脉滴注：20～100mg/次，加入生理盐水或5%～10% 葡萄糖注射液中，视血压上升情况，控制用量及滴速。

甲磺酸酚妥拉明 Phentolamine Methanesulfonate

【作用与用途】本品为 α 受体阻断剂，有血管舒张作用。临床上用于血管痉挛性疾病如肢端动脉痉挛症（即雷诺病）、手足发绀症、感染中毒性休克以及嗜铬细胞瘤的诊断试验等。对室性早搏亦有效。

【注意】①不良反应有直立性低血压、鼻塞、瘙痒、恶心等，低血压、严重动脉硬化、心脏器质性损害、肾功能减退者忌用。②忌与铁剂配伍。

【参考剂量】肌内注射、静脉注射：5mg/次。

六、作用于循环系统的药物

地高辛 Digoxin

【作用与用途】洋地黄类药物。①直接作用于心肌，加强心肌收缩力，使输出量增加，相对地延长舒张期，而不增加衰竭心脏的耗氧量。②反射性地兴奋迷走神经，减慢心率。③抑制心脏传导系统，延长心脏传导系统的不应期，减慢房室之间的兴奋传导，但对主肌本身则缩短其不应期。④有轻微的利尿作用。临床用于充血性心力衰竭，非洋地黄中毒的心房颤动，心房扑动及室上性心动过速。较洋地黄作用快，排泄快，持续时间短。

【注意】①在应用本药期间，或停用后7d以内，忌用钙剂、肾上腺素、麻黄碱及其类似药物。②治疗量和中毒量之间相差很小，每个病人对其耐受性和消除速度又有很大差异，故需根据病情，来摸索最佳剂量。③阵发性室性心动过速，房室传导阻滞，主动脉瘤及小儿急性风湿热所引起的心力衰竭，忌用或慎用。心肌炎及肺源性心脏病患者对强心苷敏感，应注意用量。④利血平可增加洋地黄对心脏的毒性反应，引起心律失常。

【参考剂量】口服：常用量 0.5 ~ 1.0mg/次，全效量 0.04mg/kg 于 24 ~ 48h 内分次服完（即首次 0.25 ~ 0.5mg，以后每 6 ~ 8h 0.25mg 至全效量），0.25 ~ 0.5mg/d，极量 3mg/d。儿童剂量：全效量 2 岁以下 0.06 ~ 0.08mg/kg，2 岁以上 0.04 ~ 0.06mg/kg，维持量为全效量的 1/5 ~ 1/4。

对病情不急的患者，地高辛近年采用恒定给药法，可逐日给一定剂量 6 ~ 7d，即获得治疗效果。

毛花苷丙 Lanatoside C

【作用与用途】同地高辛，但作用比地高辛快，排泄更快，积蓄性少。适用于急性充血性心力衰竭，室上性心动过速，心房颤动，伴有心室率增快者。

【注意】①同地高辛。②静脉注射时用 25% ~ 50% 葡萄糖注射液加 20ml 稀释缓慢注射。③2 周内用过洋地黄者慎用或减量，如出现恶心，室性早搏，传导阻滞应停药。④急性心肌炎慎用，窦性心动过缓、频发性多源性室性早搏者忌用。

【参考剂量】肌内注射：常用量 0.4mg/次。静脉注射：全效量 1 ~ 1.2mg。速给法：第一次 0.4 ~ 0.6mg，以后第 2 ~ 4 小时再给半量，至全效量。维持量 0.4mg/d。儿童剂量，全效量 2 岁以下 0.022mg/kg，2 岁以上 0.025mg/kg，首次用全效量的 1/3 ~ 1/2。

毒毛旋花子苷 K Strophanthin K

【作用与用途】同地高辛，作用比西地兰快，排泄更快。适用于急性充血性心力衰竭。

【注意】①静脉注射用 25% 葡萄糖注射液稀释后约 5min 左右注射完。②1～2 周内用过洋地黄制剂者不用。心血管有器质性病变，心内膜炎，急、慢性肾炎，急性心肌炎者忌用。

【参考剂量】静脉注射：全效量 0.25～0.5mg。速给法：第一次 0.125～0.25mg，以后第 1～2 小时给予 0.125mg 直至全效量。极量 0.5mg/次，1mg/d。儿童剂量：全效量 0.007～0.01mg/（kg·次）。

盐酸利多卡因 Lidocaine Hydrochloride

【作用与用途】主要作用于心室，抑制心室自律性，缩短心室不应期，治疗量时不影响传导。用于控制室性心动过速，尤见于麻醉，心脏手术，心导管术及急性心肌梗死所引起的心律失常，对强心苷所引起的室性心动过速也有效。

【注意】①有嗜睡，感觉异常，耳鸣等，过量可致肌震颤、房室传导阻滞，乃至惊厥。②严重房室传导阻滞，心力衰竭及肝功能严重减退者慎用或忌用。③在治疗剂量下不降低血压是其优点。

【参考剂量】成人：静脉注射先用 1～2mg/kg 于 1～2min 内注完。如无效，每隔 5～10min 静脉注射 100mg 至产生疗效为止。如连续推注 500～800mg 仍无效者，可改用他药。如见效，可改为静脉滴注维持，将 100mg 溶于 100～200ml 5% 葡萄糖注射液静脉滴注，每分钟 1～2ml。每日总量不应超过 1～1.5g。小儿：静脉注射 1～2ml/（kg·次），加入葡萄糖注射液 20ml 中，必要时 5～10min 重复。静脉滴注 20～

$50\mu g/(kg\cdot min)$。

美西律 Mexiletine

【作用与用途】具有抗惊厥、局部麻醉及抗心律失常作用。对心肌的抑制作用较小。主要用于急、慢性室性心律失常，如室性期前收缩，室性心动过速，心室纤颤及洋地黄中毒引起的心律失常。

【注意】可有恶心、呕吐、嗜睡、心动过缓、低血压、头痛、眩晕等。

【参考剂量】口服：开始 150～200mg/次，每 6～8h 1 次，以后可酌情减量。静脉注射：开始 100mg，加入 5% 葡萄糖 20ml，缓慢静脉注射。如无效，可在 5～10min 后再给 50～100mg/次，然后以 1.5～2mg/min 的速度静脉滴注。

普萘洛尔 Propranolol

【作用与用途】本品为 β 受体阻断剂，阻断心肌的 β 受体，减慢心率，抑制心脏收缩力与房室传导，循环血流量减少。心肌氧耗量降低。临床用于治疗多种原因所致的心律失常，如房性及室性、窦性及室上性心动过速，心房颤动等，但室性心动过速宜慎用。此外，也可用于心绞痛，高血压、嗜铬细胞瘤（手术前准备）、甲状腺功能亢进等。治疗心绞痛时，常与硝酸酯类合用，可增加疗效，并互相抵消其不良反应。

【注意】①有恶心、呕吐、腹泻、疲倦、嗜睡、低血压、心动过缓、皮疹等反应。②支气管哮喘，房室传导阻滞，心力衰竭，低血压症，肝功能减退者慎用或禁用。③个体差异大，应从小剂量起摸索有效剂量。

【参考剂量】口服：治心律失常，10mg/次，3 次/d；治心绞痛，40～80mg/d，分3～4次服；治高血压，5mg/次，4次/d，1～2周后增加1/4量，在严密观察下可逐渐加至1天量100mg。静脉滴注，宜慎用，抗心律失常，5mg/次，以5%葡萄糖注射液稀释，按病情需要调整滴速。

阿替洛尔 Atenolol

【作用与用途】 本品为选择性心脏受体阻断剂，对血管和支气管的作用很小。其对抗异丙肾上腺素的作用与普萘洛尔相似，但在大剂量时也未见有抑制心肌收缩力的作用。并无内源性拟交感活性。临床有明显减慢心率的作用和降压作用。用于治疗快速性心律失常及高血压。

【注意】 个别有窦性心动过缓。

【参考剂量】 口服：开始每次6.25～12.5mg，2次/d，按需要及耐受量增至50～200mg。

硝苯地平 Nifedipine

【作用与用途】 本品无局部麻醉作用和奎尼丁样抑制心肌收缩力的作用。能对抗异丙肾上腺素引起的心动过速。对室性心动过速无效。本品可扩张冠状动脉，治疗心绞痛。

【注意】 有头痛，无力等。

【参考剂量】 口服：1次5～10mg，每天3次。

胺碘酮 Amiodarone

【作用与用途】 选择性的冠状动脉扩张剂。能增加冠脉血流量，同时减少心肌耗氧量。减慢心率，降低房室传导速度与β受体阻断剂的效应相似。本品抗心律失常作用归于延长动作电位时间，从而使有效不应期延长。临床上用于室性心动过速，还用于慢性冠状动脉功能不全及心绞痛。

【注意】①主要为胃肠道症状，偶见有药疹、瘙痒，也有角膜色素沉着及皮肤色素沉着。②房室传导阻滞及心动过缓者忌用。

【参考剂量】口服：0.2g/次，3 次/d。静脉滴注：0.3~0.45g/d，静脉滴注 0.3g 加至 20ml 5% 葡萄糖中快速滴注。

普罗帕酮 Propafenone

【作用与用途】可延长心房肌和心室肌的有效不应期，产生持久的抗心律失常和抗纤颤作用。主要用于室性或室上性期前收缩，阵发性室性或室上性心动过速及预激症候群。

【注意】偶有头昏、恶心、食欲不振及轻度房室传导延迟等。

【参考剂量】口服：300~900mg/d，分 4 次服，维持量 300~600mg，分早、晚各 1 次。

硝酸甘油 Nitroglycerine

【作用与用途】抗心绞痛的作用是由于直接松弛血管平滑肌，特别是小血管平滑肌，使全身血管扩张，外周阻力减少，静脉回心血量减少。减轻心脏的前后负荷，降低心肌的耗氧量，相应解除心肌缺氧，致使心绞痛得到缓解。临床主要用于心绞痛急性发作。也用于急性左心衰竭。

【注意】①有头痛、头晕，也可出现体位性低血压。②长期连续使用，有耐受性。③青光眼、冠状动脉闭塞及血栓形成，脑出血、颅内压增高者忌用。

【参考剂量】舌下含服：1 片/次，心绞痛发作时含舌下。

硝酸异山梨酯 Isosorbide Dinitrate

【作用与用途】作用与硝酸甘油相似，但较持久（能维持 4h 以上），口服后半小时见效，含服 2~3min 见效。因此舌下含服用于急性心绞痛发作，口服用于预防发作。常与普萘洛尔合用。因不易在空气中变性，故便于保管和携带。

【注意】①头痛、眩晕、恶心、面部潮红、胃肠障碍等。②青光眼患者忌用。

【参考剂量】舌下含服：5~10mg/次，一般在 1~2h 后，改服维持量 5mg/次。口服：5~10mg/次，2~3 次/d。

二羟丙茶碱 Coronal Diprophylline

【作用与用途】为水溶性较大的茶碱衍生物，药理作用同氨茶碱，具有血管扩张作用，并能兴奋心肌，增加心排血量，临床用于心绞痛、冠脉功能不全、充血性心力衰竭等。扩张支气管作用较弱，但对胃肠刺激小，可用于哮喘。

【注意】①长期大量服用后可引起头痛、失眠、呕吐等。②急性肾炎禁用。

【参考剂量】口服：0.1~0.2g/次，3 次/d，极量 0.5g/次。肌内注射：0.3~0.5g/次，极量 1g/次。静脉注射：0.25~0.75g/次，应缓慢注入。

双嘧达莫 Dipyridamole

【作用与用途】本品为作用较强的冠脉扩张剂。能显著而持久地增加冠脉血流量及提高冠脉窦的血氧饱和量，改善心肌的供氧和供血。长期使用能促进侧枝循环的形成，同时不增加心肌氧耗量。临床用于治疗急、慢性冠脉功能不全，心绞痛，心肌梗死等。

本品尚能抑制血小板的凝集，用于心脏手术及瓣膜置换时，可减少血栓栓塞的形成。静脉注射时可使血压显著下降。

【注意】①有时有头痛、眩晕、恶心、呕吐、腹泻等。②过量会扩张周围血管，低血压患者慎用。③罕有加重心绞痛症状。④虚脱前状态和虚脱患者忌用。

【参考剂量】口服：25mg～50mg/次，3 次/d。肌内注射：10～20mg/次，静脉注射 1～3 次/d。

尼莫地平 Nimodipine

【作用与用途】本品为钙离子拮抗剂，适用于缺血性脑血管病、偏头痛、蛛网膜下隙出血所引起的脑血管痉挛，突发性耳聋，轻、中度高血压。

【注意】脑水肿及颅内压增高患者慎用，孕妇和哺乳期妇女应遵医嘱。服用本品时应尽可能避免与其他钙离子拮抗剂或 β 受体阻断药合并使用，如必须合并使用时，应对患者进行特别仔细的观察。

【参考剂量】口服：40～60mg/d，分 2～3 次服用。

烟酸肌醇酯 Inositol Nicotinate

【作用与用途】本品口服吸收后，在体内缓缓分解为烟酸和肌醇，从而发挥两者的作用。其周围血管扩张作用与烟酸相似，但较为温和、持久，且无烟酸产生面部潮红及胃部不适等副作用。尚有改善脂质代谢的作用和纤维蛋白溶解的作用。对血压也有稳定作用。肌醇能降低毛细血管的脆性，并防止胆固醇在肝脏沉着，从而防止血栓的形成。

临床适用于各种原因引起的周围血管障碍，如闭塞性动脉硬化症，肢端动脉痉挛症，冻疮，手足发绀，血管性和外伤性头痛。还用于高血压及高脂血症。

【注意】偶有恶心、发汗，有时会增加瘙痒性、皮肤病的瘙痒感。胃酸缺乏者应同时服用稀盐酸、柠檬水、柠檬汁等酸性物，以提高耐受性。

【参考剂量】口服：0.2～0.4g/次，3次/d。

桂利嗪 Cinnarizine

【作用与用途】直接作用于血管平滑肌而使血管扩张，能显著地改善脑循环，且对各种血管收缩物质（5-羟色胺，肾上腺素、增压素等）有拮抗作用，能缓解血管痉挛，同时有预防血管脆化的作用。临床适用于脑血管障碍，如脑栓塞、脑动脉硬化等。

【注意】①偶见胃肠道症状，嗜睡等。②孕妇禁用。

【参考剂量】口服：25～50mg/次，3次/d。

曲克芦丁 Troxerutin Injection

【作用与用途】对急性缺血性脑损伤动物模型有显著的保护作用。能防止血栓形成，增加血中氧含量与氧饱和度。促进新血管生成以增进侧枝循环。对内皮细胞有保护作用，防止血管通透性升高引起的水肿，并有抗放射线损伤、抗炎症、抗过敏、抗溃疡等作用。

用于闭塞性脑血管病引起的偏瘫、失语等症，冠心病梗死前综合征，中心性视网膜炎，血栓性静脉炎，静脉曲张，慢性静脉功能不全，血管通透性升高引起的水肿，烧伤及创伤水肿，动脉硬化等疾病。

【注意】毒性低，未见不良反应。个别病例如出现过敏现象，立即停药。

【参考剂量】肌内注射：100～200mg/次，2次/d，儿童酌减。静脉滴注：400mg/次，1次/d，用5%～10%葡萄糖注射液来稀释。20d为1疗程，可用1～3个疗程，每个疗程一般间隔3～7d。

盐酸培他司汀 Batahistine Hydrochloride

【作用与用途】 有周围血管扩张作用，特别是扩张脑血管，增加脑血流量，并能松弛内耳毛细血管前括约肌。用于内耳眩晕症（美尼尔综合征），脑动脉硬化及脑供血不足所引起的眩晕、头晕、呕吐及耳鸣等。

【注意】 胃溃疡、支气管哮喘患者慎用。

【参考剂量】 口服：4~8mg/次，2~4次/d。

甲基多巴 Methyldopa

【作用与用途】 甲基多巴是兴奋延脑的血管运动中枢的 α 受体，即兴奋中枢的抑制性神经原，从而抑制外周的交感神经，产生降压效果。适用于某些中度和重度原发性高血压，其作用较神经节阻断剂或胍乙啶小，可用于这些药物治疗无效的或不能耐受的重度或恶性高血压。甲基多巴不影响肾功能，因而对有肾功能不全的高血压患者，是最为有效的药物。

【注意】 ①有嗜睡，偶见有轻度眩晕、口干、腹胀、排气、腹泻等，很少见有粒细胞减少现象，停药后消失。②本品不适用于治疗嗜铬细胞瘤所致的高血压。③如发现有发热而无感染迹象时应立即停药。

【参考剂量】 口服：开始0.25g/次，3次/d。

利血平 Reserpine

【作用与用途】 为一温和降压药，其降压机制主要是减少以至耗竭交感神经末梢囊泡中的交感神经介质，从而使血管扩张、血压下降，降压作用温和而持久，同时使心率减慢，并有中枢安定作用。用于早期轻症高血压病。肌内注射或静脉注射还可用于高血压危象。

【注意】①鼻塞、四肢无力，疲倦、嗜睡、胃肠道障碍等。②长期大剂量应用可出现精神忧郁。③胃和十二脂肠溃疡患者忌用。

【参考剂量】口服：0.25 ~ 0.5mg/次，2 ~ 3 次/d；儿童0.2mg/（kg·d），2 ~ 3 次/d。肌内注射、静脉注射：1 ~ 2mg/d，无效时，可6h后重复1次。

依那普利 Enalapril

【作用与用途】用于各期原发性高血压、肾性高血压、充血性心力衰竭。

【注意】①少数病人有低血压或体位性低血压、眩晕、头痛、恶心、腹痛、皮疹、虚弱、血管神经性水肿、咳嗽、血尿素氮增高、血肌酐过高等不良反应。有些病人还出现血红蛋白减少、白细胞减少、转氨酶升高等。②用药后循环血量减少，出现钠离子滞留、腹泻、呕吐等不良反应，慢性高血压病人，可用等渗氯化钠注射液补充血容量。③肾功能不全的病人，其剂量可根据肾损害情况确定。④血压正常的充血性心力衰竭病人，用药后如出现低血压现象，应减量或中止给药。⑤本品与交感神经阻断剂和神经节阻滞剂合用，应谨慎。⑥本品与某些 β 受体阻断剂并用，能增强本品的抗高血压作用。⑦本品与钾盐和含钾药物合用，会引起高钾血症。

【参考剂量】片剂：每片 5mg。口服：常用剂量为每日10 ~ 40mg，分 2 ~ 3 次服。原发性高血压，每次 20mg，每日 1次。充血性心力衰竭和肾性高血压，每日 10 ~ 40mg，起始量为每日 10mg，剂量视治疗效果调节，一般每次 20mg，每日1 次。

贝那普利 Benazepril

【作用与用途】为血管紧张素转化酶抑制剂，使外周血管阻力降低，但不引起代偿性液体潴留，也可减轻心室后负荷，不增快心率。可改善左心室肥厚，改善糖尿病糖耐量。轻中度肾功能不全及肝硬化者可不用调整剂量。本品用于高血压、充血性心力衰竭。

【注意】①偶见头晕、疲劳、症状性低血压、胃肠不适、皮疹、瘙痒、潮红、尿频、咳嗽、呼吸道症状和头痛；罕见有肝炎、胆汁淤积型黄疸、血管水肿。②有肾病、肾动脉狭窄、主动脉及二尖瓣狭窄、麻醉、高血钾、由于盐分和体液丢失可能引起低血压，故应慎用。③对盐酸苯那普利和相应成分过敏者，有血管水肿，孕妇禁用。④避免与保钾利尿剂及补钾溶液合用。增加血浆肾素活性或改变钠平衡的药物可增加本品的降压作用。

【参考剂量】片剂：每片含盐酸贝那普利5mg，10mg。高血压病人常用量为 10～20mg，1 日 3 次。如果血压下降不满意，可加服另一种抗高血压药（最好是噻嗪类利尿剂）。每日最大推荐剂量为40mg。特殊情况（如严重肾功能衰竭）初始剂量应为5mg。充血性心衰病人初始剂量为2.5mg，可逐渐增至每日20mg。慢性肾功能不全：当肌酐清除率＞30ml/min 时，常用剂量为10mg，每日 1 次；当肌酐清除率≤30ml/min 时，初始剂量减半。

非洛地平 Felodipine

【作用与用途】用于高血压病、缺血性心脏病和心力衰竭病人。

【注意】①常用量时不良反应较轻。大剂量时可出现头晕、头痛、心悸、疲乏等不良反应。也可发生齿龈增生或踝关节肿胀。②与地高辛合用时可增加后者的血药浓度，应注意减量。与肝药酶抑制剂合用时可使非洛地平血药浓度增加；反之与肝药酶诱导剂合用时，则其血浓度降低。③其他与钙

离子拮抗剂相似。④孕妇慎用（忌用）。⑤某些干扰细胞色素
P450 酶的药物可影响本品的血药浓度，酶抑制剂可引起血药
浓度升高，酶诱导剂可引起血药浓度降低。

【参考剂量】 片剂：每片 2.5mg，5mg。初始剂量为
2.5mg，每日 1 次，常用维持剂量为 5～10mg，每日 1 次，必
要时剂量可进一步增加或加用其他降压药。

胍乙啶 Cuanethidine

【作用与用途】 为肾上腺素能神经阻滞剂。作用机制是干
扰交感神经末梢去甲肾上腺素的释放，耗竭去甲肾上腺素的
贮存、从而发挥降压作用。降压作用比利血平快，强而持久。
用于舒张压较高的重复高血压，或其他类型严重继发性高
血压。

【注意】 ①常见乏力、倦怠、晨晕、腹泻、心动过缓，但
主要是体位性低血压。②少见呼吸困难，疲劳，呕吐，夜尿，
小便失禁，口干，阳萎等。③充血性心力衰竭或有嗜铬细胞
瘤的患者禁用。

【参考剂量】 口服：10～20mg/次，2～3 次/d。

肼屈嗪 Hydralazine

【作用与用途】 为周围血管扩张作用的降压药。作用机制
是直接松弛血管平滑肌，降低周围血管阻力，使血压下降。
同时也能抑制去甲肾上腺素的生物合成。适用于肾功能衰竭
的高血压病人。也可用于儿童、急性肾小球肾炎伴有高血压
者及妊娠毒血症所致高血压。

【注意】 ①常见有心悸、恶心、呕吐、头痛、食欲不振及
体位性低血压等。尚有发热、眩晕、出汗及呼吸困难等。②
长期大剂量服用可产生类似类风湿关节炎或全身性红斑狼疮
的症状，一旦发生立即停药，给予激素治疗。③心动过速者

禁用，有冠心病者慎用。

【参考剂量】口服：开始 30 ~ 40mg/d，以后递增至 200mg/d，分次服。

硝普钠 Sodium Nitroprusside

【作用与用途】为一速效强效降压药。能扩张周围血管，降低外周阻力，使血压立即下降。生效迅速，给药后 5min 即见效，停止输注后作用能维持 2 ~ 15min。临床上用于其他降压药无效的高血压危象及急性左心衰竭。降压可靠，作用持续时间短，更易于掌握。

【注意】有恶心、不安、肌肉抽搐、出汗等。连续滴完后要注意氰化物中毒。

【参考剂量】50mg 溶于 500ml 5% 葡萄糖注射液内，滴注速度视当时血压情况而定，一般 3μg/（kg·min）。

复方降压片

【作用与用途】适用于早期及中期高血压。

【参考剂量】片剂：每片含利血平 0.031mg，双肼苯哒嗪 12.5mg，双氢克尿塞 3.1mg，异丙嗪 2.2mg，利眠宁 2mg。口服：1 ~ 2 片/次，3 次/d。

卡托普利 Captopril

【作用与用途】第一个口服有效的血管紧张素转化酶抑制剂，对多种类型高血压均有明显降压作用，并能改善充血性心力衰竭患者的心脏功能。对不同肾素分型高血压患者的降压作用以高肾素和正常肾素两型最为显著，对低肾素型在加用利尿剂后降压作用亦明显。其降压机制包括抑制血管紧张素转化酶活性，降低血管紧张素 Ⅱ 水平、舒张小动脉等。本品口服起效迅速，经 1h 达最高血浓度，作用维持 6~8h，增加剂量可延长作用时间，但不增加降压效应。临床适用于治疗各种高血压，特别是常规疗法无效的高血压。由于本品通过降低血浆血管紧张素Ⅱ和醛固酮水平而使心脏前后负荷减轻，故可用于顽固性慢性心力衰竭，对洋地黄、利尿剂和血管扩张剂无效的心力衰竭患者也有效。

【注意】①常见有皮疹、瘙痒、味觉障碍。个别有蛋白尿，粒细胞缺乏症，中性白细胞减少，但减量或停药后可消失或避免。②过敏体质者忌用。

【参考剂量】口服：开始时 25mg/次，3 次/d（饭前服用），渐增至每次 50mg，3 次/d。通常每次 25~100mg，3 次/d，每日最大剂量为 450mg。

复方罗布麻片

【作用与用途】本品用罗布麻等多种中西药物精制而成。对高血压疗效显著，具有良好的降压作用，对于高血压患者并有溃疡病、慢性鼻炎、哮喘和精神抑郁症者亦适应。

【参考剂量】口服：2 片/次，3 次/d，降压维持量 2 片/d，或遵医嘱。

多巴胺 Dopamine

【作用与用途】直接兴奋心脏 β 受体，明显扩张肾和肠系膜血管，大剂量则表现为 α 受体兴奋，末梢阻力增加，血压上升。其特点是升压作用低于去甲肾上腺素，高于异丙肾上腺素，而增加心输出量方面则相反，同时尿量增加。用于感染性、出血性及心源性休克。

【注意】①过量可致心律失常；②与利尿药配合可用于急性肾功能衰竭；③使用前宜先补充血容量及纠正酸中毒，使用时必须密切观察血压、心率及尿量。

【参考剂量】 静脉滴注：20mg，加入 5% 葡萄糖注射液 200～300ml 中，滴速为 75～100μg/min。

氯贝丁酯 Clofibrate

【作用与用途】 ①降低血浆甘油三酯及胆固醇；②使血浆纤维蛋白原的浓度降至正常，血浆纤维蛋白的溶解性增加，减少血小板的黏附性，具有抗凝作用。主要用于高脂血症。

【注意】 ①偶有恶心、腹泻、腹胀、头痛、乏力、脱发等。少数人有肌痛，转氨酶上升。②与双香豆素抗凝药合用，后者应减少 1/3～1/2。③肝肾功能不全慎用，孕妇忌用，用药期间定期检查转氨酶。

【参考剂量】 口服：0.25～0.5g/次，3 次/d。

卵磷脂

【作用与用途】 趋脂素类药，参与机体的脂肪代谢，降低胆固醇。用于脂肪肝、动脉粥样硬化病等的综合治疗。

【参考剂量】 口服：3～5 片/次，3 次/d。

弹性酶 Elastase

【作用与用途】 能影响脂质代谢，降低血清胆固醇、甘油三酯及磷脂，有防止动脉粥样硬化和抗脂肪肝的作用。临床用于 II 型和 IV 型高脂血症、高血压、糖尿病、脂肪肝以及防止动脉粥样硬化，对 V 型高脂血症效果良好。

【注意】 未发现有不良反应。

【参考剂量】 口服：300～600U/次，3 次/d。

脉通 Beniol

【作用与用途】 含亚油酸，橙皮苷，肌醇，维生素 C，维

生素 B_6，维生素 E 及烟酸。有调节脂质代谢紊乱、降低血胆固醇的作用，用于高脂血症、动脉粥样硬化等。

【参考剂量】 口服：1 粒/次，3 次/d。

七、主要作用于呼吸系统的药物

氯化铵 Ammonium Cholride

【作用与用途】 本品内服后，主要因刺激胃黏膜，反射性地引起支气管黏液分泌增加，痰液稀释易于咳出。常用于干咳，痰不易咳出等。

【注意】 ①大剂量服用，可引起恶心、呕吐、口渴、高氯性酸血症。②片剂宜用水溶解后再服，以减少对胃的刺激。③严重肝肾功能减退、溃疡病、代谢性酸血症患者忌用。

【参考剂量】 口服：0.3~0.6g/次，3 次/d。

溴已新 Bromhexine

【作用与用途】 黏液溶解性祛痰剂。能使痰中的黏多糖纤维分化和裂解，痰的黏稠度因而降低，易于咳出，并能刺激胃黏膜，由反射而引起祛痰作用。临床多用于呼吸道慢性疾患因痰黏稠难于咳出的病人。

【注意】 ①个别可有胃部不适。②偶见血清转氨酶上升，可自行消失。

【参考剂量】 口服：8~16mg/次，2~3 次/d。

氨溴索 Ambroxol

【作用与用途】 适用于伴有异常支气管分泌物的呼吸道疾病，尤其是慢性支气管炎、支气管哮喘等的急性发作；亦用于手术前后的治疗，以及用于咽部痰堵治疗以防止肺并发症。

【注意】个别病人发生胃肠道不良反应及过敏性反应。

【参考剂量】成人，每日 3 次，每次 300mg。作长期治疗时剂量可减至每日 2 次。片剂应于饭后用少量液体送服。

福尔可定 Pholcodine

【作用与用途】与可待因相似，可抑制咳嗽中枢。毒性较可待因小，小剂量即可生效，对新生儿和儿童耐受性好。临床常用于无痰干咳。

【注意】偶有恶心、嗜睡。可致依赖性。

【参考剂量】口服：5～10mg/次，2～3 次/d。

喷托维林 Pentoxyverine

【作用与用途】为非麻醉性中枢镇咳药，一般认为，其镇咳作用是由于抑制延髓咳嗽中枢。同时有微弱的阿托品样作用。大剂量可使痉挛的支气管松弛，降低呼气阻力，起到了镇咳作用。临床上多用于治疗上呼吸道感染引起的急性咳嗽和百日咳。

【注意】①有轻度头痛、头晕、口干、恶心、腹胀等。②痰多及心功能不全并伴有肺瘀血的咳嗽病人忌用。

【参考剂量】口服：25～50mg/次，3～4 次/d。儿童 5 岁以上，6.25～12.5mg/次，2～3 次/d。

磷酸苯丙哌林 Benproperine Phosphate

【作用与用途】为非麻醉性止咳药。主治由感染、吸烟、刺激物、过敏等所引起的咳嗽，有止咳作用。

【参考剂量】口服：20～40mg/次，3 次/d，需整丸吞服。切勿嚼碎。

间羟异丙肾上腺素 Orciprenaline

【作用与用途】 主要作用于支气管平滑肌 β_2 受体，显著地缓解由组胺、5-羟色胺和乙酰胆碱所诱发的支气管痉挛，出现较好的支气管扩张效应；对心脏的兴奋作用则只有异丙肾上腺素的 1/10，故心悸等不良反应较少发生。临床适用于支气管哮喘、慢性支气管炎和肺气肿等，对偶发性哮喘的疗效较好。此外，据报道亦可静脉滴注用于房室传导阻滞。

【注意】 过量可出现心悸、头痛、恶心、眩晕等，亦可能引起排尿困难。高血压、冠心病、甲状腺功能亢进及糖尿病患者慎用。

【参考用量】 皮下或肌内注射：每次 0.5~1mg，必要时需隔 30min 重复注射，每日 3~6 次；儿童每次 0.1~0.5mg。静脉注射一次 0.25~0.5mg，于 3min 内缓慢注入。静脉滴注：用于房室传导阻滞，每次 5~20mg，加入 250ml 生理盐水或葡萄糖注射液中，以每分钟 8 滴的速度滴入。

酮替芬 Ketotifen

【作用与用途】 对外源性、内源性和混合性哮喘均有预防发作效果。

【注意】 用药第一周，约 10%~15% 成年病例有镇静、嗜睡、疲倦、头晕、口干等副作用。

【用量用法】 片剂：每片 1mg。口服：成人及 12 岁以上儿童均每次 1mg，1 日 2 次，早晚服用。

异丙阿托品 Lpratropine

【作用与用途】 为抗胆碱类平喘药，对支气管平滑肌具有较高选择性，吸入很小剂量即能产生显著的支气管扩张作用，而且不会增加痰的黏稠度。由于对心血管系统没有影响，较肾上腺素能 β 受体兴奋剂有一定的优越性。临床适用于支气管哮喘，慢性支气管炎及其他阻塞性慢性呼吸道疾病。

【注意】少数病人有口干。

【参考剂量】气雾吸入：4~6 次/d。

氨茶碱 Aminophylline

【作用与用途】能直接松弛支气管平滑肌，特别是当支气管平滑肌处于痉挛状态下作用更明显，同时有扩张冠状动脉和强心、利尿作用。其作用原理为抑制磷酸二酯酶，减慢环磷腺苷的水解速度，从而增加其在组织中的浓度，阻止过敏反应介质释放，促使支气管平滑肌舒张。临床主要用于治疗支气管哮喘和喘息性支气管炎。还适用于治疗心源性哮喘及伴有高血压的哮喘病人。

【注意】①少数患者有胃黏膜刺激性，引起恶心、呕吐、胃部不适等。②静注速度太快或浓度过高时，可产生心悸、心律失常、惊厥和血压急降等严重反应，甚至死亡。③急性心肌梗死、低血压、休克等患者忌用。④儿童对氨茶碱的敏感性较成人高，易致惊厥，必须慎用。

【参考剂量】口服：0.1~0.2g/次，3 次/d，极量 0.5g/次，1g/d；儿童 4~6mg/（kg·次），3 次/d。静脉注射、肌内注射：0.25~0.5g/次，极量 0.5g/次，2g/d，静脉注射时用 5% 葡萄糖注射液 20~40ml 稀释，缓注或用 5% 葡萄糖溶液稀释静脉滴注。儿童 2~4mg/（kg·次）。

二羟丙茶碱 Diprophylline

【作用与用途】应用同氨茶碱，尤适用于伴有心动过速的哮喘病人。

【注意】①偶有口干、恶心、心悸、多尿等不良反应。

②不宜与氨茶碱同用。③大剂量可致中枢兴奋,预服镇静药可防止。

【参考剂量】 片剂:每片 0.1g, 0.2g。注射液:每支 0.25g(2ml)。口服:每次 0.2g, 1 日 3 次。肌内注射:每次 0.25~0.5g。静脉滴注:用于严重哮喘发作,每日 0.25~0.75g 加于 5% 葡萄糖注射液 2000~4000ml 中静脉滴注。

特布他林 Terbutaline

【作用与用途】 β 受体阻断剂,特别是非选择性 β 受体阻断剂,可部分或完全地抑制本品的 β 受体激动作用。用于支气管哮喘,慢性支气管炎,肺气肿及其他伴支气管痉挛症状的肺部疾病。

【注意】 不良反应有震颤及轻微心悸。对拟交感胺易感性增加者慎用。

【参考剂量】 片剂:每片 2.5mg。成人开始 1~2 周,每次 1.25mg, 每日 2~3 次, 以后可增至每次 2.5mg, 每日 3 次, 儿童, 65μg/kg 体重, 每日 3 次。

复方桔梗片 Compound Platycodon

【作用与用途】 本品组方中硫酸钾、桔梗有祛痰作用,阿片具有中枢性镇痛、镇咳作用。适用于镇咳、祛痰。

【注意】 因含阿片,久服成瘾,按麻醉药管理。

【参考剂量】 片剂:0.3g(内含阿片 10%, 桔梗 30%, 硫酸钾 60%)。口服:每次 0.3g, 每日 2~3 次。

沙丁胺醇 Salbutamol

【作用与用途】 选择性激动支气管平滑肌上 β₂ 受体,松弛支气管平滑肌,解除支气管痉挛,对支气管扩张作用强,对心脏 β₁ 受体作用弱,是目前较为安全,最常用的平喘药。

用于防治支气管哮喘，喘息性支气管炎及肺气肿。

【注意】①久用易产生耐药性。②孕妇慎用。③心功能不全、高血压、糖尿病、甲亢患者慎用。④偶有恶心，神经系统兴奋性增高，震颤，心率增快或心悸。

【参考剂量】片剂：每片2mg。长效片剂：每片8mg/片。注射剂：0.4mg/2ml。气雾剂：每瓶28mg。喘息发作用雾化，注射很少用，预防发作则口服，成人口服每次2～4mg，每日3～4次，小儿每天1～2mg，分3～4次；气雾吸入，发作时1～2喷，约为0.10～0.20mg，可在4小时后重复，24小时内不超过6～8次。

色甘酸钠 Disodium Cromoglycate

【作用与用途】新型的平喘药物，作用原理不同于肾上腺素能β受体兴奋剂。其本身无舒张支气管平滑肌的作用，而能在抗原-抗体反应中稳定支气管黏膜上肥大细胞的细胞膜，阻止肥大细胞脱颗粒作用，抑制过敏反应物质如：组胺、慢反应物质等化学介质的释放，从而防止或减轻支气管平滑肌痉挛，血管渗透性增加及黏膜组织水肿等症状，产生平喘效应。临床适用于支气管哮喘，对已知过敏原的外源性哮喘及青少年患者疗效较好。

【注意】①少数病人吸入后有咽喉刺激感、胸闷等，偶见皮疹、头痛。②注意不要中途突然停药，以免严重哮喘复发。

【参考剂量】喷雾吸入：20mg/次，4次/d，用雾化吸入器吸入。

倍氯米松 Beclomethasone

【作用与用途】为一种局部用强效糖皮质激素，其局部抗炎作用为曲安奈德和氟轻松的5倍，且对肺部有较高特异性。气雾吸入后能从肺组织迅速吸收，对支气管哮喘有良好作用，每日400μg即能有效地控制哮喘发作，其疗效与口服7.5mg泼尼松相同。由于它在体内迅速代谢失活，故全身性不良反应较小，一般对垂体－肾上腺皮质功能并无影响。平喘作用维持时间约4~6h。临床适用于严重依赖激素的慢性支气管哮喘患者，可以部分或完全代替全身性糖皮质激素治疗。此外，也用于过敏性鼻炎，及各种皮肤病。

【注意】一般无全身性不良反应，有的病人可有声音嘶哑，长期连续吸入可口腔咽喉念珠菌感染，女性多于男性。如果每日吸入量超过800μg，也有可能抑制肾上腺皮质功能，应予注意，妊娠期慎用。

【参考剂量】吸入：50~200μg/次，3~4次/d，通常为100μg/次，3~4次/d。儿童50~100μg/次，2次/d。

八、主要作用于消化系统的药物

碳酸氢钠 Sodium Bicarbonate

【作用与用途】口服中和胃酸，作用快、时间短，抗酸力弱。用于防治酸中毒、碱化尿液，与其他抗酸药配伍用于溃疡病的初期及急性胃炎和慢性胃炎急性发作。

【注意】①口服后易产生二氧化碳，可发生腹胀、嗳气。②过量可致碱中毒。③严重胃溃疡者忌用，忌与酸性药物配伍。

【参考剂量】口服：0.5~1.5g/次，3次/d。

西咪替丁 Cimetidine

【作用与用途】为组胺 H_2 受体阻断剂，能抑制组织胺或五肽胃泌素刺激引起的胃酸分泌，并可预防因结扎幽门或服用阿司匹林造成的十二指肠溃疡。临床用于胃、十二指肠溃疡，上消化道出血等。

【注意】使用本品后，约有 25% 的病人出现头痛、倦怠、腹泻、肌痛、皮肤潮红、眩晕等反应，但一般不影响继续用药。偶见肝、肾功能受损，男子乳房发育等。肝、肾功能不全者慎用。

【参考剂量】口服：0.2g/次，3 次/d。肌内注射、静脉注射：0.2～0.4g/次，1 次/6～8h。

雷尼替丁 Ranitidine

【作用与用途】本品为选择性 H_2 受体阻断剂，能有效的抑制组胺、五肽胃泌素及食物刺激后引起的胃酸分泌，降低胃酸和胃酶的活性，但对胃泌素及性激素的分泌无影响。主要用于治疗十二指肠溃疡、良性胃溃疡、术后溃疡、反流性食管炎及卓－艾综合征等。静脉注射可用于上消化道出血。

【注意】①疑为癌性溃疡病人，使用前应先明确诊断，以免延误治疗。②孕妇及婴儿仅限于绝对必要的病例才用，8 岁以下儿童禁用。③静注后部分病人出现面热感、头晕、恶心、出汗及胃刺激，持续 10 多分钟可自行消失。有时在静注部位出现瘙痒、发红，1 小时后消失。有时还可产生焦虑、兴奋、健忘等。④对肝有一定毒性，但停药后即可恢复。⑤男性乳房女性化少见，发生率随年龄的增加而升高。⑥可降低维生素 B_{12} 的吸收，长期使用可致 B_{12} 缺乏。⑦与普鲁卡因胺并用，可使其清除率降低。⑧可减少肝脏血流量，因而与普萘洛尔、利多卡因等代谢受肝血流量影响大的药物合用时，可延缓这些药物的作用。⑨严重肾功能衰竭病人、肝功能不良者慎用。

【参考剂量】片剂：每片 150mg。胶囊剂：每粒 150mg。注射液：每支 50mg（2ml）；50mg（5ml）。口服：每次 150mg，每日 2 次，早晚饭时服。维持剂量为每日 150mg，于饭前顿服。用于反流性食管炎的治疗，每次 150mg，每日 2 次，共用 8 周。对卓－艾综合征，开始每次 150mg，每日 3 次。必要时，剂量可加至每日 900mg。治疗上消化道出血，可用本品 50mg 肌内注射或缓慢静脉注射（1min 以上），或以每小时 25mg 的速率间歇静脉滴注 2h。以上方法一般 1 日 2 次或每 6～8 小时 1 次。

奥美拉唑 Omeprazole

【作用与用途】是近年来研究开发的作用机制不同于 H_2 受体拮抗作用的全新抗消化性溃疡药。它特异性地作用于胃黏膜壁细胞，降低壁细胞中的 H^+，K^+ - ATP 酶的活性，从而抑制基础胃酸和刺激引起的胃酸分泌。由于 H^+，K^+ - ATP 酶又称做"质子泵"，故本类药物又称为"质子泵抑制剂"。主要适用于十二指肠溃疡和卓 - 艾综合征，也可用于胃溃疡和反流性食管炎。

【注意】①不良反应及发生率与雷尼替丁相似，主要有恶心，上腹痛等。皮疹也有发生，一般是轻微和短暂的，大多不影响治疗。②本品具有酶抑制作用，一些经肝脏细胞色素 P450 系统代谢的药物，如双香豆素、地西泮、苯妥英钠等，其药物半衰期可因合用本品而延长。③使用本品前，必须排除恶性肿瘤的可能性。因为使用本品减轻症状而使诊断延误。④孕妇与哺乳期妇女慎用。本品尚未用于儿童。

【参考剂量】胶囊剂：每粒 20mg。注射液：每支 40mg。口服或静脉注射：治疗十二指肠溃疡，每次 20mg，每日 1 次，疗程 2～4 周。治疗卓 - 艾综合征，初始剂量为每次 60mg，每日 1 次，90% 以上病人每日用 20～120mg 即可控制症状。如剂量每日大于 80mg，则应分 2 次给药。治疗反流性食管炎剂量为每日 20～60mg。

地衣芽孢杆菌 Bacillus Licheniformis

【作用与用途】用于治疗急慢性肠炎、痢疾及各种因素引起的肠道菌群失调、腹泻等。对慢性溃疡性非特异性结肠炎急性发作、伪膜性肠炎、肝硬变引起的腹泻、胀气有理想的治疗效果，起效快，疗效高。

【注意】剂量加倍时可有便秘。勿与西咪替丁合用。

【参考剂量】胶囊剂：每粒 250mg（含活性地衣芽孢杆菌 2.5 亿个）。口服：每次 1~2 粒，每日 3 次（成人每次 500mg，每日 3 次，首剂加倍，儿童每次 250mg，每日 3 次）。

双歧杆菌 Bifidobacteria

【作用与用途】各种原因所致的肠菌群失调疾病（肠功能紊乱如急慢性肠炎，腹泻，便秘）的防治，以及由菌群失调所致血内毒素升高疾病（如急慢性肝炎、肝硬化、肝癌）的辅助治疗。

【参考剂量】口服：成人每次 2 粒，每日 2 次，重症加倍。

葡醛内酯 Glucurolactone

【作用与用途】用于急慢性肝炎、肝硬变；还可用于食物或药物中毒解毒。

【参考剂量】片剂：每片 0.05g、0.1g。注射液：每支 0.1g（2ml）。口服：每次 0.1~0.2g，1 日 3 次。肌内注射或脉静注射：每次 0.1~0.2g，1 日 1~2 次。

胶体果胶铋 Colloidal Bismuth PECTin－739

【作用与用途】在胃肠液中能形成胶体特性极好的溶胶，

与胃肠溃疡面及炎症表面有特殊亲和力，对损伤细胞产生保护作用；能刺激上皮细胞分泌黏液；对幽门螺杆菌有杀灭作用。主要用于治疗胃、十二指肠溃疡、慢性胃炎、消化道出血。本品主治胃及十二指肠溃疡，慢性浅表性胃炎，慢性萎缩性胃炎，消化道出血。

【注意事项】本品无肝、胃、神经等系统不良反应，无同类药所具有的便秘，舌苔变黑等毒副反应。服用本品后，大便呈黑褐色属正常现象。严重肾功能不全者及孕妇忌服。

【参考剂量】胶囊剂：每粒 50mg。口服：成人每次 3 粒，每日 4 次，三餐前服用，睡前加服一次，或遵医嘱，儿童用量酌减。治疗消化道出血，将囊内药物倒出，用水冲开搅匀服用，日服一次。

甘草酸单铵 Potenline

【作用与用途】本品主要用于慢性迁延性肝炎、慢性活动性肝炎、肝中毒、早期肝硬化等的治疗。

【注意】①个别患者偶尔出现胸闷、口渴、低血钾或血压升高，一般停药后即消失。②长期应用，应监测血钾，血压等变化。

【参考剂量】注射剂：40mg（20ml）（甘草酸单胺）。静脉滴注：每次 40～80ml，加入 10% 葡萄糖注射液 250～500ml 滴注，每日 1 次。

鞣酸蛋白

【作用与用途】适用于急性胃肠炎、非细菌性腹泻。

【注意】①能影响胰酶、胃蛋白酶、乳酶生等的药效，不宜同服。②治疗菌痢时应先控制感染。

【参考剂量】片剂：每片 0.25g，0.5g。口服：每次 1～2g，1 日 3 次，空腹服。

蒙脱石散 Dioctahedral Smectite

【作用与用途】从天然蒙脱石中提取，可覆盖消化道黏膜，与黏液蛋白结合，从质和量两方面增强黏液屏障；可促进损伤的消化道黏膜上皮的再生；可吸附消化道内的气体和各种攻击因子；平衡正常菌群；促进肠黏膜细胞的吸收功能；局部止血作用。用于成人及儿童的急慢性腹泻、胃－食管反流、肠道菌群失调以及食管炎、胃炎及结肠炎、肠易激综合征的症状治疗。

【注意】①治疗急性腹泻时，应注意纠正脱水。②如需服用其他药物，须与本品间隔一段时间。③本品不影响地高辛、阿司匹林、保泰松、氨苄西林及诺氟沙星等药物的生物利用度。④安全性好，对人体无任何毒、副作用。极少数病人可引起便秘。

【参考剂量】散剂：每袋 3g。成人：每次 1 袋，每日 3 次。儿童：≤1 岁，每日 1 袋；1～2 岁，每日 1～2 袋；>2 岁，每日 2～3 袋；分 3 次服用。①食管炎患者饭后服用；其他患者宜于两餐间服用，急性腹泻时立即服用，首剂加量。②倒入 50ml 温水中，摇匀服用。③结肠炎和肠易激综合征患者可以保留灌肠。

水飞蓟宾 Silibinin

【作用与用途】适用于慢性迁延性肝炎、慢性活动性肝炎、初期肝硬变、肝中毒等病的治疗。

【参考剂量】片剂：每片 35mg，38.5mg。口服：每次 2 片，每日 3 次，或遵医嘱。

苯羟甲胺 Diphemin

【作用与用途】抗胆碱药，除有胃肠解痉作用外，还可抑制腺体分泌，并有镇痛、抗组胺和类似罂粟碱样平滑肌松弛作用。用于解痉镇痛及过敏性鼻炎等。

【注意】可有口干、口苦、便秘不良反应。

【参考剂量】片剂：每片1mg。注射液：每支2mg（1ml）。口服：每次1~3mg，1日3~4次。皮下注射：1次2~6mg。感冒、鼻炎可用含片含服。

猴菇菌片

【作用与用途】用于胃癌及胃溃疡、十二指肠溃疡、慢性胃炎。对食道癌也有一定的治疗作用。

【注意】①不良反应少；②与氢氧化铝合用效果更好。

【参考剂量】口服：3~4片/次，3次/d。

鼠李铋镁

【作用与用途】具有调节胃酸过多、收敛及保护溃疡面的作用。用于胃溃疡、十二指肠溃疡、胃炎、胃酸过多及神经性消化不良等症。临床观察证明，服用本品后症状改善较快，但如疗程过短则往往容易复发，因此见效后宜坚持一较长疗程，一般轻度胃及十二指肠溃疡病、胃酸过多症等，服药3个月左右，症状可获得明显改善甚至痊愈。

【注意】胃酸缺乏患者忌用。服用本品后，大便呈黑色为正常情况。

【参考剂量】口服：2~4片/次，3次/d。

盖胃平

【作用与用途】胃酸回流抑制剂。当本品被咀嚼吞咽后，即与唾液及胃酸起作用，产生一种浮游的黏性凝胶，从而形成了阻止酸回流的物理屏障，保护发炎的黏膜促进痊愈。本品与传统的抗酸剂不同，在治疗过程中不影响胃内 pH 值，作用迅速，持续时间长，服药后即可见效，适用于胃酸回流、反流性食道炎、胃灼热、食道疝、呕吐、婴儿吐奶、胃酸回流引起的肠胃气胀、妊娠胃灼热、胃－食管酸反流引起的腹部及胸骨后种种症状。

【参考剂量】成人：一次 4 片，于饭后、睡前或发病时嚼碎后用水冲下。12 岁以下儿童：一次 1 ~ 2 片，治疗婴儿吐奶时可将本品用少量水溶化后掺入牛奶内服用，即可防止喂奶后呕吐。

乳酶生 Lactasin

【作用与用途】能分解糖类生成乳酸，使肠内酸度增高，抑制肠内病原体的繁殖。用于消化不良、肠发酵、小儿饮食不当引起的腹泻等。

【注意】①应在冷暗处保存。②与抗菌药物或吸着剂合用时，应分开服（间隔 2 ~ 3h）。

【参考剂量】口服：0.3 ~ 1g/次，3 次/d，饭前服。

干酵母 Dried Yeast

【作用与用途】为啤酒酵母菌的干燥菌体，含有多种 B 族维生素。用于食欲不振，消化不良及 B 族维生素缺乏症等。

【参考剂量】口服：0.5 ~ 4g/次，3 次/d，服时嚼。

二甲基硅油 Dimethicone

【作用与用途】用于各种非梗阻性胃肠胀气等。

【参考用量】口服：0.1 ~ 0.2g/次，3 次/d 或遵医嘱。

甲氧氯普胺 Metoclopramide

【作用与用途】有较好的止吐功效，主要抑制催吐化学敏感区，也能消除食欲不振、嗳气、胃肠胀满、胃酸过多（烧心）等不适症状，此外还能使胃运动功能亢进，提高食物的通过率，调整胃的活动，使胃功能恢复正常。作用迅速，肌内注射后15min到1h就能产生效果。主要用于恶心、呕吐、嗳气、食欲不振、消化不良，急慢性胃炎、胃下垂、胆囊炎、胆结石、胆道运动失调、慢性胰腺炎、顽固性胃胀气等的治疗。对于因脑部肿瘤手术、肿瘤的放射及化学治疗、脑外伤后遗症、急性颅脑损伤以及使用药物（如避孕药，四环素等）所引起的呕吐也有较好疗效。

【注意】①本品毒性低，但对胎儿的影响尚有待进一步研究，故孕妇不宜用。②注射后有时可引起直立性低血压。③与抗胆碱药如阿托品、颠茄制剂、溴本辛等合用，作用可能受影响，但并非禁忌。④对胃及十二指肠溃疡无特殊治疗作用，对非器质性胃肠功能紊乱的疗效较消化性的疗效要好，故胃及十二指肠已呈溃疡病灶者不宜服用，但也并非禁忌。⑤遇光变成黄色至棕黄色后，毒性将增大。

【参考剂量】口服：4～8mg/次，3次/d，饭前半小时服用。肌内注射：10mg/次，3次/d，用于止吐：口服或肌内注射，20～40mg/次。

多潘立酮 Domperidone

【作用与用途】可拮抗多巴胺受体，影响胃肠运动。由于其对血脑屏障的渗透力差，对脑内多巴胺受体几乎无抑制作用，因此可排除精神和神经方面的不良反应。可使胃肠道上部的蠕动和张力恢复正常，促进胃排空，增强胃和十二指肠运动，协调幽门的收缩，还可增强食管的蠕动和食管下部括约肌的张力。用于由胃排空延缓、胃食管反流、食管炎引起的消化不良症，上腹部胀闷感、腹胀、嗳气、上腹疼痛以及功能性、器质性、感染性、饮食性、放射治疗或药物治疗所引起的恶心、呕吐，服用多巴胺受体激动剂（左旋多巴、溴隐亭等）所引起的恶心、呕吐等。

【注意】 ①偶见瞬时性，轻度腹部痉挛；②抗胆碱能药可能会减弱本品的抗消化不良的作用；③1岁以下儿童由于其代谢和血脑屏障功能发育尚不完全，故不能排除发生中枢神经不良反应的可能性，因此对幼儿给药应非常小心；④虽在动物实验中尚未发现致畸和胎盘毒性，但对孕妇仍应尽量避免使用。

【参考剂量】 口服：消化不良症，成人，1片/次，3~4次/d，饭前15~30min服用。儿童，每次每公斤体重0.3mg，3~4次/d。恶心，呕吐，成人，2片/次，3~4次/d，儿童，每次每公斤体重0.6mg，3~4次/d。

西沙必利 Cisapride

【作用与用途】 为新型全胃肠道促动力药。属于苯甲酰胺衍生物，通过刺激胃肠道肌间神经丛上的5-羟色胺型受体，增加肌间神经丛节后末梢释放乙酰胆碱，而产生全胃肠道促动力作用。用于胃轻瘫：上消化道不适、胃-食管反流、与运动功能失调有关的假性肠梗阻、慢性便秘病人的长期治疗。

【注意】 ①禁用于对本品过敏者、妊娠、胃肠道出血、阻塞或穿孔以及其他刺激胃肠道可能引起危险的疾病。②慎用于肝肾功能受损患者及哺乳期妇女及Q-T期间延长者。③以下情况减量：肝病患者，老年人引起腹痛、腹泻者。④不宜与以下药物同用：酮康唑、伊曲康唑、咪康唑、氟康唑、红霉素、克拉霉素、醋竹桃霉素、苯二氮䓬类、抗凝剂、醋氨酚、H_2受体阻断剂。⑤对婴幼儿和儿童不推荐使用。⑥与本品的药理活性相一致，可能发生暂态性腹部痉挛、腹鸣和腹泻，服用20mg发生腹部痉挛时，可减半剂量。偶有过敏、轻度短暂的头痛或头晕的报道。

【参考剂量】片剂：每片 5mg，10mg。口服：成人根据病情的程度，每日总量 15 ~ 40mg，分 2 ~ 4 次给药。治疗上消化道功能紊乱，应在餐前 15 分钟服用；治疗便秘，每日总量宜分 2 次服用。

硫酸镁 Magnesium Sulfate

【作用与用途】注射能提高血中镁离子浓度；抑制中枢神经；阻断神经肌肉的传导，使骨骼肌松弛；又能直接作用于血管平滑肌，舒张周围血管，使血压下降。主要用于缓解子痫、破伤风等惊厥症状，亦可用于高血压危象及钙剂中毒解救。

口服几乎不吸收：①滞留大量水分，增加肠容积，刺激肠壁而导泻。用于排除肠内毒物或配合驱肠虫药、驱除肠内寄生虫。②刺激十二指肠黏膜反射性引起胆总管括约肌松弛和胆囊排空，有利胆作用。用于胆囊炎、胆石症。

【注意】①静脉滴注时用 5% 葡萄糖注射液稀释成 1% 浓度，以控制惊厥为度；②静脉滴注必须十分缓慢，过快可产生血压下降、呼吸麻痹，应立即用氯化钙或葡萄糖酸钙抢救；③抗惊厥，用 50% 葡萄糖溶液 40ml 稀释，胆绞痛用 25% 葡萄糖溶液 20ml 稀释均应静脉缓注。④孕妇，妇女经期，腹膜炎、阑尾炎、肠梗阻、肠壁可能出血者及肾功能不全者禁用硫酸镁导泻。

【参考剂量】肌内注射：成人，1.25 ~ 2.5g/次；儿童，0.1g/（kg·次）。静脉滴注：成人同肌内注射，儿童，0.1 ~ 0.15g/（kg·次）（20 ~ 30mg/ml）。静脉注射：抗惊厥 2.5g/次，胆绞痛 1.25 ~ 2.5g/次。口服 50% 溶液剂导泻 50ml/次，儿童酌减。口服 33% 的溶液剂：利胆 10ml/次，3 次/d，十二指肠引流用导管注入 30 ~ 50ml。

蓖麻油

【作用与用途】 服后刺激肠壁引起泻下。用于习惯性便秘。

【注意】 孕妇慎用。

【参考剂量】 口服：10～20ml/次，儿童2～4ml/次。

开塞露

【作用与用途】 为含甘油（或山梨醇）制剂。刺激直肠壁，反射性地引起排便，并有润滑作用。用于轻度便秘。

【注意】 注入导管的顶端剪口应光滑，以免损伤直肠粘膜。

【参考剂量】 肛门灌入：成人，20ml/次，儿童，10ml/次。

甘油栓

【作用与用途】 同开塞露。

【注意】 遇热易熔化，宜保存在25℃以下。

【参考剂量】 肛门塞入：成人，每次1粒。

复方苯乙哌啶 Compound Diphenoxylatc

【作用与用途】 本品含苯乙哌啶盐酸盐2.5mg，硫酸阿托品0.025mg。具有收敛及减少肠蠕动的作用，可用于急、慢性功能性腹泻。

【注意】 ①毒性甚小，偶见口干、腹部不适、腹部不适、恶心、呕吐、思睡、烦躁、失眠等，减量或停药后即消失。②可增强巴比妥类作用，故不宜合用。③肝病患者及正在服用成瘾性药物患者宜慎用。

【参考剂量】 口服：1~2 片/次，3 次/d。

盐酸洛哌丁胺 Loperamide hydrochloride

【作用与用途】 作用于肠壁的阿片受体，可主治纳洛酮及其他配体与阿片受体结合，阻止乙酰胆碱和前列腺素的释放，从而抑制肠蠕动，延长内容物的滞留时间，增加水和电解质的吸收，并通过增进 NaCl 协同转动的间接作用或抑制由钙依赖性促分泌素诱导的分泌的直接作用减少水和电解质的丧失。本品还可增强肛门括约肌的张力，因此可抑制大便失禁和便急，用于各种病因引起的急慢性腹泻，也可用于肛门直肠手术的病人。

【注意】 ①偶见口干、胃肠痉挛及皮肤过敏的不良反应。②本品不能单独用于伴有发热和便血的细菌性痢疾。③肠梗阻、便秘、急性溃疡性结膜炎及广谱抗生素引起的伪膜性肠炎、发生胃肠胀气的严重脱水的小儿禁用。④肝功障碍者、孕妇及乳妇忌用。

【参考剂量】 急性腹泻：起始剂量成人 2 粒，5 岁以上儿童 1 粒，以后每次腹泻后 1 粒，每日总量不超过 8 粒。慢性腹泻：起始剂量成人 2 粒，5 岁以上儿童 1 粒，以后可调节剂量直至大便正常，一般维持量每日 1~6 粒。

谷氨酸钠 Sodium Glutamate

【作用与用途】 氨基酸类药，参与脑组织代谢，能与血氨结合生成无害的谷氨酰胺而降低血氨，减轻肝昏迷症状。用于肝性昏迷、严重肝功能不全及神经衰弱、精神分裂症与癫痫等辅助治疗。亦可用于血氨过多所致的精神症状。

【注意】 ①静脉注射过快可产生流涎、潮红、呕吐等，过量可致碱中毒、低血钾；②肝硬化及尿潴留者禁用，少尿、尿闭、肾功能减退者忌用；③用药期间应注意电解质平衡。

【参考剂量】静脉滴注：60～80ml/次，用5%葡萄糖溶液1000ml稀释，以4～6ml/min的速度滴注，24h内不得超过23g。

三磷酸腺苷 Adenosine Triphosphate

【作用与用途】参与体内脂肪蛋白质、糖、核酸以及核苷酸的代谢并在体内放出能量供细胞利用，同时还有扩张血管、改善冠状血管及外周血管循环的作用。试用于冠状动脉及周围血管痉挛，心力衰竭，进行性肌萎缩，急、慢性肝炎等。

【注意】①偶见过敏反应。②静脉注射过快可引起低血压、眩晕。③脑出血初期病人禁用。

【参考剂量】肌内注射：20mg/次，1～2次/d。静脉注射：20mg/次，3次/d，溶于5%葡萄糖注射液10～20ml中缓注。

辅酶A CoenzymeA

【作用与用途】是体内乙酰化反应的辅酶，参与糖、蛋白质、脂肪的代谢及机体的解毒过程。用于脂肪肝、肝炎、冠心病、心肌梗死、肾病综合征及尿毒症的辅助治疗。

【注意】肌内注射：用2ml生理盐水溶解，静脉滴注溶于5%葡萄糖注射液500ml中。

【参考剂量】肌内注射、静脉滴注：50U/次，1次/d或1次/隔日。

肌苷 Inosine

【作用与用途】能提高A.T.P的水平，转变为核苷酸参与能量代谢和蛋白质合成，活化丙酮酸氧化酶，促进受损肝细胞恢复。试用于急慢性肝炎、肝硬化、胆囊炎、白细胞减少、血小板减少、中心性视网膜炎、视神经萎缩等。

【注意】①有轻度腹泻。②注射剂可与葡萄糖、生理盐水、氨基酸等混合使用，但不能与乳清酸、氯霉素、双嘧达莫、硫喷妥钠等注射剂配伍。

【参考剂量】口服：0.2～0.6g/次，3次/d。静脉注射、静脉滴注：0.2～0.6g/次，1～2次/d。

联苯双酯 Bifendate

【作用与用途】一种人工合成的降血清谷丙转氨酶（GPT）的内服药，药理试验证明本品能降低某些化学毒物所致的血清谷丙转氨酶的升高，减轻肝脏病理损伤，并能增强肝脏的解毒功能。临床验证表明对慢性迁延性和慢性活动性肝炎病人有降血清谷丙转氨酶的作用，具有降酶幅度大、速度快，不良反应小的特点。并能改善患者的肝区痛、乏力、腹胀等症状。长期服用对改善 TTT、T/G 比例异常，黄疸及甲胎蛋白升高亦有一定疗效。主治慢性肝炎而有血清谷丙转氨酶持续升高者，也可用于因化学毒物引起的转氨酶升高的病人。

【注意】部分病人在停药后转氨酶有复发现象，继续服药仍然有效。本品对 HBsAg 阳性转阴作用不明显。

【参考剂量】口服：25～50mg/次，3次/d，连用3个月，转氨酶转至正常后改为2次/d，25～50mg/次，连用3个月。

鹅去氧胆酸 Chenodeoxycholic Acid

【作用与用途】一种治疗胆固醇性结石病的新药，经临床观察此药具有增加胆固醇的溶解性，将胆石逐渐溶解的作用，并有促进胆汁分泌和利胆的效果。

【注意】在治疗量下，服用毒性及不良反应小。

【参考剂量】口服：1～2粒/次，2～3次/d。

九、主要作用于泌尿系统的药物

氢氯噻嗪 Dihydrochlorothiazide

【作用与用途】①抑制髓袢升支皮质部对钠和氯的再吸收，从而促进肾脏对氯化钠的排泄而产生较强的利尿作用。②能直接抑制血管平滑肌，扩张血管产生较强的降压作用。③还有抗利尿作用，减少尿崩症病人的尿量，但疗效不及脑垂体后叶素。其作用机制不详。临床适用于各种水肿（以对心脏性水肿疗效较好），各期高血压及尿崩症。

【注意】①长期应用可引起电解质紊乱，出现不良反应立即停药。②反复应用可引起低钾血症，高尿酸血症，高血糖症及血中尿素氮升高等。③大剂量久用者，停药时应逐渐减量，否则可导致水钠潴留。

【参考剂量】口服：25mg/次，2~3次/d，或50mg/次，2次/d，儿童1~2mg/（kg·d），分2次服。

呋塞米 Furosemide

【作用与用途】抑制肾小管的髓袢升支的髓质部与皮质部对氯、钠、钾等离子和水的重吸收，并且有增加肾小球滤过率的作用。本品适用于心脏性水肿，肾性水肿，肝硬变腹水机能障碍或血管障碍所引起的周围性水肿，并可促进上部尿道结石的排出。

【注意】①长期应用可引起电解质紊乱，出现低血钾、低血钠、低血氯性碱血症；②可引起听力障碍，忌与氨基糖苷类抗生素合用。③有时可引起白细胞、血小板减少、多形性红斑、直立性低血压，同时还可发生胃、十二指肠溃疡；④从小量开始，同服氯化钾。⑤孕妇急性肾炎，急性肾功能衰竭，肝硬化，肝昏迷前期洋地黄过量等均禁用。

【参考剂量】口服：20～40mg/次，2～3次/d。肌内注射、静脉滴注：20mg/（次·d）或隔日1次。静脉注射：需稀释后缓慢注入。

丁苯氧酸 Bufexamac

【作用与用途】利尿药，作用与速尿相似，主要抑制髓袢升支及近曲小管对钠、氯离子的再吸收。口服后0.5～1h显效，1～2h达高峰，作用持续3～6h，在水肿病人有明显潴钠时各时间均延迟。静脉注射后数分钟开始利尿。0.5～1h达高峰，作用持续2～4h，临床主要作为呋塞米代用品，用于各种顽固性水肿及急性肺水肿。对急慢性肾功能衰竭患者本品尤为适宜。在某些肾脏病患者用大剂量呋塞米无效时，本品可能有效。

【注意】①不良反应同呋塞米。②静脉注射速度控制在2min以上。③用药期间宜定期检查电解质。④静脉滴注时不得将本品加入酸性溶液中静脉滴注，以免发生沉淀。

【参考剂量】口服：每次0.5～1mg，每日1～3次。静脉注射：每次0.5～1mg。静脉滴注：每次2～5mg，临用前用500ml 5%葡萄糖注射液或氯化钠注射液稀释后于30～60min内滴注完毕。必要时可间隔3～4h重复给药，每日总量不超过10mg。

安体舒通 Aldactone Spironolactone

【作用与用途】为醛固酮的竞争性对抗剂，留钾排钠，利尿作用不强，较缓慢。适用于醛固酮增多的顽固性水肿，如肾病，慢性充血性心力衰竭，肝硬化腹水等。

【注意】①肾功能障碍，血钾偏高者忌用。②服后可引起精神混乱，运动失调，并可引起低钠血症、高钾血症。

【参考剂量】口服：40～120mg/次，3～4次/d。

氨苯蝶啶 Ademine

【作用与用途】抑制远曲肾小管钠、钾交换，排钠利尿，作用较弱，并有排尿酸作用。常与噻嗪类利尿药合用，以提高疗效，防止血钾过低。适用于治疗心力衰竭，肝硬变及慢性肾炎等引起的顽固性水肿或腹水以及对氢氯噻嗪或安体舒通无效的病例。

【注意】①大剂量长期使用或与安体舒通合用，可出现血钾过高现象，停药后消失。②服药后多数出现淡蓝色荧光尿。③严重肝、肾功能衰退者，高钾血症者忌用。

【参考剂量】口服：50～100mg/次，3次/d。

利尿合剂

【作用与用途】以小剂量、多种利尿药合用，可起到协同作用，并能减少各类药物的不良反应，为一强利尿药。每片含：氨茶碱50mg，氯噻酮25mg，氢氯噻嗪25mg，氨苯蝶啶50mg，苄氟噻嗪2.5mg，醋氮酰氨50mg。用于各种类型的水肿。

甘露醇 Mannitol

【作用与用途】甘露醇是高渗溶液，能提高血浆渗透压，使组织脱水，能扩张肾小球小动脉，增加肾血流量；不被肾小管重吸收，有利尿作用。用于脑水肿、青光眼、降低颅内压及眼内压，亦用于早期急性肾功能衰竭防治急性少尿症。

【注意】①滴速过快有头痛，视力模糊和眩晕。②心功能不全慎用，有活动性颅内出血者（除开颅手术前外）忌用。③长期大量应用可发生低钠血症或肾小管损害出现血尿，停药后迅速消失。

【参考剂量】静脉滴注：1～4.5g/（kg·次），儿童1～2g（kg·次）。

爱普列特 Epristeride

【作用与用途】本品为一种新型非竞争性5α-还原酶抑制剂，能抑制睾酮向DHT（双氢睾酮）的转化，使前列腺内DHT含量下降，达到抑制前列腺增生的作用。主要用于治疗良性前列腺增生，改善因良性前列腺增生产生的有关症状。

【注意】①本品不良反应轻微，可有轻度恶心、食欲不振、头昏、失眠、性欲下降等。②服用本品后可致PSA值下降。因此，当为患者使用血清PSA指标检测前列腺癌时，应充分考虑到这一影响因素。

【用量用法】片剂：每片5mg。口服：每次5mg，每日2次（早晚各1次），疗程4个月。

非那雄胺 Finasteride

【作用与用途】本品为5α-还原酶抑制剂，通过抑制5α-还原酶，降低血中及前列腺内的双氢睾酮浓度，使前列腺体积明显缩小，尿流速率增加，临床症状改善。用于治疗前列腺增生症。

【注意】①主要为性欲减退、阳萎、射精量少，半数以上性功能减退者在继续治疗时不良反应消失。②避免与孕妇接触，以免影响男性胎儿，不适用于妇女和儿童。③长期用药可使 PSA 降低 50%。④不适用于怀疑前列腺癌患者。

【参考剂量】片剂：每片 5mg。口服：每次 5mg，每日 1次。3 个月为一疗程。

十、主要作用于生殖系统及泌乳功能的药物

垂体后叶素 Hypophsis Sicca Oxytocin

【作用与用途】能增强子宫节律收缩，用于产后出血、产后复旧不全，促进宫缩、引产、肺出血、食管及胃底静脉曲张破裂出血、尿崩症。

【注意】①高血压、妊娠毒血症、冠状动脉功能不全、动脉硬化及肺源性心脏病者禁用。

【参考剂量】肌内注射、静脉注射；每次 5~10U，极量 20U/次。

催产素 Oxytocin

【作用与用途】是垂体后叶素的成分之一，对子宫的作用同垂体后叶素。用于催产引产及产后子宫出血。

【注意】①不含加压素，对高血压、动脉硬化、妊娠毒血症较为安全；②胎位不正、骨盆不称、产道障碍、剖腹产史、3 次妊娠以上经产妇禁用。

【参考剂量】肌内注射：产后出血 5~10U/次，极量 20U/次。静脉滴注：催产 2.5~5U，用 5% 葡萄糖注射液 500ml 稀释缓慢静脉滴注。

炔诺酮 Norethisterone

【用途与用途】属 19–去甲基睾酮类合成口服孕激素药

物。有较强的孕激素活性和轻度的雄激素活性。本品为口服避孕药。用于治疗功能性子宫出血、妇女不育症、痛经、闭经、子宫内膜异位症、子宫内膜增生过度等。

【注意】 少数妇女可有恶心、呕吐、头昏、乏力、嗜睡等类早孕反应及不规则出血、闭经、乳房胀、皮疹等，一般可自行消失。

作为避孕药使用时应注意：

（1）哺乳期妇女服药后可能乳汁减少，故应于产后半年开始服用；人工流产者应来1次月经第5日开始用药。

（2）漏服或迟服时避孕会失败，故必须每日定时服药；如漏服应在24小时内补服1次。

（3）服药期间可能发生突破性出血，可每日加服炔雌醇 $0.005 \sim 0.015$ mg；一般会有经量减少、经期偏短现象，不必处理。

（4）服药22日后，一般过 $3 \sim 4$ 日即来月经；如第7日仍未见月经，应开始服用下1个月的药。若连续发生 $2 \sim 3$ 个月闭经，就予停药；也可考虑加服炔雌醇每日 $0.005 \sim 0.01$ mg。

（5）肝病、肾炎、乳房肿块病人忌用。有子宫肌瘤、高血压及肝、肾病史者慎用。

（6）服避孕药的吸烟妇女并发心血管疾病（中风、心肌梗死等）较不吸烟者多，因此，服避孕药妇女应停止吸烟，或吸烟妇女（特别是年龄超过 $35 \sim 40$ 岁者）不宜服避孕药。

【参考剂量】 复方炔诺酮片（避孕片1号）：每片含炔诺酮 0.6 mg 和炔雌醇 0.035 mg。

（1）用作短效口服避孕药　包括复方炔诺酮片、膜或纸片以及口服避孕片（膜）0号，从月经周期第5日开始服药，每日1片，晚饭后服用为宜（上夜班者早饭后服），连服22日，不能间断，服完等月经来后的第5日继续服药。

（2）用作探亲避孕药　探亲避孕丸，于同居当晚开始服

> 518

用，每晚 1 丸（5mg）同居 10 日之内，必须连服 10 丸；同居半个月，连服 14 丸；超过半个月者，服完 14 丸后接着改服短效口服避孕药，直至探亲期结束。

（3）治疗功能性子宫出血　每 8 小时服 1 片炔诺酮片、膜或纸片（2.5mg）（紧急情况下每 3 小时服药 1 次，待流血明显减少后改为 8 小时 1 次），然后逐渐减量，直至维持量每日 1 次，每次 1 片，再连服 20 日；也可在流血停止后，每日加服炔雌醇 0.05mg 或己烯雌酚 1mg，共 20 日。

（4）不育症　口服炔诺酮 2.5mg 和炔雌醇 0.05mg，每日 1 次，连服 20 日，共 3 个周期。

（5）痛经、子宫内膜异位症　于月经第 5～7 日开始，每日 1 次，每次 2.5mg，连服 20 日。

米非司酮 Mifepristone

【作用与用途】用于抗早孕、催经止孕、胎死宫内引产等。

【注意】①胃肠道不良反应有恶心、呕吐、食欲不振等。②少数病人有头晕、腹痛等反应。③本品与前列腺素合用，可提高抗早孕完全流产率。

【参考剂量】片剂：每片 25mg，100mg。口服：用于抗早孕，闭经＜7 周者，1 次 25mg，1 日 2～4 次，连服 3～4 日，闭经＞7 周者，1 次 100mg，1 日 2 次，连服 4 日。用于中、晚期胎死宫内，1 次 200mg，1 日 2 次，连服 2 日。用于催经止孕，于月经周期第 23～26 日，每日 100～200mg，连服 4 日。

十一、影响血液及造血系统的药物

维生素 K_1 Vitamin K_1

【作用与用途】参与凝血酶原和促进血浆凝血因子Ⅶ、

Ⅸ、Ⅹ在肝脏的合成，维持血液的正常凝固功能。用于阻塞性黄疸、胆瘘患者，双香豆素、水杨酸钠药物及其他原因所致的凝血酶原过低之出血，以及新生儿出血性素质，也可防治长期使用广谱抗生素引起的维生素K缺乏症。

【注意】①注射缓慢，一般不用静脉滴注。②妊娠末期大量使用，新生儿可产生高胆红素血症。

【参考剂量】肌内注射、静脉注射：10mg/次，1~2次/d。儿童剂量：新生儿1mg/次。

酚磺乙胺 Etamsylate

【作用与用途】增加血小板数量，增加血小板功能及血小板黏合力，减少毛细血管通透性，促进血块收缩，缩短凝血时间。用于消化道出血、肺出血、脑出血、预防手术出血等。

【注意】①口服有恶心、胃烧灼感。②水溶液见光易变色。③静脉滴注时1次2.5~5g用盐水或5%葡萄糖或氯化钠注射液20ml稀释。静脉注射为0.5~1.5g/次。④静脉注射时要用等渗葡萄糖或氯化钠注射液20ml稀释。静脉注射为0.5~1.5g/次。⑤不可与6-氨基己酸混合注射，以免产生中毒。

【参考剂量】肌内注射、静脉注射：防止出血，手术前0.25~0.5g/次。必要时重复1次。治疗出血，0.25g/次。2~3次/d。

6-氨基己酸 6-Aminocaproic Acid

【作用与用途】抑制纤维蛋白溶解酶原激活为纤维溶解酶，从而抑制了纤维蛋白的溶解，达到止血效果。用于妇产科出血、肝硬化出血、咯血及外科手术时的渗血或局部止血。

【注意】①由于能抑制尿激酶，有血尿、血栓形成倾向，有血栓性血管病史及肾功能不全者禁用或慎用。②对严重出血无止血作用。也不适用于非纤维蛋白溶解之出血症。

【参考剂量】口服：2～4g/次，3次/d。静脉滴注：4～6g/次，用生理盐水或5%葡萄糖注射液稀释，于15～30min内滴完。

肾上腺色胺 Adrenosem

【作用与用途】降低毛细血管的通透性，增加毛细血管对损伤的抵抗力，可用于视网膜出血、慢性肺出血、脑出血、鼻伤出血、子宫出血、牙床出血等。

【注意】有癫痫病史和精神病史者慎用。

【参考剂量】口服：2.5～5mg/次，3次/d。肌内注射：10mg/次，2次/d。

肝素 Lipohepin

【作用与用途】①抑制凝血活素的形成，对抗已形成的凝血活素的作用。②阻碍凝血酶原转变为凝血酶。③对抗凝血酶的作用。④阻止血小板的凝集和破坏。用于防治心肌梗死、肺栓塞、脑血管栓塞及外周静脉血栓等血栓栓塞性疾病和各种原因引起之弥漫性血管内凝血，也可用作抗体外凝血药。

【注意】①用药过量可产生自发性出血，故需在用药期间定期测定凝血时间。②肝肾功能不全、溃疡病、恶性高血压、脑出血、孕妇及产后等均忌用。③静脉滴注后可能有可透性血小板减少症。④肌内注射局部有血肿。

【参考剂量】深部皮下注射：1000～12500U/次，每8～12h 1次。静脉滴注：5000～6000U/次盐水100ml稀释，开始20滴/分，以后保持25～30滴/分。

双香豆素 Dicoumarol

【作用与用途】和维生素 K 竞争性拮抗，妨碍其作用，使肝中凝血酶原和凝血因子Ⅶ、Ⅸ、Ⅹ的合成受阻，但不能对抗凝血酶原和凝血因子的作用，用于防治静脉血栓、肺栓塞、心肌梗死及心房纤维颤动引起的栓塞，对急性动脉闭塞先用肝素控制症状，再用本品。

【注意】①过量易引起出血，故需测定凝血酶原时间。②巴比妥类、苯妥英钠能降低其作用。保泰松、阿司匹林、奎尼丁、吩噻嗪类等能增强其作用。③奏效慢，作用过于持久。

【参考剂量】口服：第一日 100mg/次，2～3 次/d，第二日 50～100mg/次，2 次/d，维持量 25～75mg/d。

华法林 Warfarinum

【作用与用途】作用较双香豆素强而快，用途同双香豆素。此外对银屑病也有一定疗效。

【注意】抗凝血作用可被下列药物所增强：阿司匹林、水杨酸盐、对乙酰氨基酚、保泰松、羟基保泰松、安妥明、水合氯醛、氯霉素、奎尼丁等。本品的抗凝作用可被下列药物所减弱：巴比妥类、导眠能、维生素 K、灰黄霉素、利福霉素、皮质激素类等。肝肾功能不全、严重高血压、有出血倾向者、晚期妊娠者慎用或忌用。

【参考剂量】口服：首次 3～4mg，以后每日维持量 2.5～5mg。

蝮蛇抗栓酶 Ahalysantinfarctasum

【作用与用途】具有降低血浆中纤维蛋白原、血脂、血液黏度、血小板聚集功能及黏附率，溶栓，扩张血管，改善微循环作用，从而有显著抗凝效应。用于治疗脑血栓、脑栓塞之急性期及恢复期、血栓闭塞性脉管炎、深部静脉炎、雷诺病、大动脉炎、冠心病、血管血栓闭塞性疾病及断肢（指）再植中抗凝。

【注意】①用药前需做过敏试验。阳性者禁用。②在医师指导下用药，定期检查血小板功能、如血小板降低至6万/mm^{3}下则应停用，有出血倾向，立即停药。③用药中出现患肢胀麻、酸痛感、患侧头痛、周身发热、出汗、多眠等症状，是感觉运动功能恢复的先兆，不需处理，可自行缓解。④女性月经期慎用；有脑出血史，出血性疾病或有出血倾向者禁用。

【参考剂量】每日1次，每次2~3支（0.01~0.012u/kg计算），用生理盐水或5%葡萄糖注射液250ml稀释后静脉滴注。

低分子右旋糖酐 Dextran 40

【作用与用途】因分子量较小，在体内时间较短，易从尿中排出，故扩充血容量的作用较短暂。但本品有改善微循环的作用，还有抗血栓作用及渗透性利尿作用。临床上适用于急性失血性休克、心绞痛、心肌梗死、脑血栓形成、脑供血不足、血栓闭塞性脉管炎等。

【注意】①少数病人可能有过敏反应，如发热、寒战、呼吸困难等。②用量超过1000ml时，少数病人可出现出血时间延长。③充血性心衰竭及其他血容量过多，有出血倾向者忌用，肝肾功能不全者慎用。

【参考剂量】成人，静脉滴注，250~500ml/次。小儿，10ml/（kg·d）（总量不宜超过每次20ml/kg）。

羟乙基淀粉代血浆

【作用与用途】 为血容量扩充剂。用于各种手术、外伤的失血、中毒性休克等的补液。

【参考剂量】 静脉滴注。

人血白蛋白 Human Serum Albumin

【作用与用途】 本品为血容量扩充剂,可提高血浆胶体渗透压,补充白蛋白,增加血容量。用于失血性休克、严重烧伤脑水肿、肾病、肝硬化、流产等引起的白蛋白缺乏症等。

【注意】 每分钟滴速超过 2ml 可引起循环障碍,严重贫血、心力衰竭、心功能低下患者不宜大量使用。肾病患者不宜用生理盐水稀释。

【参考剂量】 静脉注射或静脉滴注:失血、烧伤性休克等,每次 30~50ml,每隔 4~6h 1 次,共 2~3 次。肝硬化、肾病性低蛋白血症,每日 20~40ml,直至水肿消失。

硫酸亚铁 Ferrous Sulfatc

【作用与用途】 用于各种原因引起的缺铁性贫血。

【注意】 ①有胃部不适、腹痛、腹泻等。②溃疡病、溃疡性结肠炎及肠炎患者慎用。③忌与茶同服、忌与四环素类同服。

【参考剂量】 口服:成人,0.3~0.6g/次,3 次/d,饭后服。儿童,0.1~0.3g/次,3 次/d,饭后服。

右旋糖酐铁 Iron Dextran

【作用与用途】 适用于不能耐受口服铁剂的缺铁性贫血病

人，或需要迅速纠正缺铁者。

【注意】严重肝、肾功能减退者忌用，肌内注射可有局部疼痛，静脉注射不可溢出静脉外。

【参考剂量】注射剂：每毫升含元素铁 25mg。深部肌注：每日 1ml。

红细胞生成素 Erythropoietin

【作用与用途】用于治疗慢性肾衰患者的贫血症。对慢性肾衰不需要透析的贫血患者的研究表明，使用本品也是有利的。

【注意】①常见有血压升高、心悸。偶见瘙痒感、皮疹、痤疮、GOT 或 GPT 值升高、恶心、呕吐、眩晕、头痛、发热、血钾升高等。②血液透析不能控制动脉血压升高的患者，白血病、铅中毒及感染患者禁用，有药物过敏者、变态反应体质者慎用。③应及时对用本品治疗者的血压进行监测，必要时给抗高血压药物。④应注意血管栓塞情况，有时需增加肝素的剂量。必要时补铁，使患者的转铁蛋白饱和度维持在 20%以上。

【参考剂量】注射剂：每支 2000IU，3000IU，4000IU，10000IU。静脉注射开始应用较低剂量 50 ~ 100IU/kg，每周 3次，如果在 4 周内，网状红细胞计数、血细胞比容和血红蛋白水平未见明显增加，本品的剂量可递增，如果在任何 2 周中血细胞比容的增加大于 4% 以上，本品的剂量应减少，建议以血细胞比容达 30% ~ 33% 或血红蛋白水平达 100 ~ 120g/L 为指标，调节维持剂量，同时应个别测定最佳血细胞比容的水平。接受长期血液透析的患者，通常在每一次透析过程结束时给予本品。皮下给药剂量与静脉注射相同。腹膜内给药剂量等于或大于静脉注射剂量。

维生素 B₄ Vitamin B₄

【作用与用途】 用于各种原因如放射治疗、苯中毒、抗肿瘤药和抗甲状腺药等引起的白细胞减少症，也用于急性粒细胞减少症。

【注意】 ①注射时，需溶于 2ml 磷酸氢二钠缓冲液中，缓慢注射，不能与其他药物混合注射。②由于此药是核酸前体，故与肿瘤化疗或放疗并用时，应考虑它是否有促进肿瘤发展的可能性。

【参考剂量】 片剂：每片 10mg，25mg。注射用维生素 B₄：每支 20mg（附 2ml 磷酸二氢钠缓冲液）。口服：成人每次 10～20mg，1 日 3 次。肌内注射或静脉注射：每日 20～30mg。

叶酸 Folic Acid

【作用与用途】 在体内还原为四氢叶酸，参与氨基酸的互变、嘌呤嘧啶等合成。用于营养性巨幼红细胞性贫血、妊娠期和婴儿型巨幼红细胞贫血。

【参考剂量】 口服：5～10mg/次，3 次/d。

维生素 B₁₂ Vitamin B₁₂

【作用与用途】 用于恶性贫血，缺乏维生素 B₁₂ 之巨幼红细胞性贫血，也用于神经炎、神经萎缩等神经系统疾病，病毒性肝炎。

【参考剂量】 肌内注射：0.05～0.1mg/次，1～2 次/d。

鲨肝醇

【作用与用途】 有促使白细胞增生及抗放射作用，用于各种原因引起白细胞减少。

【注意】用药期间应经常检查白细胞数。

【参考剂量】口服：50~100mg/次，3次/d。

利血生 Leucogen

【作用与用途】能增强造血系统的功能，用于防治各种原因引起的白细胞减少症、再生障碍性贫血症。

【参考剂量】口服：10~20mg/次，3次/d。

氨肽素 Ampeptide Element

【作用与用途】能增强机体代谢，有升血细胞及调节机体免疫功能的作用。用于治疗原发性血小板减少性紫癜、过敏性紫癜、白细胞减少症及慢性再生障碍性贫血等症。对银屑病也有一定疗效。

【参考剂量】口服：5片/次，3次/d，或遵医嘱。

十二、抗过敏药

苯海拉明 Benadryl Allergan

【作用与用途】能对抗或减弱组织胺对血管，胃肠和支气管平滑肌的作用，对中枢神经系统有较强的抑制作用。适用于皮肤黏膜的过敏性疾病，亦可用于乘船、乘车引起的恶心呕吐。

【注意】常见有头晕、头痛、嗜睡、倦乏等，停药后自行消失。

【参考剂量】口服：25~50mg/次，2~3次/d。

异丙嗪 Phenergan

【作用与用途】为抗组胺药，其作用和结构与氯丙嗪相似，临床适用于过敏性疾病，晕动症，妊娠及其他原因引起的恶心、呕吐，并具有中枢安定作用，能增强麻醉药、镇痛药的作用，是人工冬眠合剂的组成成分之一。

【注意】①常见思睡，其次为眩晕、口干等。②癫痫病人及肝功能减退者慎用。

【参考剂量】口服：12.5～25mg/次，2～3次/d，儿童0.5～1mg/（kg·次），1～3次/d。肌内注射、静脉滴注：25～50mg/次，儿童0.5～1mg/（kg·次）。

茶苯海明 Dramamine

【作用与用途】本品是苯海拉明与氨茶碱的复合物，抗组胺作用较苯海拉明弱，抗晕动病作用较强。用于晕动症、妊娠、放射治疗及手术后的恶心、呕吐以及过敏性疾病。

【注意】常见思睡。

【参考剂量】口服：抗过敏50mg/次，3次/d；乘船乘车前半小时服50mg。

氯雷他定 Loratadine

【作用与用途】适用于过敏性鼻炎、急性或慢性荨麻疹及其他过敏性皮肤病的治疗。

【注意】①罕见乏力、头痛、口干等。②2岁以下儿童、孕妇及乳妇慎用。③对本品成分过敏者忌用。

【参考剂量】片剂：每片10mg。口服：成人及12岁以上儿童，每日10mg。12岁以下儿童体重>30kg，每日10mg；体重<30kg，1日5mg。

特非那定 Terfenadine

【作用与用途】用于季节性和非季节性过敏性鼻炎和荨麻疹。

【注意】①偶见头痛、胃肠功能紊乱、皮疹、口干等。②不宜与红霉素、酮康唑、伊曲康唑同时服用。③不宜与能引起心律失常的药物同用。

【参考剂量】片剂：60mg。混悬剂：30mg（5ml）。成人：每次60mg，每日2次。儿童6~12岁，每次30mg，每日2次。3~5岁，每次15mg，每日2次。均于饭后服用。

色甘酸二钠 Cromoglycate

【作用与用途】本品无松弛支气管平滑肌作用和β受体激动作用，亦无抗组胺、白三烯等过敏性介质作用和抗炎症作用。①用于预防过敏性哮喘的发作，疗效显著，可明显改善主观症状，对儿童疗效尤为显著。但本品起效较慢，需连续用药数日后才能见效。②用于过敏性鼻炎和季节性枯草热，能迅速控制症状。③口服和灌肠用于溃疡性结肠炎、溃疡性直肠炎也有一定疗效。④眼科用于治疗春季卡他性角膜炎及其他过敏感性眼病。

【注意】①干粉吸入时，少数病人有咽部刺激感、咳嗽、胸部紧迫感及恶心。②不要中途突然停药，以免病情加重。可预先吸入扩张支气管气雾剂（如异丙肾上腺素）。

【参考剂量】胶囊（胶丸）剂：每胶囊（丸）20mg。软膏剂：5%~10%。滴眼剂：2%。

干粉吸入：每次20mg，1日4~6次。可与0.1mg异丙肾上腺素合用。干粉鼻吸入（或吹入）：每次10mg，1日4次，用于过敏性鼻炎。

灌肠：每次200mg。

外用：5~10%软膏，涂患处，1日2次。

滴眼：2%滴眼液，1日数次。

阿司咪唑 Astemizole

【作用与用途】慢性和季节性过敏性鼻炎、过敏性结膜炎、慢性荨麻疹和其他过敏性反应症状。

【注意】①少数病人出现嗜睡、倦怠。②长期用可增进食欲，增加体重。③孕妇禁用。④明显肝功能障碍、Q－T间期延长倾向、低血钾的患者以及哺乳妇女慎用。⑤长期服用体重可能会增加。⑥偶见过敏反应如血管性水肿、支气管痉挛、畏光、瘙痒及皮疹。⑦个别病例可见惊厥、良性感觉异常、肌痛、关节痛、水肿和转氨酶升高。

【参考剂量】片剂：每片 10mg。混悬剂：2mg×30ml、1ml含 2mg。口服：每日 1 次。12 岁以上儿童及成人；每次 10mg或 5ml。6～12 岁儿童：每次 5mg 或 2.5ml。6 岁以下儿童：每10kg 体重每次 1ml（2mg）。空腹服用。

马来酸氯苯那敏 Chlorphenamine Maleate

【作用与用途】特点是抗组胺作用较强，用量小，不良反应少。临床用于各种过敏性疾病、虫咬、药物过敏反应等。

【注意】不良反应同苯海拉明相似，但较轻。

【参考剂量】口服：成人，4mg/次，3 次/d，儿童，0.35mg/（kg·d）。

赛庚啶 Cyproheptadine

【作用与用途】为一强抗组胺药物，并具有显著的抗 5－羟色胺与抗胆碱作用。适用于荨麻疹、丘疹性荨麻疹、皮肤瘙痒症、过敏性鼻炎及其他变应性疾病。对柯兴症（下丘脑－垂体皮质醇增多症）、肢端肥大症也有一定疗效。

【注意】①与其他抗组胺药物相似，可有思睡、头昏、乏力、口干等。②患有青光眼、尿潴留症、幽门梗阻者忌用，对机动车驾驶员、高空作业者、体衰年老者慎用。

【参考剂量】口服：成人，1～2 片/次，3 次/d，儿童，0.25mg/（kg·d）。

地芬尼多 Difenidol

【作用与用途】可改善椎底动脉供血不足，对前庭神经系统有调整作用，对各种中枢性、末梢性的眩晕症有治疗作用，有镇吐及抑制眼球震颤和抗运动病的作用，但没有抗组胺作用、镇静作用和麻醉强化作用。口服 1.5～3h 血中达最高浓度，从尿中排泄。适用于多种疾病引起的眩晕症，也可用于外科麻醉手术后的呕吐。

【注意】①主要不良反应是口干，个别有胃部不适；停药后即可消失。②青光眼、胃溃疡、妊娠、泌尿道阻塞性损伤或窦性心动过速者要慎用，肾功能衰竭者禁用。

【参考剂量】口服：1～2 片/次，3 次/d。

十三、激素及相关药物

泼尼松 Prednisone Acetate

【作用与用途】具有抗炎及抗过敏作用，能抑制结缔组织的增生，降低毛细血管壁和细胞膜的通透性，减少炎性渗出，并能抑制组织胺及其他毒性物质的形成与释放。本品还能促进蛋白质分解转变为糖，减少葡萄糖的利用，使血糖及肝糖元都增加，同时增加胃液分泌，促进食欲。当严重中毒性感染时，与大量抗菌药物配合使用，有良好的降温、抗毒、抗炎、抗休克及促进症状缓解的作用。临床上主要用于各种急性严重细菌感染，严重的过敏性疾病，胶原性疾病，风湿病，类风湿病，肾病综合征，严重支气管哮喘，血小板减少性紫癜，粒细胞减少症，各种肾上腺皮质功能不足症，剥脱性皮炎等。

【注意】①长期大剂量应用可引起肥胖，多毛，痤疮，血糖升高，高血压，眼内压升高，钠和水潴留，水肿，血钾降低，胃及十二指肠溃疡甚至出血穿孔，骨质疏松，病理性骨折，伤口愈合不良等。②肾上腺皮质功能亢进，动脉粥样硬化，心力衰竭，糖尿病，癫痫，手术后病人等应避免使用。③长期应用可导致肾上腺皮质的萎缩。④停药时应逐渐减量，不宜骤停，以免复发或出现肾上腺皮质功能不足症状。

氢化可的松 Hydrocortisone Acetate

【作用与用途】 作用与泼尼松相似，但疗效不如其显著，水肿等不良反应较多见。静脉滴注主要用于抢救危重中毒性感染。

【注意】 同泼尼松。肝功能不全的病人应尽可能不用，尤其是大剂量。

【参考剂量】 100～200mg/次，用生理盐水或5%葡萄糖稀释摇匀后静脉滴注。醋酸氢化可的松混悬液125mg/5ml可作关节及鞘内注射。关节腔1～2ml/次，鞘内1ml/次。此药常用于结核性脑膜炎、胸膜炎、关节炎、腱鞘炎、肌腱劳损等。

甲泼尼龙 Methylprednisolone

【作用与用途】 为中效制剂，血浆半衰期为200min，其抗炎、抗风湿作用与氢化泼尼松相似，但几乎无水盐代谢作用，有时反能增加钠的排泄。用途同氢化泼尼松。

【注意】 同氢化泼尼松。

【参考剂量】 肌内注射或静脉滴注：40～125mg/次。

地塞米松 Dexamethasone

【作用与用途】 其抗炎作用及控制皮肤过敏的作用比泼尼松更显著，面对水钠潴留和促进钾排泄作用较轻微。用途同泼尼松。本品注射剂在抢救病人时可代替氢化可的松注射剂用，尤其是有中枢抑制或肝功能不全的病人。

【注意】①较大量服用易引起糖尿及类柯兴综合征；②长期服用易引起精神症状及精神病；③溃疡病、血栓静脉炎、活动性肺结核，肠吻合手术后病人忌用或慎用。

【参考剂量】口服：0.75～1.5mg/次，2～4次/d。肌内注射或静脉滴注：2～10mg/次。

曲安西龙 Triamcinolone

【作用与用途】抗炎作用比氢化可的松、泼尼松均强，钠潴留作用较轻，适用于类风湿性关节炎、过敏性皮炎、神经性皮炎、湿疹等。尤其适用于对皮质激素禁忌的伴有高血压或浮肿的关节炎患者。

【注意】①可引起厌食、眩晕、头痛、嗜眠等；②长期使用或较大剂量时可致胃溃疡，血糖升高，骨质疏松，肌肉萎缩等。③结核病、消化道溃疡、糖尿病等患者及孕妇慎用。

【参考剂量】肌内注射：40～80mg/次，1次/1～4周。皮内注射：5～20mg/次。关节腔：5～40mg/次，1次/1～7周，软膏剂外搽。

促皮质素 Corticotrophin

【作用与用途】其临床用途基本上与糖皮质激素相同，多用于胶原病，即急性风湿性关节炎，风湿性心脏病等，亦用于过敏性疾患，如支气管哮喘、过敏性皮炎、药物过敏反应。①静脉滴注时不宜与中性及偏碱性药物，如氯化钾、谷氨酸钠、氨茶碱等配伍。②大量应用本品，可出现高血压、月经障碍、头痛、糖尿、精神异常等。③可引起过敏反应，甚至过敏性休克。

【参考剂量】肌内注射：12.5～25U/次，1～2次/d，静脉滴注：12.5～25U/次，每周2次。

苯丙酸诺龙 Nandrolone Phenylpropionate

【作用与用途】为同化激素。蛋白质同化作用为丙酸睾丸酮的 12 倍，效力为 8 倍，男性化作用仅为 1/2，1 次给药可持续 1~2 周，并有钙积蓄作用。用于低蛋白血症，营养不良，手术后及慢性消耗性疾病，亦可用于子宫肌瘤及乳癌。

【注意】①长期使用可产生水、钠潴留，肝损害，妇女月经紊乱和轻度男性化。②前列腺癌、孕妇禁用，心、肝、肾疾病慎用。

【参考剂量】肌内注射：成人 25mg/次，1~2 次/周；儿童 5~10mg/次，1~2 次/周。

炔诺酮 Norethisteronum

【作用与用途】抑制排卵，常与炔雌醇合用为口服避孕药。单独应用较大剂量（5mg）可作为速效避孕药（即探亲避孕药）。因能影响子宫内膜腺体的发育和分泌，不利于孕卵着床。还可用于功能性子宫出血、子宫内膜异位症、子宫内膜增生过长、痛经、闭经、月经不调、不育症等。

【注意】长期大量服用可致皮脂增多、粉刺、男性化。哺乳期妇女、肝肾功能不全患者忌用。

【参考剂量】口服：具体用量视病情及用途而定。

己烯雌酚 Diethylstilbestrol

【作用与用途】①促使女性器官的发育和维持第二性征；②促使子宫内膜发生增殖性变化，产生周期性月经；③较大剂量抑制促性腺激素及催乳素的分泌，对抗雄激素的作用；④抑制排卵，还能增加骨骼的钙盐沉积，加速骨闭合等。用于绝经期综合征，闭经或月经过少，功能性子宫出血症，退乳，老年性阴道炎及老年期或绝经期的骨质疏松症，前列腺癌，痤疮及避孕等。

【注意】①有恶心、呕吐、头昏等，久用可致子宫肥大，与子宫出血、水肿等。②肝、肾功能严重减退者忌用。③注射剂为丙酸己烯雌酚油注射液。

【参考剂量】口服可根据各种病情分别用不同剂量。肌内注射：0.5~1.0mg/次，一次注射可维持 2~3/d。

司坦唑醇 Stanozolol

【作用与用途】能促进机体蛋白质合成及抑制组织蛋白异生，并能降低血胆固醇，减少钙、磷排泄和减轻骨髓抑制，其男性化不良反应弱。用于慢性消耗性疾病，重病及术后体弱消瘦，年老体衰，小儿发育不良，骨质疏松症，白细胞减少症，血小板减少症，高脂血症等。还用于防治因长期使用肾上腺皮质激素引起的肾上腺皮质功能减退。

【注意】①服药初期下肢、颜面可能出现浮肿，继续服药能自行消失；②对胃、肝病患者可能引起胃病及肝功能损害；③如出现痤疮，应立即停药；④本品及康复龙长期或大量使用可能导致肝癌。

【参考剂量】口服：成人 4~6mg/d，儿童 1~2mg/d，分 1~3 次服用。

甲孕酮 Medroxyprogesterone Acetate

【作用与用途】作用与黄体酮相似。用于子宫功能性出血、痛经、月经延迟及子宫内膜异位症。

【参考剂量】口服视病情而定。

氯米芬 Clomiphene

【作用与用途】具有较强的抗雌激素作用和较弱的雌激素

活性，能促进垂体前叶分泌促性腺激素，从而诱发排卵。用于避孕药引起的月经失调，对无排卵型不孕症、黄体不健、多囊卵巢等亦有一定疗效。

【注意】可有面部潮红、恶心、头晕、乏力、腹胀、乳胀、脱发、皮疹等反应，停药可消失。肝、肾病患者禁用。

【参考剂量】有月经者自月经周期第五日开始，50mg/次，1次/d，连服5d。无月经者任意一天开始，也是每日1次，每次50mg，连服5d。3个月为一疗程。每日剂量不宜超过100mg。

胰岛素 Insulin

【作用与用途】①减少糖元异生，抑制糖元分解，加速葡萄糖的利用，降低血糖。②促进脂肪合成，抑制脂肪分解，缓解临床上酮症酸中毒的各种症状。临床用于各型糖尿病、糖尿病酮症酸中毒症及糖尿病性昏迷，与葡萄糖、氯化钾合用纠正细胞内缺钾，用以防治心肌梗死时的心律失常。

【注意】①过量可产生血糖过低的各种症状，如心跳加快、出汗等。②少数病人有荨麻疹、血管神经性水肿等过敏反应，个别有过敏性休克。

【参考剂量】皮下或静脉给药，用量遵医嘱，或视病情而定，3~4次/d，饭前0.5~1h给药为宜。

阿卡波糖 Acarbose

【作用与用途】抑制小肠的 α - 葡萄糖苷酶，抑制食物的多糖分解，使糖的吸收相应减缓，从而减少餐后高血糖，配合饮食治疗糖尿病。用于胰岛素依赖型或非胰岛素依赖型糖尿病，亦可与其他口服降血糖药或胰岛素联合应用。

【注意】①可引起腹胀、腹痛、腹泻等，个别亦可出现低血糖反应。②18 岁以下青少年、儿童以及孕妇和哺乳妇女避免使用。③若与其他降糖药合用出现低血糖时，应将其他降糖药减量。④若出现严重低血糖时，应直接补充葡萄糖。⑤应避免与抗酸药或消化酶制剂同时服用。

格列本脲 Glibenclamide

【作用与用途】为磺脲类降血糖药，降血糖作用比甲苯磺丁脲强，用于轻、中型及稳定型糖尿病患者。

【注意】①肝功能不全者慎用。②肾功能不全、糖尿病性昏迷、糖尿病酮症以及青年、孕妇、儿童不宜用。

【参考剂量】口服：开始每日 1 次服 2.5mg，以后逐渐递增，但每日不超过 15mg，分 2 次服，维持量 2.5～5mg/d。

二甲双胍 Metformin

【作用与用途】为双胍类口服降糖药。主要通过促进肌肉对葡萄糖摄取和利用，增强糖酵解，抑制糖元异生，还抑制胰高血糖素的释放。在胰岛机能缺乏时仍有作用。用于轻型糖尿病。

【注意】①可见食欲减退、恶心、腹胀、肠鸣等胃肠症状。②糖尿病昏迷、急性发热、肝肾功能不全者忌用。

【参考剂量】口服：开始 0.25～0.5g/次，3 次/d，以后根据病情调整剂量。

格列齐特 Gliclazide

【作用与用途】为第二代磺脲类药物，除有磺脲类降血糖作用外，还显示有减低血小板黏附力，ADP 诱导的血小板聚集以及改善甲皱微循环等作用。故有助于控制代谢紊乱和延迟糖尿病血液并发症的发生。作用温和，耐受性好，适用于肥胖者和老年人。

【参考剂量】 口服：成人，0.04~0.32g/d，分次服用。

甲状腺片 Thyroid Tablets

【作用与用途】 主要作用为促进新陈代谢，维持正常生长发育，提高机体对交感神经介质的感受性，成年或少年甲状腺的内分泌不足，则新陈代谢的功能低下，蛋白液停滞于皮下组织内，皮肤干粗而肿胀，形成黏液水肿。临床主要用于治疗克汀病、黏液水肿及其他甲状腺功能减退症。

【注意】 ①过量可产生甲状腺功能亢进症状。②与双香豆素类抗凝药合用能增强其抗凝作用。

【参考剂量】 用于黏液性水肿：开始每日不超过15~30mg，以后逐渐增加至90~180mg/d，病情稳定后改用维持量60~120mg/d。儿童：1岁以内每日8~15mg，1~2岁20~45mg，2岁以上30~120mg分3次服。

甲巯咪唑 Thiamazole

【作用与用途】 阻止甲状腺内酪氨酸的碘化及碘化酪氨酸的综合，从而抑制了甲状腺素的生物合成，但不能抗已形成的甲状腺素。作用强，奏效快，维持时间持久。临床用于甲状腺功能亢进的内科治疗及术前准备用药和甲状腺危象的治疗。

【注意】 ①可发生白细胞减少症特别是粒细胞减少症。②用于术前准备，会使甲状腺组织充血肥大，导致术中出血，且不便操作，因此术前须加服大剂量碘剂，使甲状腺变硬，减少充血，便于手术。③孕妇、哺乳期妇女慎用。

【参考剂量】 口服：10~20mg/次，3次/d。

十四、维生素类

维生素A Vitamin A

【作用与用途】维持上皮组织正常功能和结构的完整性,参予视网膜内杆细胞中视紫红质的合成,增强视网膜的感光性能。用于防治夜盲症、干眼病等维生素A缺乏症。

【注意】长期大量服用可致维生素A过多症,停药后逐渐消失。

【参考剂量】口服:2.5万U/次,3次/d。

维生素D_2 Vitamin D_2

【作用与用途】对钙磷代谢及小儿骨骼生长有重要影响,能促进钙、磷在肠内的吸收,促进骨骼正常钙化。钙磷代谢功能不全时,可导致佝偻病,肝软化以及痉挛,故可用以防治及治疗佝偻病、骨软化症和婴儿手足搐搦症等。本品对牙齿的发育也有密切的关系,佝偻病患者每兼有龋齿,可以用本品防治。

【注意】大量久服,可引起高血钙,食欲不振,呕吐,腹泻甚至软组织异位骨化等。若肾功能受损,可出现多尿、蛋白尿、肾功能减退等。应及时停用本品及钙剂,给予泼尼松1mg/(kg·d)。

【参考剂量】口服:1万U/次,3次/d。肌内注射:40万U/次,隔日1次,连用2次。用前先服钙剂数日,以防引起低血钙而抽搐。

葡萄糖酸钙 Calcium Gluconate

【作用与用途】①促进骨骼和牙齿的形成。②Ca^{2+}能促进运动神经末梢释放乙酰胆碱，维持神经肌肉的正常兴奋性。③增强心肌收缩力，并可增加强心苷的毒性。④钙能降低毛细血管通透性，具有消炎、消肿和抗过敏等作用。用于防治佝偻病、软骨病；常与镇静剂合用，用于低血钙，以控制手足搐搦症的发作；也用于荨麻疹、急性湿疹、皮炎等。

【注意】①口服对胃肠道有刺激性，宜饭后服。②静脉注射时必须用葡萄糖注射液稀释，尽可能避免漏出血管外。如有外漏应立即用0.5%普鲁卡因局部封闭。

【参考剂量】成人，口服：成人，1～2g/次；静脉注射：10～20ml/次。儿童，口服：0.5～1g/次，3次/d；静脉注射：对小儿搐搦症，每次5～10ml，加等量5%～25%葡萄糖注射液稀释后缓慢静脉注射（每分钟不超过2ml）。

活性钙 Huoxingai

【作用与用途】有助于骨质形成，维持神经传导和肌肉收缩，维持毛细血管的正常渗透压，保持血液酸碱平衡等。用于健身补钙、预防及治疗一些慢性病，如手足搐搦症、儿童缺钙所致的佝偻病、妊娠和哺乳期妇女以及儿童发育期、老年人的钙补充等。

【注意】服药后要多饮水，但不要用水冲服或嚼服。用后将瓶盖拧紧。

【参考剂量】口服：成人1次50～100mg，每日3次；孕妇和儿童遵医嘱。

维生素 AD 软胶囊

【作用与用途】用于维生素 A、D 缺乏症，防治佝偻病及软骨病。

【参考剂量】口服：1粒/次，3次/d。

维生素 B₁ Vitamin B₁

【作用与用途】 参与体内糖代谢，是 α－酮酸氧化脱羧酶系的辅酶。用于维生素 B₁ 缺乏引起的胃肠道张力不足、消化不良等。

【参考剂量】 口服：10～20mg/次，肌内注射：100mg/次，1～2 次/d。

呋喃硫胺 Thiamine Tetrahydrofuryl Disulfide

【作用与用途】 为维生素 B₁ 的衍生物，在体内迅速转变成活性硫胺（辅脱羧酶），不为体内硫胺分解酶所分解，组织亲和力强，血浓度增加快而长。作用、用途同维生素 B₁，但维持时间长，对神经系统疾病有较显著疗效。

【注意】 个别人有头昏、乏力、恶心等反应，停药后消失。

维生素 B₂ Vitamin B₂

【作用与用途】 为体内黄酶类辅基的组成部分，能促进动物生长，参与糖、蛋白、脂肪代谢，维持正常视觉功能。当缺乏时，就影响机体的生物氧化，使代谢发生障碍。表现为：口、眼和外生殖器部位的炎症，如口角炎、舌炎、阴囊炎及眼结膜炎等。故本品用于上述疾病的防治。

【参考剂量】 口服：5～10mg/次，3 次/d。皮下或肌内注射：5mg/（次·d），1～5mg/（次·d）。

复合维生素 B Compound Vitamin B

【作用与用途】 适用于营养不良、厌食、脚气病、癞皮病与因缺乏维生素 B 所引起病症的辅助治疗。对于孕妇、哺乳期妇女、发热或其他维生素 B 之需要量增加之病人，亦可补给本品。

【参考剂量】 口服：3 次/d，2 片/次。肌内或皮下注射：一次 2ml。

维生素 C Vitamin C

【作用与用途】 ①参与机体内氧化还原反应；②参与细胞间质的合成，降低毛细血管通透性，促进伤口愈合；③促进叶酸生成四氢叶酸，保护亚铁离子；④大量使用可增强机体对传染病的抵抗力，减轻肝细胞脂肪变性，促进肝细胞再生，减少主动脉胆固醇堆积；⑤缓解过敏性疾病症状等。用于防治坏血病；增加传染病者抵抗力；抢救克山病之心源性休克；各种贫血，过敏性疾病，动脉粥样硬化及肝炎等辅助治疗。

【参考剂量】 成人，口服：0.1 ~ 0.2g/次，3 次/d；肌内注射、静脉滴注：0.1 ~ 1g/（次·d）。儿童，口服：100 ~ 300mg/d；肌内注射、静脉滴注：100 ~ 300mg/（次·d）。

维生素 E Vitamin E

【作用与用途】 能够增强细胞的抗氧化作用，对延缓衰老有一定的帮助。在人体使用大剂量维生素 E 时，能使皮肤毛细血管血流增加，皮肤温度升高，对寒冷防御能力增强。并能维持毛细血管的正常通透性；对维生素 K 依赖性凝血因子有抑制作用；维生素 E 缺乏将引起肌肉营养不良，因此本品能够保持肌肉的功能；能够维持新生儿正常代谢；可用于治疗婴儿型营养型巨红细胞贫血；能够保护维生素 A 不被氧化，促进维生素 A 的利用。临床常用于治疗不孕，习惯性或先兆性流产。使用范围不断扩大，现在其临床新用途有治疗冠心病、胃溃疡、间歇性跛行、末梢闭合性动脉炎、夜间性小腿痉挛、乳房纤维性囊肿、冻疮、大骨节病、肝斑等。

【注意】会导致凝血时间延长。所以对正在用苄丙酮香豆素治疗的病人使用维生素 E 可能导致出血，应加注意。有患者在连续服药一年后，发生下肢血栓性静脉炎。

【参考剂量】口服：10mg/次，3 次/d。

吡拉西坦 Piracetam

【作用与用途】主要用于脑动脉硬化症及脑血管意外所致的记忆和思维功能减退的治疗，对某些低智能儿的智力提高有一定疗效；对老年痴呆，脑外伤引起的记忆和思维障碍者，亦有一定效果。

【注意】个别患者服药后，偶见口干，胃纳减退，停药后症状自行消失。

【参考用量】口服：成人，0.8~1.6g/次，3 次/d，一般 6 周为 1 疗程。儿童，0.4~0.8g/次，3 次/d，一般 6 周为 1 疗程。

十五、酶及辅酶、氨基酸生物制剂

尿激酶 Urokinase

【作用与用途】能激活纤维蛋白溶酶原，使组成血栓的纤维蛋白水解，临床上用于脑血栓形成，脑栓塞，周围动静脉血栓症，脑栓塞，心肌梗死等。

【注意】①主要不良反应为出血，在使用过程中需测定凝血情况，如发现出血，立即停药，并给予抗纤维蛋白溶酶药。②严重肝功能障碍，低纤维蛋白原血症及出血性素质者忌用。

【参考剂量】静脉滴注：心肌梗死，200 万~300 万单位/次。

溶菌酶 Lysozyme

【作用与用途】有抗菌、抗病毒、止血、消肿及加快组织恢复功能等作用，临床用于急慢性咽喉炎、口腔溃疡等。

【参考剂量】口含：1片/次，4~6次/d。

复方氨基酸（18AA） Compound Amino Acid（18AA）

【作用与用途】本品是由18种氨基酸组成的含总氨基酸7%的灭菌水溶液，含氮量为9.4g/L，约等于60g一级蛋白质。可以满足人体每日蛋白质的基本需要。适用于手术前后营养治疗、创伤、烧伤及肝硬化、糖尿病及胃肠疾患等引起的低蛋白血症和营养不良。

【注意】①极个别的用后可有恶心，一般无明显不良反应。②严重肝损害及尿毒症者禁用。

【规格】注射液：每瓶500ml、250ml。静脉输注：一般每日500~2000ml，滴速每分钟40~50滴。

静脉注射复方氨基酸（3AA）

【作用与用途】氨基酸类药。可以改善氨基酸失衡，促进蛋白质合成和减少蛋白质分解。用于肝性脑病、重症肝炎、肝硬化、慢性活动性肝炎和肝胆手术等。

【注意】在高度食管静脉曲张时，应注意本品输注速度和用量，以避免静脉压增高。在高度腹水、胸水时，应注意水的平衡，避免输入量过多。使用本品时，应注意水和电解质平衡。本品输注过快、过量时，可出现恶心、呕吐，甚至肝功能损害等不良反应，应及时降低给药速度，滴注速度每分钟不超过40滴。

【参考剂量】注射剂：每瓶250ml。静脉滴注：一日

250~500ml；或用适量 5%～10% 葡萄糖注射液混合后缓慢滴注，每分钟不超过 40 滴。一般昏迷期可酌情加量，滴速可略快些，输注 250ml 宜 8～12 小时给药一次。疗程根据病情遵医嘱。

复方氨基酸（9AA）Compound Amino Acid for Kidney Disease

【作用与用途】可使下降的必需氨基酸的血浆浓度恢复。用于急、慢性肾功能不全患者的肠道外支持和治疗急慢性肾功能衰竭；还可用于大手术、外伤或脓毒血症引起的严重肾功能衰竭。

【注意】应给予低蛋白、高热量饮食。氨基酸代谢紊乱、严重肝功能损害、心功能不全、水肿、低血钾、低血钠患者禁用。输注过快可引起恶心、呕吐和寒战。

【参考剂量】注射剂：250ml，500ml。成人静脉滴注：每日 250~500ml。进行透析的急慢性肾功能衰竭患者每日 1000ml，最大剂量不超过 1500ml。滴速不超过 20 滴/分钟。

十六、调节水、电解质和酸碱平衡药

氯化钠注射液 Sodium Chloride Injection

【作用与用途】Na^+ 是维持细胞外液容量和渗透压的主要因素，与体内水分平衡、血液循环等均有密切关系，临床上用于各种缺盐性失水症。例如：大面积烧伤、严重吐泻、大量发汗、强利尿药等。还作为某些注射药物的溶剂和稀释剂，外用洗涤眼、鼻及冲洗创口。

【注意】①高血压、肾炎、肝硬化腹水等患者慎用。②心力衰竭、肺水肿禁用。

氯化钾 Potassium Chloride

【作用与用途】K^+为维持细胞新陈代谢，细胞内渗透压和酸碱平衡，神经冲动传导，肌肉收缩，心肌收缩所必需。用于低血钾症的防治，亦可用于洋地黄中毒引起的阵发性心动过速或频发室性期外收缩。

【注意】①口服对胃肠道刺激性强。②尿少或尿闭未改善前严禁使用。③静脉注射浓度不宜过高，注射速度不宜过快，以免抑制心肌。

【参考剂量】口服：0.5～1g/次，3次/d。静脉滴注：根据病情决定剂量。

碳酸氢钠 Sodium Bicarbonate

【作用与用途】直接增加机体内碱的储备。用于防治代谢性酸血症，作用快，效果确实，临床首选。

【注意】①药液切勿漏于血管外。②过量可致代谢性碱中毒。③充血性心力衰竭、急慢性肾功能衰竭、缺钾伴有二氧化碳潴留者慎用。

【参考剂量】静脉滴注，根据病人酸中毒情况而定。

葡萄糖注射液 Glucose Injection

【作用与用途】等渗葡萄糖注射液用于高热，昏迷时，补充体液及热量；促进肝脏解毒功能，用于化学药物、细菌毒素中毒，肝炎，肝昏迷及妊娠中毒等。高渗葡萄糖液，用于补充热量，降低颅内压，有暂时性利尿作用，与胰岛素配伍用于治疗高钾血症。

【参考剂量】静脉注射：根据病人的病情决定剂量。

口服补液盐

【作用与用途】体液补充药。可调节水、电解质和酸碱平衡。适用于各种腹泻引起的轻度或中度脱水，特别适用于小儿。

【注意】①本品只宜用凉或温开水溶解，不能煮沸。②肾功能不全患者慎用。③当脱水纠正和腹泻停止后，立即停服，以防高钠血症。

【参考剂量】口服：将袋内和胶囊内粉末全部倒出同溶于凉或温开水，溶解时用水量500ml（约2茶杯），少量多次分服，于4～6h时内服完。轻度脱水，每公斤体重50ml；中度脱水，每公斤体重80～100ml。成人服用一般不超过3000ml。

十七、营养药

脂肪乳注射液（C14～24）

【作用与用途】本品注射液作为一种能源和必需脂肪酸的来源，适用于需要静脉营养的病人。主要用于手术前后营养失调；营养障碍或氮平衡失调；烧伤；长期昏迷；肾功能损害；恶病质。

【注意】在患肾功能不全、失偿性糖尿病、肝功能不全、代谢紊乱和脓毒症的情况下，输注脂肪乳剂，应每天检查脂肪的廓清能力。假如每日进行静脉输注脂肪乳剂，一周以后要检查病人对所给予的脂肪廓清能力，输注前，取空腹血样，如血浆呈乳状或明显的乳色状，原计划的输液应推迟。本品不得与其他药物、营养素或电解质溶液混合，但可与脂溶性、水溶性维生素昆合。

【参考剂量】成人：一般不应超过每日每公斤重3g，开始10min输注速度为20滴/分，然后持续增加至30min，速度为40~60滴/分，3~5d输注500ml。新生儿和婴儿：按廓清能力来调整剂量。建议每24h剂量为公斤体重0.5~4g，相当于每公斤体重5~40ml。每日剂量最好用输注泵24h连续输注。

十八、抗肿瘤药

氮芥 Chlormethine

【作用与用途】本品主要影响核酸代谢，与DNA的磷酸键结合，形成交叉键链，因而使DNA变性。为细胞增殖周期非特异性药物。主要用于恶性淋巴瘤、肺癌，也用于鼻咽癌、慢性白血病、绒癌、乳腺癌、卵巢癌、精源细胞瘤等。

【注意】①用药后有恶心、呕吐。②漏于血管外可引起局部组织坏死。③抑制骨髓明显。④药物开封后10min内进入体内。药液漏出皮下应立即处理。⑤每周查血象1~2次。

【参考剂量】静脉注射：每天0.1mg/（kg·次），连用4d或1~3次/周，0.02~0.06g为1疗程。近年主张大剂量，每次0.6mg/kg，每2~3周1次，4~6次为1疗程（慎用）。

环磷酰胺 Cyclophosphamide

【作用与用途】在体内被肝脏氧化，裂环，生成具有烷化作用的产物，发挥其抗肿瘤作用。为细胞周期非特异性药物。

用于恶性淋巴瘤、蕈样霉菌病、肺癌、多发性骨髓瘤、急性淋巴细胞性白血病、慢性淋巴细胞性白血病、乳腺癌、肾母细胞瘤、神经母细胞瘤、卵巢瘤、鼻咽癌、某些肉瘤等。

【注意】①恶心、呕吐多见，较氮芥轻。②可引起脱发，较其他烷化剂发生率为高，但停药 2～3 周后尚可生发。③抑制骨髓。④大剂量应用可发生出血性膀胱炎，应停药多喝水。⑤肝功能不佳者慎用。⑥单次大剂量用药偶有心肌损害。

【参考剂量】 口服：50mg/次，2～3 次/d，总量 10～15g。静脉注射：15～20mg/kg 或 600mg/m²，每周 1 次，连用 2 次。

塞替派 Thiotepa

【作用与用途】 为乙烯亚胺类衍生物。主要影响细胞核酸代谢。对卵巢癌、乳腺癌较好，对慢性淋巴性和粒细胞性白血病不如氮芥，亦用于膀胱癌、胃癌、结肠癌、肝癌、宫颈癌、胸腺癌、癌性胸腹积液、肺癌等。

【注意】 ①抑制骨髓较氮芥轻。长期应用，骨髓抑制不易恢复。②影响精子生成和引起过敏性皮炎。③过期药液变黄，不能使用。

【参考剂量】 静脉注射或肌内注射：10mg/次，1 次/日，连用 5 次，以后改为每周 2～3 次。总量 200～300mg 为 1 疗程。膀胱灌注：50～100mg/次，1～2 次/周，10 次为 1 疗程。胸腹腔注射：10～30mg/次，1 次/周，先抽尽腔内积液。

白消安 Busulfan

【作用与用途】 低剂量时对粒细胞生成有明显的选择性抑制作用，为细胞周期非特异性药物。治疗慢性粒细胞白血病效果显著。

【注意】 ①长期用药可引起肺泡内纤维渗出，继之纤维化。出现干咳，呼吸困难，所谓"马利兰肺"。但罕见。②少见类似阿荻森综合征。③有月经不调，脱发，不育等，皮肤色素沉着。④白细胞减少，投药 2 周后出现。血小板减少。贫血。

【参考剂量】口服：每日总量 $4\sim6mg/m^2$，每日 1 次。

甲氨蝶呤 Methotrexate

【作用与用途】为叶酸类抗代谢药物。主要抑制二氢叶酸还原酶，阻断嘌呤环和胸腺嘧啶脱氧核苷酸生成，从而使脱氧核糖核酸和核糖核酸合成受阻。其作用可为四氢叶酸对抗。本品为细胞周期特异性药物。用于急性淋巴细胞型白血病、急性粒细胞型白血病、肺癌、乳癌、恶性淋巴瘤、绒癌、宫颈癌、卵巢癌、头颈部肿瘤、成骨肉瘤（大剂量）、肝癌（肝动脉插管）。

【注意】①口腔溃疡。②胃肠道毒性，胃炎常见，腹泻，便血等。药物性肝炎。③抑制骨髓，可产生白细胞减少，血小板减少，贫血。④药物约 90% 从肾排出，肾功能不全忌用。大剂量时可出现急性肾脏损害。⑤脱发，皮疹，色素沉着。⑥鞘内注射本品消失缓慢，脑脊液中的浓度可保持 6 天左右，故 10% 患者出现严重神经毒性。⑦可使胎儿畸形或死亡，孕妇忌用。生殖功能减退。

【参考剂量】口服：白血病，$5\sim10mg/$次，每周 2 次，总量 $50\sim150mg$，银屑病，$2.5\sim5mg/$次，1 次/d，$6\sim7d$ 为 1 疗程。

肌内注射，动脉或静脉滴注：视病情及化疗方案而定。

氟尿嘧啶 Fluracil

【作用与用途】在体内转变为 5 - 氟尿嘧啶脱氧核苷，可抑制胸腺嘧啶核苷合成酶，阻继尿嘧啶脱氧核苷转变为胸腺嘧啶脱氧核苷酸，影响 DNA 的生物合成。对增殖细胞各期均有杀伤作用。用于结肠癌、直肠癌、胃癌、乳腺癌、卵巢癌、肝癌、肺癌、绒癌、肾癌、膀胱癌等。

【注意】①防止吸入药物及接触皮肤。②恶心、呕吐发生率较高，还有口腔黏膜溃疡，溃疡性胃炎等。有时有血便。③可引起白血细胞和血小板减少，用药期间严格检查血常规。④有脱发、小脑性共济失调；肝功能损害。⑤局部刺激：静脉炎或动脉内膜炎（动脉插管给药）。⑥出现严重腹泻时立即停药。

【参考剂量】静脉注射：0.25～0.5g/次，1日或隔日1次，5g为1疗程。静脉滴注：12mg（kg·d），用3～5d，4周后重复。或15mg/（kg·周），用6周。或视化疗方案而定。

巯唑嘌呤 Azathioprinc

【作用与用途】在体内几乎全部变为6-巯基嘌呤，作用类似6-巯基嘌呤，化疗指数比其高，并有免疫抑制作用。用于自身免疫性疾病、肾脏移植及肾炎。

【注意】①可见食欲不振，恶心、呕吐、腹泻、白细胞减少、轻度贫血，偶见发热、皮疹、脱发、黏膜溃疡、神经症状。大剂量损害肝脏，抑制骨髓，降低机体抵抗力。②注意并发感染。③肝病患者忌用，孕妇禁用，用药时，定期检查血常规。

【参考剂量】口服：白血病，免疫性疾病，1.5～3mg/（kg·d），分2次。肾脏移植，2～5mg/（kg·d）分2～3次或视病情而定。儿童：同成人。

顺铂 Cisplatin

【作用与用途】铂的金属络合物，能与DNA结合，引起交叉联结，从而破坏DNA的功能，并抑制细胞的有丝分裂。为细胞周期非特异性药物，主要用于睾丸肿瘤、头颈部癌、恶性淋巴瘤、软组织肉瘤、卵巢癌、肺癌、膀胱癌、食道癌、肝癌等。

【注意】①消化道反应，食欲减退、恶心、呕吐、腹泻等。②骨髓抑制，白细胞减少，多发生于剂量超过 100mg/（m² · d）时。③听神经毒性与总剂量有关，严重者可有不可逆的高频听力丧失。④肾脏毒性，与总剂量有关，表现为血尿及肾功能损伤等。⑤其他，尚有人报道少数病人可出现心电图 ST-T 改变、肝功能损伤、低镁等。

【参考剂量】静脉注射遵医嘱。

替加氟－尿嘧啶 Tagafur－Uracil

【作用与用途】能特异性增加组织中的抗癌活性代谢物质浓度的特点。有效地、持续地抑制癌细胞，从而起到最佳的抗癌作用。主要用于胃癌、肠癌、胰腺癌等消化道癌，亦可用于乳腺癌、鼻癌、肺癌和肝癌。手术前后用药可防止癌的复发、扩散和转移。

【注意】①少数病例可能出现轻微恶心、呕吐、腹泻、疲倦、乏力、头晕等现象，如情况严重者，可停药数日再用。②可能对个别病例造血机能产生轻微影响，引起白细胞减少，停药后即恢复正常，故用药时间定期检查血常规。③对肝、肾功能障碍者，孕妇应慎用。

【参考剂量】口服：每日 3~4 次，每次 2~3 片，总量 400~600 片为 1 疗程。每片含替加氟 50mg，尿嘧啶 224mg。

丝裂霉素 Mitomycin

【作用与用途】在一定程度上具有与烷化剂相似的作用。可与 DNA 发生交叉联结，并可使 DNA 解聚，从而抑制 DNA 复制。为细胞周期非特异性药物。用于骨癌、乳腺癌、肺癌、结肠癌、直肠癌、肝癌、恶性淋巴癌、卵巢癌等。

【注意】①静脉注射勿漏出血管外，有时可引起静脉炎。②偶有恶心、呕吐、腹泻。③可引起白细胞和血小板减少，停药后血常规可逐渐恢复。④肝肾功能障碍使用时要注意。

【参考剂量】静脉注射：2mg/（次·d）溶于注射用水或5%葡萄糖注射液10～20ml中，40～60mg为1疗程。静脉滴注：4～8mg/次，1～2次/周，溶于5%葡萄糖注射液200ml中。

博来霉素 Bleomycin

【作用与用途】能抑制DNA合成，抑制胸腺嘧啶核苷，掺入DNA，与DNA结合，使之破坏分解。对细胞周期的M、G2期最敏感。对头颈部鳞癌、恶性淋巴瘤有显著疗效，对乳腺癌、宫颈癌、食道癌、鼻咽癌等也有效对肺癌有一定的缓解作用。

【注意】①可有发热，胃肠道反应，皮肤反应（色素沉着、角化增厚、皮炎、皮疹等），脱发，肢端麻疼，口腔炎，肺炎样变成肺纤维化等。②为防止高热反应，可从小剂量（如2mg，4mg）开始增至常规量。③个别病人可发生延迟性过敏反应而致死。④对血常规影响很小。

【参考剂量】静脉注射、肌内注射、肿瘤内注射或动脉插管给药：用生理盐水或5%葡萄糖注射液溶解，10mg/次，2～3次/周，1疗程总量200～300mg。

表柔比星 Epirubicin

【作用与用途】本品能与DNA的双螺旋结构形成复合物。抑制核酸的合成和功能。从而产生细胞毒作用。适用于乳腺癌恶性黑色素癌，晚期直肠结肠癌晚期肾癌和其他实体癌，造血系肿瘤如恶性淋巴瘤。

【注意】同阿霉素。但骨髓抑制、胃肠道损害和心脏毒性较阿霉素小25%。有诱变和致癌作用。肿瘤组织浓度在给药后1h和6h，与阿霉素极似，在24h和48h后肿瘤组织浓度较阿霉素低。

【参考剂量】静脉注射：$60 \sim 90mg/m^2$，每3周1次。

长春新碱 Vincristine

【作用与用途】它阻止微小管装配形成纺锤体，使增殖细胞的有丝分裂停止于中期，较高剂量能直接破坏染色体，是同期特异性药。主要适用于：①急性白血病。尤其对急性淋巴细胞白血病疗效突出，一般作为缓解诱导剂使用。②恶性淋巴瘤。疗效也较好，但对何杰金病不如长春花碱。③绒毛膜上皮癌。④其他：对乳腺癌、肺癌、肾母细胞瘤、神经母细胞瘤等亦有一定疗效。

【注意】对神经系统毒性较突出。多在用药6~8周出现，有的病人可有运动障碍、骨髓抑制和胃肠道反应较轻，也有局部刺激作用，如前液外漏可引起局部坏死。

【参考剂量】静脉给药：$25\mu g/kg$，1/次周，静脉注射或冲入。

秋水仙碱 Colchicine

【作用与用途】对细胞的有丝分裂有抑制作用。可用于乳腺癌治疗，亦可用于痛风急性发作，有消炎止痛作用。在痛风发作时。口服1mg，以后每2h服0.5mg，至痛止或有中毒症状出现时即应停药。

【注意】①毒性反应包括骨髓抑制、恶心、呕吐、食欲减退、腹泻、便秘等，并可有麻痹性肠梗阻，四肢酸痛。②药物局部刺激较大，漏于血管外可引起局部坏死。③心、肝、肾功能不佳者慎用。

【参考剂量】口服：0.5~1mg/次，2~3次/d。

靛玉红 Indirubin

【作用与用途】抗肿瘤药，用于治疗慢性粒细胞白血病。

【注意】①如白细胞与血小板数低于正常值时可减量或停药。本品应在医生指导下服用，并定期检查肝功和血常规。出现异常时应停药。②常见的不良反应有轻度腹痛与大便次数增多，可对症处理，若严重腹痛、腹泻，甚至便血时应停药。本品能增高血清转氨酶和抑制骨髓作用。③肝或肾功能不全者慎用。

【参考剂量】口服：每次2片，每日3~4次，饭后服用。维持量每日4~8片，视白细胞总数及血小板数而增减。

羟基脲 Hydroxycarbamide

【作用与用途】此药对细胞周期的S期有杀伤作用。用于恶性黑色毒瘤、胃肠道癌、乳腺癌、慢性粒细胞白血病及头颈部癌等。

【注意】①偶见恶心、呕吐。②白细胞和血小板减少，在停药后尚可恢复。③皮疹、脱发少见，动物实验能致畸胎，孕妇禁用。

【参考剂量】口服：60~80mg/（kg·次），2次/周，6~7周为1疗程。

干扰素 Interferon

【作用与用途】本品是脊椎动物细胞在病毒感染或受其他刺激（内毒素，立克次体，多聚阴离子等）后，体内产生的一种抗病毒的糖蛋白物质。干扰素没有毒性，在同种动物内呈非抗原性而且活性强。它在体外及体内均有抗肿瘤作用。但由于它呈现种属特异性，大量地培养体外的人干扰素还相当困难，限制了它的临床应用。使用大剂量的干扰素治疗儿童和青年骨肉瘤患者产生一定的效果。对乳癌、黑色素瘤、多发性骨髓瘤、肺鳞状细胞癌、非何杰金淋巴瘤和膀胱癌等有一定疗效。

【注意】可出现发烧、乏力、白细胞减少，轻度肝功能异常等不良反应。

枸橼酸他莫昔芬 Tamoxifen Citrate

【作用与用途】为抗肿瘤药，与雌二醇竞争结合肿瘤雌激素受体，从而抑制肿瘤生长。适用于乳腺癌，对雌激素受体阳性者，效果更好。

【注意】偶见胃肠道反应，如恶心、呕吐等。孕妇忌用。

【参考剂量】口服：每次 1~2 片，每天 2 次，或遵医嘱。

胸腺肽注射液 Thymosin Injection

【作用与用途】免疫增强剂，主要作用于 T 细胞系统。有调节和加强机体的细胞免疫功能，增强抗病能力的作用。可用于治疗各种原发性或继发性 T 细胞缺陷症，某些自身免疫病，如各型重症肝炎、红斑狼疮、重症肌无力、类风湿性关节炎、过敏性哮喘、小儿组织细胞增生病、小儿腺病毒肺炎、老年性疾病等各种细胞免疫功能减低的疾病，癌症术后及晚期肿瘤的辅助治疗。

【注意】①溶解后及时使用，发现安瓿破裂、变色、溶化等现象不得使用。②首次注射或治疗中止后再用时应作皮内过敏试验（用注射用水制成 0.1mg/ml 的溶液，皮内注射 0.1ml），阳性反应者禁用。

【参考剂量】肌内注射：每次 1～8mg，每日或隔日 1 次或遵医嘱。

十九、其他药

青霉胺 Penicillamine

【作用与用途】为青霉素的代谢产物，系含有二甲基半胱氨酸，对铅、汞、铅等重金属离子有较强的络合作用，广泛用于肝豆状核变性病，作用比二巯基丙醇强。尚可治疗某些免疫性疾病，如类风湿性关节炎、与自体免疫有关的慢性活动性肝炎等。

【注意】①偶有头痛、咽痛、恶心、腹痛、腹泻等反应。还可出现发热、皮疹、白细胞减少、血小板减少。②长期服用可引起视神经炎。③对肾脏有刺激，可出现蛋白尿及肾病综合征，故肾脏病人忌用。④用前作青霉素皮试。

【参考剂量】口服：治疗肝豆状核变性病，20～25mg/（kg·d）。铅、汞中毒，1.0g/d，分 4 次服，5～7d 为 1 疗程。免疫性疾病，1.5～1.8g/d，分 3～4 次服。

碘解磷定 Pralidoxime Iodide

【作用与用途】 为有机磷农药中毒的解毒剂。这类农药主要抑制了胆碱酯酶的活性。本品能与磷酰化的胆碱酯酶作用，夺取胆碱酯酶的磷酰基，恢复胆碱酯酶的活性，消除大量乙酰胆碱的堆积，从而缓解有机磷农药引起的中毒症状。常用于有机磷农药如1605、1059、硫特普等中毒。

【注意】 ①早期用药效果较好，慢性中毒无效。②注射过快可引起轻度乏力、视力模糊、复视、头晕、头痛、恶心及心动过速。③有时有咽痛、腮腺肿大。④中度、重度中毒应合用阿托品。⑤不宜与碱性药物配伍。⑥如有结晶析出可加温溶解。

【参考剂量】 静脉注射、静脉滴注：轻度中毒，0.4～0.5g缓注。中度中毒，首次0.4～0.8g，以后每2～3h重复给药2～3次。重度中毒，首次1～1.2g，如无效再注0.8～1.2g以后改为静脉滴注0.4g/h（至少6h）。

泛影葡胺 Meglumine Diatrizoate

【作用与用途】 水溶性造影剂，静脉注射后从尿中排出，常用于尿路造影，也可用于肾盂、心血管、脑血管等的造影。

【注意】 ①用后可有恶心、呕吐、流涎、眩晕、荨麻疹等反应。②用前必须作过敏试验。③肝肾功能严重减退、甲状腺功能亢进症、活动性肺结核患者忌用或慎用。

【参考剂量】 静脉注射：尿路造影，60%或76% 20ml。周围血管造影，60%或76%，10～40ml。心血管造影，76%，40ml。脑血管造影，60%，20ml。

碘化油 Iodinated Oil

【作用与用途】 多用于支气管造影，也可用于子宫、输卵管、瘘管等的造影。

【注意】①贮存于凉暗处，变棕色后即不能再用。②注射前应做碘过敏试验

【参考剂量】注入选影部位，用量视需要而定。

硫酸钡 Barium Sulfate

【作用与用途】用于肠胃 X 线造影。

【注意】①检查前一日晚餐后禁食。②检查前一日禁用泻药、阿托品、铋剂、钙剂等。

【参考剂量】口服或灌肠，常加阿拉伯胶浆及糖浆制成混悬剂供用。2h 总量应排出 55% ~75% 。

人血丙种球蛋白 Gamma Seroglobulinum humanum

【作用与用途】生物制品，主要用于病毒性肝炎，麻疹等的预防及治疗丙种球蛋白缺乏症等疾病。

【注意】久存可能出现微量沉淀，振摇应即消散，如有摇不散的沉淀、异物或安瓿有裂纹，过期失效，不可使用。

【参考剂量】肌内注射：预防麻疹 0.05 ~ 0.15ml/kg。防病毒性肝炎 0.05 ~ 0.1ml/kg。治疗丙种球蛋白缺乏症用量遵医嘱。

索　引

中医方剂索引（按笔画排序）

一　画

一贯煎（《柳州医话》）　北沙参、麦冬、当归各 10g，生地 30g，枸杞子 12g，川楝子 5g。水煎服。

二　画

二仙汤（《中医方剂临床手册》上海中医学院）　仙茅、仙灵脾各 10～15g，当归、巴戟天各 10g，黄柏、知母各 4.5～10g。水煎服。

二妙散《丹溪心法》　黄柏（炒）、苍术（米泔浸炒）各等份、散剂，每服 3～9g，白开水或生姜汤送下，亦可水煎服。

二陈汤（《太平惠民和剂局方》）　半夏、橘红各 10g，白茯苓 6g，炙甘草 3g，生姜 5 片，乌梅 1 个。水煎服。

十枣汤（《伤寒论》）　芫花、甘遂、大戟各等份，为末，或以胶囊贮之，以大枣 10 枚煎汤调服药末 1.5～3g，每日 1 次。清晨空腹服。

七味都气丸（《医宗己任篇》）　地黄、山萸肉各 10g，山药 9g，茯苓 10g，丹皮 9g，泽泻 10g，五味子 9g。

人参归脾汤（《济生方》）　人参、黄芪各 12g，白术，茯苓各 9g，枣仁、龙眼肉各 10g，木香 5g，远志、当归各 10g，炙甘草 5g，水煎服。

人参养荣汤《太平惠民和剂局方》 白芍90g，当归、陈皮、黄芪、桂心、人参、煨白术、炙甘草各30g，熟地、五味子、茯苓各22.5g，远志15g，为粗末，每服12g，加生姜3片，大枣2枚。水煎服。

人参胡桃汤（《济生方》） 人参10g，胡桃15g，生姜10g。水煎服。

八正散（《太平惠民和剂局方》） 扁蓄、瞿麦、车前子、滑石各10g，生山栀、熟大黄各6g，木通4.5g，甘草梢3g，灯心草1.5g。水煎服。

八珍汤（《正体类要》） 人参6g，白术9g，白茯苓、当归各10g，川芎6g，白芍10g，熟地黄9g，甘草3g，生姜6g，大枣3枚。水煎服。

三 画

三仁汤（《温病条辨》） 杏仁、滑石各10g，通草、竹叶、厚朴各6g，生薏仁15g，半夏10g，白蔻仁6g。水煎服。

三子养亲汤（《韩氏医通》） 白芥子6g，苏子、莱菔子各10g。三药捣碎，用纱布包裹煎汤频服。

三甲复脉汤（《温病条辨》） 炙甘草、干地黄、白芍、麦冬、阿胶、生牡蛎、生鳖甲、生龟板。水煎服。

三香理气汤（经验方） 木香、沉香、香附、三棱、枳实、枳壳、青皮、陈皮、当归、丹参、佛手、茯苓。水煎服。

三物备急丸（《金匮要略》） 大黄、干姜、巴豆（制）各30g。上药共为散，成人每服0.6~1.5g，小儿酌减。用米汤或温开水送下。

大建中汤（《金匮要略》） 蜀椒3g，干姜5g，人参6g。3味水煎2次，取汁兑入饴糖3g，分2次温服。

大柴胡汤（《金匮要略》） 柴胡15g，黄芩、芍药、半夏、枳实（炙）各9g，大黄6g，生姜15g，大枣5枚。水煎服。

大秦艽汤（《保命集》） 秦艽、羌活、独活、防风、川芎、白芷、黄芩、生地、熟地、当归、白芍、茯苓、白术各10g，石膏15g，细辛、甘草各3g。水煎服。

大补元煎（《景岳全书》） 山茱萸10g，炙甘草6g，炒山药、杜仲、当归、枸杞子各10g，党参、熟地黄各15g。水煎服。

大补阴丸（《丹溪心法》） 黄柏（盐炒）、知母（盐炒）各12g，熟地、龟板（酥炙）各18g，水煎分2次服。

大陷胸汤（《伤寒论》） 大黄、芒硝各10g，甘遂1g。水煎大黄，溶芒硝，冲甘遂末服。

大黄附子汤《金匮要略》 大黄、附子各9g，细辛3g。水煎服。

大承气汤（《伤寒论》） 大黄12g（后下），厚朴、枳实各15g，芒硝9g（后下）。水煎服。

小青龙汤《金匮要略》 麻黄、芍药各10g，细辛、干姜各3g，炙甘草6g，桂枝6g，半夏10g，五味子6g。水煎服。

千金苇茎汤（《备急千金要方》） 苇茎、薏苡仁各30g，冬瓜仁24g，桃仁10g。水煎服。

四　画

天王补心丹（《摄生秘剖》） 生地黄120g，五味子、当归身、天冬、麦冬、柏子仁、酸枣仁各30g，人参、玄参、丹参、茯苓、远志、桔梗各15g，炼蜜为丸，朱砂为衣，每服9g。

天麻钩藤饮（《杂病证治新义》） 天麻、钩藤、生决明各15克，山栀、黄芩各10g，川牛膝12g，杜仲、益母草各15g，桑寄生20g，夜交藤、茯神各10g。水煎服。

天津清胰汤1号（经验方） 柴胡15g，黄芩、胡黄连各

9g, 白芍 15g, 木香、元胡各 9g, 大黄（后下）15g, 芒硝 9g
（冲服）。水煎服。

五仁丸（《世医得效方》） 桃仁 15g, 杏仁 30g, 柏子仁
4g, 郁李仁 8g, 松子仁 3g, 陈皮 120g, 上药为末, 炼蜜为丸,
每服 12g。空腹时温开水送下。

五苓散（《伤寒论》） 猪苓 10g, 茯苓、白术各 15g, 泽
泻 10g, 桂枝 9g。水煎服。

止带方（《世补斋·不谢方》） 猪苓、茯苓各 10g, 车前
子 12g, 泽泻 10g, 茵陈 15g, 赤芍、丹皮各 10g, 黄柏、栀子
各 12g, 牛膝 10g。水煎服。

水陆二仙丹（《证治准绳》） 金樱子、芡实各 30g。水
煎服。

少腹逐瘀汤（《医林改错》） 小茴香 7 粒, 干姜 3g, 元
胡、没药各 9g, 当归 12g, 川芎、官桂各 6g, 赤芍、蒲黄、五
灵脂各 9g。水煎服。

六味汤（《喉科秘旨》） 桔梗、甘草、薄荷、荆芥穗、防
风、僵蚕。

六味地黄丸（《小儿药证直诀》） 熟地黄 240g, 山萸肉、
山药各 120g, 泽泻、丹皮、茯苓各 90g。炼蜜为丸, 水煎服,
用量酌减。

六君子汤（《医学正传》） 人参 12g, 白术、茯苓各 9g,
炙甘草 4.5g, 陈皮、半夏各 6g, 生姜 3g, 大枣 3 枚。水煎服。

牛黄清心丸（《痘疹世医新法》） 牛黄 0.8g, 黄连 15g,
黄芩、生山栀各 9g, 郁金 6g, 朱砂 5g。共研细末, 炼蜜为丸,
每丸重 3g, 每服 1 丸, 日服 1~2 次, 温开水化服。

乌头桂枝汤（《金匮要略》） 制川乌 6g, 桂枝、芍药各
10g, 炙甘草 6g, 生姜 10g, 大枣 3 枚。水煎服。

化肝煎（《景岳全书》） 青皮 9g, 陈皮 12g, 芍药 20g,
丹皮、栀子、泽泻各 9g, 贝母 12g。水煎服。

丹参饮（《医宗金鉴》） 丹参 30g，檀香、砂仁各 5g。水煎服。

丹栀逍遥散（《内科摘要》） 丹皮、栀子、当归、茯苓、白芍、白术、柴胡各 30g，炙甘草 15g。水煎服。

五 画

玉女煎（《景岳全书》） 石膏 15～30g. 熟地黄 9～30g，麦冬 6g，知母、牛膝各 45g，水煎服。

玉屏风散（《丹溪心法》） 防风、黄芪各 30g，白术 60g。研末，每日 2 次，每次 6～9g，开水送服。亦可按原方用量酌减煎服。

玉枢丹（《片玉心书》） 山慈菇、续随子、大戟、麝香、雄黄、朱砂、五倍子。

平胃散（《太平惠民和剂局方》） 陈皮、厚朴、苍术各 10g，甘草 6g，生姜 3g，大枣 5 枚，水煎服。

龙胆泻肝丸（《兰室秘藏》） 龙胆草 9g，柴胡 6g，泽泻 12g，车前子、木通、生地各 9g，当归尾 3g，栀子、黄芩各 9g，甘草 6g。水煎服。

左归饮（《景岳全书》） 熟地 9～60g，山药、枸杞子各 6g，山茱萸 6g，茯苓 4.5g，炙甘草 3g，水煎服。

右归饮（《景岳全书》） 熟地 9～60g，山药、枸杞子、杜仲各 6g，炙甘草、肉桂各 3～6g，山茱萸 3g，制附子 3～9g。水煎服。

甘草附子汤（《伤寒论》） 桂枝 12g，附子 129，白术 9g，炙甘草 3g。水煎服。

甘露消毒饮（《温热经纬》） 滑石、菖蒲、白蔻仁、藿香、连翘各 10g，茵陈 15，黄芩 12g，木通、川贝母、射干、薄荷各 6g。水煎服。

加味桔梗汤（《医学心悟》） 桔梗、薏苡仁各 15g，甘草、贝母、银花、葶苈子各10g，橘红、白及各6g。水煎服。

圣愈汤（《兰室秘藏》）　人参、黄芪、当归、川芎、熟地、生地各12g。水煎服。

四物汤（《太平惠民和剂局方》）　当归10g，川芎6g，白芍10g，熟地15g。水煎服。

四物消风汤（《外伤科学》）　当归10g，川芎、防风、荆芥穗各6g，赤芍12g，生地、白鲜皮各15g，薏苡仁18g。水煎服。

四逆汤（《伤寒论》）　附子15g，干姜10g，炙甘草12g。水煎服。

四君子汤（《太平惠民和剂局方》）　党参30g，炙甘草、茯苓、白术各10g。水煎服。

白虎汤《伤寒论》　知母9g，生石膏30g，炙甘草3g，粳米15g。水煎服。

白虎加桂枝汤（见石膏知母桂枝汤）。

石膏知母桂枝汤（《伤寒论》原名白虎加桂枝汤）　生石膏30g，知母9g，甘草3g，粳米15g，桂枝12g，水煎服。

白及枇杷汤（《证治要诀》）　白及、蛤粉、炒阿胶各10g，生地、藕节各15g，枇杷10g。水煎服。

生脉散（《内外伤辨惑论》）　人参10g，麦冬15g，五味子6g。水煎服。

失笑散（《太平惠民和剂局方》）　五灵脂、蒲黄（炒）各等份，散剂，亦可水煎服。

归脾汤（《济生方》）　白术9g，人参、黄芩各12g，茯苓、龙眼肉、枣仁、当归、远志各10g，木香、甘草各5g，生姜6g，大枣3枚，水煎服。

半夏厚朴汤（《金匮要略》）　半夏、厚朴各9g，茯苓12g，苏叶6g，生姜15g，水煎服。

阑尾化瘀汤（经验方）　川楝子、金银花各15g，丹皮、桃仁、木香、大黄（后下）、元胡各9g。水煎服。

阑尾Ⅱ号方（经验方）　大血藤60g，三棵针30g，大黄（后下）、丹皮、川楝子各15g，芒硝（冲服）6g。水煎服。

六　画

至宝丹（《太平惠民和剂局方》）　生乌犀屑（研）、生玳瑁屑（研）、琥珀（研）、朱砂（研、飞）、雄黄（研、整）各30g，龙脑（研）、麝香各0.3g，牛黄（研）15g，安息香4.5g，金箔、银箔（研）各50片。

百合固金汤（《医方集解》）　生地6g，熟地9g，麦冬5g，百合、芍药、当归、贝母、生甘草各3g，玄参、桔梗各2g。水煎服。

芍药汤（《素问病机气宜保命集》）　黄芩、芍药、炙甘草、黄连、大黄、槟榔、当归、木香、肉桂。

地黄饮子（《医学六书》）　干地黄、巴戟天（去芯）、山茱萸、肉苁蓉、麦冬、菖蒲、远志各9g，附子、石斛、五味子各6g，肉桂3g，白茯苓10g。水煎服。

防风通圣散（《宣明论方》）　防风、连翘、麻黄、薄荷、荆芥、白术、栀子、川芎、当归、白芍、大黄、芒硝、石膏、黄芩、桔梗各30g，甘草60g，滑石90g，为粗末，每服6g，加生姜3片。水煎服。

当归饮子（《医宗金鉴》）　当归、生地、白芍（酒炒）、川芎、何首乌、荆芥、防风、白蒺藜各3g，黄芪、甘草各1.5g。水煎服。

当归六黄汤（《兰室秘藏》）　当归、生地、熟地、黄芩、黄柏、黄连各等份，黄芪加1倍，为粗末，每服15g，水煎服。亦可水煎服，药量按原方比例酌减。

当归补血汤（《内外伤辨惑论》）　黄芪30g，当归6g。水煎服。

竹叶石膏汤（《伤寒论》） 竹叶 9g，石膏 15g，制半夏 9g、麦冬 10g，人参 5g，甘草 3g，粳米 8g。水煎服。

血府逐瘀汤（《医林改错》） 桃仁、红花、当归、生地各 9g，川芎 5g，赤芍 6g，牛膝 9g，桔梗 5g，柴胡 3g，枳壳 6g，甘草 3g。水煎服。

朱砂安神丸（《医学发明》） 朱砂 15g，黄连 18g，生地、当归各 8g，甘草 16g。

回阳救急汤（《伤寒六书》） 熟附子、人参、白术、茯苓、半夏各 10g，干姜、陈皮各 6g，肉桂、甘草、五味子各 4g，麝香 0.03g，生姜 3 片。水煎临卧服。

七　画

杞菊地黄汤（《医级》） 熟地 20g，山萸肉、山药各 10g，茯苓 6g，泽泻、丹皮、枸杞子各 10g，菊花 9g。水煎服。

苏合香丸（《太平惠民和剂局方》） 白术、青木香、乌犀屑、香附子（炒去毛）、朱砂（研水飞）、诃子（煨去皮）、白檀香、安息香（分别为末、用无灰酒 1 升煮膏）、沉香、麝香（研）、丁香、荜茇各 60g，龙脑（研）、苏合香油（入安息香膏内）、熏陆香各 30g。炼蜜为丸。

附子理中丸（《太平惠民和剂局方》） 附子 9g，人参、白术各 12g，干姜、甘草各 6g。水煎服。

余氏清心凉膈散（《温热经纬》） 连翘、黄芩、山栀子各 9g，薄荷 3g，石膏 18g，桔梗、甘草各 3g，竹叶 7 片。

补中益气汤（《脾胃论》） 黄芪 15g，炙甘草 6g，人参、当归各 10g，橘皮 6g，升麻、柴胡各 3g，白术 10g，水煎服。

补天大造丸（《医学心悟》） 人参、白术、当归、枣仁、远志、炙黄芪、白芍、山药、茯苓、枸杞子、紫河车、龟版、鹿角、大熟地。

补阳还五汤（《医林改错》） 黄芪 60g，归尾、赤芍各

6g，地龙、川芎、桃仁、红花各 3g。

补肺汤（《永类钤方》）　黄芪 30g，党参、熟地、紫菀、桑白皮各 9g，五味子 6g。水煎服。

纯阳正气丸（成药）　陈皮、丁香、茯苓、茅术、白术、藿香、姜半夏、肉桂、青木香、花椒叶、红灵丹。

八　画

青黛散（经验方）　青黛、黄连、儿茶、煅人中白各 6g，薄荷、煅硼砂各 9g，甘草 3g，冰片 1.5g。为细末，麻油调匀，外搽患处。

青娥丸（《太平惠民和剂局方》）　补骨脂 12g，杜仲 15g，胡桃肉 10g，大蒜头 9g。

驻车丸（《备急千金要方》）　黄连、阿胶、当归、干姜。

固本止崩汤（《傅青主女科》）　熟地、白术各 30g，黄芪 9g，当归 15g，黑姜 6g，人参 9g。水煎服。

金黄散（《外科正宗》）　天花粉 10 份，黄柏、大黄、姜黄、白芷各 5 份，厚朴、陈皮、甘草、苍术、天南星各 2 份。为细末，调敷患处。

金铃子散（《圣惠方》）　金铃子、元胡各 30g。散剂。亦可水煎服，用量酌减。

金匮肾气丸（《金匮要略》）　干地黄 240g，山药、山茱萸各 120g，泽泻、茯苓、丹皮各 90g，桂枝、炮附子各 30g，为丸，早晚服，亦可用量酌减，水煎服。

知柏地黄丸（《医宗金鉴》）　熟地 24g，山萸肉、干山药各 12g，泽泻、牡丹皮、白茯苓各 9g，知母、黄柏各 10g。水煎服。

炙甘草汤（《伤寒论》）　炙甘草 12g，生姜 9g，人参 6g，生地 30g，桂枝 9g，阿胶 6g，麦冬、麻仁各 10g，大枣 5～6 枚。水煎服。

参蛤散（《中医方剂临床手册》） 人参9g，蛤蚧1对。

参附汤（《校注妇人良方》） 人参12g，附子（炮）9g。水煎服。

参附龙牡汤（《世医得效方》） 人参、附子、龙骨、牡蛎。水煎服。

参苓白术散（《太平惠民和剂局方》） 人参、白术、白茯苓、甘草（炒）、山药各1000g，白扁豆750g，莲子肉，薏苡仁、缩砂仁，桔梗（炒令深黄色）各500g。为细末，每服6g，枣汤调下水煎服，用量酌减。

参附龙牡救逆汤（经验方）人参、熟附子各10g，龙骨、牡蛎各30g，白芍10g，炙甘草6g。水煎服。

泻白散（《小儿药证直诀》） 龙胆草、栀子各12g，大黄10g，羌活、防风、当归、川芎各9g。水煎服。

定喘汤（《摄生众妙方》） 白果、麻黄各10g，苏子6g，甘草3g，款冬花、杏仁、桑白皮、黄芩、半夏各10g。水煎服。

定痫丸（《医学心悟》） 天麻、川贝、胆南星、姜半夏、陈皮、茯苓、茯神、丹皮、麦冬、菖蒲、远志、全蝎、僵蚕、琥珀、朱砂、竹沥、姜汁、甘草。水煎服。

实脾饮（《济生方》） 白术、木瓜、厚朴、大腹皮各10g，白茯苓、附子（炮）各15g，草果、木香、干姜（炮）、炙甘草各6g。水煎服。

九 画

牵正散（《杨氏家藏方》） 白附子、僵蚕、全蝎等份为末。每服3g，热酒调服。

茵陈蒿汤（《伤寒论》） 茵陈30g，栀子10g，大黄6g（生下）。水煎服。

茵陈五苓散（《金匮要略》） 茵陈15g，泽泻10g，茯苓、白术、桂枝、猪苓各9g。水煎服。

茵陈术附汤（《医学心悟》）　茵陈蒿、白术、附子、干姜、炙甘草、肉桂。水煎服。

茜根散（《奇效良方》）　茜草根、黄芩、侧柏叶、阿胶（蛤粉炒）、生地各6g，炙甘草3g，生姜5片。

荆防败毒散（《摄生众妙方》）　荆芥、防风、羌活、独活、柴胡、前胡、枳壳、茯苓、桔梗、川芎各5g，甘草3g。水煎服。

柏子养心汤（《体仁江偏方》）　柏子仁、麦冬10g，枸杞子、元参各15g，当归、茯神各10g，熟地20g，菖蒲、炙甘草各6g。水煎服。

除湿胃苓汤（《医宗金鉴》）　苍术、厚朴、陈皮、猪苓、泽泻、茯苓、滑石、防风、栀子、木通、肉桂、甘草。水煎服。

胃苓汤（《丹溪心法》）　茯苓、猪苓、白术各9g，泽泻、苍术各15g，桂枝、甘草各6g，陈皮、厚朴各12g。水煎服。

香砂六君子汤（《中国医学大辞典》）　人参12g，白术、茯苓、半夏各10g，陈皮6g，甘草5g，生姜3片，大枣3枚，水煎服。

保元汤（《博爱心鉴》）　黄芪、人参、甘草、肉桂、生姜。水煎服。

保真汤（《十药神书》）　人参、白术、茯苓、天冬、麦冬、当归、白芍各10g，黄芪、生地、熟地各15g，五味子、莲须各6g，大枣5枚。水煎服。

独活寄生汤（《备急千金要方》）　独活10g，寄生、杜仲、牛膝、细辛、秦艽、茯苓、肉桂心、防风、川芎、人参、当归、芍药、干地黄、甘草各6g。水煎服。

宣痹汤（《温病条辨》）　防己、杏仁、连翘、苡仁、赤小豆各10g，滑石15g，半夏、蚕砂各6g。水煎服。

济生肾气丸（《济生方》） 熟地 24g，山药 12g，山茱萸、丹皮、茯苓、泽泻、牛膝各 10g，车前子 30g，熟附子、肉桂各 6g。水煎服。

冠心苏合丸（《经验方》） 苏合香油、朱砂乳香、冰片各 30g，木香、檀香各 60g，为 300 粒，每日 1 ~ 3 粒。

胆道排石汤（《经验方》） 金钱草 30g，茵陈、郁金各 15g，生大黄 6 ~ 9g，木香、枳壳各 9g。水煎服。

咳血方（《丹溪心法》） 青黛、瓜蒌仁、诃子、海浮石、炒山栀各等份。共为细末，炼蜜为丸服，亦可作汤服。

十 画

秦艽鳖甲散（罗谦甫方） 秦艽 10g，鳖甲 15g，柴胡、当归、地骨皮、青蒿各 10g，知母、乌梅各 15g。水煎服。

真武汤（《伤寒论》） 茯苓、芍药各 9g，白术 6g，生姜、附子各 9g。

真人养脏汤（《太平惠民和剂局方》） 白芍药、当归、人参、肉桂、白术、肉豆蔻、甘草、木香、诃子、罂粟壳。

桃花汤（《伤寒论》） 赤石脂 24g，干姜 6g，粳米 12g。水煎服。

桃红四物汤（《医宗金鉴》） 桃仁、红花、熟地各 12g，当归、白芍各 9g，川芎 6g，水煎服。

桂枝汤（《伤寒论》） 桂枝、芍药各 10g，炙甘草 6g，生姜 10g，大枣 3 枚，水煎服。

桂枝甘草汤（《伤寒论》） 桂枝 12g，炙甘草 6g。水煎服。

桂枝甘草龙骨牡蛎汤（《伤寒论》） 桂枝 12g，炙甘草 6g，龙骨、牡蛎各 24g。水煎服。

桑菊饮（《温病条辨》） 菊花、桔梗、杏仁、连翘、苇根各 6g，桑叶 8g，薄荷、甘草各 3g。水煎服。

逍遥散（《太平惠民和剂局方》）　甘草 15g，当归、茯苓、白芍、白术、柴胡各 30g，共为散，每次服 6~9g，生姜、薄荷少许，水煎汤冲服每日 3 次。亦可水煎服，用量酌减。

柴胡疏肝散（《景岳全书》）　柴胡 6g，枳壳、赤芍、香附各 10g，川芎 6g，甘草 5g，水煎服。

柴胡清骨散（《证治准绳》）　银柴胡 10g，胡黄连、秦艽、鳖甲、地骨皮、青蒿、知母各 6g，甘草 3g。水煎服。

养阴清肺汤（《重楼玉钥》）　大生地 9g，麦冬、玄参、贝母各 6g，丹皮、炒白芍各 3g，薄荷、甘草各 2g，水煎服。

资生丸（《先醒斋医学广笔记》）　党参、茯苓、白扁豆、白术、山药、莲子肉、薏苡仁、砂仁、炙甘草、桔梗、藿香、橘红、白豆蔻、芡实、泽泻、山楂、麦芽、黄连。

消渴方（《丹溪心法》）　黄连末、天花粉末、人乳（或牛奶）、藕汁、生地汁、生姜汁、蜂蜜。搅拌成膏。

消风散（《太平惠民和剂局方》）　羌活、荆芥、防风、川芎、僵蚕、藿香、茯苓、人参、陈皮各 9g，蝉蜕、厚朴各 6g，炙甘草 4.5g。水煎服。

涤痰汤（《济生方》）　制半夏、陈皮、枳实各 6g，茯苓 10g，胆南星 7.5g，党参、菖蒲各 3g，竹茹 2g，生姜 3 片，大枣 2 枚。水煎服。

调肝汤（《傅青主女科》）　山药、山萸肉各 15g，当归、白芍、阿胶、巴戟天各 9g，甘草 6g。水煎服。

调胃承气汤（《伤寒论》）　大黄 12g，芒硝 9g，甘草 6g。水煎服。

蚕矢汤（《霍乱论》）　蚕砂、木瓜各 9g，薏苡仁、大豆卷各 12g，炒栀子、黄连各 6g，黄芩、制半夏、通草各 3g，吴茱萸 1.8g。水煎服。

都气丸（《医宗己任编》）　熟地 25g，山茱萸、山药各 12g，泽泻、茯苓、丹皮各 9g，五味子 10g。水煎服。

十一画

黄连阿胶汤 （《伤寒论》） 黄连 12g，阿胶 9g，黄芩、芍药各 6g，鸡子黄 2 枚。水煎服。

黄连温胆汤 （《千金方》） 黄连、枳实、陈皮各 6g，半夏、竹茹各 10g，生姜 3 片，甘草 3g。水煎服。

黄芪建中汤 （《金匮要略》） 黄芪 10g，芍药 12g，桂枝 5g，炙甘草 6g，生姜 3 片，大枣 4 枚，饴糖 30g。水煎服。

黄芪鳖甲散 （《卫生宝鉴》） 黄芪、鳖甲各 15g，天冬、地骨皮、秦艽、人参、半夏、紫菀、生地、白芍、桑白皮、桔梗各 10g，柴胡、肉桂、甘草各 6g，知母 15g。水煎服。

黄疸茵陈汤 （《常用中成药》） 茵陈、黄芩、大黄、甘草。

蛇床子散 （《中医妇科学》） 蛇床子、川椒、明矾、百部、苦参各 10～15g，煎汤乘热先熏后坐浴，每日 1 次。

银翘散 （《温病条辨》） 连翘、银花各 10g，苦桔梗、薄荷、牛蒡子各 6g，淡竹叶、生甘草各 5g，荆芥穗 4g，淡豆豉 5g，加芦根适量。水煎服。

银翘红酱解毒汤 （经验方） 金银花、连翘、红藤、败酱草各 30g，丹皮 9g，生山栀、赤芍、桃仁、苡仁、元胡各 12g，川楝子 9g。水煎服。

旋覆代赭汤 （《伤寒论》） 旋覆花、半夏、生姜各 9g，代赭石 15g，人参、甘草各 6g，大枣 4 枚。水煎服。

麻杏石甘汤 （《伤寒论》） 麻黄、炙甘草各 6g，杏仁 10g，石膏 20g。水煎服。

羚羊角汤 （《医醇賸义》） 羚羊角 20g，龟版 15g，生地、丹皮、白芍各 12g，柴胡 9g，薄荷、蝉蜕各 6g，菊花 30g，夏枯草、石决明各 10g。水煎服。

清营汤 （《温病条辨》） 犀角（现用水牛角代）2g，生地 15g，玄参、麦冬、银花各 9g，丹参、连翘各 6g，黄连 5g，水煎服。

清咽养营汤（《疫喉浅论》） 西洋参、知母、生地、茯神、麦冬各 9g，白芍、天冬各 6g，花粉、玄参各 12g，炙甘草 3g。水煎服。

清咽栀豉汤（《疫喉浅论》） 生山栀、香豆豉、金银花、牛蒡子、连翘各 9g，薄荷、粉草、竹叶各 3g，蝉蜕 2.4g，白僵蚕 6g，乌犀角 2.4g（磨冲），苦桔梗、马勃各 4.5g，芦根 30g，灯芯 20 寸。水煎服。

清热固经汤（《简明中医妇科学》） 炙龟版 24g，牡蛎、阿胶、生地、地骨皮各 15g，栀子、黄芩、棕榈炭各 9g，地榆、藕节各 15g，甘草 3g。水煎服。

清金化痰汤（《统旨方》） 黄芩、山栀、桔梗、茯苓、桑皮各 10g，麦冬、贝母各 12g，瓜蒌仁 15g，橘红、甘草各 6g。水煎服。

清燥救肺汤（《医门法律》） 桑叶、枇杷叶各 6g，石膏 10g，甘草、阿胶各 3g，麦冬 4g，人参、杏仁各 2g 水煎服。

清瘟败毒饮（《疫疹一得》） 生石膏 30g，生地 10g，犀角 9g（磨冲），黄连 4.5g，栀子、桔梗、黄芩、知母、赤芍、玄参、连翘、竹叶、甘草、丹皮各 5g。水煎服。

十二画

葶苈大枣泻肺汤（《金匮要略》） 葶苈子 9g，大枣 10 枚，水煎服。

萆薢渗湿汤（《疡科心得集·方汇》） 萆薢、薏苡仁、黄柏、赤茯苓、丹皮、泽泻、滑石、通草。水煎服。

犀角散（《备急千金要方》） 犀角 1.5～3g，生地 30g，芍药 12g，丹皮 9g。水煎、犀角磨汁和服。

紫金锭（《百一选方》） 山慈菇、文蛤各 60g，千金子仁

30g，红芽大戟 4.5g，麝香 9g。研细末。

痛泻要方（《丹溪心法》）　白术、白芍、陈皮、防风。水煎服。

普济消毒饮（《卫生宝鉴》）　黄芩、黄连各 15g，橘皮、甘草、玄参、柴胡、桔梗各 6g，连翘、板蓝根、马勃、牛蒡子、薄荷各 3g，僵蚕、升麻各 2g。水煎服。

十三画以上

蒿芩清胆汤（《通俗伤寒论》）　青蒿、淡竹茹各 9g，制半夏、生枳壳各 6g，赤茯苓、黄芩、陈皮各 10g，碧玉散 21g。

新加香薷饮（《温病条辨》）　香薷、银花各 8g，鲜扁豆花 6g，厚朴 5g，连翘 6g，水煎服。

膈下逐瘀汤（《医林改错》）　五灵脂（包煎）、当归、桃仁、丹皮、赤芍、乌药、元胡、香附、红花、枳壳各 60g，川芎 6g，甘草 3g。水煎服。

镇肝熄风汤（《医学衷中参西录》）　怀牛膝、生赭石各 30g，生龙骨、生牡蛎、生龟版、生杭芍、玄参、天冬各 15g，川楝子、生麦芽、茵陈各 6g，甘草 4g。水煎服。

薏苡附子败酱散（《金匮要略》）　薏苡仁 20g，附子 4g，败酱草 10g，为粗末。水煎服。

薛氏五叶芦根汤（《温热经纬》）　藿香叶、薄荷叶、鲜荷叶、枇杷叶、佩兰叶、芦根、冬瓜仁。

燃照汤（《霍乱论》）　滑石、豆豉、焦山栀、酒黄芩、省头草、制厚朴、制半夏、白蔻仁。

藿香正气散（《太平惠民和剂局方》）　大腹皮、白芷、紫苏、茯苓（去皮）各 30g，半夏曲、白术、陈皮、厚朴（去粗皮）、姜汁、苦桔梗各 60g，炙甘草 15g。为粗末。每服 6g。水煎服。

病名索引（按汉语拼音字母排序）

药名索引（按汉语拼音字母排序）